La gran farsa del dolor

Los consejos médicos poco acertados solo lo agravan

Steven Ray Ozanich

Descargo de responsabilidad:

Este libro contiene información médica y psicológica que se relaciona con el cuidado de la salud. No se pretende que sea un suplemento de los tratamientos o las evaluaciones médicas y psicológicas. Se recomienda encarecidamente que obtenga una opinión médica profesional sobre su salud antes de tratar de incorporar a su vida los consejos que se incluyen en el libro. Por lo tanto, ni el editor ni el autor tendrán responsabilidad alguna por las consecuencias de tipo médico que pudieran surgir como resultado de la utilización de los métodos contenidos o sugeridos en este libro. Desde su publicación inicial, se han realizado esfuerzos exhaustivos para constatar la exactitud de la información contenida en este libro.

ISBN 978-0-9965866-5-8

PRIMERA EDICIÓN

Editorial: Silver Cord Records, Inc.
            PO Box 8513
            Warren, OH 44484

SteveOzanich.com
TMS Consulting, Inc.

(Steve está disponible para brindar asesorías sobre TMS en info@SteveOzanich.com)

Número de control de la Biblioteca del Congreso de EEUU: 2011909722

Impreso en papel libre de ácidos.

*Las grandes verdades solo las podemos percibir en pequeñas
dosis. Quizás por eso Dios extiende nuestras vidas a lo largo de
70 u 80 años. Las grandes verdades son, sencillamente,
demasiado para nuestra psique... de una sola vez.*

— Richard Rohr, OFM, *Retrato de un Radical*

*Algunas de nuestras percepciones actuales con respecto a la
medicina no son del todo correctas—se está llevando a cabo una
revolución en el campo del cuidado de la salud, pero se efectúa
en la investigación de vanguardia ... realmente debiera pasarse
a las personas.... Nos encontramos realmente confundidos por
algunas ideas que no son del todo correctas ... la forma en la que
la Naturaleza hace todo es muy sencilla—una vez que se lo
explique, verá el poder que usted siempre ha tenido, pero lo
limitado que ha estado dado la alteración de sus creencias sobre
el poder que tenemos. Usted no está controlado por sus genes—
realmente está controlado por las percepciones del ambiente—
estas percepciones son las creencias.*

— Dr. Bruce Lipton, PhD,
*The New Biology—Where Mind and Matter Meet
(La nueva biología—donde se encuentran la mente y la materia)*

*La verdad es un fuego muy brillante
Detrás de los egos—entre sombras.
Si la enfrentamos, la sentimos y la aceptamos,
nos volvemos parte de su brillo y también nosotros brillamos.*

— Steven Ray Ozanich

La vida es relación

La vida es atraer a la otra persona hacia usted, atraerla a su corazón, juntar nuevamente los corazones que se han separado y que alguna vez latieron como uno solo.

Todos necesitamos que se nos escuche en la vida—estar unidos—nuestras historias deben contarse o una relación no puede sobrevivir. Los que se sienten aislados permanecen perdidos; la vida es un vacío; la separación genera miedo y rabia—y a ellos le siguen la culpabilidad y el autocastigo.

Algunos corazones partidos por la separación tratarán de atraer al Otro por medio de la sumisión, otros tratarán the atraer de nuevo a la persona tomando el "lado opuesto" del que se alejó y otros más buscarán un refugio neutral dentro de ellos mismos—desapareciendo en la rutina y la autorrealización personal.

La mente humana recurrirá a posibilidades infinitas para lograr que avancen sus esfuerzos por llenar su necesidad más básica—atraer a los Otros hacia sí, subsanando toda separación para evitar sentirse aislado una vez más.

La felicidad abarca la necesidad de recibir aprobación, la autoaceptación y la eliminación del rechazo; a medida que el Yo se convierte en sí mismo, mediante el dolor de toda nueva separación, surge un renacimiento.

— Steven Ray Ozanich

A mi padre, Mike

El hombre más modesto que he conocido en mi vida. El que tenía varios empleos para mantener a su familia bien alimentada y bien vestida. El que me enseñó desde que yo era pequeño a nunca ceder ante lo que yo consideraba la verdad—palabras que me han guiado toda mi vida—y que me han dado fuerza y orientación.

Tabla de contenidos

Una filosofía de vida: Actuar con nuevos conocimientos y sanar

Prólogo

Hay una auténtica epidemia de trastornos mente-cuerpo en nuestra sociedad; sin embargo, la gran mayoría de las personas no lo reconocen. Y no es solo el público en general el que lo ignora; la mayor parte de los médicos y otros profesionales de la medicina también. Lo que todos tienen en común es la falta de conciencia sobre el papel preponderante que tienen los factores psicológicos en la salud física. Si bien la mayoría comprenden que el estrés puede afectar cómo nos sentimos, pocos reconocen que el estrés es, muchas veces, la causa exclusiva de un sinnúmero de molestos síntomas. Cuando se los explico a mis pacientes, me gusta decirles que la psicología afecta la fisiología.

El Doctor en Medicina John Sarno, ha sido un pionero en este campo y ha tratado de educar al mundo sobre el TMS (siglas en inglés de Síndrome de Miositis Tensional o Síndrome de Mente-Cuerpo) en sus libros y realizando esfuerzos para disminuir el dolor y el sufrimiento. El trabajo que el Dr. Sarno ha llevado a cabo se centró inicialmente en el dolor de espalda, el cual se ha convertido en una verdadera epidemia en nuestra cultura y afecta a grandes segmentos de la población en uno u otro momento, a un costo considerable. Este enorme costo se debe al tiempo laboral que se pierde, el incremento en gastos médicos, los reclamos por invalidez, las prestaciones laborales, etc. En las décadas desde que publicó su libro *Mind over Back Pain* no solo ha ayudado a miles de personas a eliminar el dolor, sino que a reconocer que el TMS puede manifestarse de muchas maneras y puede causar dolor y síntomas molestos que afectan a distintas partes del cuerpo. Esta percepción es el resultado de su amplia experiencia y de la experiencia de médicos como yo, que hemos adoptado los conceptos del TMS y los hemos integrado al cuidado de pacientes de todas las edades.

Se nos ha condicionado para que creamos que los síntomas físicos deben tener una causa física o estructural, que nuestros cuerpos son frágiles y susceptibles al colapso o la degeneración. La medicina moderna sí ofrece notables percepciones sobre lo que son las enfermedades y sobre opciones terapéuticas maravillosas. Sin embargo, también se ha creado una mitología completa para explicar el porqué de nuestros muchos dolores y muchos molestos síntomas. ¿Quién nos ha condicionado para pensar de esta forma? Se puede asignar algo de culpa al sistema médico tradicional, pero también la comparten otros campos de la salud alternativa; los quiroprácticos, los naturistas, los homeópatas y otros han creado lo que yo algunas veces denomino "realidades alternas". No prestan atención a lo que se sabe sobre la fisiología humana y le imponen al público desesperado su propia explicación sobre lo que está ocurriendo en sus cuerpos. La gente recurre a ellos precisamente porque la medicina tradicional no les ofrece una respuesta adecuada para curar sus síntomas. Los medios de comunicación también son culpables, ya que difunden la mitología, pregonando todo lo que afirman los charlatanes.

Por lo tanto, si la medicina tradicional a veces falla y los remedios alternativos son un disparate, ¿qué ofrece el enfoque TMS? ¿Qué pueden ofrecer el Dr. Sarno y otros profesionales del TMS? La respuesta es sencilla: conocimientos. Estos son el meollo de la medicina psicosomática, saber cómo el estrés acumulado que se produce en nuestras vidas se convierte en rabia colectiva en el inconsciente. La rabia es inaceptable, pero los síntomas físicos sí son aceptables, por lo que el cerebro (inconsciente) crea dolor para distraernos. Es una estrategia efectiva, pero se puede superar aplicando los pensamientos conscientes, comprendiendo y aceptando el proceso. Conocimientos.

En este libro, Steve cuenta su convincente historia como un esfuerzo para impartir estos conocimientos y ayudar a que otros se sientan bien. Es necesario ser muy valiente para compartir los detalles de su recorrido de 27 años por las sombras del dolor hacia la luz del bienestar. Desde su perspectiva de lego y anterior víctima de muchos padecimientos, ha realizado un excelente trabajo explorando el ámbito de la medicina de mente-cuerpo, lo cual hace de este libro un excelente recurso para aquellos que todavía buscan respuestas. Lo mejor de todo, como me gusta decirles a mis pacientes, es que no hay efectos secundarios de leerlo, así que los animo a seguir leyendo.

Dr. Marc Sopher

Agradecimientos

En primer lugar, quiero agradecerle al Doctor John E. Sarno, quien ha mejorado la calidad de innumerables vidas mediante el tiempo y los esfuerzos que invirtió en escribir sus observaciones sobre la curación. Se mantuvo siempre codo a codo con la verdad, enfrentándose a las críticas cínicas tanto de personas con padecimientos como de sus colegas. Fue la personificación del concepto más básico de un verdadero sanador, poniendo al paciente por encima de todo lo demás. También le estoy muy agradecido por el tiempo que se tomó para leer y aprobar mi manuscrito y por haberme proporcionado su aval.

Mi profundo agradecimiento también va para el Doctor Marc Sopher por tomarse tiempo de su práctica médica y sus obligaciones familiares para ayudar a paliar el sufrimiento de muchas personas, incluyendo el mío. Un agradecimiento especial al Dr. Sopher por tomarse aún más tiempo para revisar y agregarle valor a mi manuscrito desde un aspecto clínico-médico. Sin su ayuda, ni siquiera hubiera podido empezar.

Al Dr. Emmett Miller, uno de los primeros pioneros de la sanación de mente-cuerpo, cuyas publicaciones me ayudaron cuando me encontraba atascado a la mitad de mi sanación. Él me brindo orientación y también se tomó tiempo de su vida diaria y sus múltiples actividades para revisar mi manuscrito.

Mi profunda gratitud a los Doctores Christiane Northrup, Ken Pelletier, PhD, y Scott Anderson_quienes se tomaron el tiempo, a pesar de su apretada agenda, para revisar mi manuscrito—por sus amables palabras de apoyo y su rotundo respaldo.

Un agradecimiento especial a los Doctores John W. Travis y Meryn G. Callander por su amistad, guía y apoyo. Nunca hubiera podido llevar a cabo este proyecto sin su ayuda y sus esfuerzos—ellos me ayudaron a convertirlo en realidad. El Doctor Travis me ayudó muchísimo a lo largo del proceso del libro y estuvo a mi lado todo el tiempo para asegurar que mi mensaje se diera a conocer. Nuestro trabajo conjunto dio como resultado una nueva amistad.

Mi gratitud también a todos los que me ayudaron a empezar: Deborah Schuster; Graham Tuffee; Michael Lapmardo; Doctor Clancy McKenzie; Doctor Russell A. Dewey; Doctor Robert Sapolsky; Doctor Gerald G. Jampolsky; Doctor William Acar; Jeffrey S. Cramer y Bernard Suzanne. Muchas gracias a la

Doctora Karen V. Kibler por su apoyo, consejos y tremendo esfuerzo para ayudar a un colega escritor a alcanzar su meta.

Sentidas gracias a Eric Fletcher por ayudarme a encontrar nuevamente el camino por medio de su insondable conocimiento del programa Word y su experiencia en el proceso de formatear libros.

Por último y, por lo tanto, primero, a los amores de mi vida Matthew Steven y Kelsey Eileen, a quienes admiro más de lo que materialmente puedo expresar. Ellos me dan fortaleza, esperanza y determinación para enfrentarme a cada nuevo día.

Diseño de la portada: Steve Ozanich

Concepto "YinYangOboros" de la portada: Steve Ozanich

Ilustraciones del interior: Edward F. Smolko y Jessica Russo

Ilustrador de la portada: Mark Bush

Diagramación de la portada: Doug Distel

Diseño final de la portada: Tom Ross

Fotografía: Michael Stephen y Anna Aulizia

Prefacio

Empecé a sufrir de dolores intensos de espalda desde los primeros años de mi adolescencia. La forma súbita en que apareció fue un misterio, ya que era un muchacho muy saludable en ese tiempo. Hice lo correcto y visité a un médico para que me realizara un examen físico. Él no hizo lo correcto diciéndome que mi dolor se debía a ciertas anomalías en la estructura de mi espalda y que, con el tiempo, necesitaría una operación. Tras varias décadas y mucho dolor, descubrí que esto nunca fue cierto. Acepté la nueva realidad creada por el médico y también acepté el dolor que la acompañaba. Después de todo, él era una autoridad en la materia. Acepté su diagnóstico de que yo tenía una deficiencia física y que la tendría durante toda mi vida.

Así fue durante las siguientes tres décadas, mientras visitaba clínicas para el dolor, quiroprácticos, cirujanos y muchos otros profesionales de la salud, quienes me diagnosticaron diversas dolencias, desde discos intervertebrales que se desplazan constantemente, hernias discales, fibromialgia, artritis y estrechamiento del canal vertebral y así sucesivamente. Nada de lo que hicieron me ayudó mucho. El dolor crecía y decrecía, hasta que ocurrió una tragedia en nuestra familia—un acto de negligencia médica como raras veces se ve en la medicina. La vida nos cambió para siempre y, repentinamente, aparecieron más síntomas.

En esos momentos, yo no estaba consciente de la correlación entre la tragedia y la intensificación de mi dolor—que, de hecho, llegó a niveles intolerables. Mi dolor se tornó tan intenso que, finalmente, varios cirujanos me convencieron de que necesitaba una operación de la columna. Sin embargo, milagro de milagros, poco tiempo antes de la cirugía, tuve acceso al trabajo realizado por un médico especialista en curar el dolor, el Doctor John E. Sarno, Profesor de Medicina de Rehabilitación Clínica en la Facultad de Medicina de New York University.

El Doctor Sarno había demostrado, mediante décadas de investigación y un éxito clínico rotundo, que el dolor raras veces es el resultado de anomalías estructurales—ya sea en la columna vertebral o en otras partes del cuerpo—el dolor proviene de una reducción en el flujo de oxígeno hacia los músculos y nervios que se debe a una tensión inconsciente, a la que él se refiere como TMS—siglas en inglés de Síndrome de Tensión Mioneural o TPS–siglas en inglés de Síndrome Psicógeno Tensional. Esta tensión es el resultado de cólera desconocida, imperceptible y reprimida—más específicamente, de rabia reprimida.

Al principio, sencillamente no le creí al Dr. Sarno. No solo no me consideraba una persona enojada, sino que también había mucha gente del ámbito médico que me había mostrado "pruebas" visuales de que mi dolor era resultado de defectos estructurales. El Dr. Sarno tenía que estar equivocado. ¡Debía estarlo! Pero no lo estaba.

Luego de que se me había advertido repetidas veces que necesitaba cirugía de la columna, mis dolores desaparecieron completamente después de que seguí el consejo del Dr. Sarno. Con el tiempo, aprendí que la tensión se derivaba principalmente de tendencias perfeccionistas. La perfección es una de las características de la personalidad que enfurece más, y muchos perfeccionistas no la pueden detectar conscientemente en sí mismos. Están furiosos todo el tiempo, pero no se pueden dar cuenta.

Luego de sufrir dolor durante tres décadas, pasé por el mismo proceso de sanación que habían experimentado miles de personas antes que yo. Luego de comprender completamente la obra del Dr. Sarno y **haber procedido conforme a ella**, mi dolor desapareció.

Al escuchar cómo me había curado, muchas personas empezaron a escribir, a mandar mensajes por correo electrónico y a llamarme para que los ayudara con sus dolores, su ansiedad y otros síntomas físicos. Traté de ayudar a tantos como buenamente pude, pero materialmente había muchos más mensajes de los que lograba responder. Por esa razón, empecé a escribir la forma como había sanado. Este libro es para ellos—los que sufren.

Mi expectativa primordial es que, por medio de este libro, haya más gente que aprenda sobre este proceso de curación, que reciba una respuesta a sus preguntas y que se vea motivado a buscar un nivel más alto de conocimientos, con el fin de verse libre del dolor y otros síntomas—para siempre. Mi segunda expectativa es poder trabajar con médicos y estudiantes de medicina para ayudarlos a comprender este proceso, de manera que lo pueden integrar en sus prácticas profesionales y su educación.

La curación a veces requiere mucha repetición de la nueva información en el área de asociación del lóbulo frontal del cerebro para integrarla completamente, ya que la sanación es el resultado de una concienciación cada vez más profunda. Por lo tanto, hay muchos temas que se reiteran muchas veces, y con toda intención, a lo largo de este libro, desde distintas perspectivas—un manual de curación, si lo quiere poner así—o un acto extendido de meditación. La respuesta para curar la mayoría de nuestros problemas de salud son los **conocimientos**, y si se ofrecen repetidas veces, el sufrimiento pasa a segundo plano, y lo sustituyen la buena salud y la vitalidad.

Si sacas lo que está dentro de ti, lo que saques te salvará. Si no sacas lo que está dentro de ti, lo que no saques te destruirá.

— Sto. Tomás, versículo 70

1

T M S—El síndrome de mente-cuerpo

Toda verdad pasa por tres etapas. En la primera, se le ridiculiza; en la segunda, se le somete a una violenta oposición y en la tercera, se le acepta como un hecho evidente.
— Arthur Schopenhauer, filósofo alemán,
defensor de los animales (1788-1860)

¿Qué es el TMS?

Originalmente las siglas TMS en inglés significaban Síndrome de Miositis Tensional, pero a medida que se expandió la concienciación, se transformó en un término más inclusivo: **Síndrome de Tensión Mioneural** o Síndrome Psicógeno Tensional, que incluye el dolor agudo y crónico de los nervios, así como el dolor muscular y una amplia variedad de otros síntomas físicos que se explican así, conforme a las siglas TMS en inglés:

> **T** = Tensión (el resultado de la cólera oculta dentro del cuerpo)
> **M** = Mioneural (músculos y nervios)
> **S** = Síndrome (una serie de síntomas)

El TMS es la causa de la pandemia actual de dolor de espalda, dolor de cuello, dolor de hombros, migrañas, dolor de cadera, dolor de rodilla, dolor de muñeca y mano, dolor del túnel del carpo, dolor de la boca y la quijada, dolor de pies, fibromialgia, fatiga crónica, las llamadas "lesiones" por esfuerzo repetitivo, ERGE y otros trastornos digestivos, trastornos dermatológicos, alergias, muchos problemas oftalmológicos, colitis ulcerativa*—y una variedad infinita de otros equivalentes del dolor. El TMS también es la causa principal de fenómenos no

---

* Todos estos síntomas tienen un denominador tensional en común, como descubriremos por medio de este libro. Están diseñados por el cerebro para que funcionen como **distractores**. Según el Doctor Andrew E. Weil: "La colitis ulcerativa (y su pariente, la enfermedad de Crohn) es un problema complejo con componentes genéticos, autoinmunes y psicosomáticos." [*Spontaneous Healing*, p. 233]. Existe una considerable correlación inversa entre fumar y padecer colitis ulcerativa. Al fumar, los síntomas de la CU tienden a disminuir, pero como señala muy perceptivamente el Dr. Weil con relación al TMS: "Al basarse en la premisa que la colitis ulcerativa es psicosomática, no es necesaria una gran capacidad intelectual para darse cuenta de que fumar es una forma de escape para el estrés y que, si se cierra ese escape, el estrés se va a trasladar a otra parte." [*Spontaneous Healing*, p. 90].

físicos, como la ansiedad, las adicciones y la depresión. Las raíces de nuestros problemas de salud generalmente se originan en la niñez, como consecuencia de la ansiedad de separación en la infancia—la tensión resultante de un trauma, que causa una falta de conexión o sintonización—los cuales forman una personalidad específica que propicia más este tipo de trastornos.

Para lograr comprender del todo la **falta de percepción de emociones negativas**, que son los culpables del dolor y la mayoría de las causas de una mala salud, fue necesario comunicarse con miles de víctimas durante muchos años, pero más importante aún, vivir mi propia experiencia. El resultado de esta falta de percepción no solo es el dolor; también lo son la fatiga, el insomnio, la sinusitis y los trastornos del aparato digestivo y la piel. Sin embargo, cuando leí acerca del concepto del TMS pensé que era absurdo—totalmente descabellado—pero estaba muy equivocado.

Nos han anegado con nociones falsas sobre que nuestro dolor de espalda, dolor de rodilla, dolor de pie, dolor de cadera y síndrome de esfuerzo repetitivo—lo que sea—se debe a defectos genéticos o a un defecto en el diseño del ser humano y que remediarlos en forma sostenida no es posible. Esto no es cierto. Algunos de las falacias más comunes que difunde la maquinaria médica hoy en día son: "debe fortalecer el torso para curarse" o "debe perder peso si quiere curarse" y la peor: "necesita una intervención quirúrgica en seis semanas". Si existe un problema, ¿por qué operan ahora mismo? Estos son conceptos arcaicos—anticuados.

La mayoría de la gente cree, como yo creía, que tienen lesiones "reales" en la espalda y que necesitan una intervención médica "real". Están condicionados por los **consejos equivocados** basados en la medicina moderna para sentirse abatidos y, por lo tanto, están abatidos, porque todavía no comprenden que la actividad inconsciente les causa un dolor "real" y síntomas muy reales. La mente y el cuerpo son una sola unidad—son inseparables. Los deseos desesperados de la mente por divulgar algo se revelan por medio del cuerpo.

> Separación = Pánico = Negación = Represión = Conflicto interno =
> Rabia = Tensión = Síntomas = Distracciones = Mensajes

El concepto de que la tensión es la causa primordial de la mayor parte del dolor crónico y otros muchos síntomas lo estableció clínicamente el Dr. John E. Sarno, exprofesor de Medicina de Rehabilitación en la Facultad de Medicina de New York University. Gracias al trabajo realizado por el Dr. Sarno, ahora comprendemos que las exigencias de mantener una imagen falsa de uno mismo para ser aceptados por otros, conectarse con ellos, o controlarlos, genera una lucha interna tremenda que se sepulta o se reprime como rabia—pero que no se siente en absoluto. Esta energía internalizada es la que causa el dolor y una serie inmensa de otros síntomas, con un propósito muy específico.

El dolor y otros síntomas crónicos son manifestaciones físicas de un conflicto interno sin resolver. Los síntomas surgen a la superficie como un mecanismo instintivo para lograr la propia supervivencia. Son mensajes de nuestro Yo interno que quiere que lo escuchen, pero el Yo toma la iniciativa y los esconde dentro de las sombras de la mente inconsciente: que es **el cuerpo**.* Uno de los propósitos de estos síntomas físicos es mantener a la persona centrada en su cuerpo físico y apartada de las emociones que afloran.

Cómo se preparó el terreno para el dolor

La etapa del dolor se estableció cuando éramos muy pequeños y nos abandonó (o temíamos que nos abandonara) física o emocionalmente una persona que nos cuidaba y que era importante para nosotros. Cuanto más jóvenes experimentamos ese miedo de abandono, mayor será el daño que se pueda sufrir más tarde en la vida—el cual conduce a problemas más poderosos y peligrosos. Cuando no se satisface, esta necesidad de conexión sale a la superficie en forma de ansiedad y tensión, y surge una cólera que nunca acaba y que es el resultado de serlo todo, cuidar de todo, controlarlo todo y hacerlo todo—con el fin de impedir más rechazo. Es el miedo a la separación que genera la mayor cólera porque nos recuerda de nuestro primer rechazo. Nuestro anhelo primigenio de establecer conexiones nos resulta muy costoso, tanto emocional como físicamente, si no se atenúa o ni siquiera se reconoce el miedo a la separación y el **YO**† nunca se realiza.

> Nuestra necesidad más básica en la vida es la de "**tracordificar**"
> **Trac**(tum) (del latín, "arrastrar")   **Cor** (del latín, "corazón")
> *Arrastrar el corazón de otro hacia*
> *el nuestro—reconectar—volver a estar completo*
> **Unión ≡ Amor**

---

* Sin embargo, en la década de los 90, la neurocientífica Dra. Candice Pert, PhD, compartió su descubrimiento que nuestra mente subconsciente reside en el cuerpo y no el cerebro y que se comunica por medio de neuropéptidos, que son moléculas producidas por cada uno de nuestros pensamientos. La Dra. Pert descubrió que los pensamientos tienen un componente bioquímico: Mientras que los pensamientos son reales, los neuropéptidos son reales y el cerebro es real, lo que nosotros percibimos como mente es, en realidad, solo el ego disfrazado." [Alberto Villoldo: *The Four Insights: Wisdom, Power, and Grace of the Earthkeepers (Las cuatro revelaciones: La sabiduría, el poder y la gracia de los guardianes de la tierra),* pág. 164 de la versión en inglés]

† El YO es la persona que se ve a sí misma en todo su conflicto con su ego, pero el YO (con mayúsculas) es el arquetipo último, quien verdaderamente es, más allá de su ego y su conflicto.

Todos necesitamos sentirnos conectados y escuchados y aceptados—con nuestros defectos y todo lo demás. También necesitamos expresarnos, expresar nuestros sentimientos y nuestra postura en una relación—dar a conocer la postura de nuestros corazones. Cuando se sofoca esta necesidad básica de "tracordificar", se genera una tremenda cantidad de rabia dentro de nuestro inconsciente—ya sea que seamos bebés, niños o adultos.

Las experiencias a una edad temprana, cuando somos completamente o ligeramente indefensos y dependemos de otros, pueden repetirse a todo lo largo de nuestra vida. Cualquier detonante emocional o físico que genere estrés, como un giro o cambio inesperado, cumpleaños, retiro o preocupación financiera, puede reactivar esas heridas antiguas causadas por el abandono y avivar el fuego de la **rabia por la separación**, que luego se empieza a manifestar en forma de síntomas. No tiene un problema en la espalda (en la cadera o en las rodillas o síndrome de fatiga crónica) está volviendo a experimentar el miedo y la rabia por la separación que sintió a una edad muy temprana—inclusive desde su nacimiento. Los síntomas que usted experimenta en la edad adulta son sencillamente una expresión de cómo ha aprendido a manejar la sensación de desamparo y ansiedad.

No es siempre necesario resolver estos problemas de abandono para poder curarse. Al conocerlos y saber cómo se articulan con el proceso de los síntomas—y tener una fe plena en el TMS—la persona se puede liberar de su sufrimiento en la mayoría de los casos.

Como veremos más adelante, el dolor emocional proveniente de la separación se puede curar en una variedad de formas y las tensiones acumuladas O la acumulación de conflicto interno se puede llegar a reducir a niveles que no afecten a la salud. Pero primero, aprendamos más acerca del TMS en sí.

¿Cuál es la fisiopatología del TMS?

El sistema nervioso autónomo (involuntario) (SNA)* regula los órganos como los intestinos, el estómago y el corazón, así como una serie de procesos que van desde el ritmo de la respiración hasta la agudeza visual, el ritmo y la fuerza de las contracciones cardíacas (ritmo cardíaco) y la dilatación constricción de los vasos sanguíneos. Las emociones como la ansiedad, la culpa, la depresión, la cólera, la rabia y el resentimiento se procesan por medio del SNA. El Dr. Sarno comprobó, mediante décadas de trabajo clínico, que cuando esta rabia-tensión reprimida alcanza cierto nivel, el sistema nervioso autónomo entra a funcionar y produce alteraciones fisiológicas—varios síntomas físicos que incluyen el dolor—en el cuerpo. En pocas palabras, cuando la cólera proveniente de varias fuentes alcanza

---

* Encontrará más detalles sobre el involucramiento del Sistema nervioso autónomo en el Capítulo 2.

un cierto umbral y las emociones reprimidas en lo más hondo se desplazan hacia la conciencia, el sistema autónomo crea un síntoma. La energía procedente del conflicto se expresa por medio del cuerpo. Con respecto al dolor, la causa es un flujo sanguíneo reducido. En una fracción de segundo, usted siente el dolor de las emociones que nunca permitió que salieran a la superficie—mientras que el dolor distrae la atención de su mente de las emociones indeseadas.

Cuando su jefe, Jake Hass, le informa que tendrá que empezar a trabajar los domingos, le comienza a doler la rodilla. Su esposo, Ira Tate, dejó los zapatos a medio pasillo otra vez; le da un espasmo en el cuello.

Si el jefe superior de Jake lo está fastidiando para que cumpla con fechas límite, le puede empezar a doler la espalda. Si Jake ya no puede soportar a su vecino, la úlcera se le puede agravar. Intelectualmente, Jake sencillamente esconde su conflicto dentro de su cuerpo porque no puede exteriorizar sus pensamientos violentos o amenazantes. Su cuerpo le indica el nivel exacto de lo que le está molestando—cuanto más fuerte es el conflicto interno, más dolorosa será la distracción física que se necesita. Por lo tanto, el TMS es un mecanismo de escape o una técnica de distracción—un engaño del cerebro para evitar enfrentarse a aquellos pensamientos que no son aceptables por la sociedad. Una vez que el cerebro crea un dolor o una enfermedad por medio del sistema límbico (el centro emocional), el YO ya no necesita enfrentarse a esas sombras emocionales fastidiosas e indeseadas, ya que ahora hay una necesidad más urgente que debe atenderse, que es el síntoma físico en sí.

El Dr. Sarno sostiene que el dolor se debe a una **leve falta de oxígeno** y apoya sus hallazgos clínicos con estudios reumatológicos. Sostiene que la culpa la tiene una disminución en el flujo de oxígeno, citando dos estudios distintos, así como sus propias observaciones clínicas.[1] Ha logrado demostrar que el dolor causado por el TMS, así como la fibromialgia y muchos otros dolores de la modernidad, los causa esta constricción autonómica de los vasos sanguíneos que transportan oxígeno. También ha demostrado que la fibromialgia es sencillamente una forma más severa de mioneuralgia y que es sinónima del TMS.

El dolor—la gran farsa—el desviador de la consciencia

El dolor por TMS es un engaño del cerebro—un subterfugio psicológico. Desde el momento en que la persona siente dolor, no tiene más opción que centrarse en su dolor y no ponerle atención a su rabia inconsciente y a la causa que la provoca. Esto es la razón por la cual el Dr. Sarno sostiene que el dolor por TMS es una distracción que el cerebro crea a propósito, como un favor a la dualidad mente-cuerpo, ya que le permite al Yo obviar pensamientos más tenebrosos, mórbidos, rencorosos y egoístas. La vida sigue—las emociones se entierran vivas. Cuando no obtenemos lo que queremos o no nos gusta lo que vemos en nosotros mismos, la mente ataca a la carne.

Tengo un amigo que trabajaba en un centro de emergencia local y atendió a muchas personas que se quejaban de dolor de pecho. En la mayoría de los casos, estas personas se encontraban en ese momento, o se habían encontrado recientemente, bajo un alto nivel de estrés. Me dijo en muchas ocasiones que cuando los exámenes cardíacos de los pacientes no mostraban un infarto, se les mandaba a casa tras diagnosticarlos con isquemia (vasoconstricción, una reducción en el flujo de sangre, o sea, TMS). Se encontraban bajo un gran estrés debido a sus relaciones personales, sus finanzas o su trabajo y, debido a ello, sus mentes habían utilizado un mecanismo de evasión como distractor para centrar su atención en sus cuerpos. Cualquiera que haya tenido dolor de pecho sabe que, en efecto, eso requerirá toda su atención. La vida no es siempre una maravilla, por lo que la represión resulta un proceso sumamente eficiente para superar la tensión en los ámbitos familiares y laborales. Realmente la dualidad mente-cuerpo es muy ingeniosa para lograr esta tarea encubierta.

El Dr. Sarno cuenta que muchas personas llegan a su clínica y le dicen que preferirían enfrentarse a su conflicto emocional más oculto que sufrir físicamente. La persona siente conscientemente que sería más fácil ocuparse de sus emociones que sufrir los serios síntomas, pero su **ego** no lo "piensa" así. El conflicto emocional es tal, que el ego comprende que no puede manejarlo todo. Los síntomas de TMS son como una palmadita en la parte de atrás de la cabeza que dice "despierte, usted no está verdaderamente feliz con su situación." Por lo tanto, el cerebro, dirigido por el ego, obliga a desviar la atención de sus propios pensamientos. Por razones de una imagen consciente, la mente prioriza el dolor físico sobre el dolor emocional, como una necesidad de encajar o rebelarse silenciosamente en contra de los tabúes y expectativas sociales y familiares.

El dolor: un barómetro emocional

El Dr. Sarno es de la opinión que el TMS es un barómetro emocional que revela físicamente el nivel oculto de tensión de un individuo. Constató que una vez la persona se da cuenta de que su dolor es, en efecto, una distracción—y que está bien físicamente—su dolor desaparece la mayor parte de las veces, dado que la distracción solo es una distracción cuando uno no sabe que es una distracción. Él lo llama la **terapia del conocimiento**: la sanación que ocurre cuando a la persona se le explica lo que realmente está ocurriendo dentro de su mente-cuerpo—**acepta la información** y la integra en lo más profundo de su ser, sin sombra de duda, alterando así la fisiología de su cuerpo. Algunas veces, la cura ocurre instantáneamente y, otras veces cuesta un poco más, debido a creencias muy arraigadas. El Dr. Sarno llevó a cabo un estudio de seguimiento en 1987 durante un período de 3 años en personas que habían participado en su programa de TMS usando la terapia del conocimiento como herramienta para su cura. El seguimiento mostró que un 88 por ciento había tenido éxito, un 10 por ciento había mejorado y un 2 por ciento no había experimentado ningún cambio.

Travis John es un mecánico que repara lavadoras de trastos y tiene problemas para comunicarse con su hijo de 16 años. Sufre de dolor en la espalda baja por períodos prolongados, lo que él atribuye a haber movido unos equipos tres años antes. Sin embargo, luego de leer un libro sobre TMS, llega a comprender que su dolor proviene de los problemas que tiene en su relación con su hijo y, en tres semanas, queda libre del dolor.* Aunque el saber que el TMS es inofensivo es suficiente para que en muchos casos desaparezca el dolor, no es así con todas las personas, en todo momento, ya que la medicina moderna ha condicionado completamente a las personas para que se sientan derrotadas para siempre.

La tendencia que existe entre muchos de los que sufren dolor a negar que el TMS es la causa tras su dolor y su enfermedad ha obligado a muchos doctores experimentados en mente-cuerpo a adoptar una **modalidad de curación dual**. Algunas personas que sufren dolor y que no aceptan que sus síntomas provienen de un conflicto dentro de ellos mismos, les exigen a sus médicos que les practiquen intervenciones médicas. Los médicos experimentados han tenido que establecer discretamente qué método de curación deben llevar a cabo o recomendar a sus pacientes. ¿Estará dispuesto a ver hacia dentro para encontrar la verdadera causa de su dolor y sanarse o exigirá procedimientos médicos de punta para centrarse fuera de sí mismo, buscando la culpa en una causa física— para mantener un sentido falso de imagen, negación o control?

> El dolor físico no está "en la cabeza" [irreal] del que lo sufre (a menos que sea un dolor de cabeza)

Es importante mencionar esto desde el principio, porque es, quizás, **el aspecto más malinterpretado al querer comprender el dolor**. Aun después de explicar el TMS detalladamente, todavía me encuentro con esa mirada totalmente en blanco por parte de las personas que sufren y esa pregunta tan cáustica: "Entonces me está diciendo que todo el dolor que siento está 'en mi cabeza'?" No—no es así— su dolor es muy real. Lo que está "en la cabeza" también está en el cuerpo.

El dolor, rigidez, ardor, presión, entumecimiento, hormigueo y debilidad los causa una leve falta de oxígeno en los músculos, nervios o tendones que corresponden en cada caso. Por sí solo, esto es inocuo. Aunque puede causar un dolor más severo que cualquier otra causa que yo conozca dentro de la medicina clínica, no deja ningún daño residual cuando desaparecen los síntomas.

— John E. Sarno, *The Mindbody Prescription*[2]

---

* Este ejemplo lo proporcionó el autor Fred Amir, quien escribe sobre TMS

Yo personalmente soy testigo de la realidad y la severidad del dolor por TMS. Te puede abatir cuando la sangre se retira para esconder cualquier conflicto que quiera salir a la superficie.

Por ello, el Dr. Sarno ha demostrado que la represión conduce a emociones de cólera y ansiedad, que son la causa de la mayor parte de los dolores y otros síntomas molestos. Muchas gentes tienen todos los síntomas del dolor, pero no experimentan dolor en sí. Algunos sufren de migrañas con visión de túnel sin sufrir dolor de cabeza; un cosquilleo y zumbido en las piernas, pero no sienten dolor en la espalda baja; el pie pendular, sin sentir dolor de espalda o ciática. Uno podría pensar que es una bendición, pero, de todas formas, causa temor y los síntomas podrían interferir con sus vidas diarias. En estos casos los síntomas siempre se consideran TMS en cuanto a que tienen el mismo fin de distraer; pero afortunadamente, no se siente dolor. Sin embargo, persisten el miedo y el enfoque.

La pregunta es, pues, ¿el dolor por TMS es real? Claro que lo es. ¿El proceso del TMS tiene su inicio en la mente? Sí lo tiene. ¿El dolor por TMS está todo "en su cabeza"? No, no lo está. Es un fenómeno físico de mente-cuerpo que es real. El proceso entero está impulsado por las emociones y las emociones solo se sienten por medio del cuerpo.

¿Qué nos dice un nombre?

Durante muchos años yo había estado usando un término muy amplio, "algia por tensión" (tensionalgia en inglés), para denominar el dolor por TMS. "Algia" significa, sencillamente, "dolor", y "tensión" ya sabemos que surge de procesos de tipo psicológico. Era un término que yo consideraba como una forma de volver más palpable la complejidad de todo el proceso. Sin embargo, la tensión ocasiona más problemas que van más allá del dolor, por lo que las siglas TMS, o Síndrome de Mente-Cuerpo, son más adecuadas para describir todo el proceso de una manera más global. Para no confundir a la gente aún más, los términos que aparecen más adelante significan lo mismo y, en la actualidad, se usan indistintamente:

TMS = Algia por Tensión (*Tensionalgia* en inglés)
= Síndrome de Miositis Tensional
= Síndrome de Tensión Mioneural
= Síndrome de Dolor Neural Psicógeno
  (PNPS por sus siglas en inglés)
= Síndrome de Tensión Psiconeural (TPS por sus siglas en inglés)
= El Síndrome de Mente-Cuerpo

¡Solo diga que no! La cirugía raras veces es una solución

El dolor es una manifestación de mente-cuerpo. Todo intento de "curar" el dolor por medio de una intervención médica y terapéutica solamente prolonga el dolor y el sufrimiento. Aunque dichas intervenciones podrían aliviar los síntomas por varias razones, generalmente no lo logran a largo plazo porque el dolor debe abordarse desde sus fuentes, que están dentro de **las sombras** de la mente inconsciente. Sane la mente y luego sanará el cuerpo.

El TMS se identifica como un síndrome. Un síndrome, según lo define el diccionario Merriam-Webster, es "un grupo de indicios y síntomas que se presentan juntos y caracterizan a una anormalidad específica". Por lo tanto, un síndrome es un problema de variables múltiples, que muchas veces es difícil de calificar debido a la complejidad de la relación mente-cuerpo.

A través de muchas décadas de trabajar con muchos miles de pacientes, el Dr. Sarno se convenció de que la cirugía no curaba a la gran mayoría de personas que sufren de la espalda: **nunca era la solución.** Por lo tanto, muy sabiamente, empezó a buscar otra razón para el dolor. Obviamente, no se debía a los cambios estructurales ni a las llamadas anomalías de la columna y las articulaciones que mostraba la imagenología médica. "Obviamente no", porque los problemas de dolor de los pacientes no los corregían las cirugías ni la fisioterapia y porque el desgaste que se observaba en las radiografías y resonancias magnéticas "no podían, ni en un millón de años, producir el nivel de dolor que sufren las personas con este síndrome (TMS)".[3] Llegó a la conclusión que la degeneración, herniación y artritis de los discos intervertebrales, así como una multitud de otras anomalías de la columna eran "anomalías normales" y se debían, ni más ni menos, a que el cuerpo envejece, se transforma y se cura a sí mismo, como lo ha hecho desde el inicio mismo de la vida.* Por su propia naturaleza, el cuerpo se cura a sí mismo como un medio de supervivencia dentro de períodos razonables. Como el Dr. Sarno hace ver con toda razón, aún el fémur, el hueso más grande del cuerpo humano, se cura a sí mismo en alrededor de seis semanas. ¿Por qué el dolor de espalda de una persona tarda 30 meses o 30 años en total en desaparecer?

---

* Desafortunadamente, y por una buena razón, debe hacerse la aclaración que en casos extremos de vértebras herniadas o de estenosis, estas pueden causar dolor. Sin embargo, el decirlo puede dar lugar a que cualquiera que está leyendo este libro piense que su caso es ese caso extremo, cuando no son tan únicos como lo creen. Las personas muchas veces tienen una gran necesidad de sentir que su caso es extremo, con el fin de permanecer centradas en sus cuerpos. Pero ése es precisamente el propósito de los síntomas: **mantenerlos en la creencia que, en efecto, tienen alguna lesión.** Los síntomas físicos son una excusa aceptable por la sociedad o un lugar de refugio para enterrar las emociones que no son aceptables socialmente y para evitar las responsabilidades que no se desea asumir. Por lo tanto, utilizo la mayor prudencia posible al hacer ver que estas condiciones, en ocasiones, pueden ser la fuente de su dolor. Luego de esta advertencia, muchos lectores pueden estar suspirando aliviados, sin ningún fundamento, pensando que son la anomalía—con lo cual se detiene el proceso de su curación.

Se ha comprobado clínicamente que los masajes profundos, los tratamientos de calor y el ultrasonido alivian el dolor en forma temporal, y todos ellos aumentan los niveles de oxígeno local al área afectada—lo cual aumenta la evidencia de la conexión que existe entre el dolor y la falta de oxígeno. Estas terapias incrementan el flujo sanguíneo en la vasculatura periférica. El solo hecho de aliviar su dolor durante un corto período de tiempo podría ser suficiente para que algunas personas calmen su rabia interna, permitiendo que su dolor se disipe. Sin embargo, si su rabia es demasiado abrumadora, el alivio que proporcionan la fisioterapia, el masaje y las manipulaciones no durará—será un alivio pasajero porque la causa principal, el trasfondo emocional del dolor nunca se solventan. A lo largo de los años, acudí a quiroprácticos que constantemente me "reajustaban la columna", pero en realidad, era el **proceso de mis pensamientos** lo que necesitaba un reajuste, nunca mi columna. Por esa razón, se debe prescindir, en lo posible, de la fisioterapia y las manipulaciones quiroprácticas si su meta es una curación permanente.

Al comprender el TMS y la forma como se manifiesta el dolor, la persona que sufre de dolor o fatiga se **puede** curar para siempre. Por lo tanto, no es necesario una intervención terapéutica a menos que el dolor sea tan severo que la persona no pueda vivir su vida diaria en la forma como lo desea. Yo soy un testimonio de ello, personalmente, ya que, tras haber vivido la mayor parte de mi vida con dolor, ahora estoy totalmente libre de él. Usted también puede liberarse del dolor; pero debe aprender y abrir su mente a algo contra lo que su ego seguramente se rebelará.

Las hernias discales	→	No causan dolor de espalda
Los discos degenerados	→	No causan dolor de espalda
La estenosis	→	No causa dolor de espalda
La artritis	→	No causa dolor de espalda*

Tecnología de la resonancia magnética: Espada de Damocles de doble filo

La presencia de una anomalía en un disco intervertebral es un obstáculo para muchos pacientes que no saben que esta es una demostración de habilidad e ingenio por parte de la mente cuando quiere crear una distracción física. La mente está consciente de todo lo que sucede en el cuerpo, incluyendo el lugar donde se encuentran los discos herniados, los meniscos rotos en las rodillas y las roturas del manguito rotador en los hombros... con la experiencia se ha logrado constatar que el cerebro iniciará el dolor por TMS donde hay una anomalía estructural, con el fin de causar una mayor impresión y mantener su atención más firmemente en su cuerpo, justamente como ocasionará dolor en el lugar donde se golpeó anteriormente.

— Dr. John E. Sarno, *The Mindbody Prescription*[4]

---

* Algunos tipos de artritis son muy dolorosos, como la gota y la artritis reumatoide. El tipo de artritis al que me refiero aquí es a la artritis postraumática o la artritis por edad avanzada.

Las tecnologías avanzadas que nos permiten ver hasta lo más profundo del cuerpo se han convertido en espadas de doble filo. La tecnología de la resonancia magnética, con su tremenda capacidad para detectar los cambios minúsculos dentro del cuerpo verdaderamente ha mejorado incontables vidas por medio de diagnósticos más exactos. Sin embargo, en el otro lado del filo de la espada, estos nuevos procedimientos de imagenología también revelan el desgaste natural que siempre ha existido. La catástrofe es que los científicos ahora están atribuyendo el dolor a estos sitios, en forma rutinaria y errónea. Sin embargo, la degeneración que se nota en estas vértebras y articulaciones es normal. Se puede notar en la mayoría de personas a partir de los últimos años de la adolescencia o al inicio de los veinte años.

Como dijo Rutherford D. Rogers, un bibliotecario de Yale muy reconocido: "Nos estamos ahogando en información y estamos hambrientos de conocimientos".[5] Un radiólogo puede ver una rotura o un cambio artrítico en la espalda, en la rodilla o en el hombro y asumir, de modo predeterminado, que el dolor procede de ese cambio porque el dolor algunas veces se localiza en esas áreas.

Este es otro de los grandes obstáculos para comprender y creer que de verdad existe el TMS y para curarse. El Dr. Sarno se refiere a este escollo como "la mente lista", ya que sabe dónde han ocurrido todos los cambios fisiológicos en el cuerpo. El viejo jugador de fútbol y su rodilla inestable: el gran error en pensamiento. La rodilla solo le molesta cuando no quiere hacer algo; cuando detesta su situación o cuando su cólera de repente surge a la conciencia. Se le ha condicionado para que crea que hay una debilidad inherente allí en ese sitio, el cual le ocasiona dolor y, así le sucede, a veces sí y a veces no, para siempre. Cuando realmente nos hemos lesionado, nuestros cuerpos sanan.* El lugar de una antigua lesión es solo un detonante para el dolor. El cerebro decide enfocarse en ese sitio porque se recuerda de que alguna vez hubo un problema allí, así que ahora es un refugio previsto y aceptable socialmente para esconder la ansiedad y la tensión—siempre que se necesite.

Cuando escucho a la gente decir que su dolor de espalda se debe a la artritis, siempre sacudo la cabeza y me sonrío, porque yo antes también creía que eso era cierto, ya que mi dolor muchas veces encontraba la artritis que tengo en la espalda, la cadera y el tobillo. Ahora sé que no es cierto.

Para gran suerte de millones de personas que sufren dolor, el Dr. Sarno descubrió que las emociones reprimidas son la causa más frecuente del dolor crónico y ahora está curando a mucha, mucha gente; mientras que muchos otros médicos, cirujanos y terapistas "ignoran deliberadamente" todo su trabajo. Después de todo, no hay nada lucrativo en no recetar una cirugía, terapia y

---

* Algunos nervios y cartílagos no se pueden regenerar, pero el dolor cede con el tiempo en el caso de un nervio muerto o un cartílago no regenerado—el dolor no continúa durante años.

drogas. No se gana dinero cambiando las creencias. ¿Qué incentivo tiene un médico para aceptar los hallazgos clínicos del Dr. Sarno? Todo depende en los motivos que haya tenido para convertirse en un sanador. La razón principal para que muchos dentro del ámbito de la industria médica ignoren la veracidad del TMS es la cantidad de horas extenuantes que han invertido en estudiar el dolor desde una dirección equivocada. No siempre es fácil admitir que se ha cometido un error, el ego casi nunca lo acepta. Trágicamente, la medicina moderna ha eliminado al paciente de la ecuación de la curación porque a muchos doctores les interesa el dinero rápido y muchos pacientes quieren **remedios evasivos rápidos**. Es una combinación perfecta para el fracaso.

¿Dónde ocurre el TMS?

La tensión puede introducirse en cualquiera y todos los sistemas de mente-cuerpo; sin embargo, la tensión por TMS, como la caracterizó originalmente el Dr. Sarno se centra en tres tipos de tejido blando: los músculos, los nervios y/o los tendones.[6] Puede estar involucrado cualquiera de ellos o una combinación de algunos. Si el dolor se encuentra presente en varias áreas, al TMS se le denomina fibromialgia o síndrome de dolor miofascial (SDM).*

En la actualidad, el dolor por TMS más frecuente es el que afecta la espalda baja, el cual muchas veces también se extiende hacia las piernas. Dos muestras de dolor por TMS que se están extendiendo son el dolor de pies por neuropatía y las lesiones por esfuerzo repetitivo (LER), como el síndrome del túnel del carpo. Ambas se basan en la tensión, causadas por una **hipoxia inducida por la tensión** (hipoxia es la falta de oxígeno) y pueden "curarse" por medio de una sanación de mente-cuerpo.

La tensión oculta puede afectar a cualquier órgano del cuerpo, desde el corazón hasta la epidermis, así como cualquier sistema del cuerpo, desde el sistema inmune hasta el digestivo. No se comprende del todo por qué la tensión se expresa o aparece en un lugar específico; sin embargo, sí sabemos que:

- La tensión muchas veces se esconde en lesiones antiguas o en sitios donde hay herniación, áreas artríticas y estrechamiento del canal vertebral (estenosis).
- El TMS puede afectar un área donde no existe ningún daño o desgaste físico visible, pero donde se ha sugerido que el cuerpo está vulnerable a problemas.

---

* Los que sufren de fibromialgia sienten dolor en más lugares y tienen más tendencias a las características de insomnio y fatiga crónica que los que sufren de TMS. Sin embargo, muchos de los pacientes que el Dr. Sarno ha tratado y que habían sido diagnosticados previamente con fibromialgia se han recuperado por completo. La fibromialgia es TMS—un síndrome mioneural de mente-cuerpo.

- El área o sistema afectado muchas veces tiene connotaciones simbólicas. Me "indigesta" la cantidad de trabajo que me dan, y mi úlcera me empieza a molestar.

La úlcera

La úlcera fue el primer trastorno relacionado con el estrés que se identificó. El Dr. Sarno comentó un artículo que formulaba la pregunta: "¿Adónde se fueron todas las úlceras?" en su libro *Healing Back Pain*. Ya no oímos mucho de úlceras hoy en día. En un momento dado, se creía que las úlceras eran el resultado de defectos físico/ estructurales del estómago; lo mismo que se dice del dolor de espalda hoy en día. Sin embargo, al transcurrir de los años el consenso del **pensamiento colectivo** empezó a comprender que las úlceras las causaba directamente la "**estensión**" (estrés-tensión). Las úlceras empezaron a desaparecer del primer plano una vez que la sociedad comprendió su propósito. La distracción ya no funcionó tan bien.

En pocas palabras, las áreas afectadas por la tensión serán siempre aquellas que están de moda—que se han popularizado y en las cuales se enfoca la sociedad en un momento dado. Esto se define como "EL nuevo desorden en boga" (del término "boga" procedente del francés vogue, "navegar"). Más importante, sin embargo, es el hecho de que las áreas del cuerpo que se ven afectadas primero deben predeterminarse. Solo el futuro nos dirá cómo se manifestarán los pensamientos de hoy—porque la gente todavía no ha decidido de qué se preocupará.

Las compañías farmacéuticas, las compañías de suministros médicos y muchos doctores están entre los impulsores del ámbito médico que están determinando la necesidad para la siguiente área que se verá afectada, sugiriendo a las personas lo que necesitarán para sentirse bien. Si uno pone atención a los anuncios de televisión, es posible que empiece a pedir más medicina para el dolor de espalda, antidepresivos, medicamento para el reflujo gástrico, medicina para el asma, medicina para la arteriopatía periférica, colchones más firmes, colchones más blandos, medicina para la presión arterial, medicina para los ojos secos, productos para renovar las articulaciones, medicina para el colesterol y así sucesivamente *ad nauseum* (debería agregar medicina para las náuseas también). Las terribles advertencias que contienen estos anuncios están sembrando la idea en el inconsciente colectivo, centrándose en el miedo de los consumidores y creando la siguiente preocupación que externalizará la rabia inconsciente. Este proceso sugestivo se ve exacerbado por las creencias familiares de la persona, así como sus inseguridades y siempre, por la necesidad más básica de atraer a los otros hacia sí. Una persona que se preocupa, planifica, controla y tiene una personalidad perfeccionista siempre estará lista para dirigirse al siguiente desastre, saliendo de la meta en primer lugar. Como los guerreros "aprensivos" muchas veces creen que preocupándose desaparecerá el problema, pueden aceptar una sugerencia externa y ponerla en práctica o, en el caso del dolor por TMS, aceptarlo y sufrirlo.

Tristemente, la industria médica invierte su tiempo, esfuerzo y dinero atacando los síntomas y no la fuente (emociones). Los trastornos seguirán surgiendo para llamar la atención de las personas que no pueden reducir su tensión—el resultado natural derivado de sus personalidades.

¿Alarmista como Chicken Little o un poco gallina?

Luego de miles de años en la que el ser humano nunca registró una pandemia de problemas de espalda, rodilla, mano y pie, las sociedades de todo el mundo ahora se ven agobiadas con el concepto de que la columna vertebral y las extremidades se están desmoronando. Es como Chicken Little cuando gritaba "se está cayendo el cielo", de tal manera que las personas ya han empezado a comprar sombrillas. Aunque el cuerpo y la mente son uno solo, el cuerpo siempre se deja guiar por la mente. Si la mente va en una dirección equivocada, el cuerpo lo sigue, debido a que el cuerpo es el pasajero en el tren de la vida y el cerebro es el conductor.

Como se mencionó anteriormente, el nuevo gran horizonte para la respuesta psicosomática parecen ser las lesiones por esfuerzo repetitivo (LER), como el síndrome del túnel del carpo y el dolor de pies. Se ha sugerido en la actualidad que, luego de muchos miles de años de estar trabajando con las manos, estas mismas manos ahora no fallan. El concepto sería risible si no fuera tan patético. Leí un informe hace unos años que relacionaba las LER con el aumento en el uso de computadoras. En el informe se insinuaba que había incrementos dramáticos en las LER porque ahora las personas se sientan y trabajan en las computadoras. Pero, ¿qué pasaba cuando las personas se sentaban de ocho a diez horas a trabajar en una máquina de escribir? Una máquina de escribir tiene que haber causado más impacto en las muñecas y en las manos que un tablero moderno. Sin embargo, entonces no había epidemia de lesiones por esfuerzo repetitivo. Todo el concepto es erróneo. *Damas y caballeros de todo el mundo, no hay nada malo con sus pies y manos.*

Paradójicamente, es el poco uso de las muñecas y las manos y de la espalda lo que constituye la mayor parte del problema. La sociedad se ha vuelto más sedentaria. Esta falta de actividad permite que se incremente la tensión. Las personas se sientan más y usan menos sus espaldas, manos y pies, con lo cual se restringe más el flujo sanguíneo, permitiendo que la tensión se deslice a las áreas inmóviles a medida que las **emociones indeseadas buscan las sombras.**

La siguiente zona o sistema del cuerpo que puede atacar el algia de tensión puede ser un punto discutible. En palabras del Dr. Sarno: "Tengo la impresión de que la mente puede usar casi todos los órganos o sistemas del cuerpo como un mecanismo de defensa en contra de la emocionalidad reprimida.[7]" Por lo tanto, será cualquier cosa que tenga el que está al lado suyo, ya que todos queremos sentir una conexión. Será cualquier zona que legitime la maquinaria médica y perpetúe la ignorancia y la conformidad.* Hasta que las sociedades comprendan que la salud del cuerpo está regida por el historial, los pensamientos y los procesos emocionales de cada individuo, las personas en todo el mundo se verán cada vez más imposibilitadas por catástrofes recurrentes en salud.

Afortunadamente, hoy se anuncia una nueva era de **sanación cuántica**. La sanación cuántica es sencillamente la "sanación desde dentro", utilizando las capacidades naturales propias del cuerpo para sanarse. Se está popularizando y la está practicando exitosamente médicos como Deepak Chopra, John Sarno, Andrew Weil, Emmett Miller, David Schechter, Don Colbert, Mehmet Oz, Marc Sopher y Clancy McKenzie, entre otros. Tristemente, cuando hay egos y din$ro implicados, siempre habrá focos de apatía y férrea resistencia.

¿Cómo funciona el TMS?

Matilda—Se avistó un tornado cerca. Matilda entra en pánico al saber la noticia, pero mostrar pánico visiblemente, al nivel del miedo que está sintiendo, no le es aceptable. Involuntariamente, reflexivamente, retrae su miedo, lo torna hacia adentro—lo reprime. La función autónoma del cerebro lo acomoda y luego contrae un vaso sanguíneo en el cerebro, lo cual le provoca un tremendo dolor de cabeza (distracción). Este dolor le permite evitar enfrentarse a su miedo histérico. Todo ello ocurre automáticamente. Puede pasar muy rápido y desaparecer cuando pase la tensión o pase el tornado. Los vasos sanguíneos se contraen con la misma rapidez con la que una persona se sonroja cuando se avergüenza. Ella no niega ni ignora su miedo, no se da cuenta de que lo sufre, ni comprende del todo su magnitud; lo reprimió con todo éxito debido a la naturaleza automática de la represión. La característica automática del proceso del TMS es otra gran barrera que impide a muchos comprender cómo ocurre el dolor.†

Tristemente, si los que sufren dolor mencionan las emociones que no expresan como la causa de su dolor, ven esto como una debilidad en ellos mismos. No se dan cuenta de que las están reprimiendo y de que no tienen control sobre ello. Por lo tanto, solo es una debilidad en el sentido de que la persona no sabe que hay un proceso de mente-cuerpo que ocurre constantemente dentro de ella. Al contrario, controlar la ansiedad, el pánico y todas las demás emociones indeseadas

---

* "Lipton (Dr. Bruce Lipton, PhD, Biólogo Celular) vincula la alta incidencia actual de cáncer del colon y del recto con el hecho de que hay mucha información disponible que indica la gran incidencia de cáncer del colon y del recto. Es un caso de una profecía que se autocumple." [Dra. Anna Spencer, PhD, *Cell Consciousness-Proves Mind over Matter.*" (La conciencia celular comprueba la mente sobre la materia) Instituto Infinity]

† La mayoría de las personas no pueden controlar conscientemente la constricción de los vasos sanguíneos o de cualquier otro proceso del sistema nervioso autónomo. Las funciones autónomas son reflexivas por naturaleza, sin una percepción consciente.

es una gran fortaleza, no una debilidad. Es mucho más fácil exteriorizar la agresión que razonarla o intelectualizarla para que desaparezca.

Dicen que las personas sufren de dolor inducido por el estrés porque no pueden hacerle frente. De hecho, es lo contrario: el TMS ocurre porque lo enfrentan demasiado bien.

— Dr. John E. Sarno, *Healing Back Pain*[8]

Estefanía—Estefanía tiene que preparar la cena, pero sus hijos gritan y chillan y brincan por todos lados berreando "¡¡¡mAmá, Mami, mama, MAMÁ, MAAAAAMI!!!" Ama a sus hijos más que a su propia vida, pero sus exigencias y sus requerimientos de atención la enfurecen tanto que nunca podría hacer lo que inconscientemente quisiera hacerles (pensamientos que surgen de su Yo sin desarrollar). NUNCA les podría hacer daño porque los quiere mucho y, por lo tanto, sobrerreacciona para hacerle frente a la situación y se bloquea emocionalmente, cuando su cerebro le hace a ella, y a sus hijos, un favor estrechando un vaso sanguíneo que le lleva oxígeno a su espalda baja, sus manos o su nuca. Esto crea una distracción dolorosa de sus pensamientos **impensables**. El dolor por TMS aparece para salvar la situación. Lo impensable nunca se puede volver pensable, por lo que el TMS existe como un escudo entre el verdadero Yo y el Yo idealizado, así como entre madre e hijo. Así pues, Estefanía internaliza la energía creada al reprimir sus verdaderos deseos, que luego se manifiesta en su cuerpo como una distracción necesaria. El síntoma le indica indirectamente cuáles son sus verdaderos sentimientos internos porque no es capaz de reconocerlos directamente.

> Por lo tanto, el TMS es una alerta temprana de que puede haber peligro más adelante. Las emociones se han vuelto tan abrumadoras que amenazan con brotar a la conciencia. Sin embargo, los valores sociales no les permiten a las personas exteriorizar su agresión, por lo que su mente-cuerpo entra en un estado que yo llamo "**hiperevasión**" o "**bloqueo**". Para lograr sobrevivir, la persona se sobreadapta—se bloquea—para obedecer o "ser buena". Este mecanismo de seguridad que permite mantener la autoimagen y mantener intactos los sistemas de valores, a la vez que se compartimenta la rabia automáticamente, se denomina represión. **La represión es parte de la respuesta de bloqueo**, con relación al mecanismo de supervivencia lucha/huída/parálisis. Es una herramienta invalorable para la supervivencia humana, siempre que no se abuse de ella sin saberlo.

¿Cómo se manifiesta el TMS?

Entre los que han sufrido y han sanado, he escuchado adjetivos, sustantivos y verbos como: infierno, quemazón, hormigueo, golpeteo, rigidez, golpe eléctrico, frío, zumbido, sensación punzante, pinchazos, adormecimiento, presión, pulsaciones, debilidad y, por supuesto, doloroso.

Cuando una persona por fin puede comprender que el dolor por TMS es la forma que tiene su cerebro de decirle "**mire para acá**", comprenderá verdaderamente y empezará a sanar, así como yo he sanado y han sanado miles de otras personas que también comprendieron cómo funcionan la mente y el cuerpo en conjunto para crear dolores y enfermedades de tipo crónico que funcionan como **mensajeros de las Sombras.**

Eso que llamamos rosa, si la llamamos de otra forma, tiene un olor amargo

Las palabras como rabia y furia y ansiedad y culpabilidad y resentimiento no son más que etiquetas. Se ha estimado que el ser humano puede sentir aproximadamente 600 matices de emociones. Sin embargo, su mente-cuerpo no puede comprender las etiquetas; solo entiende los efectos físicos. Los sentimientos y las emociones son diferentes. Los sentimientos surgen de funciones cognitivas y se les considera funciones evaluativas, como sopesar distintos valores en una forma subjetiva, basándose en lo que es, y lo que no es, importante. Las emociones, por otro lado, pertenecen a nuestras experiencias más primitivas y misteriosas y son efectos fisiológicos. Estas emociones, como la rabia y la ansiedad y la felicidad, generan energía dentro del cuerpo, por lo que verdaderamente hay solo dos tipos de emociones: o son buenas o son malas, con diferentes tonalidades. Los síntomas surgen debido a una sobrecarga de energía de las emociones más negativas y más obscuras. Pero, ¿de dónde proceden estas emociones negativas? Se originan en los pensamientos negativos.

El TMS ocurre dentro de la parte de bloqueo (o hiperevasión) del mecanismo de supervivencia lucha/huída/parálisis. En un momento anterior de su vida, una persona pudo haber superado una amenaza percibida, una vergüenza o hasta una humillación evitando todo intento por expresarse—o no fue capaz de evadir su situación por su impotencia. Por lo tanto, ahora se bloquea para evitar el dolor emocional—se conecta en directo a memorias falsas que tiene almacenadas para siempre en su mente de supervivencia, a menos que las descargue adecuadamente— o las reconozca. Su cerebro cuenta ahora con un reflejo condicionado para manejar situaciones futuras que puedan constituir una amenaza, porque se siente impotente todo el tiempo—con la ayuda de la industria médica. El problema es que es una respuesta condicionada falsa que no es necesaria. La persona que sufre una serie de síntomas crónicos nunca ha logrado extraer de su banco de memoria el trauma que percibió anteriormente. Con cada nuevo conflicto o trauma que enfrenta a lo largo de su vida, explora la nueva amenaza en su memoria falsa o corrompida y vuelve a experimentar su impotencia—para siempre sumido en su propio pasado, reaccionando de la misma manera cada vez, como ocurre con el Trastorno Obsesivo Compulsivo (TOC).

Si una gacela se escapa cuando la ataca un león, la siguiente vez que un león la ataque, debe hacer exactamente lo que hizo la primera vez para sobrevivir. Este mecanismo nos ayuda a sobrevivir las más de las veces.

— Dr. Clancy McKenzie, autor de *Babies Need Mothers*

No expresarse o no ser escuchado trae consigo una internalización de energía por medio de este mecanismo de bloqueo y se desarrolla una personalidad muy interesante. **Este es el génesis del TMS.** Se autointernaliza—envía sus emociones hacia adentro—inclusive hasta las "apaga" para poder seguir adelante: luego el Yo se revertirá al bloqueo en repetidas ocasiones, como un mecanismo de supervivencia (se amplía en el Capítulo 2). Esto se llama hiper-adaptación o **hiper-afrontamiento.** Esta es una de las formas en que nace una persona con TMS. Otra forma en que se crea un individuo con TMS es cuando dos personas con TMS procrean.

Por lo tanto—sin expresar el Yo, no hay una válvula de escape para que toda la energía se disipe; el depósito se llena hasta que finalmente se derrama hacia el cuerpo en forma de síntomas, o más precisamente, hasta que el cuerpo ya no puede contener el incremento en energía.

Represión → Incremento de energía → Falta de equilibrio → Síntomas

La represión tiene el potencial de generar energía. Si se reprime suficiente energía, empezará a crear estragos dentro de mente-cuerpo, a medida que el sistema trata, sin éxito, de mantener una homeostasis. Como veremos más adelante, una mayor actividad física reduce el miedo al dolor, así como la energía potencial que se guarda en mente-cuerpo como tensión.

Esos dolores hijos de… discos—Los chivos expiatorios de la columna

Según mi experiencia, las hernias discales raras veces son la causa del dolor o de otros síntomas neurológicos…. Mi conclusión de que la mayor parte de las hernias discales son inocuas se basa en 17 años de experiencia atendiendo a dichos pacientes* con mucho éxito, lo cual me da la expresión de que la sustancia que se ha salido no afecta en nada; sencillamente, está allí.

— Dr. John E. Sarno, *Healing Back Pain*[9]

La lucha contra los abultamientos

No hay tema más controversial al explicar el dolor de espalda que las hernias discales. Sabemos, gracias a varios estudios muy bien documentados, que la mayor parte de las personas tienen discos intervertebrales herniados o degenerados y un estrechamiento del canal vertebral, pero no sienten dolor. Pero

---

* Esta afirmación se publicó hace 18 años–más de 35 años de experiencia clínica ha reforzado más la postura del Dr. Sarno, en cuanto a que **la sustancia discal pocas veces es la causante del dolor** y que la sustancia está sencillamente "allí".

en muchos casos, se considera que estas "anormalidades normales" son la causa del dolor, aun cuando el dolor no está ni remotamente cerca del lugar de esta anormalidad.

¿Por qué se abulta o se hernia un disco intervertebral? ¿Qué propósito natural tiene un disco intervertebral? La explicación lógica sería que sirven para que una persona no sienta dolor al rozarse un hueso contra otro y para darle más flexibilidad a la columna vertebral con fines de supervivencia. ¿Pero, "y qué" si estos discos se abultan, se hernian o se rompen? ¿Debemos llegar entonces a la conclusión de que el dolor de una persona proviene de estos cambios? No, no lo debemos hacer. ¿No es eso precisamente lo que un disco debe hacer? ¿Patrullar a la columna vertebral—abultarse y protegerla? ¿Pero qué es un abultamiento normal o un abultamiento "OK"? Todo el proceso puede resultar un dilema que confunde a menos que revise de cerca el trabajo que llevó a cabo el Doctor Sarno y empiece a ver que estas hernias generalmente son hallazgos incidentales en las imágenes de resonancia magnética. Aun así, los pacientes siguen confundidos porque la mayoría de los médicos atribuyen el dolor al abultamiento o a la ruptura de un disco.

El Doctor Sarno señala en su libro *Healing Back Pain* que lo más común es referirse a la ruptura de un disco como una hernia. El abultamiento es una hernia es una ruptura. Por lo tanto, son exactamente lo mismo, solo que a veces, el material gelatinoso que se encuentra dentro del disco intervertebral sencillamente abulta las paredes del disco y algunas veces, se sale por ellas. Por lo tanto, ¿podemos suponer que solo se sentirá dolor cuando se fragmenta el disco? No necesariamente. No si no está comprimiendo un nervio, y sabemos que un nervio no se puede comprimir o "dejará de transmitir mensajes de dolor después de poco tiempo."[10] Lo mismo ocurre con las anormalidades de las rodillas o los hombros, etc. Un nervio que sufre una interferencia causará mucho más que dolor y "más que dolor" se refiere a la falta de dolor… y el yin persigue al yang… cuando esto se vuelve aquello… Las personas están aliviándose de su dolor en masa—disponiendo de conocimientos sobre el proceso del TMS, independientemente de los abultamientos y los cambios en la integridad y la estructura de la columna vertebral y las articulaciones.

Los discos, en sí, generalmente se describen como algo similar a las donas rellenas de jalea o un tubo de dentífrico, que cuando se comprimen demasiado, se pueden fragmentar, lo cual—por supuesto—causaría dolor ¿no es así? No necesariamente.

Ethan

El Doctor Andrew Weil describe a un paciente suyo, Ethan, en su libro *Spontaneous Healing*. Ethan sufría de un dolor de espalda tan severo y estaba tan medicado, que el Doctor Weil tuvo dificultades para conversar con él. "La resonancia magnética mostraba la ruptura de dos discos, uno de ellos roto 'en múltiples fragmentos'" y, desafortunadamente y naturalmente, su ortopedista le urgió que se sometiera a una intervención quirúrgica de inmediato. Sin embargo, con el fin de evitar la operación, el Doctor Weil le recomendó a Ethan que leyera el libro del Doctor Sarno *Healing Back Pain*. Ethan, no obstante, no quería saber "nada sobre que su problema era psicosomático."[11] Ethan optó por pedir una segunda opinión. Nuevamente, las imágenes revelaron la "ruptura de un disco" e inmediatamente, le volvieron a recomendar que se operara.

A pesar de todo, Ethan decidió acertadamente que evitaría la cirugía y leyó el libro *Healing Back Pain*. Después de leerlo comentó: "El Doctor Sarno presenta un análisis y unos argumentos muy convincentes."[12] Aun cuando el cirujano de Ethan le insistía en la cirugía, Ethan reflexionó sobre la afirmación del Dr. Sarno que "los discos herniados, por sí mismos, no causan dolor" y finalmente, pidió a una cita con el Doctor Sarno.

Ethan comentó después: "Sarno no se interesó mucho en la IRM… solo en los resultados del examen de los músculos de mi pierna, que demostró que no existía ninguna disfunción de los nervios. Me practicó un examen físico rápido y me dijo que el mío era un caso muy claro de TMS y que debería dejar los analgésicos porque no los necesitaba. Además, me dijo que definitivamente me iba a mejorar y que pronto estaría jugando basquetbol otra vez. Todo lo que debía hacer era aceptar su diagnóstico.[13]

Durante la conferencia que dictó el Doctor Sarno esa tarde, el dolor de Ethan "disminuyó" y para la hora de la cena, ya no tenía ningún dolor, a pesar de tener un disco roto/desecho/fragmentado. El Doctor Sarno le aconsejó a Ethan que dejara la fisioterapia, pero como muchos de nosotros que hemos experimentado la curación del TMS, Ethan no pudo dejar de lado abruptamente alguna clase de tratamiento físico, por lo que buscó a un osteópata que le dijo que el Doctor Sarno solo tenía razón parcialmente—que todavía necesitaba fisioterapia. Ethan decidió no ir a terapia, ya que su dolor disminuyó de la noche a la mañana, luego de soñar que el osteópata discutía con el Doctor Sarno sobre la fisioterapia.

Cuando se acepta el diagnóstico de TMS, los síntomas frecuentemente se empiezan a mover de un lado al otro del cuerpo, a medida que el cerebro trata, frenéticamente, de encontrar otra parte del cuerpo en el cual enfocarse. Después, el cerebro de Ethan trató de hacerle creer que tenía una úlcera estomacal, pero la reconoció como TMS y la úlcera también desapareció.

Ethan estaba siguiendo el consejo del Doctor Sarno de examinar atentamente los posibles factores psicológicos que podrían estar involucrados en la producción de su dolor y se dio cuenta que el principal era su fracaso matrimonial. Un mes después, su dolor había desaparecido y estaba de vuelta levantando pesas y jugando basquetbol "sin preocupaciones".

Ahora, resulta que el hermano de Ethan es médico y, por supuesto, no cree que el dolor de Ethan desapareció con la curación del TMS. El hermano de Ethan cree—como creen muchos médicos—que la inyección de cortisona fue la que alivió el dolor. Pero no lo fue. Fue que Ethan reconoció y aceptó que su dolor provenía del estrés producido por sus estudios, su trabajo y su relación. Ha seguido sin dolor a pesar de su ruptura de disco.

¿Entonces, los discos intervertebrales rotos, fragmentados y herniados provocan dolor? No necesariamente. La substancia que se sale del interior del disco sencillamente "está allí".

El Doctor Weil describe haber escuchado a un conferencista en la Academia Norteamericana de Dolor Musculoesquelético en la cual él era el ponente principal. El conferencista describió los datos que existen en la actualidad sobre la falta de correlación entre el dolor de espalda y las anormalidades que se observan en las resonancias magnéticas y los rayos X. El Doctor Weil cuenta: "Mostró rayos X y resonancias magnéticas tan espantosas que nadie podía creer que los pacientes a quienes pertenecían pudieran pararse o caminar; sin embargo, no tenían dolor y tenían una movilidad normal. En otros casos, las personas estaban inmovilizadas por el dolor, pero sus columnas vertebrales se veían normales. A mi modo de ver, toda esta información es congruente con la filosofía del Doctor Sarno."[14]

Anormalidad: ¡Qué anormalidad ni que ocho cuartos!

En mi experiencia, las anormalidades estructurales de la columna vertebral muy pocas veces provocan dolor.

— Dr. John E. Sarno, *Healing Back Pain*[15]

Se encuentra bien documentado el hecho de que la artritis y los discos abultados, herniados y degenerados realmente no causan dolor. No son fuente de dolor.

— David Hanscom, Cirujano Ortopédico de Columna [16]

Un disco **roto** o prolapsado pocas veces "pellizca un nervio". Si así fuera, el nervio no podría doler, a causa de "entumecimiento", que es la ausencia de dolor en el área al hacer el examen clínico.

Los discos no se pueden **desplazar**, por lo que el dolor no puede originarse de un disco desplazado.*

---

* "El término popular 'disco desplazado' está equivocado, ya que un disco intervertebral que se encuentra firmemente prensado entre dos vértebras a las que se adhiere el disco, en realidad no se puede 'desplazar', 'resbalar', ni siquiera 'salir de su lugar'. El disco realmente ha crecido conjuntamente con la vértebra adyacente y se puede comprimir, estirar y retorcer, todo en menor grado. También se puede desgarrar, rasgar, herniar y degenerar, pero no se puede 'desplazar'. El término 'disco desplazado puede resultar dañino, ya que conlleva una idea falsa de lo que está sucediendo y, por lo tanto, del posible resultado." [Fuente: Wikipedia]

La **degeneración** de un disco (especialmente un disco intervertebral) "se da más o menos desde que una persona tiene **veinte años**."[17] Por lo tanto, esto raras veces causará dolor.

La **estenosis** es el estrechamiento del canal vertebral, muchas veces causado por crecimientos óseos denominados osteofitos. En raras ocasiones causa dolor, aunque se le considera un factor para la manifestación de dolor. El Doctor Sarno indica: "Mi reacción a esta anormalidad se basa en mi experiencia tratando a pacientes. La mayoría de los que he tratado, independientemente de su edad, tenían TMS, lo que me permitió ignorar el diagnóstico que se basaba en los rayos X."[18]

Las cuatro fases del TMS—Cronometraje de síntomas

Fase 1: Umbral agudo del TMS
Niveles de alta tensión presentes—No hay incidentes físicos, inicio agudo rápido.

Esta es la manifestación de la tensión que mejor se comprende y que se caracteriza por un ataque repentino de dolor en tiempos de sobreestimulación y gran ansiedad, rechazo o pérdida personal (separación), sin un desencadenante físico aparente para el inicio del dolor.

Fase 2: El ataque de TMS ante la percepción de vulnerabilidad
Niveles de alta tensión presentes—Se desata un desencadenante físico con dolor persistente.

Este es el dolor resultante de una supuesta "lesión" o que se da durante períodos de frustración o ansiedad o tiempos de inseguridad financiera. La persona levanta, flexiona o jala y de repente siente un dolor punzante, al cortarse súbitamente el flujo sanguíneo. Este es el TMS que responde a la vulnerabilidad, cuando las emociones tratan desesperadamente de encontrar una salida, como un tiburón ataca al percibir sangre en el agua. La rabia es tan intensa que las emociones solo están buscando una oportunidad—una salida—una **lámpara de sal** para soltar la cólera. Cualquier movimiento que se perciba como dañino para el cuerpo permite que la ansiedad y la cólera salgan del cuerpo. Esta manifestación de TMS muchas veces es el resultado de un condicionamiento realizado con amonestaciones o advertencias tontas de "tener cuidado".

Fase 3: TMS de puerta trasera
Niveles de alta tensión presentes—Una lesión antigua aparentemente resurge.

Esta se caracteriza por un dolor repentino que ocurre en una lesión antigua. El área de dolor es muchas veces es la misma de una lesión que ocurrió hace muchos años. A este TMS se le llama **de puerta trasera**. Crea la ilusión de que, de alguna manera, la lesión antigua volvió a surgir, pero esa lesión hace mucho que sanó. Esto le permite a la mente enfocarse en la lesión antigua como una causa posible del dolor y aleja al que lo sufre de lo que le está molestando emocionalmente. El dolor solo se está escondiendo en el lugar de la lesión antigua, ya que la mente cínica nunca olvida. Esta fase del TMS muchas veces se manifiesta trasladándose a distintas áreas del cuerpo, a medida que el dolor exige atención. El movimiento del dolor es evasivo, ya que muchas veces engaña a las personas haciéndoles creer que ya se deshicieron del TMS, pero que una nueva "verdadera lesión" ha aparecido. Realmente, es solo el cerebro que está buscando un nuevo lugar para infundir miedo.

Esta fase del TMS me atacó a mí en el tobillo con una grave artritis, luego de que se me informó que "debería estar sintiendo un gran dolor". El cuerpo guarda todas las imágenes del pasado en las células, como memorias.

Fase 4: TMS después de la tormenta
Dolor después de un período de niveles de alta tensión—La tormenta después de la calma.

Esta es la **manifestación más común** del TMS y aparece después de períodos de gran tensión o de pérdida personal o cuando se alcanza una meta. Este momento preciso para el TMS se da hasta que todo se ha calmado. El período de estrés se terminó—el soldado ha dejado el campo de batalla. Durante este momento de tranquilidad (luego de períodos prolongados de estrés) esta expresión de TMS revela las emociones que se han dejado a un lado, esas emociones que anteriormente se habían compartimentado en el cuerpo con el fin de perseverar durante el período estresante. Las emociones esperan los momentos oportunos que brindan los períodos de descanso. El dolor o depresión en esta fase puede seguir justo después de recibir buenas noticias o de haber alcanzado un logro con éxito. La fase 4 me tocó a mí luego de haber pasado por un período largo y estresante.

> No hay muchos "tipos categóricos" de TMS, solo fases o momentos variables en la que la tensión se puede manifestar y encarnar.

¿Cuánto tiempo tardará en desaparecer?

Una persona que sufre de dolor crónico no puede comprar su alivio con cirugía o inyecciones de cortisona o fisioterapia. Su dolor solo desaparecerá cuando al fin adquiera los conocimientos para aliviarse o cuando procese su dolor. Solo he conocido a unas cuantas personas que hayan sanado por medio de un conocimiento "simple" del proceso del TMS. Las razones para ello son variadas y complejas y se relacionan con dudas persistentes sobre el proceso. Pero primero veamos, ¿cuál es un plazo razonable para que desaparezca el dolor?

Las mil personas, más o menos, con las me he comunicado con relación al TMS, me han indicado que les ha tomado entre 5 meses y dos años sanar. El médico de mente-cuerpo, Marc Sopher, cree que el tiempo es sumamente variable, pero que toma entre 2 y 6 meses, en promedio. Al atenerse a un plazo específico, solo se prolonga el tiempo para sanar. Preguntar a un doctor cuánto tiempo tomará la curación es como preguntarle a usted qué tanto empeño pondrá o cuán fuertes son sus creencias y sus miedos. El médico no tiene ni idea de las motivaciones inconscientes que usted tenga para triunfar o fracasar porque usted tampoco lo sabe. Mi propia sanación tomó aproximadamente 15 meses, pero puede ocurrir en unas cuantas horas. Es difícil recordarme de los tiempos exactos en los que me alivié del dolor porque este se alivia hasta que uno deja de enfocarse en él. Los niveles de dolor también se vuelven muy erráticos hacia el final, aumenta y disminuye—hasta que finalmente desaparece.

El Doctor Sarno escribió en su libro *Healing Back Pain*: "la experiencia ha demostrado que la mayoría habrá resuelto la mayor parte de sus síntomas de dos a seis meses después de las conferencias."[19] Las conferencias sobre el proceso de TMS siguen al examen realizado por el Doctor Sarno y, en ocasiones, anteceden a un seguimiento ulterior si el paciente no ha progresado satisfactoriamente.

Yo estoy convencido de que la razón principal por la cual algunas personas no se curan dentro de los plazos normales o con terapia de conocimiento simple es porque sienten una falta de autoridad en su diagnóstico de TMS. Es decir, no se les ha "estampado con el sello" de TMS en la frente por un experto en TMS, así que **dudan** de si verdaderamente lo tienen y, así pues, el dolor persiste. Si se visita a un médico de mente-cuerpo se puede acelerar la recuperación porque incrementa la confianza del paciente, dándole autoridad a la información y proporcionándoles la dosis de compasión que necesitan desesperadamente. Lo que dice la gente en puestos de autoridad se puede integrar con más fuerza al proceso inconsciente.

¿Te gustarían más ejemplos de la vida real, Billy? ¡Seguro que sí!

Zoltan se ha sometido a tres cirugías de columna. No puede creer que la tensión le haya estado causando el dolor de espalda durante 40 años. A regañadientes, lee el libro *Healing Back Pain* y en dos semanas, ya no tiene dolor.

Tiberio es un niñito a quien le duele la rodilla antes de cualquier evento de atletismo. Su doctor le diagnosticó "tendinitis", pero nunca fue cierto. Sufre de TMS debido a las presiones inconscientes que se autoimpone para "tener éxito" y nunca fallar a los ojos de otros. Su cólera (una reacción social a sus miedos) surge en forma de dolor de rodilla para distraer el ojo de su mente. Se le explica el TMS, escucha, lo cree, y la rodilla jamás le duele otra vez.

En algunas ocasiones, hay gente que visita a médicos especialistas en TMS y todavía así no se curan dentro de plazos razonables. Se puede deber a que estas personas necesitan "que se les oiga" o necesitan sentirse conectadas ("tracordificadas", palabra inventada por el autor). Podrían sentir que el médico no los está escuchando. Las personas que no lloran o no quieren llorar, o se les enseñó desde niñas que no deben llorar, son más propensas al dolor y a las enfermedades porque se les ha reprimido su autoexpresión. La represión aísla al Yo y es una forma de autorrechazo. Cuando un médico llega tarde a su cita con un paciente y luego no lo escucha, da la impresión de apatía y si solo le dedica siete minutos, agrava el problema existente. Un oído atento y un corazón abierto son dos de las herramientas más valiosas que un médico puede llevar en su maletín médico.

Lo opuesto a represión es **expresión**. Por lo tanto, hablar con un doctor o con cualquiera que nos escuche y comprenda nuestros pensamientos, y que nos permita "ser escuchados" es una gran catarsis emocional (*catarsis*, del griego, significa "limpieza"). Hay estudios como el de James Pennebaker de Southern Western University[20], que lo confirman. En su libro *Opening Up: The Healing Power of Confiding in Others*, Pennebaker escribe: "Las observaciones de estas personas y de todos los demás que participaron en estos estudios son impresionantes. Nos dicen que nuestros procesos mentales nos pueden sanar."[21] El miedo al dolor y los altos niveles de ansiedad oculta pueden retrasar la cura aún más y son síntomas de una necesidad más profunda.

> *El dolor es, ha sido y siempre será, un síntoma. Si se agrava y se vuelve crónico es porque lo que lo está causando es grave y no se ha reconocido. La cronicidad, en el caso de estos síndromes de dolor, es una función de un diagnóstico poco acertado.*
>
> — Dr. John E. Sarno, *Healing Back Pain*[22]

¿A quién le da TMS? O mejor todavía, ¿a quién no le da?

Nunca conocí a nadie que no haya tenido un problema relacionado con mente-cuerpo. Todos los que viven en una sociedad moderna experimentan una sobrecarga emocional y pagan el precio psicológicamente y, por ende, físicamente. He conversado con miles de personas que están de acuerdo con el concepto del TMS; sin embargo, se pueden contar con los dedos de la mano los que sienten que se refiere ellos. Para la mayoría, siempre es la "otra persona" la que tiene una carga emocional y tiene respuestas psicosomáticas.* Irónicamente, son estas personas las que exhiben una conducta más neurótica. Recuerden, es la represión la que constituye la causa subyacente de las manifestaciones físicas. Por lo tanto, la razón dicta que las personas que la experimentan y que sienten que

---

* Muchos de los conocedores de la dualidad mente-cuerpo piensan que fue el Dr. Gerg Walther Groddeck, quien empezó el movimiento de entendimiento de lo psicosomático, pero Martin Charcot, Franz Alexander y Josef Breuer, entre otros, ciertamente contribuyeron en gran medida a dicho movimiento. Independientemente de qué tan profundas se encuentran enterradas las raíces originales, fueron los doctores O. Spurgeon English y Edward Weiss, profesionales de la medicina, quienes iniciaron el movimiento moderno en los años 40 con un libro denominado *Psychosomatic Medicine* (Medicina psicosomática).

están más allá de las respuestas emocionales son las que están ocultando sus sentimientos más profundamente, ya que, como seres sensibles, todos generamos emociones. Todos tenemos miedos y, por lo tanto, cólera. Nos comportamos en formas extrañas para enfrentarnos a todo los que nos da miedo. Cuanto más fóbica y ansiosa la persona, es más susceptible a los síntomas relacionados con la tensión y más propensa a sufrir dolores, ya que la ansiedad es, sencillamente, la cólera que no se expresa.

Entonces ¿quiénes sufren de TMS? La respuesta es: Todos. No hay un solo individuo que pueda expresar todo lo que siente todo el tiempo, por lo que la represión es inevitable. Por esta razón, el Doctor Sarno llama al TMS un "trastorno de la cuna a la tumba"[23] porque puede afectar a cualquier grupo de edad, desde niños muy pequeños hasta adultos mayores. Un estudio que el Doctor llevó a cabo en 1982 demostró que un 77 por ciento de sus pacientes con TMS tenían de 30 a 60 años. Solo un cuatro por ciento tenía setenta y tantos años. Ahora, si el dolor lo causa el deterioro del sistema musculoesquelético, ¿por qué razón los pacientes con dolor de espalda no tienen 70, 80 y 90 años? Cuanto más mayor es la persona, es menos probable que genere tanta tensión como lo hacía en sus "años de responsabilidad" o su "mediana edad" como los denomina el Dr. Sarno.[24] Durante esos años, hay más estrés con respecto a la familia, la profesión y las relaciones. Sin embargo, no siempre es el caso. El TMS no respeta la edad. De hecho, el TMS muchas veces se da precisamente porque las personas **envejecen**. El envejecimiento es uno de los pensamientos que más rabia provoca porque implica que pronto se dará la separación definitiva.

El mito de los dolores del crecimiento

Los niños pueden sentir mucha ansiedad y experimentar una amplia variedad de síntomas—y de hecho los sienten y los experimentan—porque dependen de otros. Hay más confusión y más miedo en su mundo y, por lo tanto, sienten más rabia. Lo que alguna vez se llamaron los "dolores de crecimiento" en las piernas y brazos de los niños ahora sabemos que es TMS causado por la reducción en el flujo sanguíneo a causa de la ansiedad.

En última instancia, depende de la psique o la personalidad de cada persona. El TMS lo impulsa la personalidad, por lo que su intensidad depende de muchos factores en la vida personal de un individuo. Normalmente, un dolor como el dolor de cabeza, los retortijones o un dolor en un pie o un hombro se aliviará rápidamente. Las formas graves de TMS, sin embargo, pueden cambiarle la vida a una persona e incapacitarla. Puede ocurrir después de una tragedia o una separación, o a causa del miedo de una separación y, aunque podría parecer genético, sus efectos se pueden transmitir en una familia como resultado de efectos del ambiente o de respuestas condicionadas.

Mediante sus conversaciones con ellos, el Doctor Sarno descubrió que muchos de los que sufren de TMS eran perfeccionistas, aprensivos o muy ambiciosos y que, sin saberlo, estaban reprimiendo emociones no deseadas. Este tipo de personalidad sufre de TMS en sus formas más graves y crónicas—y los nuevos sanadores cuánticos la conocen como personalidad de **Tipo T**; la T se refiere a tensión.* Si bien es cierto que todas las personas en todas partes sufren dolores y enfermedades psicosomáticas, las que tienen personalidades Tipo T son el paragón perfecto del proceso de dolor (PPPP por sus siglas en inglés).

La cura del Doctor Sarno

El programa de tratamiento del Doctor Sarno para curar el dolor crónico "se fundamenta sobre dos pilares":

1. La adquisición de los conocimientos y la percepción sobre la naturaleza del trastorno;

2. La capacidad para **actuar** conforme a esos conocimientos y, así, cambiar la conducta del cerebro.[25]

Él sostiene que: "Lo más importante (pero lo más difícil) que deben hacer los pacientes es retomar toda su actividad física, inclusive las más intensas."[26] Yo he podido comprobar que esto fue el *sine qua non* de mi propio proceso de recuperación. También se opone rotundamente a lo que muchos doctores les aconsejan a sus pacientes evitar cuando tienen dolor de espalda o de articulaciones. Si uno se quiere curar del dolor, debe olvidarse de todo lo que se le ha dicho con relación a curar o proteger su cuerpo o su espalda. Cuando digo proteger, quiero decir acomodar, o tratar de sentarse, caminar, agacharse o dormir de una cierta manera—no somos objetos frágiles.

A la larga, el miedo y la preocupación por las restricciones físicas son más efectivos como defensa psicológica que el dolor.
— Dr. John E. Sarno, *Healing Back Pain*[27]

Espero que hayan comprendido la cita anterior porque es esencial para sanar. Su **miedo a la actividad** porque le tienen miedo a su dolor los mantiene más lisiados que la sensación del dolor en sí. Caminar cojeando, tener miedo de levantar algo o sentarse de cierta forma para evitar el dolor inculca en la mente

---

* Tome nota de que, mientras el psicólogo Frank Farley de Temple University, expresidente de la Asociación Americana de Psicología, habían definido anteriormente la característica de la personalidad Tipo T como una persona que toma riesgos, el Tipo T de personalidad se caracteriza de una manera completamente opuesta tanto en este escrito como por los médicos de TMS actuales. Farley utilizó la "T" como sigla de "personalidad que busca emociones" o un individuo con personalidad que busca emociones, tiene altos niveles de energía y una percepción que solo él puede controlar su propio destino. El uso de la letra T con relación a mente-cuerpo en este libro es diametralmente opuesto a la caracterización más temprana por parte de Farley.

que hay un problema estructural dentro del cuerpo, en sí. Todas estas son formas de **acomodarse** al dolor, con lo cual se mantiene vigente el miedo a los defectos estructurales y también hace que perdure el dolor. Para sanar, el requisito principal es repudiar el diagnóstico estructural, dado que con ello se reducirá el miedo de hacerse daño. Si no se puede llegar al punto en que se comprenda y se crea a un nivel muy profundo que el cuerpo no se está desintegrando, no será posible pasar al siguiente nivel de sanación. Se aumentarán las visitas al quiropráctico, se incrementará la cantidad de medicinas, y el dolor continuará.

Otro aspecto de los pilares de sanación del Doctor Sarno conlleva el empezar a pensar psicológicamente o introspectivamente. Esto quiere decir tratar de identificar los **eventos** que uno está reprimiendo involuntariamente. Algunos escriben una lista que contiene todas las emociones subyacentes posibles que pueda estar guardando dentro. Otros hablan sobre sus problemas, mientras que otros se sientan y reflexionan sobre todos los eventos que condujeron a su dolor. Otros más son lo suficientemente sabios como para buscar consejería para intentar **dar un paso atrás** en la vida y, con suerte, poner al descubierto la herida emocional que es la culpable de su dolor. Varias personas que sufren de dolor me han dicho que las "terapias intensivas" como la terapia de desensibilización y reprocesamiento por movimiento ocular (DRMO)* les han ayudado a solventar problemas de su niñez. De hecho, hay muchos caminos para llegar al final del viaje.

Un tercer pilar: Olvidar—perdonar

Aquí agrego un tercer pilar. Además de adquirir conocimientos y actuar conforme a ellos, yo les recomendaría dejar de obsesionarse, no solo con su cuerpo, sino que también con las razones subyacentes del dolor. Vea, piense y reflexione, pero no genere aún más cólera por medio del acto obsesivo de tratar de encontrar todas las respuestas. Relájese, está bien. La búsqueda incesante de la cólera solo genera más cólera. No siempre es esencial establecer cuál separación fue la causante. Además, el miedo detrás de la furia podría muy bien ser el estrés de la vida y los rechazos en general y no un solo evento de separación.

La reflexión constante sobre lo que puede estar mal y cuáles son las emociones subyacentes puede llevar a una persona a pensar que sus problemas no se pueden solucionar. Me han preguntado: "¿No persistirá la causa si no se enfrenta?" No necesariamente. Hay otra panacea para sanar que se llama **olvidar**. Al dejar atrás el pasado por medio del perdón y la comprensión, se libera la atadura de la rabia acumulada, pasada y presente. Por lo tanto, con respecto a encontrar una

---

* La DRMO (EMDR por sus siglas en inglés)—Terapia de desensibilización y reprocesamiento por movimiento ocular—es una forma de psicoterapia que sirve para dar fin a la respuesta de bloqueo por escape, completando el escape al conducir a la persona a lo largo de su trauma.

emoción que sea la panacea, solo debe comprender que siempre sentirá emociones indeseadas, tenga una idea general de cómo "llegó a ese punto" y deje que el proceso de sanación empiece. ¡Deje que fluya con toda confianza!

Sin embargo, habiendo dicho esto, puede darse el caso que una persona tiene una descomunal experiencia emocional oculta que deben enfrentar y, entonces, se necesitan dos manos para manejar ese monstruo. Cuando existe una herida profunda causada por una relación, la cual no sana o no se puede dejar atrás—**se necesita a alguien que escuche**, y entonces, la curación podría darse solamente revelando percepciones o la psicoterapia.

Al revisar y volver a revisar el avance logrado se mantiene el enfoque en el cuerpo, que es precisamente la razón de ser del dolor y, por lo tanto, resulta contraproducente. Entonces, nuevamente, relájese, déjese ir, deje de esforzarse tanto. Las personas se recuperan más rápido cuando no están bajo presión de recuperarse.

La relajación y la sanación se explican bien en el libro *Rapid Recovery from Back and Neck Pain* de Fred Amir. Fred sanó rápidamente después de aproximadamente dos años de incapacidad debida a dolores inducidos por TMS. Dice: "Las tareas mentales se logran mucho mejor y más rápidamente si estamos relajados y gozamos con el proceso. Por lo tanto, en la misma forma en que pensamos, aprendemos y recordamos mejor y más rápido cuando nos encontramos relajados y gozamos con el proceso, yo sabía perfectamente que mi recuperación sería más rápida si la convertía en una experiencia divertida y relajante."[28]

Aprendizaje visual/espacial

Para muchos, es suficiente saber que no padecen de nada malo y que pueden seguir con su vida normal sin miedo. Los problemas podrían subsistir, pero no es necesario resolverlos para sanar. Estas son las buenas noticias.

A mí me ayudó la terapia del conocimiento cuando empecé a sentir muchos síntomas físicos nuevamente. El saber que no me podía lesionar, sin importar lo intenso del dolor (que se volvió muy fuerte), fue un consuelo. Gracias, John Sarno. El solo hecho de comprender lo que me estaba pasando no alivió mi dolor rápidamente, porque todavía estaba integrando la verdad lentamente—aferrándome a creencias antiguas—pero el conocimiento me dio la fuerza para seguir adelante.

Aunque no todos los pasos descritos anteriormente me ayudaron a sanar, sí les han ayudado a muchos otros. Como soy una **persona que aprende de forma visual/espacial**, me desesperaba tratar de buscar algo cuyos detalles no podía especificar o sentir. En cuanto decidí olvidarme de todo el proceso de reflexión, también empecé a olvidarme del dolor. Durante el proceso de mi propia sanación, regresé al final del libro y leí el final primero… *y vivió feliz para siempre… luego de haber leído el final primero y descubierto que viviría feliz para siempre.*

Antiguo versus nuevo

Nunca se pueden cambiar las cosas cambiando la realidad existente. Para lograr cambiar algo, se debe elaborar un modelo nuevo que torne obsoleto el modelo existente.

— Buckminster Fuller, arquitecto y futurista (1895-1983)

¿Todavía no lo cree? El TMS es una propuesta que es *a posteriori*—es decir— se sabe que es verdadera porque la experiencia lo ha demostrado así. Los miles de miles que se han curado del dolor por TMS son testimonio de su veracidad. Yo soy uno de los que se han atrevido a vadear las aguas del nuevo paradigma y ahora vivo sin dolor.

Una nota final antes de que ahondemos más. Como les he dicho, el Doctor Sarno inventó la frase "terapia del conocimiento" para la sanación, en vista de que la mayoría de los que sufren dolor se curan cuando comprenden completamente el proceso psico-fisiológico que ocurre en su interior—acogen la nueva información, la integran—y se deshacen de sus creencias antiguas. Es importante darse cuenta, sin embargo, que estos **nuevos conocimientos son un cambio.** Son un cambio en la forma de pensar; un cambio que va de lo que se percibe como estructural a la comprensión de lo que realmente ocurre en el interior. Esta curación está muy arraigada en la psicología freudiana y aún más arraigada en las Sombras personales de la psicología junguiana. Nosotros mismos provocamos síntomas para enfrentarnos a las situaciones—un proceso del que no estamos conscientes porque nos concentramos en nuestros síntomas. Ocupémonos más a fondo del proceso de mente-cuerpo… y de las raíces del sufrimiento.

2

Los testigos de la mente

Lo que pasa en la mente de un ser humano siempre se refleja en la enfermedad de su cuerpo.
— René Dubos, microbiólogo (1901-1982)

Una comprensión de los aspectos rudimentarios de los **mecanismos internos de la mente** fue fundamental para que yo pudiera sanar—podría serlo para usted también. Por lo tanto, lo insto a que se tome un tiempo para acompañarme en esta introducción básica a la psique humana—donde empiezan el dolor y la enfermedad. Comprender estos aspectos no es tan complicado como parece al principio. Podría requerir que ejercite su mente un poquito más de lo que quisiera, pero ¡el ejercicio es BUENO! La lectura se volverá más amena pronto, cuando vea todo el dolor que tuve que soportar—se lo prometo. Sé por experiencia personal que cuando uno sufre un dolor muy fuerte, puede resultar difícil tener la paciencia suficiente para aprender—pero debe aprender para poder sanar. Sin embargo, si está sufriendo mucho, puede pasar al Capítulo 3 y leer mi historia primero, y luego regresar a este capítulo para comprender mejor. Pero si usted puede, haga el esfuerzo de leer las siguientes 14 páginas, más o menos; lo sentirá más fácil cuando yo utilice este material para contar mi propia historia. Manos a la obra….

Sombras, curso básico

El dolor es un efecto, una expresión que sale a la superficie de lo que usted es y cómo reacciona a la vida, basándose en su ambiente, su acondicionamiento, sus experiencias de vida y sus creencias. Sus emociones surgen como respuesta a la información sensorial y experiencial que recibe del mundo que lo rodea y de su propio interior, todo lo cual se convierte en su realidad personal. Si bien la realidad le parece muy "real", es muy posible que se base en un concepto erróneo.

Usted tiene un lado oculto que no conoce—se encuentra sin desarrollar —y, por lo tanto, lo rechaza su ego y lo saca fuera de su consciencia. El psiquiatra suizo, Carl Jung, lo llamó **la Sombra**—"aquello que una persona no desea ser". Los pensamientos rechazados se desechan hacia el cuerpo físico donde se crean las emociones—que son efectos fisiológicos. En pocas palabras, su pequeño ego, pícaramente, le oculta información en su propio cuerpo—lo que no quiere que usted sepa—y así, usted nunca se entera. Para usted, esto se vuelve inconsciente.

Aunque existen muchas filosofías profundas sobre la psique humana, yo me enfocaré en el trabajo realizado por los psiquiatras Sigmund Schlomo Freud y

Carl Gustav Jung. Tanto Freud como Jung comprendieron que ciertos eventos psíquicos ocurren por debajo de la superficie de nuestra percepción consciente—dentro de nuestro inconsciente.* Los eventos psíquicos son la vida misma; hasta la misma palabra *psyché* en griego significa espíritu o alma. Por lo tanto, el estudio de la psiquiatría es el estudio del **Yo interno** y su relación con la personalidad. Nuestra salud es un resultado directo de nuestra personalidad, proceso de pensamiento y creencias profundas—no de nuestro cuerpo físico.

Los hallazgos clínicos del Doctor Sarno se apoyan en el concepto del proceso inconsciente, mejor conocido como la **represión** en términos freudianos. Basándome en mi propia experiencia de sanación, amplié la función del inconsciente en el proceso de comprender lo que es el dolor de manera que incluyera los **arquetipos** y el **inconsciente personal** de Jung. La incorporación de Freud del concepto esotérico de una "mente inconsciente" puede que haya sido su contribución más brillante a la salud. Su contemporáneo, Carl Jung, continúo ampliando el concepto del inconsciente de Freud. Como resultado de su labor, millones de personas han sanado con solo asomarse a su inconsciente, esa parte de su consciencia que se encuentra justo por debajo de su percepción, pero que aun así los afecta.

Los descubrimientos sanadores de Freud y Jung se **basan en el ego,** o sea, se basan en la comprensión de que lo que permitimos que otros vean de nosotros está manejado por nuestro ego. El ego se encuentra en el centro mismo de la consciencia. Muchos aspectos desagradables y riquezas de nuestra verdadera naturaleza y sentimientos los saca fuera el ego hacia el cuerpo, para nunca más revelarlos, o eso creemos, ingenuamente. Sin embargo, mente-cuerpo es un depósito de memoria que nunca olvida. Todo efecto de un conflicto interno, como dolor o enfermedad, proviene del ego que se enfrenta con la verdad o el Yo. El ego es el mecanismo contrapuesto que evita que nuestro conflicto salga—que sea expuesto a la vista del público, lo cual evita la sanación. Este es el conflicto que constituye la base del dolor y los síntomas, por lo que ahora debemos examinar más cuidadosamente los caracteres claves del cerebro en este conflicto—no solo el ego, sino que también los acompañantes del ego—el **id** (ello) y el **superego.** La interacción entre estos tres es lo que forma su personalidad; así que entremos a su cabeza y conozcámoslos.

El mundo del ego de Freud

El **id** representa los impulsos primitivos básicos dentro de la psique. El sexo, la sed, el hambre, la cólera y la evasión del dolor son instintos fundamentales del id. El id es el niño egoísta que nunca creció o maduró y que nunca lo hará. Está compuesto por impulsos e instintos agresivos, es inmutable y eterno.

---

* El inconsciente es muy diferente a la inconsciencia, que es un estado físico de la existencia. En este texto, las frases léxicas "mente inconsciente" y "mente subconsciente" son lo mismo y se usan indistintamente, con el significado de "no tener consciencia" o "no saber".

Teoría estructural de la psique humana de Freud, también conocida como personalidad*

Nuestra personalidad es una función de nuestro
[id + ego + superego + mundo exterior]

La cara que se presenta al mundo

ID El Niño	**EGO** El adulto El árbitro que reprime	**SUPEREGO** El padre ético
OPERA SEGÚN: El principio del placer	**OPERA SEGÚN:** El principio de la realidad	**OPERA SEGÚN:** El principio de la moral y los principios, solo para reprimir el ID
CONSCIENCIA: Solo en el subconsciente	**CONSCIENCIA:** Principalmente en el subconsciente, pero también en el inconsciente	**CONSCIENCIA:** Principalmente en el subconsciente, pero también en el inconsciente
LEMA: Quiero placer	**LEMA:** Usaré lo que otros quieren para lograr lo que quiero yo	**LEMA:** Haré lo que quieren mis padres, familia, amigos y la sociedad
SE DESARROLLA: Al nacer. Todos los bebés son Id. El primer aspecto de la psique en desarrollarse.	**SE DESARROLLA:** En los primeros años de vida.	**SE DESARROLLA:** De último, a los 5 años o en los últimos años de preprimaria
FUNCIÓN: Hace lo que quiere	**FUNCIÓN:** Hace lo que es necesario para sobrevivir	**FUNCIÓN:** Hace solo lo que otros quieren

* Freud dividió conceptualmente la estructura de la psique (o personalidad) en id, ego y superego.

Superego: La máscara en frente del hombre

La felicidad más grande es vencer a tus enemigos; perseguirlos, robarles sus riquezas, ver a sus seres queridos bañados en lágrimas, estrechar a sus esposas e hijas contra tu pecho.

— Ghengis Khan (Temüjin) 1226

Temüjin no le caía bien a los demás. Actuaba conforme a un placer del id, sin rendirle cuentas a nadie. Acomodaba al id y, por lo tanto, gozaba a costa del mundo exterior. Esto es lo contrario a la conducta de Tipo T. Temüjin nunca tendría que sufrir como consecuencia de un conflicto primigenio porque obtenía placer inmediato siempre que así lo deseaba, sin que los demás le importen. La mayoría de nosotros, sin embargo, tenemos que relacionarnos con otros y retrasar los deseo del id, incrementando así la tensión.

El **superego** es la antítesis del id. Sintetiza lo que cree que son los patrones de conducta esperados para brindar "consciencia" o guía moral sobre la conducta. El poeta y ensayista, Sir Henry Taylor, escribió: "La consciencia es, en la mayoría de los seres humanos, una anticipación de la opinión de otros."[29] Esto es sumamente importante para comprender el TMS, ya que la anticipación genera ansiedad, tensión y síntomas corporales. Es así como el superego sigue las normas y se contrapone a los impulsos primitivos del id. Se puede comparar con un "padre" que existe dentro de la persona y que anula (y a veces castiga) al id infantil por sus impulsos egoístas y no aceptables a la sociedad. Entonces sobreviene el conflicto del TMS, a medida que el superego relega las necesidades y deseos del id porque el superego quiere hacer lo "correcto" a los ojos de los demás. Si usted ignora las necesidades del id y queda bien con el superego que usted mismo ha creado, su cuerpo le hará saber que hay necesidades muy profundas que no se están cubriendo, dándole síntomas a los que debe prestar atención.

> El superego, según Freud, es "el que aboga por luchar para alcanzar la perfección"[30] que castiga al id por sus deseos de placer incesantes. Este castigo se manifiesta en forma de tensión, culpabilidad, inferioridad y baja autoestima. Es decir, el niño dentro de nosotros siempre quiere cosas–pero el padre, nuestro superego, le dice que no—y se crea el TMS.

El superego es un Yo falso que cada uno de nosotros ha diseñado, basándose en lo que creemos que otros quieren ver en nosotros—para mantenerse conectado. Cuanto más exigente en su superego que quiere complacer a la gente, mayor es su conflicto interno, ya que sencillamente no podemos lograr tan falsa imagen ni podemos mantenerla para siempre. Este conflicto entre el superego y el id es un componente clave en la formación del TMS—especialmente cuando se trata de relaciones interpersonales.

Nuestros instintos e impulsos más primigenios, del id, buscan el placer sobre el dolor—el id se enfurece considerablemente cuando el superego reprime sus deseos básicos—y la tensión aumenta porque el placer ahora se ha hecho a un lado y, por ende, se ha disminuido para siempre.

Pero allí no acaba la historia, hay un duende dentro de cada individuo, un parásito que se aprovecha de ambos lados y los llama a ambos amigos—pero solo ve por sí mismo. Freud lo llamó **ego**.

Ego

Hijo—tu ego está girando cheques que tu cuerpo no puede cobrar.
—Stinger a Maverick, película *Top Gun*, 1986

El **ego** amortigua al id y al superego para equilibrar las "creencias primitivas y los deseos primigenios" con creencias morales y éticas. Por lo tanto, el ego, a la larga, le proporciona a la persona una cara, o una personalidad, que pueda mostrar al mundo. Raras veces esta es la verdadera cara, más bien es un "arreglo" entre el id y el superego. *Lo quieren todo a la vez.*

El ego se relaciona estrechamente con lo que Jung llamó "**persona**" (máscara en latín). La "persona" es ligeramente diferente del ego, ya que entra en negociaciones con el mundo exterior a nombre del ego, o como gestor personal del ego, guiando al individuo para que se adapte, con el fin de tratar de acomodar tanto al id como al superego. Un ego herido es lo que forma la "persona"—y un no-Yo empieza desde muy joven, cuando el niño se siente imperfecto.

D'Artagnan ansía que le den el nuevo puesto para arreglarle el cabello a Justin Bieber. Sin embargo, se lo dan a una persona que ni siquiera se merece mirarle el cabello a Justin. Muy dentro de él—sin que él lo sepa—quiere gritar y chillar y pegarle o matar a su jefe por tomar la decisión equivocada. Su ego, que ahora se siente herido, considera el imperativo moral del superego que le dicta no hacerle daño a nadie y, también, como deseo del id, considera el placer de obtener una venganza primigenia por el placer que perdió. Pero su ego se decide por calmar al superego en contra de los deseos del id. No dice nada (lo cual enfurece al id) por pena de perder sus ingresos y su posición y, por lo tanto, se forma una Sombra para enterrar sus pensamientos impensables en la obscuridad. Artie permanece en silencio—ni siquiera sabe que estos pensamientos inconscientes están sucediendo, su nivel de tensión se incrementa rápidamente cuando su id no se promueve. La nuca se le traba y le duele. Cree que debe de haber dormido en "mala posición". Al día siguiente reprime sus expresiones; concuerda con la decisión, sonríe, y espera—a la expectativa de una nueva oportunidad para obtener placer— sobrevive a este ambiente utilizando su dolor de nuca como un autocastigo en contra de los pensamientos oscuros que surgen desde lo profundo de su ser. Lo que está pensando es tan horrible que su ego lo mantiene escondido, aún de sí mismo. Está oculto porque los pensamientos malvados ciertamente le darían un gran placer, pero también revelarían el monstruo violento que lleva dentro. Por lo tanto, el superego los debe reprimir, lo cual conduce a un nuevo síntoma corporal.

Sigmund Freud llamó a este fenómeno "un ego educado así" porque si sigue lo que otros dictan y se acomoda a ellos, con el tiempo podría conseguir lo que quiere su id, aunque se difiera el placer y se disminuya para siempre. En este caso, el ego trata de equilibrar los anhelos primigenios (id) con los principios morales (superego), basándose en las realidades que tiene ante sí. Freud llamó a esto el **principio de la realidad**, por medio del cual el ego trata de decidir si debe o no abandonar un impulso que le causa placer y antagonizar el id. El producto secundario de diferir el placer primigenio instantáneo es siempre la ansiedad y, por lo tanto, al diferir estos instintos, hay un incremento considerable en la "tensión".

Por lo tanto—lo que se puede ver como **representación última** de la personalidad de un individuo ante el mundo es el ego—y surge a costa de ansiedad y tensión si el superego es extremadamente controlador. A falta de un superego muy exigente, existe un grado de cólera considerablemente menor proveniente del conflicto, a medida que la persona puede actuar como sí misma, lo cual genera menos conflicto interno—dándole menos importancia a lo que opinan los observadores externos.

> El ego puede ser EL obstáculo principal para sanar el conflicto interno— ya que el conflicto psíquico es el componente clave en la formación de síntomas físicos.

Ahora, veamos cómo funciona esto: La esposa de Jedediah falleció repentinamente. Su id quiere gritar, patalear y tirarse al piso haciendo un berrinche, o algo aún peor, como suicidarse. El placer, la comodidad y el amor que Jedediah perdió a causa de la separación de su esposa son demasiado amenazadores y poderosos como para expresarlos en un ambiente con observadores externos. Por lo tanto, su ego aconseja a su superego y se unen más para actuar como lo espera su familia y su sociedad. Jed lo maneja "como hombre". Lo que no sabe es que **no lo está manejando en absoluto** porque su superego esconde en silencio la magnitud de la furia que siente dentro de sí, dentro de su cuerpo (su mente inconsciente). Sin su conocimiento consciente, sencillamente lanza su rabia feroz y letal hacia su cuerpo. El dolor agudo de espalda que le aparece es un mensaje del conflicto psíquico que ocurre en su interior. Siente como que un disco intervertebral se le desplazó, pero lo que verdaderamente tiene es un id encubierto.

Los padres de Bartolomé se divorciaron cuando él era pequeño. Dado el recuerdo del dolor tan grande que sintió por el abandono, promete que nunca les hará lo mismo a sus hijos, así que se queda con su esposa, aun en los momentos difíciles. Sin embargo, su id —su niño egoísta e interno; su lado animal primigenio y codicioso—lo impulsa a dejarla y a encontrar placer instantáneo con alguien más. Su id quiere placer inmediato en otra parte, pero su ego está de acuerdo con su superego por su experiencia pasada y, por lo tanto, oculta esos anhelos indeseables hasta el fondo—sin saber que existen. Se ve a sí mismo como "un buen hombre". Su tensión sube y baja, su dolor de espalda durará toda su vida, algunas veces más intenso y otras menos. Piensa que está en perfecta paz consigo mismo y que sencillamente nació con una espalda defectuosa. Esto ocurre fuera de su consciencia, cuando el ego se interpone entre la sanación y el sufrimiento, a medida que se inclina mucho hacia el superego (perfeccionismo) y se aleja del id (placer). Es frecuente que nos identifiquemos tanto con nuestra imagen pública—nuestro superego o "persona"—que llegamos a creer firmemente lo que pretendemos ser. *Creemos nuestra propia propaganda.*

Cuando nuestros deseos más verdaderos se oponen a nuestra "persona" pública, la furia empieza a incrementarse a medida que el superego aplica más y más energía culpable para permitirle al ego mantener una imagen que el Yo sabe que no es realmente cierta, ni siquiera deseada. Todo lo que es indeseable o se reprime siempre sale a la superficie en forma de ansiedad—como síntomas que después aparecen para evitar que el individuo se dé cuenta de que posee un lado obscuro, lleno de pensamientos que no son aceptables a la sociedad.

> *Un síntoma es un signo y un sustituto de una satisfacción instintiva que ha permanecido en suspensión; es la consecuencia de un proceso de represión…. Por medio de la represión, el ego puede evitar que la idea que es el vehículo del impulso reprensible se vuelva consciente.*
>
> — Sigmund Freud, *Inhibitions, Symptoms, and Anxiety*[31]

Es así como el ego, como **árbitro**, ve la necesidad primigenia que tiene su id de obtener satisfacción inmediata y también la necesidad de parecer lo que usted cree que los demás quieren que usted sea (superego). En un ambiente sumamente

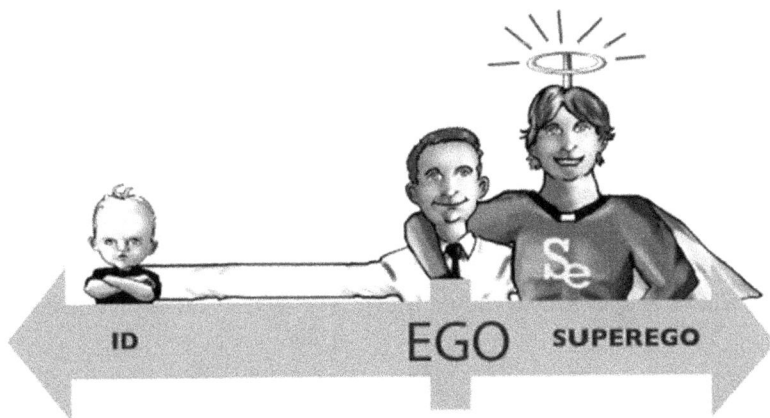

ID   EGO   SUPEREGO

estimulante, a todo individuo callado y aparentemente controlado, que piensa que no siente cólera o no tiene un conflicto interno, lo está engañando su ego seductor. La necesidad o deseo de un individuo de parecer lo que otros quieren ver en él engendra el perfeccionismo, y cabe que el perfeccionismo es precisamente el principal rasgo de la personalidad detrás de los síntomas mente-cuerpo. Si el ego mima al superego, se le otorga menos energía y atención al id— y el conflicto psíquico se eleva rápidamente.

Freud sostenía que los pensamientos y emociones indeseadas se reprimían o se relegaban a la mente inconsciente, que se considera un vacío—un almacén de energía inmoral que no es compatible con la imagen consciente del Yo. El problema con la represión es que está en piloto automático. No reprimimos las emociones indeseadas conscientemente; esto sencillamente ocurre. Cuanto más funcione el piloto automático, menos se necesitará el piloto verdadero, hasta que repentinamente el individuo mira y se da cuenta de que ya no hay piloto. Nunca ve que está reprimiendo sus verdades más genuinas, ya que, a la larga, se vuelve algo que no es su verdadero yo. A medida que trata de complacer a otros, su ego oculta sus propios deseos en la medida que se subordinan a sus obligaciones morales… **y el yin persigue al yang… cuando esto trata de volverse aquello.…**

Este punto de vista se trata en la **psicología humanística**, que surgió como una alternativa al conductismo y el psicoanálisis. Uno de sus fundadores, el doctor Carl Rogers, PhD, expuso este concepto en lo que él llamó **terapia centrada en el cliente**. En este enfoque terapéutico a la sanación se usa la **terapia de la palabra** como lo hace el psicoanálisis, pero en una forma más socrática, mediante la cual el terapista le permite al individuo resolver sus propios problemas por medio de sus percepciones personales propias. No se aconseja al cliente ni se "interpretan o se analizan las afirmaciones de los clientes."[32] La terapia humanística se refiere a la "catarsis de la conversación" como consejería en vez de terapia. Carl Rogers escribió en su libro *On Becoming a Person*: "… el cliente es el que sabe qué le duele, qué rumbo tomar, cuáles problemas son cruciales, cuáles experiencias se han ocultado hasta el fondo."[33]

> La psicología humanística, por lo tanto, afirma que las personas sufren de ansiedad y depresión porque viven una vida que no es coherente con sus verdaderos Yos; que la gente que sufre conflictos psíquicos viven sus vidas como otros quieren que lo hagan y no como ellos mismos quisieran.

Un enfoque humanístico hacia la sanación alivia los síntomas de dolor, ya que combina la terapia de percepción introspectiva con el **autodescubrimiento**, a

medida que la persona que sufre se acerca a la autoactualización, que Carl Jung
considera como el instinto más básico del hombre.*

> *El problema con la mayoría de nosotros, argumentaba Rogers, es que muchas veces
> nos vemos forzados a escoger entre obtener la aceptación y aprobación de los otros o
> ser nosotros mismos.*
>
> — Kestner, et. al., *General Psychology*[34]

Cada uno de estos enfoques para sanar contienen el mismo tema: El **Yo** y el
Ego, en conflicto psíquico uno con otro por la expresión externa de nuestra
verdad interior—que es el mecanismo detrás del TMS. *Normalidad vs. Expresión
primigenia.*

El mundo del ego de Jung:

Carl Jung llegó a comprender que la mente inconsciente era un complejo
mayor de pensamientos, ideas y emociones de lo que Freud había caracterizado
anteriormente. Amplió el inconsciente y lo convirtió en una parte más inclusiva
y agradable del Yo. A los vacíos de Freud los denominó la "Sombra"—nuestro
Yo inferior y sin desarrollar, que él sostenía que contenía no solo rasgos inmorales
indeseables, sino que también grandes talentos, buenas características y riqueza
de conocimientos—**nuestro oro interno**, reprimido conjuntamente con lo malo.

Berlenetta tiene fervientes deseos de ser cantante, pero sus padres quieren que
sea maestra. Ellos le pagarán los estudios solo si estudia magisterio. No la
apoyarán si decide estudiar canto. Su ego, en el centro, observa sus realidades
conscientes e inconscientes. Su id inconsciente tiene deseos muy profundos de
cantar, pero su superego moral le dicta que debe hacer lo que quieren sus padres.
¡Conflicto! Sin embargo, solo tiene una opción, ya que no hay dinero para pagar
sus estudios de canto y, como quiere agradar a sus padres, relega su potencial,
deseos y talentos a su Sombra. Escoge una vida de deseos insatisfechos, lo cual le
genera una ansiedad a lo largo de toda su vida—expresados como problemas
cutáneos, trastornos intestinales, dolor y otros síntomas—porque silenció la voz
de su id.

Sea freudiano o junguiano, el ego sigue siendo el árbitro. Toda experiencia
vital la examina primero el ego, y si el ego rechaza aspectos de esa experiencia
específica para preservar la autoimagen, la emoción relacionada con esa
experiencia se relega a nuestra Sombra. Tanto el ego como la Sombra se
desarrollan simultáneamente y cada uno depende de la existencia del otro.[35]
Cuanto más exigente sea el superego, más grande será la Sombra que se requiere
para ocultar las verdades indeseadas. Si un hombre odia su trabajo, pero también
comprende que hay otros que dependen de él para sus ingresos, su Sombra deberá

---

* Jung llamó autorrealización a la autoactualización (término usado por Maslow), un proceso que
consideraba **individuación**, cuando la persona se vuelve un Yo que trasciende al ego.

volverse más obscura a medida que oculta la verdad de su repudio para complacer a los demás. Nunca se da cuenta de nada, ya que la represión funciona fuera de la consciencia—sufre múltiples problemas físicos, los que luego se multiplican como resultado de diagnósticos médicos poco acertados.

¿Cómo evitamos ver un lado de nosotros mismos que odiamos?

De forma innata sabemos que tenemos conflictos, por lo que tratamos de evitar la admisión de un conflicto arrojando nuestra Sombra, o cualidades indeseables, a otros. A esto se le conoce como **proyección**. Usamos la proyección para reducir nuestra ansiedad personal pasando nuestras fallas personales sigilosamente enfrente de nuestros egos para que no se den cuenta—con lo cual nos sentimos bien con nosotros mismos, juzgando y criticando a otros—cuyas faltas son sencillamente nuestras propias faltas que negamos. La otra persona es siempre la que tiene problemas, así que, si se puede convencer de ello, se siente mejor sobre sí mismo hundiendo a los demás, atenuando así su propia culpa y baja estima.

Si bien Freud consideró que el inconsciente era un basurero para todo lo obscuro que el ego había rechazado, Jung se dio cuenta, en una forma brillante, que el ego rechaza no solo las emociones negativas indeseadas, sino que también los potenciales que no se han desarrollado y que no se han expresado. *Tira al niño junto con el agua de la bañera.*

Así es que, por Jung sabemos que se reprime lo bueno junto con lo malo. Pero, ¿por qué se desecharía el potencial o el talento? Lo más común es que nuestra familia o la sociedad lo haya considerado malo o irrelevante—no les parece "cool" a nuestros padres y amigos, por lo que podríamos negar partes creativas de nosotros mismos para que se nos acepte, para agradar—para pertenecer.

La mamá de Faylene critica mucho su profesión de llamar cerdos. Faylene está furiosa y quiere retar a su madre, pero su ego entra en acción y se decide por las exigencias de valor y respeto de su superego en vez de la venganza que su id desea. El resultado es ansiedad y tensión cuando su id se ata de pies y manos.

Ahora, tenemos un gran problema para comprender el TMS si usted—el lector—no se da cuenta adónde va todo esto.

Recapitulemos. Cada vez que intelectualizamos nuestras emociones a instancias de nuestro superego, despojamos al Yo de sus placeres más instintivos de deseos o ansias. Si el ego no está equilibrando adecuadamente las necesidades primigenias del id con las demandas del superego, el id empieza a sentirse perseguido—lo cual causa tensión inducida por el ego. También está comprobado clínicamente que la tensión es la causa de la mayoría de nuestras enfermedades. Este enfrentamiento freudiano de los deseos inconscientes con la conducta consciente la caracteriza el psicólogo británico Donald Bannister como "un sótano obscuro en el que se lleva a cabo una lucha entre un chimpancé enloquecido por el sexo [el id] y una solterona victoriana [el superego], con un empleado bancario suizo muy nervioso [el ego] como árbitro."

> Es esta lucha entre el superego y el id la que produce la **furia-tensión** causante de muchos síntomas físicos.

Billy Bob sufrió abusos físicos cuando era un niño pequeño. Siendo ya un adulto, ve que abusan físicamente de un niño. Su id quiere matar al abusador por el placer instantáneo que obtendría con ello, pero su ego mira hacia su superego y sopesa el valor de matar al abusador contra una vida entera en la cárcel— enviando energía a su Sombra. El intelecto reprime al instinto. Decide no decir nada, reprimiendo su deseo de matar, internaliza el hecho y el pecho le empieza a doler.

> Id negado (placer diferido) = Tensión
> ... y
> Tensión = Síntomas de mente-cuerpo

Aquí es donde nace la terapia psicoanalítica y sus éxitos no han tenido rival, cuando los primeros médicos descubrieron un mundo de conflicto dentro de todos. La catarsis sanadora, sin embargo, no siempre tiene que surgir del psicoanálisis —pero los conocimientos, la presencia del ser, la autoexpresión, el amor y el perdón deben estar presentes para que se dé la sanación. En la sanación a niveles más profundos debe existir un diálogo con la Sombra personal, como en la terapia humanística o analítica; una travesía hacia las profundidades de lo inconsciente donde las batallas psíquicas se convierten en realidades físicas. Los cambios conductuales, por sí mismos, pueden aliviar mucho los síntomas, pero solo **una verdadera introspección** puede lograr una cura permanente.

La Sombra sabe

La luz brilla en la obscuridad, pero la obscuridad no la ha comprendido.
— *Juan 1:5*

Para curar el dolor producido por la tensión, es esencial comprender el poder de la mente inconsciente. La Sombra junguiana es donde habita el dolor emocional, y donde habita el dolor emocional, el dolor físico también es un inquilino. La Sombra es el **alter-ego**, esa parte del Yo que el ego ha reprimido para que las relaciones deambulen y existan. La Sombra contiene tanto obscuridad como luz, tanto los problemas como las respuestas para aliviar el dolor y el sufrimiento. Jung creía que el Yo Sombra contenía "potenciales sin desarrollar y sin expresar", los cuales eran "complementarios al ego"[36] y que aprovechando ese potencial se podía sanar a la persona.* La sanación depende de la apertura de líneas de comunicación con el Yo Sombra. Un vistazo rápido hacia lo interno a veces es suficiente para sanar a algunas personas. Esta es la terapia de conocimiento del Doctor Sarno.

La mente inconsciente es la fuente de todo el aprendizaje, conducta, memoria corrupta y cambio. Comprender el lado más obscuro del Yo es el rey de la curación. ¡Qué viva el rey con las llaves del reino de la buena salud! La gente trata de mejorar sus vidas con lo que quieren ver, pero lo que **no pueden ver**, lo que **tienen miedo de ver**, es lo que subyace en sus necesidades psico-fisiológicas y les brinda motivación.

Uno no se ilumina imaginando figuras de luz, sino volviendo consciente a la obscuridad.

— Carl Jung[37]

En última instancia, el cambio y la sanación ocurren a nivel inconsciente. Si esto no fuera cierto, un fumador que quisiera dejar de fumar diría simplemente "ya no voy a fumar". Es evidente que esto no siempre funciona y es porque su mente inconsciente es un depósito de malos hábitos, condicionamiento y motivación. Aunque el Yo quiera cambiar, el inconsciente no se puede controlar y reacciona lentamente y con mucho cuidado a los esfuerzos conscientes para lograr un cambio. Muchos psiquiatras y psicólogos están convencidos de que el Yo no comprende cómo debe comunicarse con su lado inconsciente o que el lado inconsciente recibe señales contradictorias y, por lo tanto, se confunde en cuanto a la forma de cambiar.

Algunas personas inconscientemente se predisponen para fracasar repetidas veces. Un método para asegurarse el fracaso es no probar nunca. Esto se logra mediante una conducta obsesiva repetitiva o más comúnmente, aunque en menor grado, mediante el aplazamiento. Entre los mecanismos de evasión-escape están limpiar y volver a limpiar, pensar y repensar, hacer y volver a hacer, revisar y volver a revisar o practicar y volver a practicar. El aplazamiento es sencillamente el miedo de tratar ¡y **tener éxito**! Pero la pregunta fundamental es por qué evitamos y ocultamos nuestra luz—nuestro éxito—o la verdadera felicidad. La razón no es la que usted cree. Se debe al miedo de que podamos convertirnos en lo que odiamos o en lo que se nos enseñó que es moralmente malo; lo que nuestro

---

* Un contemporáneo de Freud, Josef Breuer, tuvo mucha influencia en la forma como Freud consideró lo poderosa que es la mera discusión de los problemas, al observar a Breuer curar a sus pacientes incitándolos a revelar sus Sombras ocultas. Esto se consideraba "la cura de la palabra" o "limpiar chimeneas". Esta forma de curación solo ocurre por medio de una **sanación enfocada en la introspección** (analítica) y no mediante terapia conductual. La terapia conductual asume que los problemas surgen de un proceso de aprendizaje que ha fallado; sostiene que tratando la conducta se puede tratar la causa, volviendo a aprender lo que había aprendido mal anteriormente. Pero como el Doctor Sarno ha escrito, la terapia conductual es "muy poco efectiva" para detener el TMS.

superego teme más—que podamos convertirnos en nosotros mismos, logrando gloria y éxito ilimitados, a medida que la luz amenaza con sacar nuestra Sombra al exterior para que todos la vean.

Escondemos nuestro oro interno, tanto de nosotros mismos como de otros

Lo que más nos atemoriza es nuestra luz y no nuestra obscuridad.

— Marianne Williamson

Nuestro miedo más profundo no es ser inadecuados; nuestro miedo más profundo es que somos poderosos sin medida... no preguntamos, ¿quién soy yo para ser brillante, guapo, talentoso y fabuloso? En realidad, ¿quién es usted para no serlo? Es un hijo de Dios. Su menosprecio no le sirve al mundo. No hay nada de bueno en encogerse para que los demás no se sientan inseguros a su alrededor. Todos estamos destinados a brillar como lo hacen los niños. Nacimos para manifestar la gloria de Dios que tenemos dentro. Y, a medida que dejamos que nuestra luz brille, inconscientemente le damos permiso a otros para que hagan lo mismo. Cuando nos liberamos de nuestro propio miedo, nuestra presencia automáticamente libera a otros.

— Marianne Williamson, A Return to Love

Como Debbie Ford describe en *The Shadow Effect,* la razón por la cual nos enfrascamos en el trabajo de la Sombra o tratamos de penetrar en nuestras "Personas" es que nos queremos perdonar por todo lo que odiamos acerca de nosotros mismos. Nos permite perdonarnos por renunciar, por el divorcio de nuestros padres, por nuestro talento, por haber robado, por obsesionarnos, por nuestros miedos, por la muerte de nuestro hijo, por nuestro fracaso y por nuestro éxito. La mayoría de nosotros sencillamente sentimos que no nos merecemos ser exitosos, ser felices o sentirnos bien. Como mencioné anteriormente, parte del propósito de la Sombra es ocultar nuestro "oro"—todo nuestro valioso potencial. Aceptar el lado de nosotros mismos que hemos ocultado nos permite perdonarnos por tener, cuando otros no tienen—ser felices cuando otros no lo son—tener éxito cuando otros no pueden tenerlo—hacer lo que otros no hacen—liberarnos de todo el placer culpable y de los errores que hemos cometido y por los cuales nos sentimos responsables. El reconocimiento y la aceptación de nuestra obscuridad une al Yo dividido, completándonos otra vez, y así empieza la sanación.

El regalo más grande del perdón es que nos liberamos a nosotros mismos.

— Debbie Ford, *The Shadow Effect*

En conclusión, la sanación empieza cuando empezamos a comunicarnos con la Sombra personal—buscando la felicidad. Ahora que comprendemos un poco más de lo que ocurre psicológicamente, podemos seguir adelante para ver cómo las interacciones de estas fuerzas psicológicas pueden afectar la falta de equilibrio fisiológico: es decir, cómo reacciona el cuerpo a la expansión de la energía de la Sombra. Después, veremos cuál es el tipo de personalidad específico que experimenta más dolor y los equivalentes de mayor tensión. Para sanar, debemos cerrar los ojos a muchas cosas que una vez creímos que eran ciertas.

El sistema nervioso autónomo—Entre bambalinas

Inconscientemente creamos un estado físico para evitar un estado emocional no deseado. Como la mente y el cuerpo son uno, todo conflicto psicológico altera la fisiología del cuerpo de alguna manera.

Para comprender más a fondo cómo los conflictos indeseables y no detectados provocan el dolor, es imperativo tener por lo menos un conocimiento superficial del papel fisiológico que tiene el **sistema nervioso autónomo (SNA)** en la producción del dolor. Necesitamos vincular al cuerpo todo el material psicológico mencionado anteriormente. El sistema nervioso autónomo es el transductor por medio del cual los pensamientos se transforman en emociones, y las emociones se manifiestan en experiencias de placer o dolor.

Un trauma en la edad temprana—miedo o ansiedad de separación—se enfrentó a una respuesta de bloqueo debido a la impotencia—altera el SNA en una forma que lo hace funcionar increíblemente mal toda la vida, ya sea operando por debajo o por arriba de lo normal—si las memorias corruptas no se limpian o se descargan. El trauma de separación de los infantes conduce a demasiada sensibilización, colitis, problemas de la piel, alergias, prolapso de la válvula mitral, vejiga irritable, úlcera, asma, problemas inmunológicos y, por supuesto, dolor. Todo lo que controla el SNA se puede regular excesivamente (sobre-reacción) cuando se perturba. Estas perturbaciones son los ejemplos de TMS que se proporcionan en todo este libro.

El sistema autónomo (de auto, griego, que significa "propio" o "uno mismo"; y de nomos, griego, que significa "gobernar") es autonómico o automático porque regula todas las funciones corporales involuntarias, generalmente fuera de la consciencia. Nuestra mente inconscientemente se hace cargo de ciertas funciones siempre y cuando haya una voluntad inconsciente de que así lo haga. Es como que su interior fuera sonámbulo las 24 horas al día. Entre las funciones que supervisa el SNA se incluyen: el ritmo de la respiración, la presión sanguínea, la función de los órganos internos, la digestión, la actividad de la musculatura lisa, la temperatura corporal, el ritmo cardíaco y la distribución de la irrigación sanguínea al sistema musculoesquelético. La mayoría de las personas reconocen que una o más de estas funciones se alteran con el estrés. Pero, ¿qué pasa si no están conscientes de que tienen conflictos psicológicos, o no están conscientes de la magnitud de un conflicto dado? Por los que han sanado del TMS sabemos que el SNA está funcionando normalmente, porque el dolor desaparece en cuanto se comprende el proceso del TMS y se efectúan los cambios necesarios para sanar. No hay una manipulación externa/física del sistema autónomo en sí en la curación del TMS; por lo tanto, por deducción, no hay nada malo con el sistema en sí, sino que es algo que influye en el sistema desde dentro—ese algo es la energía de la Sombra que se trató en la última sección. El proceso mental o memoria, está corrupto, no el "sistema" en sí. Cuando hay un cambio en cualquiera de las funciones involuntarias, el sistema sencillamente está haciendo lo que debe al reportar el conflicto de ego-Sombra. Este sistema autónomo es verdaderamente asombroso, ya que puede incrementar o disminuir la función de cualquiera de los sistemas que están a su cargo en su intento por ocultar o reportar una rabia que no puede enfrentar. Automáticamente se hace cargo del funcionamiento del cuerpo conforme a los mecanismos de la mente inconsciente, que es precisamente donde habitan las emociones.

El SNA (más específicamente, el hipotálamo) es responsable del **homeóstasis**, independientemente de los cambios en el ambiente exterior. La homeóstasis es el intento del cuerpo por mantener la uniformidad y la regularidad: el intento de mantener constantes las funciones involuntarias ante estímulos externos que cambian constantemente. Sin embargo, las emociones fuertes reprimidas pueden alterar el proceso, incrementando o disminuyendo cualquiera de las funciones del SNA—lo cual causa los síntomas del TMS.

El SNA, en sí, se subdivide en tres sistemas: el **simpático**, el **parasimpático** y el **entérico**. Solo los primeros dos son pertinentes al tema del TMS. Se permite que bostecen; yo bostecé cuando leí todo esto y más todavía cuando lo estaba escribiendo. Los perdono. Mantengan su atención durante un par de páginas más. ¡Ustedes pueden! Lo entretenido llegará pronto.

Al producirse estrés, esa parte del sistema nervioso autónomo denominado el sistema nervioso simpático (SNS) se activa o se involucra. En este momento puede estar aguantando la respiración y tensando sus músculos a medida que su tensión inconsciente se eleva al tratar de comprender material muy complejo. Su sistema nervioso simpático se encuentra involucrado inconsciente y activamente. Nuestra preocupación última es con estos dos primeros sistemas.

Sistema aburrido #1—El simpático

El **simpático**—es aquí donde se origina el dolor por TMS. Es dentro del sistema simpático que ocurre la respuesta de lucha, huida o bloqueo para la propia supervivencia. Pongamos por ejemplo que usted es un soldado que está en combate y el enemigo le empieza a disparar. El sistema simpático se activa de inmediato para proporcionarle la energía que necesita para sobrevivir. Se dilatan las pupilas de los ojos para incrementar la visión. Se incrementa el ritmo cardíaco para bombear más sangre a la red musculoesquelética, se interrumpe el proceso digestivo, así como las funciones urinarias e intestinales para liberar energía con un solo propósito—la supervivencia inmediata. También se aumentará la presión arterial y se abrirán los bronquiolos para aumentar el oxígeno en el sistema.

El sistema simpático **eleva la agudeza del ser biológico** para alinearse con la necesidad de una percepción más aguda. **Fabrica energía** cuando se necesita y quema esa mismísima energía, dependiendo de las exigencias que se presenten. Sin embargo, se tendrá que pagar el precio de estas exigencias más adelante.

La motivación es el mecanismo que proporciona la energía para cualquier tarea que se presente, y la motivación emana de procesos inconscientes.* Las interrogantes mayores son: ¿Adónde se va la energía si el SNS la fabrica continua e innecesariamente y no hay un mecanismo mediante el cual se pueda desechar todo el exceso? ¿Qué eventos psicológicos mantienen los niveles de energía en tal grado peligroso de elevación?

Sistema Aburrido #2—El parasimpático

El Parasimpático—contrario al sistema simpático, el sistema parasimpático (SNP) restituye y guarda energía. Invierte el proceso que activó el sistema simpático. Contrae las pupilas, disminuye el ritmo y la fuerza cardíaca, restablece la digestión, incrementa la orina, disminuye la presión sanguínea y desvía la sangre nuevamente hacia la piel y el aparato digestivo. Este sistema retiene energía—la guarda—la ahorra para exigencias futuras. El sistema parasimpático tranquiliza mente-cuerpo. Es el sistema sanador que debemos retomar para disminuir la ansiedad y el TMS. Si este sistema nunca se "restablece", se sentirá cansado en extremo y experimentará otro tipo de enfermedades de mente-cuerpo.

> Estos dos componentes del sistema nervioso autónomo, el simpático y el parasimpático, funcionan de una forma antagónica para la homeóstasis. Actúan uno contra el otro para mantener el equilibrio dentro del sistema del cuerpo... **y el yin persigue al yang... para equilibrar esto con aquello...** pero la búsqueda de la perfección y la presencia del miedo mantienen al sistema simpático activo, exigiendo energía que no se necesita.

El siguiente es un ejemplo perfecto de cómo funcionan estos sistemas conjuntamente con el ego para lograr el equilibrio. Está organizando varios eventos, como bodas. Sin saberlo, esto le provoca una profunda rabia. El superego y el id ahora están en un conflicto físico por las nuevas exigencias que se le hacen.

---

* La motivación surge del conflicto de fuerzas entre **Eros** y **Tánatos**. Eros—el instinto sexual o fuerza del placer nos impulsa hacia adelante, pero tenemos una fuerza más—la de oposición—en lo que los neofreudianos denominaron Tánatos. Tánatos es la fuerza opuesta a Eros—es una fuerza más obscura o instinto destructivo. Mientras que nuestros instintos Eros nos impulsan a la propagación sexual, la creatividad, la armonía y la subsistencia, los instintos Tánatos nos impulsan hacia la autodestrucción, al TOC, la compulsión, la falta de armonía—TMS. Esta lucha entre los instintos Eros (subsistencia) y Tánatos (autodestrucción) crea la fuerza impulsora en nuestras vidas que llamamos—motivación.

El id quiere celebrar con ganas, el superego quiere asegurarse de que se envíen todas las invitaciones; que la comida y la bebida ya estén pedidas; que haya suficiente dinero para pagar el evento; que la lámpara de la esquina no moleste a nadie; que todos estén felices y que no se le haya olvidado invitar a alguien, etc., etc., y… el conflicto sigue de fiesta.

Su ego inconscientemente decide que es mejor (más aceptable por la sociedad) que usted sienta dolor, en vez de que sienta la frustración y furia por las tremendas exigencias que usted mismo se ha impuesto. Su sistema simpático, muy servicial, se involucra en la respuesta a estos conflictos y reduce el flujo sanguíneo a su espalda o cabeza o nuca o rodilla u hombro. Su ego determina que un "bloqueo interno" es una mejor opción que evitar las bodas del todo o luchar diciendo: "Al diablo, no voy a organizar nada".

Todo esto está pasando fuera de su consciencia. De repente, siente dolor y, equivocadamente, piensa que durmió mal o que se lastimó la espalda.

Cuando al fin se terminan las fiestas, su sistema parasimpático puede permitir nuevamente que su sangre fluya a su espalda baja y su dolor podría aliviarse, si percibe que el peligro (exigencia) ya pasó. Ya debe estar nuevamente equilibrado y feliz. Pero, ¿qué pasa si su lado simpático no quiere dejarse ir porque su mente ha aceptado una proposición falsa con respecto al dolor y a su integridad estructural? Si ha ido al médico mientras tanto, y él le ha dicho que necesita una operación de inmediato, puede que su sistema parasimpático nunca se reactive para regresar a los niveles bajos y así permitirle descansar y reorganizarse—el médico le ha prolongado su dolor y sus síntomas.

Con el TMS, el sistema simpático parece no poder salirse del modo de supervivencia. La persona ansiosa siente que hay peligro y que hay extraños que lo observan todo el tiempo, por lo que el sistema simpático parece haberse quedado "trabado" en la posición ENCENDIDO. Sin embargo, un examen más cuidadoso puede revelar que no está trabado, sino que está en un patrón condicionado. Puede ser que el cerebro esté repitiendo situaciones falsas, eligiendo la misma falsa realidad repetidas veces para parecer perfecto a los ojos de aquellos que lo observan… y esto siempre se vuelve aquello… una y otra vez….

En el caso de la cronicidad de los síntomas y la autovictimización, algunas personas se colocan en la misma situación para experimentar los mismos eventos negativos repetidas veces. Son víctimas de reacciones bioquímicas que se asocian con ciertas emociones. Esas mismas emociones empiezan con una sola idea. Si usted piensa que no se merece algo, entonces no se lo merece. Si cree que su cuerpo está fallando, fallará. Si las ideas se vuelven obsesivas (por medio de la memoria corrupta), el sistema parasimpático nunca más calmará su cuerpo, ya que el dolor y la depresión se utilizan para **victimizar al Yo** repetidas veces.

Hay otro hecho realmente sorprendente: mente-cuerpo reacciona al evento estresante que ha permanecido en la memoria, como que si estuviera viviendo el evento en tiempo real. El dolor que resulta del TMS tampoco tiene una función física útil; es decir, no está protegiendo nada excepto el ego y los que están a su alrededor.

El sistema nervioso autónomo siempre está involucrado y trabajando. La consciencia no puede ser controlada fácilmente, más bien está influenciada indirectamente por nuestro estado mental y nuestras imágenes mentales. Generalmente, solo estamos conscientes de las acciones del sistema nervioso autónomo cuando está funcionando mal, como en el caso del TMS. Sin embargo, el SNA puede ser **influenciado por los nuevos conocimientos**. Los que practican Zen y yoga avanzados pueden influir directamente en el sistema nervioso autónomo por medio de la visualización. Por lo tanto, el SNA es susceptible a los intentos conscientes, pero un control directo de este tipo pocas veces puede lograrse sin hacer un esfuerzo especial, como un entrenamiento para realizar una retroalimentación bio/neural.

El hipotálamo

El hipotálamo es la estructura del cerebro a cargo de la temperatura corporal, las emociones, el hambre, la sed y los ritmos circadianos. Su función principal es la homeóstasis o el *statu quo* para el cuerpo. El Doctor Sarno llamó al hipotálamo "una estación de paso esencial en el proceso (TMS)". Es el "intérprete" y el "reactor" del cerebro para la información que recibe. **El hipotálamo es el centro de la conexión mente-cuerpo.**

Esto plantea la interrogante definitiva, nuevamente, sobre si las tendencias al dolor son biológicas por naturaleza o si se desarrollan por medio de la experiencia. Son ambas, por supuesto. Sin embargo, como la sanación puede ocurrir u ocurre regularmente mediante un ahondamiento de la consciencia, la biología puede alterarla el pensamiento, con la reversión última de los eventos bioquímicos causados por nueva información, percepciones y creencias profundas. El pensamiento viene primero, ya que la biología, en sí, es el resultado de la **consciencia**.

Nuestra mala salud física es un reflejo de nuestro estado emocional más profundo que no se ha resuelto, por medio de una perturbación en el funcionamiento normal del sistema nervioso autónomo.

La separación del bebé de su madre inmediatamente después del parto… para llevar a cabo los rituales normales… sí constituye una verdadera separación y realmente traumatiza al bebé cuando se lleva a cabo. El trauma es, básicamente, una desregulación en su forma más pura (lo que significa) una interrupción de los patrones regulatorios normales de los ciclos autonómicos que llamamos homeóstasis—estado óptimo de la función regulatoria dentro del cerebro y el cuerpo—y eso se ha perturbado porque la parte del cerebro que se desarrolla y crece con la empatía regula el ciclo autonómico y ese cerebro no se desarrolla tan bien como otro que no tiene la experiencia temprana de empatía y vínculo de apego.*

— Dr. Robert Scaer, *The Body Bears the Burden*

La empatía es una relación de respuesta y armonía. La falta de una conexión inmediata, o empatía, especialmente con la madre—que empieza al momento del parto—provoca una vida de anhelo de reconexión, provocando varios tipos de irregularidades autonómicas, depresión y ansiedad. Muchos de los que sufren TMS aseguran que nunca establecieron un vínculo de apego con su madre o con su padre, lo que condujo a toda una vida de vacío que llenaron con un autocastigo continuo. El papel del padre llega un poco más tarde, pero es esencial en el proceso de desarrollo emocional que nutre al niño para lograr armonía y equilibrio. Sin estos vínculos, viene un vacío profundo que muchas veces está lleno de drogas, depresión, ansiedad, violencia, perfección, pensamiento obsesivo y, por supuesto, TMS. Esa persona cuyo recuerdo le llena los ojos de lágrimas al reflexionar sobre su vida es la persona con la que nunca creó un vínculo y siempre anheló profundamente hacerlo.

Separación temprana = Miedo = Cólera = Energía
= Desregulación autonómica
SURGEN SIMULTÁNEAMENTE

---

* De la obra del doctor Allan N. Schore, PhD, principalmente de su libro *Affect Regulation and the Origin of the Self* y el Dr. Seymour A. Antleman, PhD y colegas, resumido por el Doctor Robert Scaer *The Body Bears the Burden: Trauma, Dissociation, and Disease.*

Leyendo mis viejas cartas encuentro un testamento secreto.

Es como si alguien más hubiera planeado mi vida.

Aun en la obscuridad, alguien más engancha los caballos.

. . .

Así es como hay ángeles invisibles que no dejan

que nos ahoguemos; muchas manos se tienden

para sacar al nadador del agua.

— Robert Bly, *The Eel in the Cave*

3

Hubo una vez en mi vida…

Es una ley: sufrir para comprender.
— Esquilo, Prometeo encadenado, 478 a.C.

Mi batalla contra el dolor empezó en la parte baja de mi espalda cuando tenía 14 años. Apareció de repente y muy pronto me tiró a la cama. Sentí un dolor constante en la parte baja de la espalda, en grados distintos, durante los siguientes 27 años, es decir, hasta que descubrí la labor que hacía el Doctor Sarno.

Nunca sabré por qué me apareció el dolor en ese preciso momento de mi vida. Viendo hacia atrás ahora, sabiendo lo que ahora sé, de lo único que estoy seguro es que, en ese momento, se había incrementado mi estrés acumulado a tal punto que empezó a rebalsarse y a manifestarse como algia de tensión. Hoy, considero que ya no tengo ningún dolor crónico.

El dolor formó parte de quien yo era durante 27 años y yo, ingenuamente, lo acepté como un defecto genético. Había creído todas las percepciones erróneas relativas al dolor—lo cual me significó más de media vida de agonía. Hoy, yo sé que el dolor es un mensaje de que hay un desequilibrio—una distracción de los pensamientos y emociones no deseadas. Cuando estos pensamientos más obscuros surgen y entran en conflicto con la forma como nos percibimos a nosotros mismos, los síntomas son necesarios para distraernos. Un cerebro que está tratando de distraerlo es un cerebro que está tratando de negar algo.

No sufrí ningún accidente ni lesión que originara mi dolor y los doctores siempre se agitaban cuando les decía eso. De hecho, uno de los médicos se mostró sumamente desdeñoso cuando supo que yo no había sufrido ninguna lesión. Así que, queriendo agradar, empecé a inventar un cuento sobre una lesión para poder contarlo a lo largo de los años subsiguientes. Parecía que, contándolo, los médicos se sentían felices de poder anotar una causa racional en sus registros. Hice mi trabajo—evité la confrontación. La imagen idealizada de mi Yo (superego) quedaba protegida y, como la Doctora Karen Horney escribió en su libro *Our Inner Conflicts*, la imagen idealizada del Yo como función defensiva* "niega la existencia de los conflictos."[38] Después de 27 años, yo mismo descubriría que era

---

* La imagen idealizada del Yo, conforme lo describe Horney, se considera una "función defensiva" porque sustituye la verdadera autoconfianza, el orgullo y los ideales genuinos de una persona con rasgos perfeccionistas, para que pueda evadir o "defender" sus propias carencias.

precisamente este tipo de defensa o evasión la que, a la larga, crea el dolor crónico: No ser sinceros con nosotros mismos—sabiendo muy dentro que hay algo que no anda bien. Cuando leí el libro del Doctor Sarno, *Mind Over Back Pain,* en el año 2000, miré hacia atrás a cuando tenía 14 años y cómo había permitido que los doctores me presionaran para que creara una situación falsa cuando comencé con el dolor. Más recientemente, leí que, en 1978, el Doctor Sarno efectuó una encuesta de 100 personas que sufrían dolor para determinar cómo había empezado su dolor. Los resultados demostraron que un 60 por ciento no habían sufrido ningún incidente físico y el otro 40 por ciento decía que un incidente físico había ocasionado su dolor.[39] Y fue así que, después de 3 décadas, me sentí reivindicado. Todo confluía, aunque fuera sumamente despacio.

El dolor me había debilitado desde los 14 años. No podía levantar la pierna derecha más de unas cuantas pulgadas al estar boca arriba y ya no podía dar pasos de un largo normal. Cojeaba y daba pasos muy cortitos. Presté mucha atención cuando un quiropráctico le decía a mi papá: "Con el tiempo tendrá que someterse a una operación para reparar este disco herniado. Está así de cerca de una operación (indicando una distancia muy corta entre su pulgar y su dedo índice), pero si lo sigu$$e trayendo, creo que lo podemos evitar." Esas palabras, a pesar de lo falsas, eran maliciosas, y aumentaron la duración e intensidad de mi dolor a lo largo de las siguientes décadas. Había puesto en marcha un patrón de creencias falsas que, con el tiempo, harían que me sintiera lisiado. Pero, este solo fue el génesis. El dolor de espalda baja que me aquejaba era solo un síntoma del **proceso mente-cuerpo** que se manifestaría en mí a medida que transcurría mi vida.

Durante los siguientes 12 años, pasé por varios niveles de dolor, así como muchas otras manifestaciones de mente-cuerpo. Ingenuamente, iba donde el quiropráctico, los fisioterapistas, y los doctores en forma regular; asistía al gimnasio; me metía a la cama y me tiraba al piso, que siempre me aliviaba. Mi vida se volvió un idilio intermitente con el dolor. Esto duró hasta 1985, cuando cumplí 26 años y el idilio se convirtió en matrimonio.

La falla shakesperiana—Monté el escenario para la obra que sería mi vida

Uno de los varios parteaguas en mi vida ocurrió en el año 1985. Tenía 26 años y me faltaban unas cuantas semanas para terminar mis estudios y graduarme como Ingeniero Físico de Youngstown State University en Ohio. Mi esposa, Susan, estaba embarazada de nuestro primer hijo, y la vida —sin que yo me diera cuenta—se volvía cada vez más tensa, a la expectativa de nuevos inicios. El estrés acumulado de los exámenes finales, la graduación, la profesión, el entrenamiento físico y la próxima paternidad se empezaron a manifestar dentro de mí como síntomas de mente-cuerpo que muchas veces eran sutiles, pero que eran cada vez más fuertes y nefastos—trabajaba 40 horas a la semana y asistía a la universidad todo el día.

Mi dolor se incrementaba cada día más a medida que se aproximaba la fecha del parto de Susan. La cara se me estaba poniendo roja, lo que nunca me había pasado antes. Este color rojo se llama rosácea y, sin excepción, hasta el día de hoy me da cuando estoy bajo estrés (Ej.: cólera encubierta). Por décadas le he tratado de explicar a mi dermatólogo que hay una correlación perfecta (ro) entre la tensión que siento y el enrojecimiento. Mediante varios estudios se ha logrado demostrar que el estrés es la razón principal de la rosácea. Un artículo de 2001 publicado en la revista *Rosacea Review* citaba una encuesta realizada por la Sociedad Nacional de Rosácea en la que participaron más de 700 pacientes con rosácea. De los más de 700 encuestados, una abrumadora mayoría del 91 por ciento respondió que "el estrés emocional causaba o algunas veces causaba los episodios de rosácea."[40] Yo me imagino que el otro 9 por ciento no se fijaba en ello y no prestó mucha atención a la correlación. En esa misma encuesta, los participantes clasificaron sus emociones con relación a los episodios de la enfermedad. En orden de importancia estas eran: ansiedad, cólera, frustración y preocupación. La correlación entre el dolor y la rosácea no se sabe, pero yo pienso que debe ser sumamente alta. La razón de este enrojecimiento es la misma que la de varias manifestaciones cutáneas, como la soriasis y el eczema: **tensión crónicamente oculta—TMS**. Todos estos síntomas son resultado de un desequilibrio de la psique acompañado de un desequilibrio del sistema nervioso autónomo y derivado del desequilibrio en los chakras.

En su libro *Deadly Emotions*, el doctor Don Colbert describe la conversación con uno de sus profesores de la escuela de medicina con relación a por qué el profesor se había cambiado de dermatología a psiquiatría.

> *Me dijo que en su profesión de dermatólogo había llegado a la conclusión de que muchas personas que sufren de soriasis y eczema realmente están... "llorando por la piel". En otras palabras, estas personas, por una u otra razón, no lograban llorar abiertamente, aun cuando habían pasado por eventos que ameritaban un buen llanto.*
>
> — Doctor Don Colbert, *Deadly Emotions*[41]

Ventanas de oportunidad... cerradas

Dos semanas antes de la fecha de parto de Susan, los tobillos se le empezaron a hinchar, le subió la presión arterial y le dolía el abdomen. Por indicación de nuestro médico de cabecera, la llevé a la sala de emergencia del hospital local para que le hicieran exámenes y la tuvieran en observación. Los resultados de los exámenes indicaban que sufría de preeclampsia. Esta es una condición que se da en el 2º o 3er trimestre del embarazo en un 5% a 8% de los embarazos.[42] Se caracteriza por un incremento impresionantemente rápido de la presión arterial y altos niveles de proteína en la orina. El intolerable dolor abdominal es el resultado de los vasos capilares que se expanden dentro del hígado. Aproximadamente 76,000 mujeres mueren cada año en todo el mundo como resultado de preeclampsia (también conocida como hipertensión inducida por el embarazo), que es más letal que la eclampsia en sí.[43] El peligro proviene no solo de los niveles letales de la presión arterial, sino que también de la posible transición rápida a una toxemia, que generalmente causa la muerte de ambos madre y bebé. Por lo tanto, a Susan tuvieron que monitorearla cuidadosamente en el hospital durante varios días. Durante ese tiempo, su dolor abdominal se incrementó terriblemente y el ritmo cardíaco de nuestro bebé se volvió muy errático. Se tomó la decisión de que había que hacer una cesárea.

El anestesiólogo llegó a la conclusión de que necesitaría anestesia por bloqueo epidural, ya que había comido con muy poca antelación a la operación de cesárea—por lo que no se le podía dar una anestesia general. Durante el procedimiento de bloqueo epidural le perforó un vaso sanguíneo[44], lo que ocasionó un sangrado en el canal espinal que formó un coágulo. Este le comprimió la médula espinal y evitó que le llegara el precioso oxígeno a los nervios de la médula.

Luego de que nació nuestro hijo, el anestesiólogo mandó a Susan de vuelta a su habitación sin que le hubiera regresado la sensibilidad o el movimiento de sus piernas porque estaba cansado y se quería ir a casa. Desde ese momento, los nervios de su médula espinal se empezaron a morir lentamente por la falta de oxígeno. Cuando la médula está comprimida, hay una "ventana de oportunidad" de 24 horas para descomprimirla[45] y lograr así la restauración completa, o por lo menos la mayor parte, de la función motora y la sensibilidad. Después de 24 horas, la ventana se cierra y le sigue rápidamente una parálisis irreversible, al formarse cicatrices a causa de la falta de oxígeno en los delicados nervios espinales.

Pasé los siguientes días tratando de que los doctores regresaran a examinarla para determinar por qué no había recobrado la sensibilidad o el movimiento en sus piernas. No logré nada, ni tampoco las enfermeras. Se me informó que un doctor estaba cuidando de su jardín y que otro tenía que asistir a un banquete; que probablemente solo había "residuos de anestesia" en la médula que, con el tiempo, desaparecerían. Resultó, sin embargo, que esa falta de acción fue lo peor que pudieron haber hecho. La negligencia de los médicos dejó a Susan paralítica de la cintura para abajo en forma permanente. Teníamos 26 años.

Mis propias cicatrices de culpabilidad personal se me revelarían dolorosamente a través del tiempo, pero fue la ignorancia y el ego de los doctores lo que dejó a mi esposa inválida. Su invalidez fue completamente innecesaria y se hubiera podido evitar fácilmente. Hubieran podido intervenir en cualquier momento para ayudarla, pero decidieron no hacerlo. Eligieron los "códigos" y el "honor" por encima de su paciente—temiendo herir la susceptibilidad profesional de unos y otros. Optaron por el dinero y los horarios por encima de su paciente. Prefirieron todo los que estaba a su disposición por encima de su paciente y ella todavía tiene que luchar a diario por las decisiones incorrectas de otros, y esta no fue una excepción. El descuido es negligencia médica.

> *El Dr. Mel P. Ractiss [el "médico" de Susan] recibe la llamada a las doce menos diez. No llega hasta las 4:00 p.m. "porque es mi día libre, y tengo que ir de todas formas para hablar con las enfermeras y dar un discurso", así es que se espera todo el día, quiere gozar su día libre. Luego llega, y no va directamente a ver a la paciente; primero da un discurso y luego baja. ¿Cuándo se le prendió el foco y cuándo se le debió haber prendido el foco?... Sabemos que, por la rapidez con que se forman los hematomas en la columna, el problema se vuelve más grave con cada minuto que pasa. No se mejora.*
>
> — Robert V. Traci, Abogado[46]

Sólo con haberle realizado una simple tomografía computarizada (la máquina para hacerla estaba en el mismo piso) se hubiera podido ver que había una hemorragia y se estaba acumulando sangre que se debía vaciar lo antes posible. Pero la falta de interés o acción por parte de todos los médicos involucrados ocasionó una parálisis completa y permanente a nivel de las vértebras T12, L1 de su columna vertebral. Después de aproximadamente 24 horas de dar a luz, a la edad de 26 años, mi esposa se convirtió en una parapléjica debido a la falta de acción de unos cuantos médicos ineptos. Un año después me dijo un neurocirujano que, después de transcurridas dos horas, ya debían haber estado preocupados; luego de cuatro horas, ya deberían haber formado un equipo de neurocirugía; después de ocho horas, ya tendrían que haber entrado en total pánico y, luego de transcurridas doce horas, mi esposa debería haber regresado a la sala de operaciones. Pero nunca regresaron a hacer nada—algo—durante tres días completos. Una enfermera, preocupada, llamó al obstetra que había realizado la cesárea para informarle que Susan no tenía sensibilidad en las piernas. Le dio unas indicaciones generales y luego de dijo a la enfermera: "Si eso no funciona, córtele las piernas."[47] Colgó el teléfono y se volvió a dormir, a pesar de que ella trató de despertarlo repetidas veces. Su labor ya había concluido, se le iba a pagar, y no quería que lo molestaran más—cada médico sentía que el problema era responsabilidad del otro.

Luego de 72 horas de parálisis, nuestro médico tratante decidió que talvez era tiempo de consultar con alguien más y, finalmente, llamó al neurocirujano local. Después de tres días de no dormir—de pasearme de un lado a otro—preocupado, sin saber que le pasaba a Susan, en 15 minutos el neurocirujano me dijo lo que él pensaba que había pasado–pero "necesitaba pruebas" por medio de una tomografía. Se realizó la tomografía magnética y me enseñó la parte de su columna donde la hinchazón causada por la sangre acumulada le había dañado permanentemente la médula espinal. Nunca podré olvidar esa imagen visual en toda mi vida—la médula se veía en la tomografía del tamaño de mi dedo meñique y, de repente, hacia la parte de abajo, se veía hinchada y triplicaba su tamaño normal. El viernes 25 de mayo, tres días después de habernos convertido en padres, parado en el corredor obscuro, frío y vacío del hospital, ya tarde en la noche, me dijeron que mi esposa jamás volvería a caminar. Me quedé completamente atónito, viendo fijamente al neurocirujano sin poder creer lo que me decía—no podía hablar. Al ver hacia mi derecha, vi a una enfermera con lágrimas que le corrían por las mejillas—esas lágrimas fueron las que me indicaron que no era una pesadilla, que realmente había pasado. La vida nos cambiaría—para siempre.

Furioso a causa de la noticia devastadora y la falta de atención e interés que habíamos recibido en el hospital local durante los tres días anteriores, empecé a gritar improperios y trasladé a Susan en ambulancia al hospital University Hospitals de Cleveland. Había pensado llevármela en un helicóptero, pero el cirujano me dijo que el daño ya estaba hecho y que no era necesario llevarla de urgencia—lo hecho, hecho estaba.

También me indicó el neurocirujano que le acababa de diagnosticar el hematoma espinal a Susan que el director de neurocirugía en Cleveland, el Dr. Robert A. Ratcheson, era uno de los mejores cirujanos del mundo y que tal vez podría lograr que recuperara algunas de sus funciones motoras o un poco de sensibilidad sacando el coágulo. Si alguien lo podía hacer era él. En ese tiempo, el Dr. Ratcheson era presidente del Congreso de Cirujanos Neurológicos de los Estados Unidos y nunca antes había visto un hematoma espinal como resultado de una anestesia epidural.[48] Era una posibilidad muy remota, pero estaba dispuesto a hacer cualquier cosa para ayudar a mi esposa. Era parte de mí—éramos uno.

Al llegar a University Hospitals, mientras Susan todavía estaba en la ambulancia, salieron a recibirme un grupo muy numeroso de personal del hospital a las puertas de la sala de emergencia. Después de haber pasado un terrible trauma y de no haber dormido, me encontraba en un estado de disociación* (una respuesta de bloqueo), sentía que no estaba dentro de mi cuerpo—me aturdía una neblina mental cuando las puertas de la emergencia se abrieron, en lo que parecía ocurrir en cámara lenta, con luces dispersas y voces muy bajas. Todavía puedo ver el momento en mi mente. Parados a los lados de la entrada se encontraban dos filas formadas por el personal del hospital, haciendo

---

* La respuesta de disociación es lo opuesto a la presencia (un mecanismo de sanación para el dolor y otros trastornos). La presencia es vivir el momento—el cuerpo y la mente en conjunto—consciente de sus propios sentimientos y pensamientos en relación con sus alrededores, deliberadamente y con pleno conocimiento. La disociación es lo contrario; separa a la persona del impacto emocional del momento para protegerla de los sentimientos que pueden abrumarla. Sin embargo, después se paga el precio de esa desconexión.

una valla a ambos lados. Los miembros del equipo que se habían reunido, todos con portapapeles y vestidos de blanco, querían ver este caso sumamente raro que llegaba a ellos desde Warren, Ohio. University Hospitals de Cleveland es un hospital docente—este caso tenía el potencial de convertirse en una experiencia de aprendizaje muy valiosa para ellos y, además, realmente les importaba.

Mientras que me hacía paso entre las dos filas, alguien alzó la voz y preguntó que si yo era el Sr. Ozanich. Al voltearme hacia la voz, el residente en jefe se adelantó y me dijo muy claramente que era muy probable que fuera "muy tarde" para tener esperanzas, pero que una laminectomía le podría dar un grado menor de sensibilidad y función a Susan. Una laminectomía es un procedimiento por el cual el cirujano cincela y serrucha el hueso que rodea la médula espinal para llegar hasta el espacio subaracnoideo con el fin de descomprimir la médula espinal extrayendo cualquier obstrucción. En nuestro caso, la obstrucción era sangre coagulada de aproximadamente 72 horas. Se trataba de una oportunidad muy pequeña y desesperada y de una operación sumamente peligrosa que podría matar a Susan. Los médicos ahora debatían entre ellos si debían o no operar—dudando de sus propias opiniones—y necesitaban que yo decidiera si verdaderamente quería que asumieran el riesgo. Susan no fue capaz de tomar esta difícil decisión, así que me pidió que la tomara yo por ella—confiaba en mi criterio, pero yo nunca había estado en una situación como esta.

Fue la decisión más difícil que he tenido que tomar porque prefería tenerla viva a mi lado, aunque fuera lisiada, a no tenerla. Me paseé durante más o menos una hora y luego decidí que debíamos intentarlo, dada la reputación del Dr. Ratcheson. Había estado esperando mi respuesta, por lo que le dije que lo hiciera, que tratara de desalojar el coágulo con la esperanza de que pudiera recuperar, aunque fuera un poco, su calidad de vida. Quince minutos después llegaron por ella—Susan y yo nos tomamos de las manos unos cuantos minutos en silencio— viéndonos a los ojos. Cuando se le llevaban en la camilla me pidió que le dijera a nuestro bebito Matthew que lo amaba mucho, si no salía viva de la operación. Me quedé observando al mar de uniformes verdes que se la llevaba— preguntándome si la volvería a ver. Esta situación le resultó tan abrumadora a Susan que la bloqueó por completo—cerró completamente sus emociones y la memoria para poder enfrentarse a los que debió ser una pesadilla dentro de otra pesadilla para ella. Solo la sostuvo su fe.

Luego, me tocó hacer otra cosa sumamente difícil—decirles a sus papás y a los míos lo que estaba pasando. Los cuatro de ellos habían estado aislados en una habitación durante un par de horas, esperando impacientemente mientras que yo hablaba con los cirujanos. Cuando entré a su habitación los cuatro se levantaron rápidamente y caminaron hacia mí, se veían absolutamente exhaustos—drenados de vida. El acontecimiento más bello de la vida—un nacimiento—había tomado un rumbo que nunca nos esperamos. A medida que les explicaba la situación, veía la angustia en sus caras—su padre, sin poder hablar y atónito—su madre, llorando; mi padre y mi madre devastados. Ahora empezaba la espera desgarradora—paseando de un lado a otro, esperando escuchar buenas noticias.

Susan y yo nos habíamos sacrificado mucho para que yo pudiera estudiar en la universidad y sacar mi título, pero el último día de la carrera no estábamos celebrando mi graduación. Ese día estaba yo acostado en el piso frío de la unidad de cuidados intensivos rezando para que volviera a caminar, y a ella la estaban sometiendo a una cirugía mayor por segunda vez en tres días. La operación microscópica para extraer el coágulo duró 7½ horas y salió muy bien, pero no le devolvió sus funciones motoras ni su sensibilidad—ya había pasado demasiado tiempo y la ventana de oportunidad estaba completamente cerrada.

Siete días después de la cirugía, el Dr. Ratcheson y el director de anestesiología llegaron a nuestra habitación para constatar el progreso de Susan—luego de unos cuantos segundos de examen, el Dr. Ratcheson me miró muy serio—las manos en las bolsas de su bata blanca—y me hizo señas con la cabeza para que lo siguiera al corredor, donde me informó que el diagnóstico "no era bueno" y que "esto nunca debería haber pasado". Me dijo en un tono bastante grave, mientras tiraba su portapapeles al escritorio de las enfermeras, que era inconcebible que los médicos hubieran esperado tanto tiempo para regresar a examinar a mi esposa y que, como su esposo, era mi obligación resolver lo que había pasado. Aunque me dijo que no podía seguir aconsejándome, sí me dijo que todos sus archivos, así como todos los de sus colegas estaban a mi disposición cuando los necesitara. La implicación estaba muy clara. El presidente del Congreso de Neurocirujanos, con una membresía de 2600 médicos, me estaba diciendo que los médicos en Warren eran responsables de un acto de negligencia intolerable—que los debía demandar—y que él me iba a apoyar cuando lo hiciera. En esos momentos, sin embargo, estaba tan devastado que ni siquiera lo consideré. Estaba demasiado preocupado pensando cómo íbamos a sobrevivir y no estaba para pensar en un litigio. Habíamos estado casados solo cuatro años y parecía que todo había terminado.

El Dr. Ratcheson me preguntó ya en las últimas visitas con él: "¿Dónde estaba el médico tratante?" Ese era nuestro médico, o eso pensamos, pero desapareció como por arte de magia cuando más lo necesitábamos. Ratcheson nos dijo que todo "giraba alrededor del médico tratante"; que él era el encargado de todos los demás doctores y que los demás seguían sus directivas para actuar. Le dije la verdad—no sabíamos dónde estaba el médico tratante. Todos habían desaparecido cuando más los necesitamos. Ratcheson solo negó con la cabeza, indignado, y dijo: "Yo creo que ya sabe lo que debe hacer ahora—es su obligación—pídale a su abogado que se ponga en contacto conmigo."

Sin embargo, la personalidad tipo T aprovecha la oportunidad y hace a un lado cualquier emoción que se supedite al deber. Yo estaba entumecido, como desafiante, durante este tiempo. No sentía nada. Estaba como zombi—avanzando—decidido a arreglar las cosas, de alguna manera. No sabía cómo, pero sabía que tenía que tratar de forjarnos una buena vida y así, seguí adelante—muerto por dentro.

> *Para afrontar una situación se requiere que reprimamos las emociones que podrían interferir con lo que sea que tratamos de hacer, y el TMS existe con el fin de mantener la represión de esas emociones.*
> — Dr. John E. Sarno, *Healing Back Pain*[49]

Para echar sal a nuestras heridas, mientras Susan se estaba recuperando de la cesárea y de la cirugía de la columna en University Hospitals, ocurrieron una serie de tornados de lo más devastadores que había experimentado el país y todo empezó en nuestro pueblo. Ese día, 31 de mayo de 1985, 43 tornados azotaron zonas de Ohio a Pensilvania a Nueva York a Ontario—los tornados que más daños económicos hayan causado en la historia de los Estados Unidos. Los daños empezaron en nuestro pequeño pueblo de Newton Falls, con tornados de grados F3 y F4, y luego aumentaron a una fuerza de F5 al acercarse al borde de Pensilvania—donde se convirtió en el único tornado F5 que haya impactado a Pensilvania. El tornado destruyó la mayor parte del centro de nuestro pueblo y alrededor de 400 casas. Nuestro apartamento se salvó por media milla, pero destruyó todas las viviendas en una calle cercana. Cuando los vientos por fin se calmaron, dejaron atrás 88 personas fallecidas y 450 millones en daños materiales. Fue el peor evento de tornados que jamás haya habido en nuestra región. La vida, literalmente, se estaba convirtiendo en un remolino fuera de control.

Nuestra vida, con nuestro lindo bebé Matthew, la invalidez y la terapia que mi esposa debía recibir era sumamente difícil. Lo único que nos sostuvo durante ese tiempo fue nuestro hijo, nuestros padres, nuestros amigos y nuestra fe en el plan de Dios. Solo la gente que ha pasado por un calvario como este puede comprender su magnitud. Cuando había transcurrido suficiente tiempo y habíamos recibido las facturas (el anestesiólogo me mando una factura por $90), y mi esposa se había rehabilitado lo suficiente como para cuidarse sola un poquito más, presenté una demanda en contra de los doctores que la habían dejado lisiada sin ninguna necesidad. Conté con todo el apoyo del grupo de neurocirugía de University Hospitals y con un testigo experto del grupo de anestesiólogos de George Washington University, y recibía una gran cantidad de llamadas telefónicas de los doctores locales urgiéndome a que presentara la demanda en contra de los doctores negligentes.*

---

*He notado un patrón muy específico durante los últimos 38 años. Los buenos médicos estaban furiosos con los otros médicos por haber dejado paralítica a mi esposa, y los médicos muy malos estaban enojados conmigo por haber presentado la demanda.

No hay demandas fáciles; no hay triunfo fácil. Ambos lados pasan por un infierno en las demandas de mala práctica; sin embargo, aprendí mucho durante los 3½ años que duró esta demanda. Aprendí que las demandas poco serias, a pesar de que no tienen sentido, son egoístas y autocomplacientes y a pesar de que sobrecargan el sistema sin necesidad, solo incrementan en forma mínima las primas de seguros, que cada día aumentan más. Las primas escandalosas son el resultado, principalmente, de los malos doctores. Las demandas por malas prácticas constituyen solo un 1-2 por ciento de los costos totales de salud. Muchas veces, son los mismos doctores los que crean los mismos problemas que afectan a la industria médica, repetidas veces, pero los buenos doctores se muestran reacios a denunciarlos—lo que se llama una "conspiración de silencio". Como ejemplo, en 1997, el mismo anestesista que le aplicó mal el bloqueo epidural a Susan dejó paralizada de por vida a otra mujer embarazada durante su parto en Alliance, Ohio. El sistema había fallado—otra vez.

Este preámbulo no es tanto una represalia contra los médicos (aunque realmente me he ganado el derecho de quejarme) como un "allanamiento del camino" para la serie de problemas físicos que estaba a punto de enfrentar debido a mi propia supresión de cólera y culpabilidad en mi conflicto id-superego personal. Por supuesto, los problemas de Susan son y eran mucho peores que los míos. Sin embargo, este libro se trata de una explicación del dolor y del síndrome llamado TMS y cómo lo logré vencer durante una vida de dolor y cómo cualquiera puede llegar a ser feliz en cierta medida luego de haber enfrentado una adversidad que nunca hubiera creído posible. Si logran obtener la fuerza y la capacidad para abrir sus mentes a lo que realmente les está pasando, todos pueden sanar si así lo desean—y lo **creen**.

Con una esposa que ahora estaba lisiada permanentemente y viviendo en un pueblo devastado por los tornados, yo tenía que ir a la estación de policía todos los días para poder salir del pueblo a visitarla en Cleveland, a una hora de distancia, porque la Guardia Nacional mantenía toda la ciudad bajo un bloqueo de seguridad. Durante todo un mes, pasé las noches sentado, en estado de shock, pensando en lo que nos había pasado. Era un sueño dentro de otro sueño. Me sentaba solo en nuestro pequeño apartamento, mientras que Matthew vivía con mis suegros en el apartamento arriba del nuestro. Estaba solo, con una vela prendida, ya que no había televisión, electricidad, teléfonos, nada—ningún lujo, como Robinson Crusoe, lo más primitivo posible.

…y así EMPIEZA el círculo vicioso…

Durante los siguientes 3 ½ años no solo estábamos luchando por sobrevivir, sino que también estábamos involucrados en un litigio de alto perfil. Seguía adelante, pero nunca me detuve a hacerle frente a lo que nos había pasado; nunca me tomé un momento ni hice el esfuerzo para descargar todo el impacto del trauma—y los niveles de tensión se incrementaron inexorablemente. Una tragedia como esta era demasiado dolorosa para enfrentarme a ella en tiempo real; la mayor parte de ella la reprimí para poder hacerle frente a la situación. La relegué a mi inconsciente y seguí adelante, ingenuamente. Esto, según supe después, fue lo peor que pude haber hecho; potencialmente, era mortal. Pero yo era el tonto **perfecto**. No tenía ni idea de lo que me estaba pasando durante los 3½ años que duró la demanda y en la nueva fase de nuestras nuevas vidas. Viendo hacia atrás, me doy perfecta cuenta de por qué me aparecieron tantos síntomas y dolores físicos, pero la obscuridad siempre es mayor antes de la madrugada.

Ahora sé que, inconscientemente, me sentía responsable de lo que le había sucedido a Susan. Sentía (aún a nivel consciente) que talvez si no se hubiera casado conmigo, su vida hubiera sido mejor con alguien más y no estaría lisiada. Cada vez que la veía en esa silla de ruedas, me sentía responsable. También sentía que tal vez hubiera podido hacer más durante esas primeras horas críticas cuando el coágulo empezó a formarse. En realidad, nunca supe siquiera que un coágulo se podía formar, mucho menos que un coágulo podía dañar la médula espinal. No soy doctor. Ni siquiera el anestesiólogo que la dejó paralítica consideró la posibilidad de un coágulo. ¿Cómo podía saberlo yo? Las notas de las enfermeras indicaban mi preocupación, pero de nada sirvió.[50] Hice todo lo posible porque recibiera la atención apropiada, pero la **culpabilidad** residual todavía estaba oculta en un lugar muy profundo. Un niño siempre se culpa a sí mismo y yo no era ninguna excepción. Después de todos estos años, se ha hecho evidente que los médicos nos fallaron, solo ellos.

La responsabilidad se estableció debidamente y quedó registrada para la historia, pero, aun así, no podía detener el conflicto interno que me arremetía constantemente. Me di cuenta del grado de negligencia médica de la cual habíamos sido "victimas" un día en el centro de rehabilitación, cuando un veterinario lisiado nos preguntó qué le había pasado a Susan. Al empezar a explicarle el procedimiento de la anestesia, de repente nos interrumpió y nos dijo: "Fue un coágulo, ¿verdad?" Los dos nos quedamos sorprendidos por su afirmación y le preguntamos cómo era posible que supiera. Nos dijo que pasaba muy seguido cuando se aplicaba anestesia epidural a los perros. Me di cuenta entonces que hasta los perros reciben mejor atención de la que nos habían dado a nosotros. Ese día me enojé más y mi sed de venganza aumentó. Sin embargo, conforme lo dicta mi tipo de personalidad, ese deseo de venganza la internalicé y mi dolor de espalda aumentó. Allá voy, quiropráctico....

A un nivel inconsciente, estoy seguro de que yo sentía ganas de hacerles mucho daño a esos doctores por su negligencia. Yo (id) quería venganza, pero mi ego se alineó con mi superego y dijo "no". Y nació el conflicto. Este es el nivel cognitivo en el que ocurre todo el estrés psíquico y mi mente inconsciente se encontraba en un estado furioso de **tensión mortal**. En los años siguientes, cuidando de Susan, no estaba dejando que aflorara mi cólera por lo que nos había sucedido porque no podía sentir o enfrentar su magnitud. Muy pocas veces hablaba de ello con ninguno, nunca lo enfrenté, y nunca vi hacia atrás. Soy un perfeccionista en recuperación—mi psique rechazaba estas cosas; las lanzaba a mi Sombra.

Aumentan mis síntomas

Mientras que se llevaba a cabo el juicio de malas prácticas en 1986, empecé a sufrir de dolores de garganta y ganglios inflamados constantemente y la espalda me dolía más que nunca—me encontraba atascado en una respuesta de bloqueo ante el trauma—desasociándome del trauma. Me convertí en un paciente habitual de la clínica de quiropráctica y hasta empecé a ir a las casas de los quiroprácticos por las noches para que me ajustaran. El alivio que sentía en la espalda como resultado de sus manipulaciones era de leve a nulo y nunca duraba mucho tiempo. Mis dolores de garganta, sin embargo, me duraron ocho meses. Había visitado a un otorrinolaringólogo, pero no logró detectar la razón por la que se me inflamaban los ganglios. Me hicieron perfiles sanguíneos muy completos, pero todos salieron normales.

También empecé a sufrir de arritmia cardíaca y las puntas de los dedos y la cara se me entumecían cada vez más al conducir de ida y vuelta a Cleveland todos los días. Me comencé a preocupar que tenía algo muy serio en el corazón, por lo que hice una cita con un cardiólogo local para que me realizaran toda una serie de exámenes. Luego de un electrocardiograma, un ecocardiograma y una prueba de esfuerzo, el cardiólogo llegó a la conclusión de que sufría de agotamiento y estrés por lo que le acababa de pasar a Susan. Después de todo, lo que nos había sucedido lo sabían todos los de la comunidad médica local. El cardiólogo me dijo: "Ha pasado por tanto, Steve—está hiperventilando, con lo cual está bombeando un exceso de oxígeno a su torrente sanguíneo y le está entumeciendo la cara y las puntas de los dedos." Me recetó un sedante y le dio el visto bueno a mi salud.

Durante todo este tiempo, el padre de Susan, Jack, estaba luchando contra una leucemia linfocítica. Jack estaba bastante bien, pero con la tragedia tan innecesaria que afectaba a su hija, sucumbió a su propia rabia y a la enfermedad y falleció dos años después, recién cumplidos los 47. Lo necesitábamos y queríamos muchísimo y contábamos siempre con su apoyo, pero de repente, él también se fue de repente. Jack y mi suegra, Pat, vivían en un apartamento arriba del nuestro, y aunque hubiera tratado, no hubiera podido escoger mejores suegros. Mis padres y Pat fueron una bendición y Jack nos ayudó hasta su último aliento. Lo quería muchísimo y, cuando falleció, se llevó un poco de todos con él—verdaderamente era un hombre único. Tristemente, nunca logró ver el resultado exitoso de la demanda por negligencia médica o ver que sus nietos se convirtieron en unas personas maravillosas. Luego de su muerte, seguí adelante, convirtiéndome, sin saberlo, en un blanco para mayores desastres. Sentía que podía mejorar todo presionando aún más. Los perfeccionistas no sienten en tiempo real, están deseosos de evitar futuros desastres haciendo a un lado los sentimientos del presente. Se preparan para lo peor por medio de un análisis mental de las situaciones hipotéticas, realizado muy rápidamente, que se denomina el pensamiento hipotético "qué pasa si..."—siempre a la defensiva, esperando que caiga el otro zapato, nunca agradeciendo el hecho de tener zapatos, sencillamente esperando que caiga el siguiente.

> *He pasado por momentos terribles en mi vida, algunos de los cuales realmente sucedieron.*
>
> — Mark Twain

Poco después de la muerte de Jack en 1987, me empezó una tos que empezó poco a poco pero que se empeoró rápidamente y me duró siete meses. Consulté con varios neumólogos locales, pero sus medicinas y sus consejos no lograron nada. De hecho, estaba empeorando. Mi tos empeoró hasta el punto que se convirtió en una tos seca y no podía dormir porque me despertaba. Perdía peso—la persistente tos me quitaba el apetito y me consumía como un incendio incontrolable. ¡Solo pensaba en toser! Fue necesario que transcurrieran 13 años para enterarme que la tos se debía a la tensión proveniente de una rabia reprimida y que estaba cumpliendo su propósito, al igual que el dolor lo había estado haciendo. Era mi mini-Yo hablándome y al no escuchar su mensaje, me distraía de mi propia ira.

Decidí que era mejor ir a la Cleveland Clinic para que me hicieran un examen más minucioso de los pulmones, ya que sabía que tenía algo muy serio, por supuesto. Luego de hacerme exámenes exhaustivos, el diagnóstico fue que no había nada malo con mis pulmones. El médico de la clínica me aseguró que estaba muy bien de salud, me pasó una tremenda factura y me dijo que la tos se había vuelto un "hábito" y que debía "tratar de suprimir la necesidad" de toser. Me dio codeína para detener el deseo de toser y romper el ciclo del eco (eco: entendido como el circuito de enfoque obsesivo de mi cerebro) que permitía a mi cerebro sentir la necesidad errada de toser. La necesidad no la conocía entonces, pero la encontré en la obra del Dr. Sarno 13 años después y, al fin, comprendí su propósito. La tos y el dolor y otros síntomas eran equivalentes al TMS; mecanismos distractores—decepciones de mi mente. Estaba sufriendo los efectos de una respuesta de bloqueo debido al estado impotente de trauma que había sufrido durante varios años. Si no podía **luchar** (matar a los médicos negligentes) y no podía **escapar** (dejar a mi familia), debía entrar en una modalidad de **bloqueo** para lograr sobrevivir. La energía que se acumulaba en mí a causa de la respuesta escapar/luchar que nunca se utilizó se quedó "trabada" o bloqueada en mi red neural porque nunca se descargó por medio de la lucha o el escape. Mi sistema autónomo estaba ahora en un estado de **desregulación** (la forma en que el cuerpo maneja la energía). Mi dolor, mi tos, todos mis síntomas—eran resultado de nunca haber descargado la energía original de mi sistema. La cólera-energía estaba atascada en mí, revelando su presencia por medio de todos los problemas de mi cuerpo. Tenía que descargarse, pero yo no comprendía los efectos de mente-cuerpo—todavía.

A las dos semanas de mi visita a la Cleveland Clinic, desapareció mi tos. El doctor de la clínica me devolvió la confianza en mí mismo y ahora, la seguridad de mi buena salud desvió el enfoque de la tos a otro ámbito del inconsciente para librar una nueva batalla... **y el círculo vicioso continuaba....**

Pronto me apareció un dolor agudo, como una punzada, en la vejiga, combinado con una sensación de ardor. La mente humana necesita centrarse en algo. Enfocar la atención forzosamente en algo más que no sea la furia, es decir, en el dolor, es el fin último del TMS, según lo describe el Dr. Sarno. Es LA pista falsa. Cuando el estrés y la cólera llegan a niveles abrumadores, las personas no pueden enfrentarse a las emociones vergonzosas y llenas de furia que les llevarían a actuar, dado que alteran la imagen idealizada que tienen de sí mismas. Entonces, el cerebro decide enfocarse en el cuerpo en vez de enfocarse en la razón subyacente del síntoma físico. La furia se traslada de la consciencia a la inconsciencia (el cuerpo). La represión es una transferencia de energía... de ahora hasta entonces... y la ayuda la presencia del TMS para que lo indeseable entre en la consciencia.

Mi furia reprimida era tan terrible que empecé a sentir una serie de manifestaciones asiduas de mente-cuerpo—como dominós que caían. El colapso sistemático de mi cuerpo físico empezó a medida que los pensamientos inconscientes indeseables empezaron a revertir su flujo de vuelta a mi mente consciente, en donde nuevamente el id deseaba hacerles frente y el superego las negaba. **Esta es la batalla clásica del pensamiento consciente.** El dolor de la vejiga me tiraba al piso cuando era necesaria una distracción de la furia que afloraba en mí. Luego, gateaba en el piso hasta que desaparecían las punzadas. Tome en cuenta que mi dolor de espalda nunca se detuvo del todo al aparecer todos estos nuevos trastornos, sino que algunas veces disminuía con un nuevo padecimiento. Los fallos aleatorios de mi sistema se constituían en distractores de mi distractor original, que era mi tremendo dolor. La mente prefiere un solo dolor o síntoma primario a la vez, pero en casos severos de tensión crónica, hay un derrame hacia otras zonas del cuerpo. El enfoque luego se traslada de un punto a otro, pero la mente normalmente escoge un área de enfoque a la vez—pero no siempre. Ahora escuchaba un ruido fuerte, como un chorro o un golpeteo en el oído izquierdo, cerca de la arteria carótida. También aumentó la punzada en la vejiga y me preocupaba cada vez más que pudiera tener cáncer de la vejiga. Estaba llegando al colmo de los pensamientos negativos, o por lo menos, eso creía yo. La negatividad es como un pez dorado; cuanto más espacio tiene, más crece. ¿Por qué habría de tener otro problema grave? El problema era que mis vibraciones negativas me estaban causando los problemas y no al revés, ya que el dolor crónico es una profecía que se cumple sola. También es difícil cambiar el tipo de pensamiento hipotético una vez que se ha perfeccionado. El acondicionamiento hacia lo negativo pueda darse rápidamente, pero cuanto más tiempo continúe, más difícil será romper el ciclo. *El tiempo puede curar las heridas, pero también puede herir a los rudos.*

Primero fui donde el urólogo porque sentía que el dolor provenía de la vejiga. Después, se confirmó mi percepción; sin embargo, el urólogo me hizo exámenes para detectar tumores o problemas con la próstata y no encontró nada malo. Sugirió que podría haberme jalado un músculo que se conectaba con el área de la vejiga. Así que me fui con el gastroenterólogo porque seguía con el dolor. Me revisó el colon sigmoide y me hizo exámenes del recto para determinar si había sangrado interno, pero no había nada malo. Me sugirió que podía ser el síndrome de colon espástico y me recetó medicina antiespasmódica, que no me alivió. En todos los exámenes que me mandaron a hacer los dos doctores no salió nada anormal y las medicinas no me aliviaron para nada. El dolor seguía. Hasta después de transcurrida una década descubrí que el dolor de vejiga era por una aflicción que se conoce como cistitis intersticial (CI). La CI ocurre cuando se reduce el oxígeno al revestimiento de la vejiga y es sumamente dolorosa. Sencillamente, estaba relacionada con la tensión, pero yo todavía no contaba con todas las piezas del rompecabezas del dolor en ese momento de mi vida. El dolor que sentía en la vejiga ocurría debido al mismo proceso que originaba el dolor de espalda y la tos.

NUNCA se me olvidará el día en que desapareció por completo mi dolor de vejiga. Literalmente, no me había podido mover sin sentir las punzadas agudas. Pero yo estaba decidido a regresar a Villa Perfecta, donde residía por esos días. Y un día, retomé la actividad física, poniendo toda mi atención en dicha actividad y, de repente, el dolor había desaparecido. Luego de meses de sufrir dolor, ese dolor específico había desaparecido en un instante. ¿Pero por qué? Pues porque lo ignoré. Lo había estado alimentando con el miedo que requería. Al igual que sucede con cualquier relación, si no se presta atención a la pareja, esa pareja dejará la relación. Sin darme cuenta, había corrido el velo por casualidad y había hecho lo apropiado, desviando mi atención del dolor. Lo repudié por medio de la **actividad** y cambié mi enfoque hacia otra parte. Todos necesitamos atención en nuestras vidas y lo mismo sucede con el dolor, porque es parte de nosotros y quiénes somos. Sin embargo, mi dolor de espalda aumentó a un nivel insoportable esa noche. Mi atención había regresado a la espalda.

Al ignorar lo que hace el cuerpo y volverse activo, la mente ya no se puede concentrar en el cuerpo o en un síntoma; debe concentrarse en la actividad. Esta es la **presencia**. El cerebro puede manejar múltiples situaciones en su proceso de toma de decisiones, pero solo puede tomar una decisión a la vez. Somos criaturas binarias. Por ejemplo, siéntese; levante el pie derecho del piso y empiece a hacer círculos en dirección de las agujas del reloj. Mientras sigue haciéndolo, alce su mano derecha y haga un número seis en el aire. Su pie cambiará de dirección de manera que siga la última decisión (dirección) de la mano. El acondicionamiento desempeña un papel preponderante en la sanación; guía la mente y el cuerpo la sigue.

Estaba cuidando a mi esposa lo mejor que podía y ella luchaba valientemente para tratar de vivir su nueva vida desde una silla de ruedas. Todavía admiro su capacidad para seguir adelante todos los días. Es un ejemplo para las personas que se compadecen de sí mismas y no saben cómo vivir una vida plena cuando las cosas no salen como las había planeado. Inclusive, tuvo el coraje de tratar de tener otro bebé, lo que afortunadamente hicimos—una bebita prematura que pesó 2 libras al nacer y que llamamos Kelsey. La experiencia de la discapacidad era nueva para nosotros, pero contamos con el apoyo increíble de mis padres; de Pat, la madre de Susan, y de nuestros buenos amigos. Fue necesario contar con todo un equipo de familiares y amigos durante muchos años, a todas horas del día, con mucha sangre, sudor y lágrimas, para que Susan llegara al punto de poder cuidarse sola como lo hace hoy en día. Mostró mucha fortaleza durante todo el proceso. Fue un tremendo esfuerzo de grupo—y logró un éxito sin paralelo.

El efecto multiplicador—Cuando llueve, realmente diluvia

Durante este período de tensión crónica, parecía como si el *statu quo* sería un problema tras otro. Mis crecientes síntomas alimentaban el pensamiento negativo que, a su vez, causaban vibraciones que atraían aún más problemas. Los síntomas que experimenté a finales de los veinte y principios de los treinta no estaban aislados ni se excluían mutuamente. Los rasgos de personalidad principales detrás de estos padecimientos eran el perfeccionismo y la baja autoestima. La combinación de estos dos rasgos genera cantidades tremendas de conflicto. La furia se convierte en un estado de alta energía dentro del sistema simpático cuando el Yo trata de realizar un hiper-afrontamiento.

Es muy importante reiterar que estos síntomas no son meramente psicogénicos porque, además, siempre hay cambios fisiológicos dentro de los tejidos del cuerpo. Aunque estos procesos se originan en la mente, los síntomas no están en la mente de la persona.

Mis síntomas eran reales y extremadamente dolorosos—se manifestaban como dolor emocional, pasando por medio del hipotálamo hacia mi cuerpo. Esta comunicación entre cuerpo y mente se realizó por medio de neurotransmisores al sistema nervioso para funcionar como traductores y mensajeros de emoción por todo mi cuerpo, logrando que mente-cuerpo fuera uno solo, sin ninguna distinción entre los dos. Los neurotransmisores solo están asumiendo su función al informar el estado de la mente al cuerpo y viceversa. El cuerpo, en sí, cuenta con la capacidad para pensar y comunicarse con la mente, la cual constituye la **cognición encarnada**. Pero para mí, esto todavía el génesis. Todavía estaban por revelarse aún más verdades. Mi lección aún no había concluido, ya que estaba por empezar el verdadero aprendizaje.

En los años siguientes, la vida se volvió cada vez más difícil para mi esposa y para mí, a medida que las tensiones aumentaban en forma dramática. Nuestra relación se había vuelto muy tensa debido a la falta de intimidad y la frustración con su invalidez, y también porque no teníamos mucho en común, más que nuestra tragedia y nuestros hijos. Nuestra relación se estaba desintegrando, pero yo no me di cuenta conscientemente en ese momento.

Lo que no queremos ver nos puede cegar

Pronto empecé a tener episodios en los que no podía ver más arriba de cierto límite horizontal. No podría ver la parte de arriba de las cabezas de la gente o leer un libro y ver las líneas. Mi campo de visión se limitó de la mitad para arriba. Este es uno de los equivalentes más aterradores del TMS. Pensé que me estaba quedando ciego, por supuesto.

En el borde de mi campo de visión podía ver lo que parecía una ola con forma dentada o en zigzag, semejante a un arcoíris. Al zigzag se le llama espectro de fortificación por su semejanza a los muros de los fuertes medievales. No siempre estaban presentes todos los colores del arcoíris; algunas veces solo veía una sola franja roja. La alteración de mi visión empezaba como un punto negro o túnel pequeño y luego se ampliaba hacia afuera, agregando colores a medida que crecía. El centelleo se propagaba y disminuía el campo de visión—visión en túnel— provocando un escotoma (pérdida de visión). La pérdida del campo de visión no tiene por fuerza que ser con centelleo. Unas cuantas personas que la han padecido solo ven una bola de luz en el centro de su campo de visión, que la obscurece.

Después de 13 años, leí en el libro del Dr. Sarno que él también había presentado este síntoma y que se le llama escotoma centellante. Un nombre muy adecuado, ya que la palabra escotoma se refiere a la noción de que "el ojo solo ve lo que quiere ver"—desviando el ojo de la mente de lo indeseable.

El espectro de color en los ojos se mueve en una forma oscilante, lo cual constituye la parte centellante. El escotoma es el área bloqueada / obscura en el campo de visión, al cual se le llama frecuentemente "visión en túnel". El Dr. Sarno había escrito que él también había presentado el mismo síntoma antes de que empezaran sus migrañas, un precursor del dolor, si lo quiere poner así. Sin embargo, luego de que uno de sus colegas le comunicó que sus migrañas eran el resultado de su cólera reprimida, desaparecieron sus migrañas, aunque todavía sufría de escotoma centellante sin el dolor de la migraña.[51] Por lo tanto, puede ser el preludio de las migrañas, pero no siempre llega a dar dolor. A esto se le denomina migraña acefálica o silenciosa. Sin embargo, tal como ocurre con el dolor de espalda, la provoca una constricción de los vasos capilares que irrigan los ojos. ¿Será que la magnitud del miedo de perder la visión es suficiente para distraer al individuo sin necesidad de que sienta dolor? No he vuelto a padecer este problema de visión desde que me curé después de leer los libros del Dr. Sarno y seguir sus consejos. Sin embargo, es una prueba más de que tiene razón; esa tensión oculta ocasiona síntomas relacionados con un flujo sanguíneo reducido o falta de oxígeno. Por lo tanto, la represión y el escotoma son sinónimos en cuanto a que vemos lo que queremos ver y solo eso… **y el círculo vicioso continúa.…**

Un repiqueteo y tintineo para Steve

Pronto se me presentó una tinitus grave en los oídos, que se incrementaba en la misma proporción que lo hacían los niveles de mi tensión y atención. La tinitus es un zumbido en los oídos o "la percepción de sonido cuando no hay una fuente externa." En latín, significa "tintinear", como una campana." Louise Hay escribió en su libro *You Can Heal Your Life* que la tinitus la origina una necedad interna por medio de una renuencia a transigir en la vida.[52] No hay duda que existe un componente de necedad en el TMS, una negativa a cambiar de rumbo. La Asociación Americana de Tinitus afirma que la causa de la tinitus no se conoce, pero menciona algunas causas que podrían desencadenarla, como desalineación de la quijada, medicamentos, acumulación de cerumen, infecciones del oído y los senos, enfermedades cardiovasculares o tumores. No tenía nada de eso. Aunque todavía oigo un zumbido con ciertos tipos de medicinas, especialmente con la aspirina, el zumbido en ese momento de mi vida era a causa de mi rabia reprimida, ya que también desapareció cuando desaparecieron todos mis demás síntomas. Sin importar la causa, se vuelve más recia cuanta más atención le ponga y cuanto más tenso se ponga. Puede llegar a ser desesperante si le pone atención— es decir, si la "escucha".

Como sucede con todos los equivalentes del TMS, es la atención que se les presta la que los mantiene a perpetuidad. Debe negar su existencia ignorándolos. Parece fácil eso de evitar los síntomas y el dolor. Recuerde, sin embargo, que las fuerzas que impulsan los problemas físicos son la cólera y la ansiedad que nunca se aceptan. Si usted supiera cuáles nexos emocionales estaban presentes detrás de la percepción consciente, no habría necesidad de que los síntomas se revelaran por medio de cuerpo. Por ello, ignorar el síntoma, como en el caso de la tinitus, no es tan fácil como se "oye".

La tinitus está hasta arriba de la lista cuando se trata de ignorar síntomas para lograr sanar. No la escuche. ¡Ponga atención a otra cosa! Recuerdo haber leído que el actor William Shatner dijo en una ocasión que el zumbido en sus oídos se había vuelto tan terrible que había contemplado pegarse un tiro. Luego dijo que solo lo había ignorado y este había desaparecido. Al igual que el dolor, es así de simple algunas veces, dependiendo de lo imperiosa que sea la necesidad de desviación.

Mi mente todavía estaba utilizando la espalda como la fuente primaria de distracción del placer diferido. Captaba mi atención con más fuerza y por más tiempo por muchas razones. Una razón era que, de mis síntomas, era el más estable. La segunda razón era que era el síntoma más doloroso. La tercera razón era que se me había dicho que era una afección grave cuando era muy joven y los doctores siempre tienen razón ¿no? Conducen lindos automóviles ¿o no? El "síndrome de la bata blanca" no solo aumenta la presión sanguínea de los pacientes, sino que también puede ejercer un poder permanente y dañino ante su presencia, como lo veremos claramente más adelante.

SZZG: Síndrome Zha Zha Gabor, cariño

Mi dolor, cuya intensidad aumentaba, me incapacitó cada vez más durante la siguiente década, hasta mitad de los años noventa. Las visitas a los doctores se volvieron más frecuentes; los terribles pronósticos se tornaron cada vez más nefastos. Hubo muchas veces que me encontraba acostado en el suelo de la sala familiar, en posición horizontal con las rodillas elevadas y con cojines colocados cuidadosamente bajo las piernas, la espalda y el cuello. Me reía cuando vi que Homero Jay Simpson se había golpeado la espalda y llevaba un cojín atado con un lazo a la cintura para mantener el cojín en su lugar. Yo le llamo el Síndrome de Zha Zha Gabor (SZZG), porque ella se acostaba con cojines bajo los pies, las piernas, alrededor de la cabeza, la nuca y los brazos. Lo único que me hacía falta a mí era la boa de plumas en el cuello y el anillo de diamante de 25 quilates, mientras decía "*cariño*". A ese respecto, el especialista de TMS, el Dr. Marc Sopher, escribió que muchas personas piensan, erróneamente, que no pueden dormir en una cama suave o sentarse en una silla suave porque no cuentan con el apoyo suficiente. Se refiere a ello como "¡No! ¡¡La silla cómoda no!!" parodiando la presentación cómica de Monty Python "la Inquisición Española". La esencia es la misma; no somos tan frágiles. Somos mucho más fuertes de lo que nos podemos imaginar; tan fuertes como creemos ser—hasta que los doctores no convencen que somos frágiles y que debemos dormir o sentarnos en un cierto tipo de superficie. La suavidad no es la causa de nuestra incomodidad. Las únicas causas son las creencias erróneas.

> *Todos aceptan que un colchón duro es bueno para la espalda como que si fueran las palabras del evangelio. La idea se ha establecido tan firmemente que toda una generación de personas jamás podrá experimentar el placer de acostarse en un colchón suave en el que puedan hundirse.*
>
> — Dr. John E. Sarno, *Mind Over Back Pain*[53]

Había días mejores que otros, por supuesto, ya que el dolor de espalda no es un problema estructural. Durante los días buenos, trataba de moverme más, pero entonces, perdía la movilidad en las rodillas. No las podía flexionar del todo, solo las doblaba a medias. Sentía dolor y rigidez directamente debajo de la rótula. Ahora me resulta obvio que el dolor se movía porque yo me estaba moviendo. El propósito del TMS es mantener a la persona incapacitada, sin poder moverse, y mantener su atención fija en el cuerpo y lejos de sus problemas. El TMS (que forma parte de usted) no quiere que sea activo. Me dijeron que tenía agua en las rodillas, que a saber qué quiere decir. Ahora sé que nunca fue cierto. Se había reducido el flujo sanguíneo a las rodillas debido a tanta tensión, eso era todo. El doctor que quería sacar el líquido de mis rodillas estaba equivocado, otra vez.

Luego, empecé a experimentar episodios intermitentes en los que la nuca se me quedaba rígida y no podía voltear la cabeza ni a derecha ni a la izquierda en la mañana. Esto generalmente ocurría después de una noche de sueño inquieto, en la que mi mente inconsciente no paraba de pensar en posibilidades negativas. Yo he oído que las personas también dicen tener la nuca agarrotada y rígida, pero debido a que "durmieron mal". Esto no es cierto, por supuesto. Puede dormir en cualquier postura que desee y los músculos de su nuca están relajados. La causa del agarrotamiento y la rigidez que lleva a los músculos a un estado de TMS es la constante contracción de los músculos de la nuca, persistente e inconscientemente, a causa de la tensión nocturna. Esto sucede debido a una mayor actividad inconsciente—debido a sus relaciones interpersonales, sus finanzas / trabajo o sus estudios. Sería más apropiado decir que mi mente inconsciente durmió mal y que el sueño de esa noche no fue relajante. Pero en la noche muchas veces reflexionamos sobre los problemas de hoy y mañana—y la tensión se incrementa con el conflicto. Uno puede estar acostado y dormir en cualquier postura que desee si su mente está relajada. La posición al dormir, lo duro del colchón o de la superficie son irrelevantes para la condición física de la nuca y la espalda en la mañana. Ahora duermo en cualquier posición, durante cualquier lapso de tiempo sin ningún problema de nuca o espalda. La única diferencia entre entonces y ahora es que integré el concepto del TMS y ahora duermo en un estado de mente-cuerpo mucho más sano y relajado.

Cuando desperté esta mañana, mi novia me preguntó: "¿Dormiste bien?" Yo le contesté "No, cometí unos cuantos errores. "
— Steven Wright, comediante, *Not Close to Ordinaire*

Yo recuerdo que, durante los momentos de más estrés y tensión, los brazos y las manos se me dormían o se me paralizaban por completo. Sentía que apretaba el cerebro inconscientemente, de la misma forma que uno contrae la espalda o la rodilla. Es difícil darse cuenta de que esto está sucediendo, ya que es un acto inconsciente, pero los efectos físicos resultantes sí son conscientes. Me daba cuenta de que estaba apretando el cerebro de una manera defensiva, constantemente en guardia de lo que podía salir mal. No esperaba que hubiera nada bueno al doblar la esquina, lo que yo denomino "la recaptación de lo negativo predeterminado"—nunca se ve nada bueno, no hay una luz al final del túnel largo y obscuro. No hay esperanzas.

Mi pobre esposa tenía un problema tras otro—tenía mucha fortaleza, basada en su profunda fe—y yo estaba allí para apoyarla a cada paso del camino. Me convertí en sus piernas—cortando, levantando, cavando, conduciendo—todo y cualquier cosa para ayudarla a seguir adelante. Tuvo el mejor apoyo que cualquiera en su condición pudo haber tenido y luchaba tan pertinazmente como pudo para volver a ser "normal"—para rehacer su vida. Hicimos lo mejor que pudimos con lo que teníamos—no hay duda de ello. Sin embargo, las exigencias impuestas en los dos ya nos estaban afectando bastante. La quería, pero entonces todavía no podría reconocer que toda la situación me enfurecía por las nuevas exigencias que se me imponían—me sentía entumecido y no podía reconocer la tensión que sentía. Sus problemas eran la causa de mis problemas. Por lo tanto, como el Dr. Sarno dijo una vez en el programa 20/20 de la estación ABC: "(su cerebro) cree que le está haciendo un favor" desviando su atención al dolor y alejándolo de lo que no quiere pensar. Al enfrascarse en un juego de emociones, el que sufre el dolor automática y continuamente reprime y relega todas las emociones que podrían ser dañinas a la **Sombra**, con el fin de mantener la autoimagen intacta.

Todos reprimimos ciertas emociones automáticamente. Algunas personas necesariamente reprimen más que otras, especialmente si ocurre un trauma. La represión es una herramienta sumamente eficiente y ocurre en todos, pero esta enfermedad tan peculiar denominada TMS es más prevalente en las personas que presentan rasgos de personalidad como la perfección, ambición u obsesión.

Resolución—Desilusión

Haciendo una digresión, 3½ años después de que mi esposa quedó paralítica, llegamos a un acuerdo extrajudicial con todos los médicos responsables de su invalidez. El pago fue cuantioso, pero fue una victoria vacía. ¿Cuál es el valor de las piernas de una persona? ¿Cuál es el valor monetario de la vida de una persona? El único consuelo fue que ahora podíamos comprarle mejor equipo y una casa más bonita. Pero nunca hay una victoria verdadera en una demanda de negligencia médica—solo hay invalidez.

Tras haber dejado atrás el arduo litigio finalmente, empecé a diseñar y construir una nueva casa con todas las facilidades posibles para acomodar a Susan en su invalidez, aunque no existe nada que se acomode completamente. Una vez me dijo un psicólogo que construir una casa es posiblemente el evento más estresante en la vida de una persona. Yo diría que tiene razón, cuando no hay tragedias. Fue estresante, pero para entonces, yo ya había regresado al programa de posgrado de la universidad y, a la vez, estaba tratando de construir una casa nueva. Presionar, presionar, presionar… sin ver hacia atrás.

Pronto empecé a sentir una constricción en la garganta llamado globo faríngeo. Era como si alguien me estuviera apretando la laringe con un alicate. La gente me comentaba que podían oír cómo me cambiaba el tono de la voz. Aparentemente, parecía el Pato Donald después de haber tragado helio. Para mí, era una represión de lágrimas y sentía la misma sensación que cuando uno va a empezar a llorar—pero el llanto nunca llegaba. Llorar en público no habría sido aceptable al Yo, por lo que los síntomas surgen, en vez de que salga el resultado más saludable.

¡Pop—bong—auu!

En la primavera de 1990, ya que había finalizado el juicio, nuestra casa ya estaba casi terminada; solo faltaba pavimentar el camino de entrada. La vida se había calmado bastante después del daño de la médula espinal de Susan y la muerte de Jack—las visitas médicas se estaban espaciando. El ojo del huracán estaba pasando y yo me sentía un poco mejor. Decidí divertirme un poco y tomé una clase de golf. Durante la clase, cuando intenté un *swing*, oí un crujido: ¡crac! en la espalda, que me dejó sin aire. Cuando llegué a mi casa, tenía la pierna izquierda paralizada parcialmente. Había perdido toda la función motora en el pie, la pantorrilla y en casi todo el músculo isquiotibial, así como los reflejos tendinosos profundos (o miotáticos) del tobillo y rodilla izquierdos. El dolor era tan intenso que, en mi camino a casa, tenía que contener la respiración porque nunca había sentido un dolor tan fuerte. Diez años después leí lo siguiente:

> *Hay otro patrón interesante que vemos frecuentemente. En estos casos, los pacientes pasan por un período de muchísimo estrés que puede durar semanas o meses, como una enfermedad en la familia o una crisis financiera. Se sienten físicamente bien mientras que están pasando el problema, pero una o dos semanas después, cuando ya todo pasó, tienen un ataque de dolor de espalda, ya sea agudo o de inicio lento. Parece como que si se pusieran a la altura e hicieran todo lo que debe hacer para enfrentarse al problema, pero una vez pasa, la ansiedad acumulada amenaza con abrumarlos, así que empieza el dolor.*
>
> — Dr. John E. Sarno, *Healing Back Pain*[54]

Así que, como diría Forrest Gump, regresé a la clínica del doctor de u-geeencia. Esta vez, el neurocirujano me mandó a hacer una resonancia magnética que mostró múltiples hernias, predominantemente en los discos L4 y L5 y S1, por supuesto. Esto se relacionaba, en general, con el área de donde emanaba mi dolor y en ese momento, tenía mucho sentido. El neurocirujano dijo que nunca recobraría los reflejos tendinosos profundos de la pierna y que debía decirle cuando ya no pudiera soportar el dolor; entonces, me iba a recortar los discos alrededor de la médula. Se mostraba reacio a operarme y tenía razón. Después de todo, sabía perfectamente lo que le había pasado a mi esposa—era el neurocirujano que había llamado y que, en unos cuantos minutos, había descubierto el hematoma que la había paralizado. Además, entre Susan y yo teníamos cuatro piernas, pero ahora, solo una funcionaba bien. El juicio al fin había terminado y, de repente, yo también estaba lisiado. Yo me había apropiado de parte de sus síntomas.

Estuve en cama durante semanas y no podía pararme en la punta de los dedos o mover el pie izquierdo y la pantorrilla izquierda por nueve meses. Tenía inutilizados el músculo isquiotibial y la pantorrilla. Si tenía que caminar, arrastraba la pierna izquierda. Unos seis meses después, los reflejos tendinosos profundos volvieron a la normalidad, a pesar de los "discos herniados" que me presionaban los nervios. Ese otoño, empecé a movilizarme otra vez y regresé a mis estudios de posgrado y también regresé a mi nivel normal de estrés crónico.

Mis problemas físicos siguieron aquejándome a lo largo de los años 90, cuando la relación con mi esposa comenzó a desintegrarse. No teníamos nada en común, pero tampoco le habíamos hecho frente a nuestra situación trágica en una forma apropiada. Era siempre presionar, presionar, presionar hacia adelante y dejar el pasado a la historia. Nunca buscamos consejería para resolver lo que nos había pasado, lo cual fue una pésima decisión. El TMS ocurre a causa de un conflicto sin resolver en las relaciones interpersonales, incluyendo y principalmente, con el Yo. Si el conflicto en estas relaciones es demasiado abrumador para la mente, y si ocurre suficiente represión, pueden ocurrir trastornos graves, y muchas veces así pasa. Tristemente, la mayoría de las personas nunca logran hacer la conexión entre sus síntomas físicos y su ambiente actual porque nunca sienten la magnitud del conflicto. ¿Por qué lo reprimimos? La respuesta es, sencillamente: debido a nuestro ego. Basándose en el principio del placer, constantemente buscamos el placer proveniente de los instintos inconscientes para evitar el dolor. Cuando diferimos la gratificación de ese placer para los fines del ego, la **tensión se incrementa** en forma dramática.

Mis síntomas se duplicaron en gravedad y magnitud a finales de los noventa. Se abrieron las heridas de las relaciones y las décadas de emociones amenazantes trataban de salir a flote hacia la consciencia—deseando ser reconocidas—y el superego las suprimía. Lo peor se avistaba en el horizonte. Conceptualmente, la cubeta de mi cólera se estaba rebalsando.

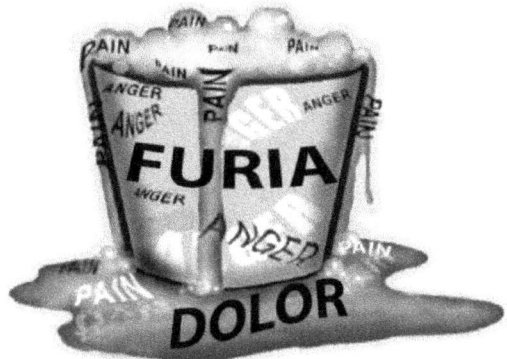

Detalle de dolencias

Mi rabia impalpable siempre estaba tratando de salir a la superficie, pero el superego la mantenía a raya por medio de síntomas corporales. El TMS se constituyó en mi vigilante, siempre presente para mantener mis emociones controladas. Se me enseñó cuando era niño que era malo causar daño; no estaba bien herir a los demás; debía ser... bueno. Así que me convertí en una persona "bien ajustada" que con el tiempo entró en conflicto con emociones dinámicas abrumadoras. El resultado final fue una disonancia cognitiva (un sentimiento incómodo causado por sustentar ideas conflictivas simultáneamente—sabiendo muy dentro que algo está mal). Con el tiempo, la determinación inquebrantable del superego de crear síntomas distractores para ocultar la revuelta del id puede ocasionar la destrucción del cuerpo por el cerebro. La mente corroerá al cuerpo para proteger la "persona". Al escoger un Yo falso sobre el auténtico, el cerebro crea una fuente ilimitada de distracciones físicas—incluyendo enfermedades mortales.

Por lo tanto, los dos propósitos principales del TMS son evitar que las emociones inconscientes se vuelvan conscientes y también mandar un mensaje de desequilibrio en la energía o los chakras. Por lo tanto, hay un componente instintivo en el proceso mente-cuerpo; un mecanismo de supervivencia en juego. Pero la industria médica ha condicionado a la sociedad para que vea en la dirección equivocada cuando se trata de comprender la salud y, por ende, sigue habiendo conflicto interno y confusión. La medicina moderna muchas veces comete grandes injusticias porque ha establecido convicciones en el pensamiento colectivo de la sociedad para que se crea que los discos herniados, los discos degenerados, la estenosis, la artritis, los espolones, etc., son las fuentes principales del dolor. Ahora sabemos que estos cambios estructurales casi nunca causan dolor, sino que son sencillamente la **fuente y el destino** de nuestra rabia.*

Allá en el rancho urbano

En el año 2000, toqué el fondo del fondo. Tantos años de reprimir la frustración y rabia hacia los médicos que habían dejado paralítica a mi esposa y habían alterado nuestras vidas ya estaba causando su impacto final. Empecé por separarme de la vida. El lado obscuro de mi pensamiento empezó a cubrir la luz; mi cuerpo me empezó a fallar rápidamente. Yo sabía, muy dentro de mí, que no había ya nada por qué vivir. Fue como si la vela de mi alma titilara y se aprestara para autoextinguirse con la brisa más leve. La ansiedad y la depresión se establecieron con fuerza. Aunque nunca había contemplado conscientemente la

---

* El Dr. Sarno sostiene en su libro *Mindbody Prescription* que es sumamente raro que un pensamiento inconsciente salga a la consciencia, pero que él tuvo oportunidad de observarlo una vez. Por lo tanto, sí pueden llegar a darse la mano, *quid pro quo*, aunque es poco común.

posibilidad de hacerme daño a mí mismo, sí me estaba permitiendo a mí mismo desaparecer gradualmente. A esto se le llama depresión.

El dolor de espalda dominaba mi vida y definía mis actividades diarias. Vivía mi vida como esclavo de mi espalda y mi vida giraba en torno al dolor. Hasta la ironía me resultaba dolorosa. Los esclavos sirven a sus amos con la espalda, pero mi espalda era ahora el ama que me esclavizaba. Ahora me dedicaba a lo que se llama "prepararse" para el siguiente trauma que aparecería. Tensaba el cuerpo y el cerebro, en espera del siguiente desastre, mientras que el TMS funcionaba como una maquinaria bien engrasada en mí. Pensaba, comía y dormía pensando en mi espalda. Todo evento giraba en torno a cómo iba estar mi espalda ese día. En una escala de 1 a 10, con el 10 como el mayor grado de dolor que podía tolerar, mi dolor alcanzaba un grado 11. Estaba empapado en sudor constantemente y tenía problemas para caminar de un lado a otro para hacer cualquier cosa. Era demasiado.

¿Cuánto puede aguantar una cubeta?

Con mi esposa lisiada permanentemente, nuestro matrimonio fracasando a toda prisa y mi carrera tambaleándose, se avecinaban más eventos malos que podría compartimentar bajo el sentimiento "negativo" …**a medida que el círculo vicioso continuaba…**.

A finales de los años noventa me sometí a una cirugía oftalmológica LASIK para mejorar mi vista, pero nuevamente fui víctima de la negligencia médica; el cirujano me destruyó la córnea izquierda y perdí la vista. Después me enteré que nunca fui un buen candidato para el procedimiento porque tenía una enfermedad llamada queratocono, que me excluía como candidato para esta cirugía. Esta operación me causó una ectasia corneal iatrogénica, una enfermedad degenerativa y progresiva de la córnea producida por un procedimiento médico que ocasiona la pérdida de la visión. Mi dolor se disparó.

Durante todo este tiempo, no podía comer con el lado izquierdo de la boca por el dolor que tenía en la parte superior izquierda. El dolor era penetrante y agudo; me corría por la cabeza y me bajaba hasta la clavícula. Luego de varias radiografías, mi dentista todavía no podía detectar ningún problema en las imágenes. Cuando le dije que ya no podía comer ni aguantar el dolor, empezó a examinar con mayor detenimiento la encía con su ganzúa. Así fue como encontró la causa del dolor—una fractura vertical de la muela por debajo de la encía, causada, sin duda, por rechinar los dientes. No hay nada que pueda hacerse para reparar una fractura dental vertical grave; se tiene que extraer la muela. Nunca se me olvidará el dolor de espalda que tenía cuando me dio la noticia. Yo creo que a él tampoco se le olvidará, ya que se solidarizó conmigo como otra víctima del dolor de espalda, con una personalidad tipo T innegable.

No podía sentarme para nada. Esperé a gatas en su clínica a que me sacara la muela. Esto, sin embargo, era solo el principio. La intensidad del dolor de espalda seguiría aumentando después de que ya me había sacado la muela y el nervio. La Novocaína que me durmió la quijada superior me duró 7½ horas. Ya era tarde esa noche, y todavía no tenía sensación en la boca para poder comer. Casi me voy a la sala de emergencia. Pero ¿qué podían hacer? Mi dentista se sorprendió mucho cuando le dije cuánto tiempo había tardado en recuperar la sensación. Luego me dijo que la sensación tarda un poquito más en volver en la mandíbula inferior, pero dos horas se puede considerar normal y, además, se trataba de mi mandíbula superior. Al fin, como a las 10 pm esa noche, volví a tener sensación en el área.

Lo peor de esta historia es que hay algo en la tensión crónica que también altera la forma en la que las personas se recuperan de una lesión, un dolor o una enfermedad, así como la forma en la que reaccionan a los medicamentos, los alimentos y el polen. La tensión da lugar a un mayor número de desequilibrios de mente-cuerpo de los que se conocen generalmente, ya que afecta todos los sistemas incluidos en el proceso de mente-cuerpo.

> *Pregúntele a un buen neurobiólogo: "¿Cuál es la diferencia esencial entre el sistema inmunológico y el sistema nervioso?" Le dirá que no la hay—el sistema inmunológico es un sistema nervioso que circula.*
>
> — Dr. Deepak Chopra, *Body, Mind & Soul*[55]

Sigue bateando, Merrill, sigue bateando

Durante este corto período de tiempo, traté de mantenerme activo, ya que siempre lo he sido, por naturaleza y por haberlo cultivado. Por lo tanto, siempre he tratado de avanzar y ganarle al dolor. El que quiere celeste, que le cueste. Así que, un Día de San Patricio, conduje el automóvil hacia una pista de golf interior de la localidad para pegarle a unas bolas, a pesar del dolor intenso. Después de varios *swings*, sentí un crujido en el codo derecho y perdí la sensación en los últimos dos dedos de la mano. Ya no podía detener el palo de golf ni podía cerrar la mano. Dejé el área de juego y me fui al bar a buscar un poco de güisqui bourbon para el dolor. Mi agonía debe de haber sido muy obvia, porque unos minutos después, la mesera me llevó una bolsa de hielo con una mirada de compasión. El hielo no me alivió mucho y el dolor se me extendió desde la mano a la clavícula. Se empeoró durante la noche, por lo que fue necesaria una nueva visita a la sala de emergencias. En las radiografías se apreciaba que me había quebrado el extremo del codo, por supuesto. La falta de sensación en los dedos era porque un fragmento de hueso estaba rozando el cúmulo de nervios que iban a lo largo del interior del codo—que muchas veces se conoce como el "huesito de la risa"—pero en ese momento, no estaba yo para risas. Como dice mi amigo Ricky: "El golf es un juego divertido, pero nadie se está riendo."

La operación para extraer el fragmento de hueso fue mucho más dolorosa que la fractura en sí. Tuvieron que cortar el tendón a medias en todo el codo para poder llegar al hueso roto por debajo. La convalecencia fue larga, agotadora, y dolorosa. Tenía que dormir sentado, con lo cual me dolía la espalda, por supuesto. Luego de seis semanas, empecé la fisioterapia para lograr un poco de movimiento en el codo. Así fue como empecé la terapia con dolor de codo y dolor de espalda. Bromeaba con el fisioterapeuta que era probable que regresara para hacer terapia de espalda después de haber terminado con la terapia del codo. Que poco sabía yo antes de leer al Dr. Sarno …**y el círculo vicioso continuaba**….

Tras la cuarta semana de rehabilitación del codo, el fisioterapeuta estaba doblando mi codo hacia atrás, contra la bursa, para seguir recuperando la amplitud de movimiento—doblándome el brazo hacia atrás sobre un cilindro para enderezarlo. Ya sé que he usado la palabra "doloroso" bastante, pero el dolor era lo único que tenía en la vida. Solo una persona que se ha roto el codo y que ha tenido que hacer fisioterapia para su recuperación puede comprender lo— digamos, "preocupante" de esta terapia. Cuando el fisioterapeuta me estaba doblando el brazo hacia atrás sobre el cilindro, la pesa que yo sostenía en la mano cayó al piso de la sala de terapias. La levantó y trató de volverla a poner en mi mano derecha, pero volvió a caer. Me dijo: "¿Puede sujetarla?" No podía. Sintiendo pánico, me levanté rápidamente. Tenía la mano derecha completamente paralizada. Miré fijamente mis dedos, aterrado de que no los podía mover, por más que tratara con todas mis fuerzas. Inmediatamente pensé en mi esposa y sus piernas paralizadas; lo horrible que debe ser para ella y la tremenda fuerza espiritual que había tenido para soportarlo todo.

Durante dos horas enteras traté de comprender lo que me acababa de pasar. Llamaron a un supervisor, quien dijo que podía haber sufrido un derrame mientras hacía la terapia. Me dijeron que me fuera a casa y esperara para ver si se restablecía mi función motora—si no, tenía que regresar para que me hicieran un escaneo cerebral para detectar un posible tumor o derrame.

Conduje a casa con la mano izquierda, sumamente ansioso de saber si iba a poder usar mi mano derecha otra vez. Después de todo, yo era derecho y siempre había sido mi mano derecha. Cuando regresé a casa y le conté a mi esposa que tenía paralizada la mano, peleamos porque no había pasado al supermercado como me lo había pedido. Nuestro matrimonio se había acabado—los peores síntomas en el horizonte—ya que los problemas en las relaciones son la causa más común de síntomas graves.

Yo estaba preocupado que había tenido un derrame o que, inclusive, pudiera tener un tumor en el cerebro, pero a ella ya no le importaba. Mis crecientes problemas se habían vuelto un verdadero fastidio para ambos. Yo la había cuidado bien, pero estaba llegando el momento de separarnos. Me tomó muchos años lograr una percepción consciente que me permitiera superar mi resentimiento hacia ella por su falta de apoyo. Mi exesposa sencillamente estaba luchando con su propia Sombra, a medida que aumentaba su resentimiento. Hay un fenómeno psicológico que ocurre con el tiempo en personas que reciben cuidados de otro; empiezan a sentir resentimiento hacia la persona que los cuida. Odian el hecho de necesitar a alguien para hacer hasta lo más ínfimo porque comprenden, implícitamente, la carga que ello supone en la vida de quien los ayuda, especialmente si viven juntos en espacios reducidos. A veces, la familiaridad genera desprecio. Yo era el que estaba allí, así que fui el que llevó la peor parte de su tremenda frustración. Susan era una buena mujer—a la que la vida le jugó una mala pasada a causa de la medicina moderna y muchos de los protocolos pedantes que guían la industria. Se merecía algo mejor, nos merecíamos algo mejor, pero la situación enfrentó a nuestros egos en un conflicto tan serio que no hay quien lo pudiera superar—nuestro matrimonio se disolvió y los síntomas se incrementaron.

Le había entregado mucho de mi vida; ahora tendría que seguir adelante solo. El dolor estaba a punto de aumentar a los niveles más altos que jamás había experimentado, alimentado por la rabia causada por la separación. Para que sanen las heridas producidas por una relación, el proceso de comunicación debe llevarse a cabo en tiempo real; allí y en ese momento.

> *La furia reprimida, la furia suprimida, la furia inhibida, la furia que se mantiene dentro del cuerpo, es tóxica.*
>
> — John Lee, *Facing the Fire*[56]

Como seguía siendo un perfecto tonto, no tenía ni idea de que, dentro de mí, había emociones en juego. No sentía nada porque estaba acostumbrado a intelectualizar todo. ¿Sufría una **alexitimia secundaria** creada por un acondicionamiento temprano y años de traumas continuos?

Yo escojo Represión por $200, Alex

> *El escape intelectual es nuestro primer refugio consciente de la cólera.*
>
> — John Lee, *Facing the Fire*[57]

Etimológicamente, la palabra alexitimia, o **alex** proviene del griego que significa "una falta de palabras para los sentimientos", aunque no es eso precisamente lo que significa la alexitimia. La alexitimia es la "incapacidad de hablar sobre los sentimientos debido a una falta de percepción emocional", pero no se considera un trastorno o una incapacidad.[58] Es sencillamente un síndrome que se manifiesta como un déficit en cognición emocional. En pocas palabras, **la persona no está consciente de ninguna emoción.** Nunca discuten o comunican sus emociones porque no comprenden que haya alguna presente. Las personas con alexitimia sufren de muchas dolencias de mente-cuerpo psicosomáticas crónicas porque no están conscientes de que tienen emociones fuertes. A los que sufren de alex muchas veces se les llama robots humanos porque pasan por las situaciones de la vida racionalizando e intelectualizando. Muchas veces ha habido un ciclo de trauma y represión que, con el tiempo, entumece a la persona hasta el punto que no siente ninguna experiencia emocional. Al reprimir una emoción o un conjunto de emociones, podemos reprimir todas nuestras emociones. Luego de repetidos traumas y represiones, tarde o temprano, se abandonan las emociones.

Esta sería una explicación convincente para las emociones reprimidas detrás del TMS y los hallazgos clínicos del Dr. Sarno con respecto a la represión y los trastornos psicosomáticos, pero puede que no sea tan sencillo. La alexitimia no es sencillamente la represión de emociones; más bien, es un vacío en el saber que existen las emociones. Con alexitimia, "Solo hay dolor, náuseas y malestar"[59] A los alexitímicos no les faltan emociones; sencillamente no las saben reconocer. Algunos investigadores de la alexitimia opinan que las personas se vuelven alexitímicas porque nunca han tenido un confidente, una persona segura, en su vida a quien expresarle sus emociones, así que aprendieron a verter sus emociones hacia adentro. Los psiquiatras Peter E. Sifneos y John C. Nemiah, quienes inventaron el término alexitimia, no han logrado dictaminar si es de naturaleza biológica (neurogénico) o si se relaciona con el desarrollo (psicogénico). Se refieren a su manifestación biológica como **alex primaria**, que incluiría haber nacido así (Ej.: Dustin Hoffman en *El hombre de la lluvia*, Kim Peek en la vida real) o haber sufrido una lesión en la cabeza, una enfermedad, etc. A la alex **psicológica** también se le denomina **alex secundaria**, un mecanismo de defensa contra el trauma, o como resultado del "acondicionamiento de los padres" para "ser bueno". La alex secundaria es muchas veces transitoria y los síntomas pueden desaparecer cuando desaparece el trauma psicológico. Nunca se me diagnosticó alex secundaria, pero sencillamente señalo la gran posibilidad que existe de que sea una causa del TMS. La alexitimia no se puede aceptar a la ligera como causa del TMS, aun cuando la alex se encuentra presente de alguna manera en la mayoría de los hombres de las sociedades occidentales.

Respuestas prácticas

Mientras tanto, de vuelta en el rancho urbano, llamé a mi cirujano ortopédico inmediatamente para que me viera la mano paralizada. Tan pronto como me vio entrar a su clínica, supo que en el centro de rehabilitación me habían pellizcado el nervio radial del tríceps derecho. Lo había visto antes en personas que usaban yeso en el brazo, comprimiendo la parte posterior del tríceps—lo cual causa la pérdida del uso de la mano. Un nervio comprimido causa parálisis en minutos, si no en segundos. La idea de que un nervio puede estar comprimido durante años en la espalda o la nuca de una persona no tiene sentido. Tardé varias semanas en empezar a usar esa mano y meses para recuperar toda la fuerza en ella. Mi dolor de espalda aumentó, sin embargo, al inundarme una profunda cólera y ocurrir más represión porque se acercaba el divorcio.

Físicamente, empecé a caer en un espiral descendente—me daban episodios cortos de vértigo. Si inclinaba la cabeza ligeramente hacia la izquierda, caía al piso y los ojos se me movían de un lado a otro rápidamente mientras mi cerebro intentaba inútilmente reequilibrar mi cuerpo. Este movimiento espasmódico de un lado a otro con pérdida del campo visual se llama nistagmo. Parece como un robot que busca un blanco. **Este fue el momento más aterrador de los que había experimentado con los equivalentes del TMS.** Pensaba que podía ser un tumor cerebral o un neuroma acústico o una enfermedad autoinmune del oído interno o el síndrome de Ménière, o cualquiera de una infinidad de trastornos del oído o del cerebro. Estaba seguro de que ya me había llegado el momento final, así que consulté con un especialista en oídos, quien me hizo un examen exhaustivo de los oídos. Su primer diagnóstico fue vértigo posicional paroxístico benigno (VPPB) y luego lo descartó, así como todos los demás trastornos graves. Mi audición y mi oído interno estaban **perfectos**, ya que todas las pruebas que me hicieron en la cabina dieron resultados óptimos. El doctor hasta me comentó: "Su audición es fenomenal para tener 40 años. La agudeza de sus umbrales es como la de un niño de 12 años". Luego me enseñó un cuadro correspondiente a un niño de 12 años y puso mi cuadro a lado. Eran prácticamente idénticos. Poco a poco me di cuenta de que tenía un sistema sensorial sumamente agudo. Hmm… otra pieza colocada en el rompecabezas del TMS.

El especialista descartó mi problema de vértigo y diagnosticó que era un "virus del oído" que me había dado y me mandó de vuelta a casa. Hasta después de unos cuantos años descubrí que los episodios rápidos de vértigo se debían al TMS. He hablado con muchas otras personas que sufren de TMS que han tenido exactamente el mismo problema (aproximadamente un 10 por ciento). A todos se les ha diagnosticado VPPB, pero yo estoy convencido que es un síntoma inducido por la tensión. Los síntomas me los sugirió un amigo en un momento vulnerable de mucha tensión. Algo ocurre durante los momentos en que el nivel de tensión es muy alto que cambia el flujo sanguíneo, ya sea al oído interno o al cerebro, o a ambos. Unas cuantas mujeres embarazadas también me han dicho que han tenido episodios de vértigo similares, indudablemente causados por la tensión de su próximo parto.

Seguí con los episodios cortos de vértigo durante unos siete meses. Comenzaron a ceder cuando empecé a mantenerme activo otra vez y a ignorarlos. Esta alteración del flujo sanguíneo es otro equivalente del TMS y debe reconocerse como tal, siempre que se hayan descartado otras condiciones graves. Los síntomas serios deben someterse a exámenes serios porque pueden conllevar consecuencias serias, en serio.

Pronto empecé a escuchar un pito agudo en el mismo oído. Parecía una sirena de policía británica por su sonido y cadencia. Eee-aaa, eee-aaa… Su volumen era tan alto a veces que me mantenía despierto toda la noche. Era más tensión que necesitaba más atención—otro mensaje más que se me enviaba sobre los tremendos conflictos y la tremenda furia que sentía y lo tremendamente infeliz que estaba. También desapareció con la cura del TMS.

Una noche necesitaba desesperadamente salir de casa y decidí acompañar a mi esposa, mi hija y una amiga a un restaurante local. Me intoxiqué con lo que comí y pasé vomitando toda la noche. No lograba ver bien con mi ojo izquierdo debido a la córnea dañada y no me podía apoyar en el brazo izquierdo a causa de la operación del codo y, además, me costaba masticar debido a la extracción reciente de la muela. La intoxicación, sin embargo, fue resultado del estado de mi sistema inmunológico en este momento. Mi hija, que comió lo mismo, no se enfermó. El sistema inmunológico es muy susceptible cuando una persona sufre de tensión crónica. No puede luchar por usted igual que cuando usted tiene una actitud positiva y alegre, con niveles bajos de tensión. También apoya aún más la afirmación de Chopra (mencionada anteriormente) que los buenos neurobiólogos comprenden que el sistema inmunológico es simplemente un sistema nervioso que circula.

Tengo la impresión de que la mente puede utilizar prácticamente cualquier órgano o sistema del cuerpo como defensa contra emociones reprimidas. Entre ellas se incluyen los trastornos del sistema inmunológico….
— Dr. John E. Sarno, *Healing Back Pain*[60]

Ahora, me daba miedo conducir mi automóvil o salir de la casa debido a los episodios de vértigo. Empecé a retraerme—a recluirme más—a sentir agorafobia por primera vez en mi vida. Siempre había sido una persona muy sociable, pero el mundo ya no me interesaba. Lo veía simplemente como otro ámbito desde el cual más problemas podían invadir mi vida. Sentía que mientras estuviera solo, podía disminuir el riesgo de que algo más me pasara …**y continuaba el círculo vicioso**….

El olor a comida me empezó a dar nausea y me repulsaba la idea de comer. Me había roto el codo, dañado la córnea permanentemente, quebrado una muela (la muela era la #13, por supuesto), paralizado una mano, tenido dolor intenso en la vejiga, intoxicado con alimentos y sufrido graves episodios de caídas a causa de vértigo—caí en una severa depresión. Solo salía de casa para ir a ver a los doctores de la espalda o para hacer fisioterapia, pero hasta eso se terminó pronto.

Había bajado 34 libras y no estaba comiendo; estaba en un estado de tensión crónica y ni siquiera lo sabía. Estaba entumecido de la mente inconsciente para arriba, moviéndome como robot por las situaciones de la vida. Estaba experimentando los efectos de una tensión mortal; de hecho, era la respuesta clásica a mi personalidad y mi biografía. No obstante, todavía no había leído los libros del Dr. Sarno, por lo que lo ignoraba completamente—todavía mantenía el pensamiento arcaico de que mis discos herniados eran los que me causaban el dolor. Hay veces en la vida que debemos reagruparnos. El dolor y la enfermedad son mensajes de nuestro Yo interno revelando que hemos perdido en contacto con nuestro Yo interno. El dolor se aumenta en forma dramática cuando no estamos escuchando—quiere atención.

La cistitis intersticial (CI) volvió con creces. Como siempre, cuando me daba, me tiraba a gatear por el piso en cuatro "patas" (realmente en tres, porque todavía no podía usar mi brazo derecho) …y el círculo vicioso continuaba….

Al paciente se le dice que tiene un problema y el problema se agrava

Mi dolor de espalda se intensificó a tal punto que, no solo aumentaba en la parte baja derecha, sino que se me pasó a la media espalda en la zona de T12, L1 (de casualidad, era la misma área donde había ocurrido el daño en la columna de mi esposa). Las dos áreas donde tenía el dolor de espalda me dolían tanto que hice una cita con el médico, quien me mandó a hacer radiografías. Las radiografías mostraron una malformación extraña en la vértebra T12. El doctor comentó: ¿Cuándo sufrió el accidente de vehículo?" Le dije que nunca había tenido un accidente. Me enseñó la deformación ósea y el severo estrechamiento entre los discos a la altura de las vértebras T-11 y T-12, y se sorprendió cuando supo que nunca me había lesionado esa parte de la espalda. También dijo que, como mi espalda era tal "desastre", prefería no manipularla más. Al momento, me sentí un poco desconsolado, pero lo más importante era lo que habían revelado las radiografías. Mostraba una estenosis del agujero vertebral con osteofitos (espolones); una malformación en las vértebras T12 y L1 y un serio desgaste de la articulación de la cadera izquierda, pero no sentía ningún dolor allí—todavía. Sin embargo, cuando me enteré de que mi cadera se estaba deshaciendo, esta deformación regresaría a atormentarme después. Luego de leer la obra del Dr. Sarno, empecé a ponerme más agresivo, como lo recomienda el proceso de sanación del TMS y ¡voila! Mi cadera izquierda se me empezó a trabar… bastante. Se me había advertido sobre estos cambios fisiológicos que ocurrían en mi cadera; mi mente aparentemente no era lo suficientemente lista como para saber que estaban allí.

Uno por uno, durante mi curación, el dolor encontró los lugares donde había desgaste en mí, buscando un sitio que me convenciera que, de alguna manera, me había lesionado nuevamente. ¡Cualquier cosa, dame cualquier cosa, para no tener que enfrentar estas emociones de resentimiento, tan violentas y tan llenas de culpabilidad! …y seguía el círculo vicioso….

Me había doblado el tobillo derecho haciendo deporte por lo menos siete veces en mi vida y había tenido que usar muletas cada una de esas veces. Primero me rompí los ligamentos del tobillo derecho en el juego del campeonato de futbol y luego me lo torcí seis veces después de ello. La última vez que me lo torcí, mi médico ortopedista me llamó para enseñarme la radiografía. Moviendo la cabeza, me indicó que tenía una artritis postraumática. Gran parte de la articulación del tobillo había desaparecido a causa de la artritis. Me enseñó otra radiografía de un tobillo sano y la diferencia era dramática. Cuando le dije que normalmente no sentía ningún dolor, se mostró muy sorprendido y me comentó: "Es un hombre con suerte; debería tener mucho dolor todo el tiempo". Con esa idea firme en la mente, estaba seguro de que iba a sentir dolor allí en el futuro, y conforme a la Ley de la Atracción*, claro que lo sentí.

Saltando hacia adelante 18 años después de que el doctor me enseñó la radiografía del tobillo al momento que estoy describiendo, en el año 2000, y el escenario ya estaba montado, luces y todo: la cistitis intersticial había vuelto, el dolor de espalda se había intensificado tremendamente y se había extendido hacia la mitad de la espalda, donde se veía una malformación extraña. Todavía perdía el equilibrio de vez en cuando por el vértigo, el codo me dolía por la cirugía, estaba perdiendo la visión en el ojo izquierdo y ahora tenía que usar muletas por el dolor del tobillo. También sufría ahora de Síndrome del Piriforme (este es un calambre del músculo glúteo medio cerca de la cadera, como resultado de un flujo sanguíneo reducido hacia el nervio ciático—resultado de tensión). El dolor del tobillo resultó más debilitante que el dolor de espalda. Con el dolor de espalda, me podía mover si era necesario, pero no con el TMS en el tobillo. Mis síntomas finales surgieron cuando mi rodilla izquierda empezó a hincharse y me empezó un dolor arriba de la rótula. Fue, por mucho, lo más doloroso que he sentido—sencillamente, no me podía mover. Susan comentó que podría tener una enfermedad de las articulaciones. Empezaba a sentir lo mismo, pero fue deprimente escuchar que alguien más lo dijera. Ella simplemente había corroborado y exacerbado mis propios pensamientos negativos. Todas las emociones que había hecho a un lado retornaron, buscando mis lesiones antiguas

---

* La Ley de la Atracción, también conocida como Las Enseñanzas de Abraham es una frase que inventaron Esther y Jerry Hicks. Su premisa principal es que las soluciones de la vida siempre están a nuestra disposición provenientes de la energía infinita del universo. Lo único que tenemos que hacer es sentir las "vibraciones" equivalentes como respuestas. Los sentimientos y emociones que surgen de nuestros pensamientos se envían hacia el universo y traen de vuelta una "correspondencia". Atraemos lo que estamos pensando hacia nosotros, ya sean cosas buenas o malas. Se basa en la mecánica cuántica en cuanto que nosotros mismos tenemos el poder de crear nuestro mundo exterior desde nuestro Yo interno. La teoría es que la energía y la materia se ven atraídas hacia energía y materia similares por medio de sus frecuencias de vibración—ya que todo ser vivo vibra. Si se aferra a un problema o respuesta, se vuelve tangible atrayéndolo hacia usted. Por lo tanto, atraemos a las personas, las situaciones hipotéticas y los efectos hacia nosotros, a medida que las vibraciones creadas por nuestros pensamientos crean materia y situaciones. Ha sido criticada como una teoría que "culpa a la víctima", pero no tiene nada que ver con culpa y muchas veces se distorsiona.

y definiendo nuevas. Pero seguía presionando hacia adelante …y el círculo vicioso continuaba….

Todavía en busca de respuestas—el Método Egoscue

A estas alturas, para lo único que podía levantarme de la cama era para seguir mi programa de fisioterapia que me había diseñado un fisioterapista de California de mucho renombre llamado Pete Egoscue. Pete había trabajado con el golfista Jack Nicklaus y el expresidente Gerald Ford. Yo también había trabajado con Pete hacía una década y había logrado resultados temporales. Por lo tanto, en esta época, me puse en contacto con su compañía, El Método Egoscue, y me diseñaron un programa específico para mi dolor de espalda. El programa de terapia me llegó en vídeo y yo lo seguí rigurosamente, haciendo los ejercicios exactamente como lo mandaba. Nunca perdí una sola sesión y fui muy concienzudo. Los hice perfectamente. Pero esta vez no estaban funcionando. Esta vez empeoraba cada vez más. Mi último recurso estaba fallando y yo también.

A medida que pasaban los meses, me mantenía dentro de mi casa—acostado en el piso de la sala familiar, sin moverme, como un mueble enfrente de la televisión. Hacía mi programa de terapia, pero cuanto más trabajaba, más se acrecentaba el dolor. El dolor se volvió tan agudo que ya no pude hacer la terapia, ni siquiera podía pensar en ella. El tiempo se me estaba acabando, así que le escribí un correo electrónico a la Clínica Egoscue y, al día siguiente, recibí una llamada del propio Pete. Sostuvimos una plática franca sobre la vida y el dolor. Me dijo que percibía que estaba sufriendo dolor muy severo y, al final de nuestra charla, de repente dijo, "con referencia al dolor de espalda… no creemos que proceda de allí". Ese comentario me sirvió para **hacer un alto**. Le agradecí su llamada y le dije adiós. Era el principio; un rayo de esperanza en un período muy largo y muy obscuro. Le agradezco a Pete por su franqueza y su consejo. Si no hubiera sido por su sinceridad, todavía tendría mucho dolor al día de hoy; todavía estuviera en terapia; todavía estaría luchando por sobrevivir como muchos otros que piensan que el dolor de espalda, el dolor de nuca y el dolor de rodilla los causa un colapso físico o estructural. Si no hubiera sido por su llamada y sus últimas palabras, es muy probable que me hubiera sometido a muchas cirugías innecesarias. Pero en esas palabras concisas, yo percibí la insinuación de Pete de que debía hacer una pausa para reflexionar, y así lo hice….

Pausa—reflexión—decisión

Reflexioné y volví a reflexionar. Hacer un alto o una pausa es importante en la vida, una pausa es un período corto de tiempo entre las respuestas de escape o lucha de donde muchas veces emanan las grandes ideas. Las pausas pueden ser grandes oportunidades para la reflexión constructiva, pero también son rutas internas para que el TMS surja si hay asuntos sin resolver. Uno siempre debe mantenerse vigilante.

El consejo de Pete fue el primer paso hacia mi sanación permanente. Puedo dividir su programa de terapia en dos partes. La primera parte es lograr que las personas se vuelvan más activas, muevan el trasero y hagan actividad física, que es también el elemento más importante de la sanación. Este es la manera precisa de vivir la vida y también de sanar la falta de vida. La segunda parte del programa de Pete se trata de reacondicionar el sistema musculoesquelético para lograr ángulos de 90 grados perfectamente orientados o revertir la postura del cuerpo a una alineación correcta. La primera es un factor *sine qua non* para la curación y la última es el golpe de gracia. Pete tiene razón en su primer enfoque que se relaciona con la actividad y la confianza, pero la realineación del cuerpo es totalmente innecesaria, como pude constatar con el tiempo. Una excesiva preocupación con la posición y alineación adecuada del cuerpo le permite a la mente distraerse continuamente del trasfondo emocional, permitiendo que la mente considere que el cuerpo tiene defectos. Este pensamiento de que existe una falla estructural sustenta directamente la estrategia astuta del cerebro, que es la razón de la existencia del TMS. Por eso, el programa no me estaba funcionado la segunda vez. Tenía un algia tensional severa y esa parte del programa estaba fomentando la continuación del dolor, incorporando en mí una imagen mental de que tenía un defecto estructural en la columna y que, de alguna manera, yo no estaba alineado físicamente en forma adecuada.

> *Mientras la persona (que sufre) se preocupa de alguna manera con lo que está haciendo su cuerpo, el dolor continuará.*
> — Dr. John E. Sarno, *Healing Back Pain*[61]

El alivio temporal que sentí con Pete la primera vez también es común en caso de las inyecciones epidurales y las cirugías, que tienen muy poco o no tienen ningún efecto luego de los efectos de placebo iniciales del primer tratamiento. Por lo tanto, necesitaba interrumpir la terapia, pero aún no lo sabía. La terapia era también culpable de mi continuo dolor, pero no tenía ni idea de lo importante que era interrumpirla en este momento porque no había escuchado hablar de un hombre llamado Sarno todavía.

> *Los pacientes generalmente se sorprenden cuando se les sugiere que dejen de hacer los ejercicios y los estiramientos que se les han recetado para sus espaldas. Sin embargo, es esencial que lo hagan para establecer en la mente, sin lugar a dudas, lo que es verdaderamente importante*
> — Dr. John E. Sarno, *Healing Back Pain*[62]

Pete Egoscue es una persona bien intencionada y honrada. Le agradezco mucho, pero ahora sé que cuando estaba siguiendo su programa de terapia hace ocho años, mi reacción a sus enérgicos escritos y reputación fue solo temporal y funcionó como placebo. Cuanto más crea el paciente o la persona que sufre en la metodología, más probabilidades tendrá de acrecentar su autoconfianza y volverse más activo para distraerse temporalmente del dolor. Mientras que su distracción temporal será útil, desafortunadamente, el dolor sin duda retornará con la terapia o la cirugía. La cirugía y la terapia raras veces son curas permanentes, ya que el dolor no proviene de un problema estructural y el cuerpo sabe cómo sanarse a sí mismo dentro de un marco de tiempo natural. Como ha escrito el Dr. Sarno, y yo he comprobado con mi propia experiencia, puede sentarse, caminar y acostarse como quiera; la espalda es la parte más fuerte del cuerpo humano. Uno no necesita que esté alineada apropiadamente.

Los humanos son seres que se adaptan a todo. Necesitan estar activos y tener confianza, pero también deben utilizar sus capacidades naturales como seres humanos para discernir lo que es verdadero y lo que no lo es. Actualmente, las personas al fin se están cuestionando la eficacia de la medicina, la terapia, las inyecciones, la acupuntura, las manipulaciones y la cirugía. Más y más personas están abriendo su mente a la **sanación de mente-cuerpo** a medida que se logran más éxitos en la curación de la persona completa en vez del rediseño de su cuerpo. La buena o mala salud depende de las creencias. Sin embargo, los cambios necesarios no siempre se dan fácilmente, debido a un acondicionamiento falso y las normas de la sociedad. El cambio generalmente ocurre lentamente, y las personas que tratan de comprender y creer en el proceso de mente-cuerpo muchas veces escogen lo que les conviene con respecto a los cambios que deben hacer, pero CREER es una política de todo o nada. Es algo así como estar embarazada. Creer no funciona a menos que se haga una entrega completa a dicha creencia. Sí, pueden volver a sentir dolor después de haber sanado del TMS usando la "cura" del Dr. Sarno. Ello solo confirma, como bien lo indica él, que, como seres emocionales, todos acumulamos rabia.

De vuelta a terapia

Luego de un breve interludio, decidí buscar al fisioterapista local, ya que todavía no sabía del Dr. Sarno. Sentí que tal vez era necesario empezar de cero. Un poco reacio, entré a mi vehículo y me aventuré a salir, lo que era un evento poco común en ese entonces. El primer día, el terapista me pidió que hiciera una flexión (la posición Cobra), que es un ejercicio terapéutico en el que uno arquea la columna hacia atrás. De repente, sentí un hormigueo, como pinchazos, que me subía de los dedos del pie hasta las rodillas. Le dije al terapista que "algo me acababa de pasar" y que sentía "punzadas y hormigueo". Esta sensación se llama parestesia y los médicos la describen como parte del proceso de la radiculopatía. Me ha tocado ver las manifestaciones de esta sensación en los brazos, las piernas y hasta las caras de los que sufren de TMS. Es la misma sensación que se siente cuando se le "duerme" la pierna; pero la parestesia no tiene una causa objetiva.

Sin embargo, sabemos, gracias al Dr. Sarno, que esta sensación de punzadas ocurre por falta del flujo de oxígeno al nervio y que, normalmente, no causa ningún daño. Yo estaba con mucha tensión; la flexión cortó el flujo y, por un instante, los nervios no recibieron oxígeno. Mi cerebro inmediatamente se condicionó para esperar la sensación de pinchazos con el movimiento.

La respuesta profesional del terapista fue: "¿De veras? …¡Qué raro!" Yo también pensé que era raro… la forma como había respondido, pues. Era un terapista y no sabía lo que estaba pasando. Casi de inmediato después de los pinchazos me dieron contracciones en las pantorrillas. Estas contracciones se conocen como fasciculaciones. Quedaba claro por los pinchazos y las fasciculaciones que algo mucho más serio de lo que yo quería aceptar me estaba pasando. Muy pronto después de eso, el pie izquierdo se me caía al caminar y no podía levantar el pie o hacer los dedos para arriba. Me comenzaron a doler los pies. El dolor de pie se movía de un lado a otro todos los días, pero el dolor en la planta de mi pie izquierdo ahora era constante. Algunos días, me dolían tanto los talones que tenía que caminar de puntillas. Otros días, me dolían tanto los dedos que tenía que caminar de talones. Me recuerdo que despertaba todos los días pensando: "¿Hoy es día de dedos o de talones? No, un momento, el martes fue día de talones, hoy es miércoles, ¿verdad? No, espera…" Mi concentración estaba fija en mi cuerpo, con miedo. El miedo es un elevador que nunca para en el piso más alto.

Un resumen de las noticias de hoy: Yo había sufrido de dolores en la espalda baja desde que tenía 14 años. El catalítico que agudizó mis numerosas manifestaciones físicas causadas por una personalidad perfeccionista era la experiencia traumática de haber visto como mi bella esposa se había quedado inválida, además de haber sufrido el subsiguiente fracaso de nuestra relación.

Años antes, había sufrido la parálisis de mi pierna izquierda, con la pérdida de los reflejos tendinosos profundos; una mala operación oftalmológica con láser me había destruido la visión; me había roto el codo y se me había paralizado la mano temporalmente; se me había roto una muela; había sufrido episodios cortos de vértigo con nistagmo; cistitis intersticial; escotoma centellante; tinitus severa; golpeteo y chirrido en el oído; sensación de punzadas y hormigueo desde los pies a las rodillas; dolor en las plantas alternando con dolor en los talones de ambos pies; pie pendular; rosácea; dolor de tobillos; dolor de rodillas; dolor de nuca e intoxicación por alimentos. Mis amigos muchas veces me decían que todo me era fácil en la vida. La vida es siempre más verde en el otro lado… de la incomprensión.

El pie pendular y el dolor de espalda llegaron a su punto más alto (dolor alto, pie bajo). Ya no podía sentarme, caminar, acostarme o dormir. Me arrastraba en un constante dolor y sudor. Había bajado 45 libras y empezaba a tener escenas retrospectivas de mi vida (¡Caramba! ¡Cuántos tiros de putt había fallado en el golf!). Aunque todavía no había pensado conscientemente en hacerme daño a mí mismo, estaba dejando que la vida se me escapara. Muchas veces me preguntaba qué había hecho para que Dios se enojara tanto conmigo. Pronto llegué a darme cuenta, por medio de una **gran transformación**, que estaba haciendo estas cosas por instinto para castigarme a mí mismo—sin saberlo. Sufrimos cuando nos separamos de la Verdad—la Verdad nunca se separa de nosotros.

Estaba postrado. Solo podía dormir cuando estaba tan cansado de luchar contra el dolor que literalmente perdía el conocimiento. Físicamente, no me podía mover. Mientras estaba tirado en la cama empecé a sentir escalofríos que me empezaban en el lado derecho y me pasaban por todo el cuerpo, como olas de hielo. Mi sistema nervioso central estaba colapsando. Ya no quería vivir, aunque conscientemente no lo quería admitir—era mi TMS y su finalidad misma—evitar que lo no pensable entrara en la consciencia.

Había llegado al punto en que sabía que la cirugía de la espalda era inevitable. Me moriría del dolor si no me arriesgaba a someterme a la operación, en la cual no tenía ninguna confianza. Después de todo, había visto como a mi esposa la habían dejado paralítica para siempre como resultado de un procedimiento de anestesia relativamente rutinario, por lo que le temía a una cirugía, aun con los mejores. No quería quedar paralítico también. Mi familia precisaba que yo estuviera saludable. Eran mi vida. Sin embargo, el dolor era tan terrible que ya casi no podía mantenerme consciente. No tenía deseos de comer ni de moverme. No obstante, tenía dos niños que necesitaban a su papá, así que busqué en lo más profundo y nuevamente me levanté y me dirigí a la oficina del cirujano ortopédico para pedirle que me recomendara a un cirujano en el hospital University Hospitals de Cleveland. Me recomendó a un cirujano e hice una cita con él para consultarle sobre la cirugía… sin embargo….

…cuando el estudiante por fin está listo, de repente se dará cuenta de que el maestro siempre ha estado allí…

¡In Vino Veritas!

Días antes de la consulta para la cirugía, por una razón desconocida (para mí, por lo menos) nuevamente reuní fuerzas para sobreponerme al dolor agudo y, con mucha pereza, dejé la cama. Tenía dolor de cabeza de estar siempre acostado, y necesitaba salir. Todavía tenía en mí esa chispa por la vida. Me enderecé, caminé cojeando a mi vehículo y conduje una milla hasta la tienda de vinos de mi amigo Mike para visitarlo y comprar una botella de rico Chardonnay. Entré tropezando a la tienda e inmediatamente me comentó mi amigo lo mal que me veía: "Te ves como que si hubieras estado pasando un infierno". Lejos estaba de saber que ese había sido mi residencia permanente durante muchos meses. No podía pararme recto, pero platicamos un rato y me despedí, ansioso de regresar a mi cama. Estaba a punto de abrir la puerta, cuando de repente, sacó un libro que guardaba atrás del mostrador. Me dijo que me esperara un minuto y me comentó que acababa de leer un artículo sobre el dolor de espalda que le había hecho pensar en mí. Recuerdo que lo hojeó rápidamente, buscando el artículo, porque sabía que yo estaba sintiendo mucho dolor. Cerré la puerta y caminé con mucha dificultad—como lo hubiera hecho Igor, el jorobado—al mostrador, donde me enseñó el artículo. Era un artículo en un libro llamado *Boardroom Classics*, escrito por un tal Dr. John E. Sarno, que trabajaba en el Instituto Howard Rusk en el Centro Médico de New York University. La descripción del dolor de espalda y los rasgos de personalidad que más comúnmente definen el dolor tenían mucho sentido. Parecía que estuvieran hablando de mí; todo lo que yo era. La tesis del artículo era que el dolor de espalda era de origen emocional y, con excepción de ciertas anomalías extremadamente raras, nunca era estructural. Mike me escribió el nombre del doctor y el libro, y yo me fui a casa; no busqué en línea y compré el libro *Healing Back Pain*. Cuando llegó el libro, leí los primeros capítulos, pensé que todo era pura tontería, tiré el libro al otro extremo de la sala familiar y regresé al estilo de SZZG, luego de un vaso… o tres de Chardonnay …**y el círculo vicioso continuó….**

No fue sino hasta después de un tiempo que volvería a tomar el mismo libro del Dr. Sarno y empezaría a darle vistazos, en un último intento desesperado por evitar la cirugía que se acercaba rápidamente, ya que la desesperación genera mentes abiertas.

Una de las tristes realidades de trabajar con un trastorno como TMS es que la mayor parte de las personas rechazan la idea hasta que están desesperadas por encontrar una solución.

— Dr. John E. Sarno, *Healing Back Pain*[63]

Me había sentido tan mal durante tantos meses, que no había podido dedicarles tiempo a mis hijos. Les veía las miradas de impotencia al pasar enfrente de mí, sin poder ayudarme. Los niños son la mayor alegría de la vida y no permanecen pequeños durante mucho tiempo. Un día me estaba sintiendo tan mal que ya no podía jugar con la más pequeña, por lo que decidí llevarla a la librería Borders Books and Music para buscar un libro de juegos de inteligencia que pudiéramos jugar juntos mientras yo estaba acostado, estilo SZZG. Cuando estábamos en Borders, mi dolor rebasó los límites porque mi distancia proxémica se había comprimido—ese espacio que las personas mantienen entre sí cuando interactúan. Decidí aprovechar esta oportunidad tan poco común de estar fuera de casa y me obligué a ir a la sección de libros sobre dolor de espalda. Ya no me podía parar, el dolor era demasiado intenso, así que gateé buscando entre los libros. Imagínese, la sección sobre dolores de espalda está hasta abajo, donde se tiene que agachar uno hasta abajo para verlos. El dependiente se debe haber sentido mal de verme gateando en el piso buscando los libros porque pasó y me dijo: "Me parece que usted necesita sentarse, ¿le puedo traer una silla?" Yo le dije que no, gracias, porque, de todas formas, no me podía sentar por el tremendo dolor. Sin embargo, fue un ofrecimiento muy amable por parte de un extraño. Así que seguí gateando hasta que vi un libro escrito por el mismo loco, el Dr. Sarno, a quien no le había creído anteriormente. Sin embargo, este libro tenía como título *Mind Over Back Pain*, que había sido el primer libro que escribió en 1982. Me recordé de lo poco que había leído en su libro posterior, en el que no había creído, pero esta vez fue muy diferente. Esta vez, se acercaba cada vez más la operación quirúrgica, por lo que decidí que lo iba a leer. Después de todo, era corto (no como el libro que están ustedes leyendo ahora). Rápidamente leí partes allí mismo en la librería, de rodillas. Capté la idea lo suficiente como para darme cuenta que este doctor había encontrado algo sumamente importante relacionado con el dolor de espalda, así como diferentes tipos de dolor de cuerpo y articulaciones. Lo compré.

Me llevé el libro *Mind Over Back Pain* a casa y me lo devoré—tratando de evitar la cirugía como que si fuera la plaga. Me identifique a mí mismo en cada página de ese libro—como que si lo hubiera escrito sobre mí. Todo parecía tener sentido y estaba bien expresado y bien investigado. Poco a poco, me comencé a dar cuenta que tenía razón en sus observaciones. El dolor es el efecto resultante de un tipo de personalidad, que se encuentra exacerbado por períodos de extrema ansiedad/tensión y las advertencias infundadas de la industria médica. A través de los años también he llegado a darme cuenta de que se origina en la ansiedad/trauma de la separación en la niñez y de las necesidades que no se han cubierto cuando se es niño. Luego, lo dispara un conflicto en las relaciones—o la crisis existencial—que se manifiesta como patrones específicos de conducta, incluyendo el TMS. Pronto también retomaría el segundo libro del Dr. Sarno, *Healing Back Pain*. Por fin me empezaron a correr las lágrimas, a medida que me daba cuenta cuántas tragedias había estado reprimiendo sin darme cuenta. Todas las emociones que no había querido reconocer empezaron a salir a la superficie— la sanación había empezado. Lo que le había pasado a mi esposa y lo que ocurrió entre nosotros finalmente estaba a punto de emerger de mí. El círculo vicioso estaba a punto de romperse y mi curación estaba por completarse y convertirse en permanente. El Dr. Sarno estaba a punto de salvarme la vida.

¿Ehh? ¿Qué es esta secreción salada?

— Jerry Seinfeld, *"The Serenity Now"*

4

Tras los cambios—Un momento para la reflexión

Tío, ¿cuál es tu padecimiento? ¿De qué está sufriendo?
— Perceval, *Cuento del Grial* (Wolfram von Eschenbach)

Si Perceval hubiera hecho esa pregunta cuando empezó a buscar el Grial (la Verdad), no hubiera sufrido tanto como sufrió ni otros a su alrededor hubieran seguido sufriendo. No obstante, tampoco hubiera llegado a aprender (crecer) tanto, así que había un fin ulterior. ¿Qué es entonces lo que realmente está pasando aquí? ¿De dónde procede tanto sufrimiento? Yo tuve mucha suerte, tuve la bendición de contar con la oportunidad del tiempo; tiempo para reflexionar sobre lo que me había pasado en la vida, así como lo que le estaba pasando a mis amigos y a otros en todo el mundo que compartimos. Las personas que no tienen la bendición de tener tiempo están a merced de aquéllos que sí lo tienen. Al mirar hacia atrás (a mis espaldas, un verdadero juego de palabras), el dolor que sentí fue necesario para obligarme a enfrentar la biografía que nunca había resuelto. **El dolor se encargó de que yo lo cumpliera.** Durante las épocas de gran tensión, mi cuerpo me estaba indicando, por medio de mis lesiones físicas pasadas y los cambios físicos naturales, que yo no era feliz. Pero todo esto se vuelve problemático cuando uno trata de atar los cabos. Por ejemplo, sentimos que una vez que nos hemos lesionado, nunca lograremos sanar en el lugar donde ocurrió la lesión; pero este es un error de pensamiento—es vivir en el pasado. Cuando sanamos, nos curamos completamente, pero la mente recuerda los lugares de las lesiones pasadas y se rehúsa a dejar de lado el miedo que acompaña a las lesiones antiguas. Estamos condicionados por la industria médica para creer que hay un problema persistente allí, cuando en realidad, no lo hay. El lugar de una antigua lesión es sencillamente un detonante para un desbordamiento emocional, el lugar perfecto para que se oculte la tensión. Las personas esperan que su rodilla o espalda u hombro o cuello reaccionen mal porque una vez existió una lesión allí, así que se convierte en un refugio perfecto para la cólera/la energía/el enfoque—nuevamente, es una creencia errada. Y, así, la persona siente, equivocadamente, que el dolor proviene de una hernia o de una artritis postraumática, etc. Este supuesto ha resultado equivocado en miles, si no decenas de miles, de personas que antes sufrían de dolor. Por lo tanto, la búsqueda de los cambios es como una culebra que se come su propia cola, cuando hay nuevas emociones que se dan a conocer a las antiguas lesiones, lo cual constituye la historia de la persona completa.

Sin embargo, el algia por tensión no siempre sigue este patrón de la mente persiguiendo memorias antiguas. Puede ser que no haya un daño estructural y, de hecho, es frecuente que así sea (Fase 1 del TMS). También me sorprendió que hay algunas personas que sufren de TMS que se apropian del sufrimiento de otros. Compartimos heridas en este mundo por medio de una respuesta de empatía, como consecuencia de nuestra gran necesidad de atraer a otros hacia nosotros, de sentirnos conectados y de pertenecer. Trasmitimos verdades y también información errónea y nuestros mentes-cuerpos responden. Si esta información (experiencia) se percibe como verdadera, se convierte en una realidad. Yo comenzaba a ver el dolor en toda su perspectiva. Crecía y el dolor era mi fertilizante.

Cuanta más empatía siente—**consciente de sus sentidos**—una persona, más compartirá el dolor de los demás. Cuanto más siente, más grande será su necesidad de "atraer hacia sí", para eliminar cualquier separación. Siente el dolor de los demás. ¿Será por miedo? ¿O será por empatía? ¿Está viviendo para sí misma o para los demás? Una cosa sí es cierta: durante los momentos de gran tensión y estrés intrapsíquico, hay una mayor susceptibilidad a **imitar** los trastornos de otras personas. No es que "le den catarros e infecciones", sino que sencillamente los imita.

Supersticiones

Es muy común que a las personas les operen una rodilla o un hombro o el área lumbar, y que luego el dolor se les pase a la otra rodilla, hombro o disco lumbar. Creen, equivocadamente, que de alguna manera están apoyándose en el lado contrario para tratar de evitar apoyarse en el lado operado o que el nuevo tejido de la cicatriz les está causando nuevo dolor. Esto no es lo que les está pasando—nada más lejos de la verdad. Sencillamente, es la tensión desconocida que está buscando un área más para llamar la atención, porque la persona cree, erróneamente, que el área donde la operaron ahora está "bien", como resultado de la operación. Y luego, la mente busca otro destino para su cólera dentro del cuerpo. Estas personas que sufren dolor no se dan cuenta del concepto del TMS, por lo que regresan a que se les recorte otro disco o se les repare la otra rodilla u hombro. En este caso, la tensión no está buscando cambios, busca esconderse desesperadamente y queda relegada nuevamente a nuevos ámbitos de preocupación.

El TMS también encuentra la forma de llegar a las personas que conversan con otros sobre las nuevas curas en boga. Admitir que esto conlleva un proceso emocional se considera una debilidad en nuestra sociedad, especialmente cuando se trata de hombres. Las mujeres son mucho más abiertas para aceptar la verdad, pero también tienden a sobrellevar niveles de ansiedad mucho más altos porque tratan de ser más amables y tienden a preocuparse más—por lo que lo dejaremos en un empate.* Al final, el resultado es que las personas sufren innecesariamente mientras que otros se enriquecen con su sufrimiento.

Entonces, ¿qué está pasando? Hay personas que me cuentan que padecen de la espalda porque "trabajan en su jardín un rato" y luego les empieza a doler. Su dolor no se debe a un padecimiento de la espalda; el trabajo de jardinería sencillamente dispara una respuesta condicionada. A un nivel inconsciente, muy dentro, el niño en ellos se cansa de la acción repetitiva. Es muy frecuente que me digan que les encanta la jardinería y que no hay forma que puedan enojarse a causa de esa actividad. No se dan cuenta de que no es el adulto el que se enoja con la actividad. Es el id el que está haciendo el berrinche causante del dolor. El id (la mente primaria) es la parte de ellos a la que se le niega el placer instantáneo. *El que no llora no mama.* Lo veo todo el tiempo. Hombres y mujeres sudando la gota gorda para entrenar a los equipos deportivos de sus hijos; corriendo para llevarlos a la escuela; trabajando en dos empleos; apurándose; adquiriendo más y más responsabilidades; correr, correr, correr… y luego, un dolor repentino. Les hacen resonancias magnéticas y otro tipo de imagenología médica que señalan artritis o hernias, y creen, ingenuamente, que su dolor se debe a estos cambios. Cuando sus vidas finalmente se calman, su dolor se alivia o desaparece. ¿Qué pasó? ¿Se des-herniaron sus discos intervertebrales de repente? ¿Se des-rompió el manguito rotador? ¿Los ligamentos rotos de las rodillas y sus caderas artríticas se reconstituyeron como por arte de magia? La respuesta es que sus niveles de tensión oculta disminuyeron.

En la mente inconsciente se ubica el centro de las emociones y de allí se envían los mensajes que interpretará la mente consciente. En una vida de ritmo acelerado, no hay tiempo para reflexionar, por lo que la mayoría de estos mensajes no se traducen, hasta que se da una sobrecarga de estimulación y dan lugar al dolor y la enfermedad. Luego, le sigue un período muy necesario de desestimulación (faltando al trabajo o quedándose en cama) debido a ese mismo dolor o enfermedad, ya que mente-cuerpo ya no logra seguir con el malabarismo. La persona, sin que intervenga su consciencia, desata sobre sí su propio dolor o enfermedad para PODER retirarse de esa situación estresante o indeseable.

Unas cuantas personas me han dicho que la cirugía a la que se sometieron funcionó, pero que sienten un cosquilleo en las piernas cuando están cansadas. Bueno, entonces la cirugía no funcionó. Creían que había sido exitosa en ese momento—el placebo "medio" funcionó—la sangre volvió a fluir porque se sintieron "curados". Al cansarse, se enojan en su interior—se irritan y se agitan— y la respuesta condicionada entra a funcionar. La estructura de la columna

---

* Alrededor de un 95 por ciento de las personas que padecen de fibromialgia son mujeres.

vertebral humana no se vuelve menos estable de repente cuando se cansa el cuerpo. El panorama general se ve más claramente cuando la pintura completa se revela. Pero el carrusel de la vida pasa demasiado rápido como para poder llevarse siempre el premio anhelado, por lo que continuamente siguen dando vueltas en círculos eternos de dolor—atrapados en el ciclo de seguir la mentalidad de manada. No es que sean tontos, sencillamente todavía no saben que están atrapados en la locura de la sociedad moderna y cegados por concepciones erradas con respecto a la salud.

En esta nueva era del siglo veintiuno, el verdadero conocimiento de "lo que está pasando aquí" se está extendiendo rápidamente. La gente se está dando cuenta de que la cirugía no es necesaria la mayor parte de las veces. Un par de personas conocidas que se lesionaron las rodillas pospusieron sus cirugías, haciendo caso omiso de los consejos de sus doctores. Terminaron curándose más rápido que otras personas a las que operaron, ya que la cirugía, en sí, vuelve a lesionar la rodilla y alarga la convalecencia. Las personas también están reconociendo, cada vez más, que tienen emociones ocultas y que esas mismas emociones muchas veces atacan los lugares donde existen lesiones antiguas. También están empezando a reconocer los momentos en que aparecen sus síntomas. Sin embargo, la **maquinaria fármaco-médica** los sigue empujando hacia atrás para mantenerlos ciegos de miedo. Todo lo que uno tiene que hacer es ver unos cuantos anuncios de televisión y empezará a tener dolores o acidez o cualesquiera otras dolencias físicas que en ellos se sugieren—y luego de estos anuncios aparecen los de las demandas por los daños que han causado las medicinas y los exámenes médicos. Las enfermedades son un gran negocio y la persona que las sufre es un cliente. A fin de cuentas, es mucho más fácil tomarse una píldora que examinar su interior buscando la causa de un trastorno o enfermedad. ¿Y a quién va dirigido el marketing de las compañías farmacéuticas en televisión? Un Perico de los Palotes no puede salir a comprar la mayor parte de estas medicinas. Al final del anuncio siempre sugieren, sin embargo, ¡que "le pregunte a su doctor sobre la medicina"! Pero el doctor no le debería recetar medicinas porque usted las vio en la televisión y decidió que las necesita. ¿A quién, entonces, van dirigidos estos anuncios? Están dirigidos a las dudas y al miedo. Miedo=dinero.

Las diversas disciplinas de la salud que se interesan en la espalda han tenido éxito en crear un ejército de personas parcialmente discapacitadas en el país, usando sus conceptos medievales de daños estructurales y lesiones como la causa fundamental del dolor de espalda.

— Dr. John E. Sarno, *Healing Back Pain*[64]

Es frecuente que las personas digan que estaban levantando o jalando algo cuando empezaron a sentir dolor. Pocas veces, sin embargo, miran lo que los estaba jalando a ellos en ese momento de su vida. Siempre hay una causa más profunda y siempre proviene de una **disonancia cognitiva**—funcionando de una manera que entra en conflicto con la forma como verdaderamente se sienten en su interior.

En momentos de muy alta tensión, el cuerpo ya se encuentra luchando o huyendo. El sistema nervioso simpático se encuentra en alerta máxima—la sangre prioriza los órganos que más se necesitan para sobrevivir. Luego, todo lo que se necesita es levantar o jalar o torcerse ligeramente para que la sangre de repente deje de fluir. Cuando se corta el flujo de sangre, se siente un dolor repentino, severo y agudo. Ahora, empieza el efecto de dominó. El cerebro empieza por proteger el área afectada mediante una mayor tensión. La persona, por medio de sugerencias repetidas y sin respaldo, **cree** que se lesionó la espalda o que tiene los discos herniados. Luego le hacen exámenes con imágenes de alta tecnología, en las que la persona visualiza la evidencia física de que existe un "daño" estructural, confirmado subsiguientemente por un informe radiológico terrible—con lo cual se convence de que su dolor se debe a una lesión estructural. Por último, el doctor mismo valida la conclusión distorsionada de la persona, aconsejándole que "lo tome con calma" o "se someta a una cirugía" o "reciba terapia" para volver a sentirse normal. Pero la persona no sabe toda la verdad. Los cambios que vio en las imágenes probablemente hayan estado allí antes de que le empezara el dolor. Solo es necesario que uno lea el estudio realizado en 1994 por Hoag Memorial Hospital/Cleveland Clinic para darse cuenta que muchas personas experimentan estos cambios y hernias y desgaste, pero no tienen ningún síntoma porque el dolor no proviene de estas "anormalidades normales". Se trasmite error tras error, capa tras capa, generación tras generación, de consciencia a inconsciencia.

El dolor no proviene de tener una pierna más larga que la otra o de tener una cadera más alta que la otra. El dolor no lo produce la artritis o los discos herniados o la deformación ósea. El dolor lo causa la infelicidad profundamente arraigada, la monotonía a causa de una falta de sentido en la vida y del miedo, los que, a su vez, enojan más a la persona que sufre y aumentan su dolor.

Me acuerdo muy bien haber visto a Michael Jackson en la televisión durante uno de sus juicios por abuso de menores. Entró al tribunal cojeando por el dolor (vistiendo unos pijamas muy vistosos), asistido por dos guardaespaldas durante uno de los primeros días del juicio. Dijo que el dolor era porque se había caído del escenario unos años antes (Fase 3 del TMS). Era obvio que su cólera se había incrementado hasta los **niveles de umbral** porque se veía forzado a estar en el tribunal y a sufrir humillaciones. El área seleccionada era el lugar de una lesión antigua, pero el dolor no provenía de la lesión, en sí; se originaba en su sistema nervioso autónomo y en su mente astuta que nunca se olvida, *a posteriori*. El ojo de su mente se recuerda de la lesión antigua y duda que alguna vez haya sanado—se convierte en un lugar que puede usarse para huir de sus pensamientos cuando sea necesario.

Una vez caí en la treta de "necesitar un colchón más suave" o "necesitar un colchón más firme" propagada por la industria del sueño. Cuando iba a un hotel, si el colchón era demasiado suave, invariablemente despertaba adolorido. Me había convencido a mí mismo de que el colchón suave me estaba molestando la espalda y así fue. "¡No! ¡¡La silla cómoda no!!" Cuando la mente duerme, el cuerpo también lo hace. Una vez se me dijo que tenía una pierna más larga que la otra y que esa era la causa de mi dolor. ¿Cómo hemos podido caer tan bajo con la medicina? Sin embargo—cuando se me olvidaba el alza en el zapato, el dolor se incrementaba en forma dramática—atrapado por la trampa—yo mismo estaba creando mi propio sufrimiento. Ahora me siento, camino, corro y levanto como quiero. El complejo fármaco-médico ha creado un ejército de minusválidos parciales que constantemente se sienten como que se si se estuvieran desarmando, y así sucede. Sin embargo, esta actitud puede cambiar y, de hecho, está cambiando. Algún día, el dolor de espalda quedará "atrás", pero seguramente surgirá un problema nuevo, más seductor, que lo reemplazará siempre que se busquen las respuestas en el cuerpo—como un punto focal que nos aleje de pensamientos y emociones que no deseamos.

¡Olvídalo, mi Viejo!

Olvídese de las alzas en los zapatos, las píldoras, los colchones, las imágenes, los corsés ortopédicos, las cirugías, las manipulaciones, la terapia, las cremas y los consejos. Para librarnos del dolor, debemos liberarnos nosotros mismos. Las advertencias sociales esclavizan la psique humana porque las amonestaciones son limitantes. Aprisionan la mente y el cuerpo se convierte en su compañero de celda. Además, para propagar aún más estos conceptos erróneos, la gente "difunde" sus padecimientos y los tratamientos a los que han recurrido para curarlos. En varias ocasiones he estado sentado en lugares públicos escuchando a la gente compartir su letanía de aflicciones. Por ejemplo, dicen: "debería de probar este nuevo soporte para el codo, ¡es buenísimo!" o "Mi terapista me mandó este nuevo ejercicio, ¡me está sirviendo mucho!" o "Probé esta medicina de venta libre para regenerar las articulaciones y ¡ya me siento mucho mejor!" "Pruebe esta nueva almohada que compré, ¡yo ya me siento mejor" o "Este cirujano es buenísimo, ¡vaya a verlo!" Y así sucesivamente, *ad nauseum*. Dónde para, nadie sabe. Los pacientes legos y los doctores ingenuamente transmiten información falsa de un lado a otro. Nadie tiene toda la culpa, pero algunos tienen más responsabilidad que otros. Las personas realmente quieren ayudar a otros y ayudarse a sí mismos, como tratan de hacerlo la mayoría de los médicos. Pero lo que no se sabe algunas veces nos puede hacer daño. Uno de mis anuncios favoritos es el de Shaquille O'Neal. "Quiero ganar un campeonato tanto que hasta me duele." Todo lo que debe hacer es frotar esta crema en el lugar que le duele y ¡por arte de magia desaparece el dolor! También hay otro anuncio muy divertido sobre un talismán que se lleva alrededor del cuello para equilibrar la energía. Mejora el equilibrio y hace que sus dolores desaparezcan y ¡hasta mejora su puntaje de golf! Estoy seguro de que sí funciona—si la persona lo cree en su fuero más profundo. Sin embargo, no es parte de ninguna solución—es el problema. Si usted cree en una piedra, su fe se queda en la piedra. Nos definen nuestras creencias—lo que creemos guía nuestras vidas.

Desde que ya no tengo dolor, he dormido en el piso y en colchones suaves; me he sentado de cualquier forma que he querido; he levantado objetos usando solo la espalda, y me he retorcido y volteado de todas formas. Ahora ya sé lo que causa el dolor—y ya no puede retener mi atención. Cuando se incrementa el nivel de mi tensión, a veces mi mente todavía busca mis lesiones antiguas. Es decir, durante momentos de gran tensión, puedo sentir cómo se tensa mi espalda o como mi cadera pierde un poco el movimiento; pero ya no hay dolor—puedo detener el dolor con solo saber qué es lo que está sucediendo en mi vida.

Algunas veces, el dolor busca el lugar del cuerpo que está llevando a cabo actos repetitivos, como un trabajo que odiamos o que es monótono. La comprensión de esto es vital para sanar—la adquisición de conocimientos—el primer pilar para la sanación. El segundo pilar es actuar conforme a esos conocimientos. Hoy en día ya sé que cuando siento una punzada de dolor estoy frustrado o enojado en el interior, pero mi cuerpo está bien y el dolor no me dura más de unos cuantos segundos. Este hecho a veces causa polémicas, ya que varias personas me han dicho "Yo pensé que ya no tenía dolor". La idea que un ser humano nunca más sentirá dolor es una fantasía. Cuando digo "libre de dolor", quiero decir que no tengo dolor crónico ni grave. Me he vuelto más que arrogante con la fuerza y la estabilidad de mi columna y he tratado de levantar objetos muy pesados sin usar las piernas. Cuando lo hago, siento una punzada, pero pasa rápidamente. Cuando hablo de vivir sin dolor, no quiero decir que me puedo disparar en un pie y no sentir dolor. Se debe usar el sentido común para discernir entre las afirmaciones verídicas y las falsas.

No apriete el gatillo—cuando el arma está cargada

Es frecuente que las personas digan que, al momento de iniciarse (el dolor), escuchan alguna clase de ruido, como un crujido, chasquido o reventón…. El ruido es un misterio…. Una cosa sí queda clara—el ruido no indica nada que sea dañino.
— Dr. John E. Sarno, *Healing Back Pain*[65]

Un detonante puede ser cualquier hecho, sensación, lugar, tiempo, movimiento, sustancia o inferencia que inicia un fenómeno físico, como el dolor. Es el corcho que se saca de la botella para que las burbujas del conflicto se hagan notar en todo el cuerpo. El detonante transmite el mensaje de la tensión existente—le recuerda al cerebro del pasado—recreando una respuesta condicionada. Activa la catástrofe de la desinformación y le brinda a la cólera que ocultamos un **punto engañoso en el cual enfocarse**.

El detonante mejor conocido es el **crujido** que se escucha al levantar o mover un objeto o al agacharse o jalar algo. El sonido es de las partes del cuerpo que se mueven unas contra las otras y el líquido de las articulaciones que se comprimen o se expanden. Generalmente, no quiere decir nada. La gran mayoría de estos "crujidos" y "chasquidos" son sonidos normales que el cuerpo hace al realizar movimientos mecánicos. Es raro, pero sí es posible, que un sonido como éstos indique un hecho serio, como una estructura que se desgarra. Por lo tanto, es imperativo que se someta a un examen físico para descartar la necesidad de recibir tratamiento médico inmediato. Estos sonidos, sin embargo, son una gran oportunidad para distraer a la persona—convirtiéndose en un señuelo físico. Estamos condicionados mentalmente para creer que cuando nuestra espalda "truena" al voltearnos o hacer un movimiento brusco, se nos ha lesionado la espalda o tenemos un disco desplazado o herniado. Esta es una imposibilidad física, como ya dije, a menos que la estructura se destroce como suele ocurrir en un accidente. Podría ser que esté ocurriendo algún cambio biofísico al oírse crujidos y chasquidos, pero generalmente serán inocuos e irrelevantes.

> *Los discos son estructuras ubicadas dentro de los huesos de la columna para amortiguar los impactos. Están adheridos firmemente a las vértebras por arriba y por abajo, y no pueden, de ninguna manera, "desplazarse".*
> — Dr. John E. Sarno, *Healing Back Pain*[66]

Los efectos de los detonantes son el resultado tanto del acondicionamiento como de la sugestión. Es decir, las personas están acondicionadas para pensar que algo está mal cuando escuchan un crujido. También se sugestionan gracias a las advertencias constantes de que deben tener mucho cuidado para no lesionarse la espalda. La Ley de la Atracción se encargará de asegurar que sentirán los efectos de esas advertencias en un momento dado. Sin embargo, la gente solo tendría que considerar lo que está ocurriendo en su vida cuando sienten un dolor muy fuerte.

Alleve-iando los detonantes

Los detonantes pueden asumir muchas formas. Tuve la oportunidad de comunicarme con un hombre inteligente que comprendía el proceso del dolor bastante bien y comprendía que era un proceso impulsado por las emociones. Sus síntomas eran una severa rigidez de cuello que empezó después de que una pastilla de Alleve se le trabó en la garganta. También estaba haciendo mucho ejercicio en el gimnasio durante la semana y estaba pasando por una situación familiar muy tensa a causa de serias restricciones financieras. Su padecimiento era un efecto anunciado. La pastilla solo lo empujó al límite del umbral de tensión y sus síntomas empezaron a aparecer—Fase 2 del TMS—y le provocaron la rigidez del cuello y mareos, síntomas clásicos del TMS. La pastilla no le alivió nada, al contrario, le detonó algo mucho más profundo. No obstante, hay que mencionar algo a su favor y es que comprendió implícitamente que el proceso era un efecto emocional.

Un detonante común es la **advertencia** . Las advertencias dan inicio al dolor cuando a la persona se le ha prevenido repetidas veces que debe tener cuidado con algo que antes no sabía (la Ley de la Atracción en acción). Me puse en contacto con un hombre llamado Chris, quien había sufrido de lesiones por esfuerzo repetitivo (LER) y se recuperó bastante rápido después de haber descubierto la obra del Dr. Sarno. Chris me había escrito que su dolor "se disparó hasta arriba" luego de que asistió a un curso obligatorio sobre lesiones por esfuerzo repetitivo y dolor de mano. Una advertencia de dolor… provoca dolor— porque le proporciona a la persona compulsiva un punto focal aprobado socialmente para esconderse cuando necesita una distracción mental. Un ejemplo común de ello es el latigazo cervical crónico.

Me encontré con un detonante extraño, si bien interesante, mientras que investigaba. Se trata de uno propuesto por un hombre que ya se había recuperado de LER en un 75 por ciento luego de leer el segundo libro del Dr. Sarno. Robert hubiera logrado un 100 por ciento de recuperación, pero no podía cambiar su patrón de dolor cuando usaba el dedo índice derecho para manipular el ratón de su computador. En las propias palabras de Robby: "La parte más extraña es que el dedo y la mano no me duelen cuando cierro los ojos y muevo/ hago clic en el ratón. ¡¡¿Pareciera que es la pantalla (y los programas) los que detonan el dolor?!?" Al cerrar los ojos, se reduce la percepción de la vista, uno de los sentidos. Por lo tanto, cerrar los ojos, alegóricamente, los abre, eliminando el **detonante sensorial**. Si, inconscientemente, odia mirar fijamente la pantalla de su computador porque ello entra en conflicto con sus deseos y necesidades inconscientes, al cerrar los ojos se "interrumpe" la fuente de información que dispara su cólera; es decir, su vista. La vista es uno de los sentidos que nos ciega (Lao Tzu).

Juan sin suerte

También existe el **detonante de la compasión** humana. Conocí a un hombre llamado Chuck, de treinta y tantos años, que sufría de un TMS grave. Tenía una sensación de ardor extremo en el pulmón y oleadas de frío intenso desde la cabeza hasta los pies, lo cual es común en momentos de extrema tensión. Describía la sensación de frío como una cubeta de agua fría que le echaban encima. Estaba pasando por una época de ansiedad extrema a causa de la separación después de que su esposa lo había abandonado. También había sufrido episodios de parálisis y de una tinitus creciente. Hablé con él por teléfono después de un episodio que lo había enviado directo a la sala de emergencias, desesperado por la tremenda ansiedad y las sensaciones de ardor, debilidad y vértigo. Me explicó que una compañera de trabajo lo había abordado ese día, preguntándole que "cómo estaba" con respecto a sus problemas de salud. Describió los siguientes hechos: "…en ese momento sentí que caía un peso sobre mí, seguido de una debilidad general, que me obligó a dejarme caer de rodillas, lentamente, ante el miedo de desplomarme—luego, me empezó el ardor… la debilidad, seguida de ardor, en oleadas sucesivas, mientras que permanecía tirado en el piso". Dos días después, luego de que había regresado del hospital, lo llamó a su casa la misma compañera de trabajo para ver cómo estaba. En sus palabras: "…al segundo día, cuando ella llamó, iba sintiendo cada vez más ansiedad, a medida que hablábamos, sentía más ardor, hasta que me vi obligado a decirle que me estaba pasando nuevamente y le pedí que me esperara en línea… dejé el teléfono para recuperar el aliento, pero no quería dejarla esperando, así que tomé el teléfono nuevamente antes de haberme recuperado y, a medida que ella seguía hablando, tuve que interrumpir la conversación… la ansiedad y el ardor me habían regresado con fuerza… una vez que salía, ya no lo podía volver a guardar… Me fui deteriorando hasta sufrir, se podría decir, un ataque de pánico… Vértigo, ardor y pánico, que empezó a desaparecer al empezar a hablarles a los que me atendieron en la Sala de Emergencia."

Estas muestras de interés de esta amiga, como él las describió, eran una "auténtica preocupación" y dispararon lo que él describió como el "peso que lo agobiaba". Esta es la descripción franca de las circunstancias que se dieron en su cuerpo, como suele ocurrir con el **simbolismo** de mente-cuerpo. Al final, llegamos a un límite de represión, luego de "ir solos" sigilosamente por la vida— escuchamos palabras cariñosas de otro ser humano y esa **compasión** lleva al individuo al borde de un umbral de autocompasión. Su compañera de trabajo detonó una respuesta anunciada al pronunciar las palabras que necesitaba escuchar con desesperación de los seres que amaba o de cualquiera, pero que no había escuchado, con lo cual se sentía solitario y desconectado. Muchas veces deseamos vengarnos de los rechazos que sufrimos anteriormente tratando de volvernos independientes de los demás. Cuando llega una persona comprensiva dispuesta a escuchar, se abren las compuertas de la autocompasión y se permite que aflore la energía reprimida. Ello puede ser una curación y una catarsis; sin embargo, si ocurre más represión y negación, las cosas pueden empeorar. Un doctor amable que escuche o un gesto amistoso puede curar las heridas por aislamiento y desconexión. Como me escribía este hombre, todo pasó cuando empezó a hablar con el personal de la Sala de Emergencias. Yo me había comunicado con el Dr. Sopher sobre esa misma necesidad de ser escuchado, ya que él era un doctor experimentado en el proceso de mente-cuerpo, y él estuvo de acuerdo en que un doctor que escucha amablemente puede ser un mecanismo de sanación reconfortante y poderoso. Puede desactivar lo activado.

La tercera es la vencida, ¿no? Si seguimos tratando de ser duros e independientes Y si continúa la necesidad de saber si le importamos a alguien, la batalla sigue librándose en el subconsciente. Varias semanas después, Chuck siguió conversando con la misma "muchacha detonante" y empezó a sentir olas de los mismos síntomas y "repentinamente colapsó". Esto es acondicionamiento al extremo. La primera vez que ella, por compasión, le preguntó cómo le iba, la pregunta hizo que todas las emociones que había estado reprimiendo salieran a la superficie. Ahora, cada vez que ella le pregunta cómo está, su cerebro reacciona de la misma manera—como aquella gacela que escapó del león. Además de decirle que dejara de hablar con ella, le expliqué el proceso de asociación, el cual ahora comprende perfectamente. Lo que no entiende es que sus síntomas sean resultado de reprimir sus emociones; refrenar lo que no puede enfrentar hasta que llega al punto de que un solo detonante inicia una crisis. Y es así como sus síntomas llegan para salvarle el día para que pueda evitar enfrentarse a sus verdaderos sentimientos. Su cerebro, sencillamente, le está haciendo un favor.

Otro señor me escribió que había sanado alrededor de "un 80 a 95 por ciento" con la sanación del TMS—estaba más activo y estaba corriendo y levantando pesas. En esencia, se sentía bien; pero alguien había cometido el error de preguntarle cómo estaba de la espalda. Él le había respondido "bien", "nunca me había sentido tan bien". Luego, en sus propias palabras: "…al día siguiente, ¡BAM!—¡casi no me podía parar!" La pregunta sobre su espalda le recordó el pasado—los pensamientos que había hecho a un lado ahora ocuparon el primer plano—¡BAM! Este es el Fase 1 del TMS.

Definitivamente tenemos que desahogarnos. ¿Quién de nosotros no le ha preguntado a otro cómo se siente y la persona de repente rompe a llorar? ¿Y qué pasa si no pueden o no deben llorar debido a que así lo dicta su superego? Deberán ocultar la necesidad de llorar en su cuerpo, y esta, con el tiempo, se disparará cuando aparezca el detonante adecuado. El **detonante de la compasión** puede revertir el ojo de la mente a todo lo que se ha reprimido hasta el momento. No obstante, el detonante no funcionará y el arma no se disparará, a menos que esté cargada.

Otro detonante común es un **golpe** o **torcedura**. La cólera inconsciente se precipitará hacia el área del cuerpo que se ha golpeado contra algo o alguien. Toda la ira reprimida se dirige al área golpeada, como un dique que se rompe. Cuando es una mente obsesiva, el dolor permanecerá durante un período largo. Este es el Fase 2 del TMS, con características autoinmunes cuando el cuerpo reacciona exageradamente a una sensación y se pone rojo—se hincha—atacándose a sí mismo, aparentemente, como en el caso de la gota.

Otros detonantes comunes son los **detonantes empáticos** . Estos se dan cuando ocurre una gran sensibilidad hacia otros durante períodos de alta tensión y ansiedad, como cuando alguien muy cercano sufre de un trastorno serio o peligroso. Mi amigo virtual, Scott Tovan, admite que es susceptible a los síntomas de otras personas. En sus palabras: "Había sufrido de síntomas de espalda y piernas luego de que una buena amiga se había sometido a cirugía de la espalda (le encontraron un tumor benigno en la médula espinal y este le estaba presionando los nervios de la pierna). También me dio vértigo unos cuantos meses después de que a ella le dio". Yo también sentí el mismo detonante de vértigo que el señor Tovan. Cuando sufría de TMS severo, una amiga mía me contó de sus episodios de vértigo. Unas cuantas semanas después, cuando me dio el TMS crítico, me dieron sus mismos síntomas, exactamente como ella me los había descrito—copiando literalmente todos los detalles.

El Rey de los Detonantes podría ser el **detonante de la edad**, también conocido como el "**Detonante del No Tan Feliz Cumpleaños**", que incluye la percepción de que se está perdiendo la salud y la apariencia joven. El dolor de mi amigo Allan lo paralizó cuando cumplió los 70. Comprende perfectamente y admite que fue la idea del envejecimiento y sus consecuencias lo que lo debilitó. En su libro *The Mindbody Prescription*, el Dr. Sarno enumera seis necesidades básicas que nos enojan y nos frustran si no se solventan adecuadamente. La sexta necesidad de la lista es "ser inmortal (inconscientemente, nos da cólera pensar en la inevitabilidad de la muerte)". Allan cuenta una linda historia sobre el dolor que lo paralizó y su recuperación total luego de descubrir los libros del Dr. Sarno. Me dijo que había sido testigo de que sus amigos y conocidos habían decaído mucho después de cumplir los 70 años, y luego, este proceso mental detonó su propia enfermedad, a medida que se debilitaba a sí mismo pensando que seguiría por el mismo camino. Cometió el error de atisbar el futuro y no vivir en el momento. Esto no solo comprueba que un **error de pensamiento**, por sí solo, puede crear un desequilibrio del proceso mente-cuerpo, sino que también le da crédito a la pregunta de Satchel Paige: "¿Cuántos años tendría si no supiera cuántos años tiene?" A Allan le dijeron que tenía una estenosis grave y que necesitaba someterse a una cirugía de urgencia, pero sabiamente, se negó. Con el tiempo, se recuperó completamente por medio de la sanación del TMS.

El dolor es, como lo describió el Dr. Sarno, un fenómeno "de la cuna a la tumba"; sin embargo, el TMS existe principalmente durante los años en que tenemos las mayores responsabilidades. La mayoría de los dolores que sentimos después de esos años de más responsabilidad, se deben casi por completo a la cólera de envejecer—de ver a amigos y parientes fallecer, con lo que se incrementa la rabia por la separación. El dolor es, muchas veces, parte de una crisis de la mediana edad, cuando las personas empiezan a buscar respuestas más allá de lo que ven—cuando sienten curiosidad por la vida que transcurre fuera de lo que conocen. El psiquiatra suizo, Carl Jung, escribió: "Entre todos mis pacientes que están en la segunda mitad de su vida—es decir, los que tienen más de 35 años— no ha habido uno solo cuyo problema no resida, en última instancia, en buscar una perspectiva religiosa en su vida." [67] La gente necesita respuestas reconfortantes. Si no puede encontrarlas en la terapia del conocimiento o con consejeros, deben buscar en lo más profundo de ellos mismos para lograr un despertar espiritual.

Otro detonante común es la lesión, enfermedad o **muerte de un ser querido**. Unas cuantas semanas después de que murió la esposa de mi vecino, lo operaron de la espalda (cirugía para la estenosis). En el libro *The Mindbody Prescription*, el doctor Sarno incluyó una lista de factores estresantes compilada por los psiquiatras Thomas Holmes y Richard Rahe, quienes estudiaron "el papel de los eventos estresantes en la vida". La Escala de Estress Homes-Rahe es una lista de hechos dispuestos según grado de estrés que producen (con posibilidad de causar furia interna), de mayor a menor. El hecho que más estrés produce y que tiene más posibilidades de causar ira es "la muerte del esposo o esposa". Los detonantes que se relacionan más con este son los de **seres queridos enfermos**. Muchas de las historias de estas personas con dolor empiezan con "mi madre o mi padre está viviendo conmigo desde que se enfermó". O "Tuve que empezar a cuidar a mi madre cuando…" La energía que exige el cuidado de su ser querido genera la furia inconsciente que los conduce hacia el umbral de furia del Dr. Sarno.

Un detonante muy común es el **embarazo**. El dolor puede empezar durante el embarazo o el período de posparto—debido a que se esperan nuevas exigencias, hay un miedo al cambio y existen heridas emocionales anteriores de la madre durante su propio nacimiento/infancia. Como sabemos que los desequilibrios químicos son resultado de un proceso mental y no al revés, podemos deducir que la energía requerida por la nueva responsabilidad del bebé (una nueva parte de sí misma) es la que produce gran ansiedad y la que altera la química.

Uno de mis detonantes preferidos es el que se incluye en el libro *Healing Back Pain*, en el que uno de los pacientes del Dr. Sarno le dijo que solo sentía dolor cuando se preparaba un trago y trataba de relajarse. Este detonante del trago es, en realidad, un detonante de **culpa**. El individuo escrupuloso siente que no merece relajarse y, es posible que haya sentido dolor una vez cuando se tomó un trago, así que el acondicionamiento le sirve otra dosis de dolor "en las rocas".

También existen los **detonantes por exámenes**. Los individuos con personalidad Tipo T muchas veces se quejan de dolor constante después de haberse hecho pruebas para detectar trastornos urinarios, intestinales, oftalmológicos, auditivos y de otro tipo—que aparecen como resultado de los procedimientos efectuados durante los exámenes médicos. El dolor y la preocupación por el examen médico se vuelve ahora el nuevo punto de enfoque— y empieza el TMS….

Hay muchos detonantes más, la mayoría de los cuales aparecen en la lista de factores estresantes que el Dr. Sarno ha incluido en su libro *The Mindbody Prescription*. Sin embargo, la mayor parte de ellos se pueden integrar a los detonantes que he enumerado aquí, con excepción de los detonantes por comidas, químicos y polen—o sea, detonantes por sustancias.

Y así sucesivamente… La lista de detonantes es infinita.
— Dr. Marc Sopher, *To Be or Not To Be… Pain-Free*[68]

5

Como me liberé del dolor

Una vida sin examen propio y ajeno no merece ser vivida por ningún hombre.
— Sócrates, *Apología de Sócrates* (469-399 AC)

Cuando escribo que he sanado o me he curado quiero decir que ya no siento dolor de espalda después de haberlo sufrido continuamente durante 27 años. La gente siempre tiene diversos dolores y malestares porque son seres orgánicos, pensantes y sensibles. Yo me considero que he vuelto a la normalidad, a donde estaba a los 12 o 13 años. Como seres humanos que tenemos el infortunio de tener expectativas y tener un ego, siempre tendremos alguna clase de síntoma, pero la vida es divertida y debe gozarse. Ahora lo puedo ver claro: el dolor ha desaparecido; comprendo los obstáculos que se interpondrán en mi camino.

Por casualidad me había encontrado con la obra del Dr. Sarno y, por fortuna, tengo una mente curiosa y abierta. ¿Creí que sus afirmaciones eran ciertas? No, realmente no; muy dentro de mí pensé que estaba un poco loco. ¿Sería que había tomado muchas radiografías sin ponerse un casco protector de plomo? Yo estaba desesperado por deshacerme del dolor y evitar la cirugía porque había sido testigo de cómo habían dejado paralítica a mi esposa durante una operación menos invasiva que la que me harían a mí. Además, entre las docenas de personas que conocía que se habían sometido a cirugía de espalda, no les había servido de nada. Sí, algunos dirán que sí les funcionó, pero era evidente que no había sido así. Unos todavía tenían que tener mucho cuidado y otros tenían días en los que sentían mucho dolor. Se habían dejado engañar por el poder atrayente y maravilloso del **efecto placebo**, y a la mayoría los habían tenido que operar nuevamente cuando pasaba el efecto y la tensión oculta volvía a surgir en sus rodillas o pecho, etc. Algunas de las afirmaciones más comunes de mis amigos o conocidos que se han sometido a operaciones de la espalda o cuello o rodilla u hombro que no han funcionado son:

Sí, funcionó la cirugía, pero todavía debo tener cuidado.

Sí, funcionó la cirugía, pero me deben hacer otra, y otra, y otra.

Sí, funcionó la cirugía, pero debo acostarme rápidamente si siento que me va a empezar el dolor.

Sí, funcionó la cirugía, pero no puedo levantar nada.

> Sí, funcionó la cirugía, pero si hago demasiado, empiezo a sentir "punzadas".
>
> Sí, funcionó la cirugía, pero debo hacer muchas sentadillas todos los días o debo seguir con mi terapia.
>
> Sí, funcionó la cirugía, pero ahora me duele el tobillo, la rodilla o la cadera, etc.

Si la persona le tiene aprecio y confía en el cirujano, el efecto placebo puede ser considerable. Sin embargo, esto es raro. La mayoría no se da cuenta de que falló la cirugía, y de que siguen adelante sufriendo de TMS. Cuando uno verdaderamente se cura, puede levantar casi todo lo que uno quiere. No hay dolor residual. No hay necesidad de "acostarse" rápidamente. No hay más miedo de levantar algo o de agacharse ni siquiera hay **necesidad** de temor, porque la curación proviene de la comprensión que el origen del dolor nunca fue estructural. Para unos cuantos que tienen suerte, la cirugía placebo puede durarles toda la vida, dependiendo de cuan tan profundamente crean que con la cirugía se resolvió su problema. Seguramente, sin embargo, el dolor volverá a aparecer cuando sus niveles de tensión se eleven nuevamente porque la cirugía no logró quitar la verdadera causa de su dolor. La curación real, integrada, de cuerpo-mente es permanente, pero también depende de que se solvente efectivamente el conflicto emocional. Todo alivio del dolor por medio de una cirugía se debe al alivio que se siente al saber que la cirugía ya pasó y también a la confianza que se tenga en el cirujano y en el procedimiento.

Yo quería creer en los hallazgos del Dr. Sarno; sin embargo, como la mayoría, al principio no creí. Toma tiempo integrar toda la verdad, agregando un poco de **desesperación** como fuerza motivadora para ampliar el conocimiento del momento. Los que tienen paciencia, egos pequeños y mentes abiertas logran sanar adecuadamente. Yo lo he podido observar cientos de veces—y, aún más importante, yo mismo lo experimenté. Los que niegan el concepto del TMS siguen sufriendo de dolor o de un miedo constante de moverse o de realizar cualquier actividad. Al principio, yo me encontraba en el medio. Sin embargo, hoy ya no le tengo miedo al dolor ni hay ninguna señal de que alguna vez tuve dolor. Unos 18 años después de que me encontraba en una condición crítica, todavía sigo libre de dolor. No obstante, los años han pasado y ya no soy tan joven, y mi espalda se deteriora con la edad. Entonces, ¿qué pasó?

Etapas de la sanación

En nuestro espejo más íntimo, nos vemos a nosotros mismos como paragones de virtud o de inteligencia; hasta nuestras fallas o desventajas más evidentes desaparecerán o se teñirán de un atractivo color.

— Dra. Karen Horney, *Our Inner Conflicts*[69]

Yo **nunca**, jamás, me hubiera considerado una persona enojada. Siempre me había considerado una persona serena y controlada—pero ese ES PRECISAMENTE el problema. La apariencia externa de control, serenidad y paz está requetebién—pero cuando aparecen dolores, convulsiones y problemas dermatológicos, intestinales, inmunes, asmáticos y digestivos—algo más profundo está ocurriendo—usted está ocultando algo de otros y de usted mismo. La serenidad aparente que acompaña la fuerte represión tiene un precio sumamente elevado. Los síntomas son indicadores de que estas emociones realmente están presentes, allí, muy cerca de la superficie, literalmente gritando por salir.

Un inicio inestable

Desesperado, empecé a seguir los consejos del Dr. Sarno con una actitud no muy fervorosa. Tenía la balanza de la justicia en las manos; a la izquierda estaba la operación y sus peligros, a la derecha, el concepto de que podría tener tendencias represivas—suficiente tensión como para crear síntomas físicos de tal magnitud. Sin embargo, el lado diestro ahora contenía esperanza y en el lado siniestro—desesperación.

Empecé a leer el primer libro del Dr. Sarno, *Mind Over Back Pain* y también compré su segundo libro como audio libro, *Healing Back Pain*. Ya tenía *Healing Back Pain*, que por cierto había lanzado hasta el otro lado de la sala familiar cuando empecé a leerlo y a comprender sus implicaciones. En retrospectiva 20/20, ahora está claro que lancé ese libro con toda mi furia porque sabía, muy dentro de mí, que todo era verdad. La verdad quema la triste obscuridad con luz ardiente y el objeto que se quema es—el ego.

Acostado en la cama, leí *Mind Over Back Pain* y cómo el sistema nervioso autónomo interviene en el dolor. La lectura me resultaba, y todavía me resulta, difícil porque tengo dañada la córnea izquierda, pero el libro tenía mucho sentido y estaba respaldado por evidencia estadística sólida, así como por años de experiencia. Hacia el final de la lectura de ese pequeño libro, me empezó a pasar algo extraño. Las manos se me empezaron a hinchar. Era una de las cosas más sorprendentes que había visto. Nunca me había pasado antes, ni me volvió a pasar después. A medida que iba leyendo, empecé a comprender lo que el Dr. Sarno quería transmitir con respecto al sistema nervioso autonómico y la cólera que no reconocemos y, de repente, mis dos manos se comenzaron a hinchar, se llenaron de sangre, como resultado de un flujo sanguíneo irregular. Se me hincharon tanto las manos que no podía cerrarlas ni doblar los dedos. ¿Sería que mi mente inconsciente estaba creando una distracción para evitar que comprendiera la razón verdadera de mi dolor? Yo creo que esa era la razón—mantener oculto lo oculto. Todavía no sé por qué me pasó eso en las manos. Tal vez fue porque tenía la verdad en mis manos, en ese libro. La realidad del proceso mente-cuerpo se estaba desarrollando justo ante mis ojos. **Todos sabemos la Verdad que está dentro de nosotros mismos**; el conflicto se da cuando nuestros egos deciden que debemos apartarnos por las razones que describí anteriormente. Cuando nos enfrentamos a la verdad, nuestras fuerzas internas se rebelan—la Sombra no quiere que la ilumine la luz—esa es la razón por la cual escondemos aspectos de nosotros mismos dentro de ella.

Dejé de leer y me quedé viendo mis manos fijamente durante más o menos media hora, a medida que se incrementaba la presión en ellas. Me preguntaba si explotarían. ¿Mi seguro cubriría las manos que explotan? Luego, repentinamente, me comenzó a doler el pecho, mientras que desaparecía la hinchazón de las manos. No me sentía muy preocupado porque sabía que algo empezaba a cambiar. Mi dolor de pecho duró unos 15 minutos y luego desapareció. Nunca había tenido dolor de pecho antes y nunca lo he tenido después. También fue mi primer encuentro con el proceso autónomo en acción. Sentí esperanza. Un cambio había ocurrido y **el cambio es lo que se necesita** para recuperarse del dolor crónico.

Para entonces, mis días consistían en quedarme en cama, sin poder moverme, leyendo los libros del doctor Sarno y tratando de comprender todas sus aseveraciones. Traté muchas veces de sentarme o de caminar, pero el dolor me tenía completamente incapacitado. Lo temía—lo cual era precisamente lo que quería mi cerebro. Sin embargo, decidí que iba a probar y me senté en la cama, me levanté y traté de caminar unos cuantos pasos y volverme más activo y retar el dolor, como lo aconsejaba el buen doctor. Pero el costo de mis esfuerzos era muy alto, ya que el dolor siempre aumentaba—en forma dramática. De hecho, empecé a sentir más dolor y una variedad de otros problemas físicos. Estos problemas aumentan las dudas que la persona tiene sobre el proceso de sanación del TMS y al llegar a este punto, muchos lo abandonan, pensando que es una tontería. Pero lo que el buen doctor había escrito me parecía muy lógico, y no quería detenerme tan pronto—no me podía dar por vencido—todavía no. Mi necedad me había metido en este lío—mi necedad tenía que sacarme de él.

Las dudas que yo tenía sobre el TMS eran muchas todavía, así como era mucho mi dolor. Sin embargo, había algo en "la forma como escribía" que me urgía a seguir adelante. Podía percibir confianza en sus escritos y TODO me parecía perfectamente razonable—los testimonios de sus pacientes parecían genuinos y sinceros, así que seguí adelante... y **el círculo vicioso también continuó**....

Cada día leía—repetidas veces—las secciones sobre las carencias leves de oxígeno y trataba de caminar. Era difícil creer que algo tan minúsculo podía causar un dolor tan debilitante; todo tenía un matiz estructural que podía ser peligroso. Después de todo, yo había visto las imágenes que me había hecho y mostraban estenosis, discos herniados y artritis. ¿Podía esta ligera isquemia producir un dolor tan agudo e insoportable? No estaba seguro.

Los días se convirtieron en meses. Leía y luego trataba de moverme como lo sugería Sarno. Sin embargo, día tras día, los reveses eran más frecuentes que los triunfos. Aunque el doctor había explicado elegantemente que "uno no se puede hacer daño a sí mismo", todavía me era difícil creer totalmente, por lo que me movía con mucho cuidado. Tener ese cuidado, como pude comprobar más adelante, era lo peor que yo podía hacer. Debería haber desechado toda duda desde el principio, pero este es un procedimiento natural, como lo confirman muchos otros que se han curado de la misma manera, debido a que los médicos nos han hecho creer, equivocadamente, que tenemos defectos físicos.

Los meses se convirtieron en más meses, siguiendo los mismos patrones de "un paso hacia adelante" y "cinco pasos hacia atrás". Pero no tenía nada que perder y, más importante, no estaba empeorando. Con ello quiero decir que, si bien a medida que aumentaba mi actividad el dolor sí se incrementaba en muchas ocasiones, había días en que el dolor no era tan agudo. Si los problemas hubieran sido estructurales, lo más lógico hubiera sido que el dolor aumentara con más actividad y movimiento. La única explicación posible era que el Dr. Sarno podría tener razón, pero todavía no estaba convencido. No podía caminar; no podía sentarme. No me podía gozar a mis hijos; tenía una esposa lisiada; los tres necesitaban que los ayudara. El Dr. Sarno por lo menos me había dado esperanzas. Al menos podía hacer un medio intento de sanar. Por lo tanto, seguí adelante, logrando resultados a medias. Como seres vivientes obtenemos de la vida lo que invertimos en ella o lo que creemos sobre ella. Vibramos a diversas frecuencias y recibimos vibraciones similares (la Ley de la Atracción).

No soy el único que ha tenido dudas en las primeras etapas de la sanación. He conocido a gente que también se ha curado y que me dicen que ellos, también, dudaban mucho al principio. El Dr. David Schechter, un médico especialista en TMS en Beverly Hills (en California–es decir, piscinas y estrellas de cine), quien conoció al Dr. Sarno cuando estudió en New York University, ha dicho: "La duda es parte del proceso (del TMS)". Y así es, en realidad. Si no hubiera dudas sobre fallas en la estructura, como lo plantean los médicos, no habría un dolor constante. Por lo tanto, las dudas relacionadas con el TMS refuerzan el dolor para que continúe, a medida que el miedo irracional alimenta la estrategia del cerebro.

Ya había transcurrido medio año o más y parecía que yo seguiría atrapado en un círculo vicioso que no podía romper. Empecé a preguntarme si estaba pecando de ingenuo al seguir los consejos de este doctor Sarno. Después de todo, yo me encontraba desesperado y las personas desesperadas toman medidas desesperadas. Yo sabía, implícitamente, que debía incrementar las medidas para comprobar que el diagnóstico (autodiagnóstico) de TMS era el adecuado o para probar que el TMS no era más que el ardid de un curandero.

Para apuntalar lo que creía, empecé a escuchar un resumen del libro *Healing Back Pain* en formato de audio. Cuando llegó el juego de grabaciones, me coloqué lo audífonos con muchas expectativas de escuchar la voz del Dr. Sarno. No fue el *sine qua non* de mi sanación, pero sí fue el paso más importante que pude haber dado para avanzar. Me di cuenta que el sentido del oído es más poderoso que el de la vista (lectura). En mi caso, escuchando, creí.

Cuando uno se encuentra deprimido y debilitado por períodos prolongados de tortura por el dolor, la confianza no existe o es muy débil. Se necesita confianza para poder sanar del dolor—**confianza en el diagnóstico**. Es crucial encontrar algo para aumentar la confianza, paso a paso, sin importar qué tan pequeños sean los pasos. Escuchar la voz del buen doctor explicando el proceso de TMS me impulsó hacia adelante.

Cuando le preguntaron a Helen Keller cuál de sus sentidos escogería si se le permitiera optar por uno, respondió: "Soy tan sorda como ciega… La sordera es la peor de mis desgracias. Significa la pérdida del estímulo más vital—el sonido de una voz que transmite el lenguaje, que genera ideas y nos mantiene en la compañía intelectual del hombre". Helen sabía el poder de conexión que conlleva el sonido.

"Tracordificación"—La conexión entre los corazones

El sonido tiene un poder asombroso porque sentimos las vibraciones de la conexión, mientras que no podemos sentir (por lo menos conscientemente) las vibraciones de la vista (luz). Yo pienso que esto empieza desde el seno materno, cuando el bebé escucha las vibraciones del corazón de su madre al latir y escucha las vibraciones de su voz. Necesitamos escuchar que estamos a salvo—conectados y bien. Yo necesitaba escucharlo directamente del Dr. Sarno. Sin embargo, como una persona que aprende por métodos **visuales-espaciales**, con una debilidad evidente en el aprendizaje auditivo, tuve que escuchar esas cintas constantemente. Luego de escuchar su voz, empecé a visualizar todo el proceso que él había descrito—tanto en símbolos como en imágenes. Con solo la lectura no estaba progresando tan rápido como debía dado mi tipo de aprendizaje. Al escuchar la voz del Dr. Sarno se produjo una conexión entre él y yo y me permitió visualizar el proceso mejor de que lo había hecho con solo leer sus libros. En la cinta de audio me decía que yo iba estar bien—muy parecido a lo que uno espera sentir cuando lo visita en su clínica personalmente.

Por último—al escuchar las palabras que había estado leyendo y memorizando, sentí un impulso hacia adelante. Tenía mucha confianza en sus hallazgos—sin ser arrogante ni dogmático, sino que profesional y práctico sobre lo que había observado y consideraba cierto. Sabía que la tensión-ira era la causa de la gran mayoría de los dolores que los doctores atribuían al desgaste estructural en todo el cuerpo. Aseguraba que la degradación estructural se debía al proceso de envejecimiento normal del cuerpo y que las nuevas imágenes de alta tecnología, como las resonancias magnéticas, mostraban los cambios que ocurrían normalmente en el cuerpo al pasar de la vida. La comunidad científica, equivocadamente, había vinculado el dolor con estos cambios estructurales normales. Aun cuando el dolor algunas veces se localizaba cerca de los sitios donde existía degeneración, el consenso había transformado este error común en una **correlación falsa o apofenia—un patrón o conexión que no existe**. Esto se pudo comprobar mediante un estudio de anormalidades en los discos intervertebrales y no intervertebrales observadas en resonancias magnéticas. Este estudio se llevó a cabo en el Hoag Memorial Hospital en Newport Beach, California (vea el Capítulo 4), y se llegó a la siguiente conclusión: "Es frecuente que la detección de bultos o protuberancias en las personas que sufren de dolor en la parte baja de la espalda sea una coincidencia". Las palabras claves aquí son frecuente y coincidencia.

Una vez me senté a calcular cuántas veces había escuchado partes de las cintas resumidas del libro *Healing Back Pain*. Estimé que pasaban de las mil. Muchas personas pueden sencillamente leer el libro y sanar mediante la comprensión de cada página, línea por línea; sin embargo, yo, como aprendo de forma visual-espacial, necesitaba conceptualizar el panorama general escuchando e imaginando los símbolos e imágenes.

Durante toda esta fase de la curación, también pensaba psicológicamente, como él aconsejaba. Examinaba mentalmente, en detalle, todas las posibilidades de mis síntomas, buscando cada fuente y todas las fuentes posibles del dolor y los demás síntomas. La lista era sorprendentemente larga y empezaba con la frase "esposa paralizada". Todavía no sentía cólera por nada. Sabía que **debería** estar enojado por lo que les había pasado a Susan y a Matthew y lo que me había pasado a mí, pero no lo estaba. Este era el problema—el superego había sepultado toda la furia en mi cuerpo **...y el círculo vicioso continuaba....** Sin embargo, todos esos años en los que había practicado el deporte estaban a punto de dar sus frutos. Un deporte le enseña a uno a ser disciplinado. Cuando uno está golpeado o lo han derribado, se levanta, sin importar el dolor; sale adelante y vuelve al juego—para seguir buscando la meta.

Uno debe enfrentarse al TMS, luchar contra él, o los síntomas continuarán.
— Dr. John E. Sarno, *Healing Back Pain*[70]

Tenía una radiocasetera portátil muy cerca de mi cama. Al levantarme, gateaba hacia ella y la encendía para escuchar la cinta de *Healing Back Pain*. Día a día seguía adelante, aumentando mi nivel de actividad, leyendo, escuchando y visualizando. Comprendía perfectamente que debía moverme, imaginar visualmente que mi cuerpo estaba más saludable y tener completa fe en el proceso.

Sí, por favor necesito una llamada para
NO despertarme a las 6:24 de la mañana

Durante varias semanas, todas las mañanas precisamente a las 6:24 me despertaba una punzada fuerte en la espalda, como un rayo. Era como la película "El día de la marmota". El dolor me sacaba el aire. Me sentaba rápidamente, miraba el reloj y me dejaba caer nuevamente en la almohada, pensando que debía empezar otro día exactamente igual (sin que Sonny Bono lo amenizará con la canción "Lo mismo de siempre"). Era un ejemplo clásico de una respuesta condicionada y de la precisión con que opera el subconsciente. Después de esa primera alarma del "despertador", al principio sentía la espalda súper bien, mientras me encontraba en un estado de somnolencia. Aahhhh—si tan solo pudiera encontrar un frasco con esa somnolencia embotellada. Ese estado de actividad cerebral se denomina tiempo de ondas theta—inmediatamente después de despertar. Luego de las ondas theta, yo saltaba directamente a las ondas beta, de actividad intensa—en la cual las ondas cerebrales empiezan a oscilar

Actividad de las ondas cerebrales

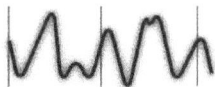

∿∿∿	**DELTA**	• Consciencia • Se transmite información inconsciente • **Ocurre el perdón** • **Ocurre la sanación**
∿∿∿	**THETA**	• Consciencia espiritual • *Unicidad*, saber
∿∿∿	**ALPHA**	• No hay excitación • Tranquilidad • Relajación • Creatividad • Une la consciencia y la inconsciencia • Mente-cuerpo es uno • El estado "ajá", ver el mundo como es
∿∿∿	**BETA**	• Excitación • Despierto y consciente • Interacción con la vida a su alrededor, ojos bien abiertos • Cuando conversamos estamos en BETA

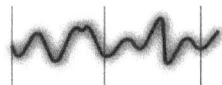

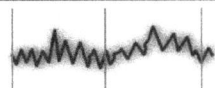

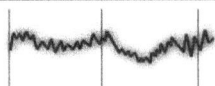

rápidamente, después del sueño profundo delta de 0.1-4 ciclos por segundo hacia la actividad theta de 4.7 ciclos por segundo. Durante el tiempo de ondas theta, sentía la espalda flexible y sin dolor. Los especialistas en sueño muchas veces llaman a la somnolencia theta la **segunda velocidad** y solo tardaba un máximo de un minuto antes de que me despertara completamente y cambiara a un estado beta, en el que entraba en una mayor actividad de las ondas cerebrales y me daba un dolor extremo. **El estado beta es un estado de estrés y ansiedad… ¿hmmm?**— otra pieza del rompecabezas de la curación… en esta transición me estaba perdiendo todo un estado de consciencia.

Entre el estado theta que es relajante y el estado beta que está pleno de ansiedad, está el estado sumamente deseado—**la actividad alpha**. El estado alpha es un estado ideal de relajación suave entre theta y beta—paz y armonía—aunque no del todo meditativo. El estado de alerta alpha es un estado de relajación profunda que es esencial para el bienestar y la buena salud en general. Alpha es la meta en la vida, pero como suelo hacer con el desayuno, yo me lo saltaba todos los días.

> La sanación ocurre en el estado delta, o sea, durante el sueño profundo. Un sueño tranquilo durante la noche es esencial para combatir la duda y enfrentarse al estrés del nuevo día. Sin embargo, algunas personas duermen bien y aun así tienen síntomas de TMS, mientras que otros tienen problemas crónicos de sueño y no tienen síntomas. El sueño no es LA respuesta, pero la falta de sueño puede agravar el dolor—evitando que la persona vuelva a "cargar baterías" para enfrentarse a un nuevo día.

Luego de despertarme tras una noche intranquila, me quedaba acostado durante ese minuto maravilloso antes de que el dolor empezara a aumentar rápidamente y se iniciara el acondicionamiento. Luego, bajaba del borde la cama, primero una pierna y después la otra y gateaba hasta la radiocasetera para escuchar la voz del Dr. Sarno y renovar mi confianza para tener la fortaleza de luchar contra el dolor nuevamente—Día de la marmota tras Día de la marmota. La recuperación fue lenta, no fue constante ni uniforme. La recuperación del TMS **no es lineal**. Para sanar, es mejor integrar este concepto de no linealidad o se prolongará el tiempo de recuperación debido a la mayor frustración que acompaña cada revés.

Qué diablos—¡¡¡Estoy peor!!!

Un día tuve un serio revés. No podía mover las piernas o pararme. Inclusive me costó gatear sin sentir un dolor insoportable. Las dudas sobre las fallas estructurales de mi cuerpo me volvieron a asaltar, soterrando la idea de Sarno. ¿Estaba haciendo lo correcto tratando de mantenerme activo? Después de todo, yo había visto mis radiografías y la estenosis era tan evidente—se veían los nervios comprimidos. Yo vi la artritis en mi radiografía y vi las hernias en mi resonancia magnética en el lugar exacto donde sentía el dolor. ¿Qué creía que estaba haciendo retomando la actividad física con una espalda que se estaba desmoronando? ¿Cuán ingenuo era? Todo se había derrumbado en un día, al alcanzar niveles de dolor que ya ni siquiera aparecían en la escala de dolor. Recuerdo que gateé lentamente por el piso mientras que me acometía ola tras ola de dolor—empapado en sudor—habiendo perdido la capacidad de discernir entre la percepción consciente y la realidad. Veía la habitación distorsionada y no me podía concentrar. Ese día fue la cumbre del TMS en mí. Nunca lo olvidaré; hasta el día de hoy sigue siendo una motivación para seguir siempre adelante y nunca rendirme ante la duda—una fortificación de mi fe.

Seguí cayendo en la inconsciencia una y otra vez, mientras que la habitación seguía distorsionándose y oscilando. Es frecuente que cuando las personas pasan por largos períodos de dolor y depresión tengan *flashbacks* de momentos más felices, pero a mí no me pasaba. Al contrario, comencé a tener visiones retrospectivas de todos los malos momentos de mi vida. Empecé a tener *flashbacks* de los peores días de mi vida. La primera diapositiva de mi presentación mental se remontó a cuando tenía siete años y me había dado fiebre reumática y me tuve que quedar inmóvil en la cama, en un estado semicomatoso, durante meses. La segunda diapositiva era la de mi esposa lisiada; la tercera era del día en que murió mi suegro y así... una tras otra. Era tan divertida como una película de horror, pero no tenía palomitas a la mano ...**y siguió el círculo vicioso...**.

Este es un buen momento para hablar de dolor. Hay gente que me ha dicho: "Sí, yo tengo dolores y dolencias también, pero no me molestan"—"Solo me estiro un poco y sigo adelante" (LOL—siglas en inglés de "me río a carcajadas"). Afortunadamente, la mayor parte de estas personas extremadamente ingenuas nunca comprenderán del todo la intensidad del dolor grave por TMS. Si toma una cuchara sin filo y con ella se corta la pierna y después se echa gasolina en la herida, tal vez podría acercarse al dolor por TMS crítico—y, aun así, lo dudo. Claro que hay dolores y dolencias normales cuando se sufre de TMS, ya que también son parte de su naturaleza misteriosa, pero las personas que sufren de TMS han llegado hasta el suicidio. Lo que estoy describiendo aquí no es el lumbago fastidioso que le da a su mamá.

> ... (el TMS) puede provocar el dolor más fuerte que he visto en medicina clínica.
> — Dr. John E. Sarno, Healing Back Pain[71]

Todo se había derrumbado de repente. ¿Por qué se había intensificado tanto el dolor? ¿Tal vez a mi mente inconsciente no le gustaba el hecho de que estuviera tratando de volverme más activo? ¿Tal vez estaban resurgiendo pensamientos más tenebrosos? Sospecho que fue una combinación de factores, incluyendo mis patrones de sueño prolongado e interrumpido y un acondicionamiento físico muy malo. Lo seguro es que yo tenía miedo de hacer los cambios necesarios para sanar y, por lo tanto, sufría mucho a medida que me acercaba al umbral de la transformación.

Estaba en una situación desesperada ese día—literalmente gatee y cojee hasta llegar a mi computadora. Le escribí a mi amigo Graham Tuffee de Adelaide, Australia, contándole lo que me estaba pasando. Él también estaba en proceso de curación en ese momento usando la información del Dr. Sarno y me dio la confianza que necesitaba con tanta urgencia. Afortunadamente, me escribió de vuelta inmediatamente diciéndome que "aguantara" y que me calmara y "no me preocupara". Recuerdo que imprimí su correo electrónico y lo leí a gatas, con el sudor que me corría por la cara y caía a la hoja. En ese momento, me imaginé que el sudor era sangre, como que me estuvieran sacrificando por algo que todavía no comprendía. También recuerdo que cuando bajé la hoja para leerla, estaba al revés. Me sonreí cuando pensé que me la habían mandado desde Australia y que probablemente la intención era que la leyera así. Le agradezco a Dios por los buenos amigos que responden en los momentos de necesidad—Graham me dijo después, cuando por fin me había curado, que mi sanación lo había jalado a él hacia la curación también—juntos ganamos.

Leí y volví a leer el correo electrónico de Graham, mientras escuchaba la voz del Dr. Sarno al fondo: "No se puede lesionar usted mismo... el TMS es inocuo... es una leve falta de oxígeno". Ahora, me encontraba atascado entre lo estructural y lo emocional—la industria médica y el Dr. Sarno; ilusión y realidad. Las imágenes de mi columna desmoronándose aparecían ante el ojo de mi mente. Podía escuchar las voces de todos los doctores que, durante tantos años me habían dicho que tuviera cuidado y que descansara y que era necesaria una cirugía debido a un deterioro estructural y mis hernias. Pero el Dr. Sarno en la cinta de audio "me decía" que debía retomar más actividad física y no debía preocuparme. ¿Qué debía hacer? ¿Abandonarlo todo o seguir? Esta es una de las decisiones más difíciles cuando se está sanando del dolor porque el "no querer seguir adelante" es una razón que sustenta el dolor. No sabía si rendirme o seguir creyendo. Estaba en un impasse; en una encrucijada; cerca de una bifurcación en el camino sin contar con un GPS para decirme lo que tenía que hacer—paralizado por la indecisión.

El acontecimiento decisivo

Durante este tiempo de indecisión intensa, escuché un anuncio de Nike en la televisión de mi habitación—**¡Solo hágalo!** Fue una epifanía—un momento de verdadera revelación. Estas palabras resonaron en mi mente una, otra y otra vez ese día—enviando una onda expansiva de determinación por todo mi cuerpo. ¿Qué podía perder probando la teoría de Sarno? ¿Realmente era vida la que tenía ahora? Me empecé a parar. Sentí un dolor insoportable que me empezó a bajar por la parte de adelante, atrás y los lados de las piernas; pero ya no me importaba. No tenía nada que perder. Tomé la decisión en este momento—era todo o nada. El anuncio de Nike y mi amigo de Australia, así como mi propia voluntad de perseverar—todos contribuyeron a que siguiera adelante con la certeza de que mis emociones eran las que estaban causando el dolor tan intenso y que esas malditas protuberancias en los discos y la estenosis y la artritis y la plétora de etiquetas médicas no eran las responsables de mi dolor.

Aunque mi ira oculta me había abatido más en estos momentos que en cualquier otra época a lo largo de 27 años, ahora ya podía visualizar el camino que me llevaría hacia la recuperación. ¡Qué buen eslogan el de Nike! "Solo hazlo" tiene muchas connotaciones (Nike es la diosa griega de la victoria). Está imbuido del concepto de lanzarse a la vida, de arriesgarse y de sobreponerse a la duda por el bien de la vida. Si alguna vez me topo con la persona que inventó ese eslogan, le invitaré a cenar. ¡Lo haré!—con toda seguridad.

Decidí tomar ese lema en serio y no quedarme ahí tirado y dejarme morir, revolcándome en la autocompasión. Iba a seguir el consejo del Dr. Sarno y volverme más vigoroso en mi actividad. Me levanté (literalmente por las correas de mis zapatos Nike) una vez más y me vestí para salir correr. Apenas podía caminar, pero iba a correr por el vecindario. Tuve problemas para ponerme los zapatos para correr debido al dolor, pero lo logré. No había corrido durante 10 años: estaba débil, pesaba menos de 45 libras, estaba en mal estado físico y sufriendo el peor dolor de mi vida. Sin embargo, a menudo la desesperación es la motivación necesaria para que los individuos reaccionen y cambien. Sabía que debía empezar y que ahora era el momento. En La República, Platón escribió: "El principio es la parte más importante del trabajo". La recuperación del TMS comienza con la confianza en sí mismo y la confianza en el diagnóstico. La confianza es también libertad y la libertad genera energía positiva, cuyas semillas tienen un solo origen.

Me quedé sin combustible

Me arrastré hasta la puerta principal y, con mucha valentía, abrí la puerta, miré hacia afuera y vi un mundo nuevo. Con mis auriculares conectados a la radiocasetera portátil que transmitía la voz del Dr. Sarno, decidí que iba a recorrer toda la milla que circunda mi vecindario. Fue como las "2 prácticas de fútbol al día" de nuevo, como en los viejos tiempos. Era hora de volver a ser tenaz.

Empecé a caminar por el camino de acceso a mi casa y salí a la calle con la intención de dar toda la vuelta al vecindario. La distancia alrededor del barrio era exactamente una milla. Dado el hecho de que ni siquiera había caminado debidamente en meses, no sabía si podía hacerlo, pero estaba decidido. Cuando empecé a correr, lo sentí muy difícil, no sólo porque mi dolor era tan intenso, sino porque tenía problemas para levantar los pies a causa del pie pendular. Debo haber sido todo un espectáculo, pero cuando una persona está sufriendo profundamente, tiende a ignorar las apariencias, a medida que el ego se retira del superego. Fue un paso inicial en la dirección correcta. El camino que empecé a recorrer ese día fue el camino hacia la recuperación.

Le doy gracias al Cielo por Harvey Kennedy y su invención de las correas

Llegué pesadamente hasta la primera esquina de la cuadra, pero el dolor me obligó a agacharme y apoyarme con pies y manos en el suelo, fingiendo atar mi zapato. Con el TMS, cuando se corta el flujo sanguíneo se siente como que un rayo zigzaguea por la pierna hacia el tobillo o la pantorrilla. No es de extrañar que millones de personas confundan la sensación del dolor de espalda con un nervio que está pellizcado. Después de todo, se nos ha bombardeado con la noción de que los discos herniados y la estenosis afectan los nervios. Si a esto agregamos la sensación de que la sangre se está retirando, no es de extrañar que nos encontremos ante un dilema confuso. Seguía rebobinando la cinta para escuchar la siguiente afirmación, escuchando al Dr. Sarno mientras corría:

> *…la idea de que (los nervios) están presionados generalmente es una fantasía y, una vez más, mucho ruido y pocas nueces.*
>
> — Dr. John E. Sarno, *Healing Back Pain*[72]

Seguía rebobinando la cinta y escuchando esa parte porque esta constituía mi mayor duda. También seguía avanzando la cinta para escuchar la historia que contaba sobre el ahora famoso "abogado de 30 años" que incluye en su libro *Healing Back Pain*. El abogado corrió a pesar de su dolor, y esa misma noche, se despertó cuando el dolor trataba de "salir" tácticamente en otra parte de su espalda y luego desapareció para siempre. Mientras corría, tenía la esperanza de que lo mismo me pasaría a mí esa noche. No fue así; de hecho, transcurriría más o menos un año antes de que lograra reeducar mi cerebro y mi sistema nervioso autónomo para que reaccionara al movimiento en forma distinta. Pero ya había empezado….

¡Mentiras!

Había algo muy importante en mi recuperación que estaba a punto de pasar después de esa carrera tan dolorosa (también angustiosa de ver, seguramente). A medida que corría, se disminuía mi enfoque en el dolor. Uno debe ver bien por donde va cuando corre, un pie arriba, un pie abajo. Los carros que pasan, el viento que sopla, los perros que muerden, las abejas que pican (estas son algunas de mis favoritas). Esto se llama **presencia**. Debe haber sido una carrera de una milla en 20 minutos, pero cuando iba en la recta final, comencé a notar que mi dolor ya no era tan agudo como cuando empecé. Caminaba normalmente, aunque el pie lo tenía débil. Sentía la espalda bastante suelta y solo sentía una sensación leve de dolor. Le di vuelta a la manzana y luego corrí por el acceso a mi casa hasta la puerta de enfrente, y de repente **SUCEDIÓ**.

Cerré la puerta de mi casa y sentí una euforia por la descarga de endorfinas ocasionada por la carrera y noté una disminución en el nivel de dolor. Luego, al entrar a la sala familiar—me **pegó**. Estaba muy bien un momento y en un milisegundo, la sangre empezó a retirarse tan rápido que tuve que tenderme en el piso cuando me acometieron intensos espasmos. Realmente podía sentir como se retiraba la sangre de la parte baja de mi espalda. Se retiró tan fuertemente que casi me jaló las piernas hacia atrás con un calambre muy doloroso. La intensidad fue una experiencia fantástica. No había ninguna razón para que el dolor se intensificara tan repentinamente, ya que segundos antes yo estaba de pie, recto, y sintiéndome bastante bien. Fue en ese mismo momento que supe que el Dr. Sarno tenía razón—siempre había sido una distracción porque ahora había reaccionado de **forma exagerada**. Este fue el momento decisivo—el parteaguas— de mi recuperación. Me sentí tan emocionado que es difícil explicarlo. Nunca más vi hacia atrás después de ese momento. Mi convicción de que había razones estructurales para explicar mi dolor quedaba ahora en el pasado. Al reaccionar exageradamente, me di cuenta de que (mi mente) estaba haciendo exactamente lo que el buen doctor había descrito. Yo había experimentado un cambio fundamental en la consciencia. Lo que siempre se me había hecho creer—ahora lo sabía—era falso.

Ahora creo que las restricciones físicas impuestas por el TMS son mucho más trascendentes que el dolor, por lo que es imperativo que los pacientes las superen gradualmente. Si los pacientes no lo pueden hacer, están condenados a sentir un dolor recurrente.

— Dr. John E. Sarno, *Healing Back Pain*[73]

¡A mi yo inconsciente no le gustaba el hecho que de que estuviera tratando de volverme más activo! Ahora, yo ya sabía que sufría de TMS y que iba a ganar la guerra. Pero, ¿lograría la paz librándome del dolor para siempre? Todavía quedaba un largo camino por recorrer para recuperarme, pero ahora ya sabía cómo atacar al dolor. Necesitaba hacer más y más actividad física. No más reposar la espalda o mimarla; no más terapia, ni cojines cómodos, ni corsés ortopédicos, ni colchones especiales, ni acupuntura, ni manipulaciones, ni medicinas antiinflamatorias. Como dije—había tenido la esperanza de despertarme esa noche como le había sucedido al abogado de 30 años, y todo habría pasado. Sin embargo, conmigo no iba a ser así. Todavía me esperaba un camino largo y accidentado, pero esa salida a correr fue EL momento crucial. El TMS se había excedido. Hizo una tontería para lograr su propia supervivencia. Se había acabado el bailecito. Ya lo había descubierto. Había tenido una epifanía.

Toda mi actitud cambió. Esa noche le agradecí a Dios haberme puesto en el camino verdadero—a un nivel más profundo de consciencia. Ahora ya tenía tanto esperanza COMO rumbo. La esperanza sin rumbo es como un Ferrari que no tiene combustible. Se ve muy bien, pero no se puede ir a ningún lado en él. Ahora ya estaba equipado con la verdad sobre el dolor y estaba listo para empezar a atacarlo y empezar a sanar.

Aumenté mi actividad 10 veces, pero una y otra vez, me parecía que me enfrentaba a un revés tras otro. Hacía lo que el Dr. Sarno me había aconsejado— atacaba el dolor por medio del movimiento. Sin embargo, en vez de una curación lenta y estable, mi vida se regía por patrones descontrolados. Un día me sentía muy bien, pero los siguientes tres días no podía estar peor. Es asombroso observar cuán rápido se pierde la confianza con la primera aparición del dolor. Es penoso. Un día estaba hasta arriba del Monte Olimpo y el siguiente día me encontraba batiéndome en la Fosa de las Marianas de la duda. La confianza cae como un castillo de naipes cuando el dolor toca a tu puerta. Sin embargo, seguí saliendo a correr y usando el equipo de ejercicio Total Trainer. Al principio, me impuse metas pequeñas, haciendo ejercicios para fortalecer las piernas. Al principio, solo podía hacer unas 10 repeticiones, pero con el tiempo, logré hacer cientos de repeticiones. Hacía ejercicio, siempre escuchando la voz del Dr. Sarno en mi radiocasetera para que me infundiera confianza. Cada día se volvía el día anterior; hacer ejercicio vigoroso, dejar el equipo de ejercicio, correr... y el dolor aumentaba... **y el círculo vicioso continuaba...**.

Seguí con la misma rutina durante todo el invierno, pero me empecé a frustrar ante los reveses. Sin embargo, no me había detenido a pensar lo mucho que había avanzado en el proceso de mi recuperación. Hacía apenas seis meses que casi no podía levantarme de la cama. Ahora estaba levantando peso y estaba corriendo, aunque todavía no me podía sentar. Eso era algo muy importante para mí. Quería poder sentarme sin sentir los espasmos que me acometían. Mi cerebro estaba condicionado para retirar sangre cuando me sentaba. Necesitaba cambiar esa respuesta pavloviana.

Milty

Un día, mi compañero de crimen en golf, Milty, pasó a verme. Me encontró acostado de bruces sobre una pelota grande para hacer ejercicio mirando televisión, ya que después de tantos meses, todavía no lograba sentarme. Le conté que después de tantas décadas, ya había descubierto lo que tenía en la espalda y que necesitaba hacer más ejercicio para tratarlo, por lo que me sugirió que jugáramos golf al día siguiente. Jugar golf es la actividad que brinda mayor diversión a una persona (con la ropa puesta), pero yo ya me había resignado a no volver a jugar jamás. El solo hecho de pensar en hacer un *swing* para golpear la pelota y de retorcer el cuerpo me ponía los pelos de punta. Sin embargo, si iba a creer verdaderamente en el proceso del TMS y creer que no tenía nada malo en la espalda, tenía que aguantarme o callarme. Decidí aguantarme. Quedamos en una hora para jugar golf al día siguiente.

Me sentí muy tenso toda la noche—temía que me iba a lesionar al día siguiente. Sin embargo, comprendía la afirmación del Dr. Sarno que "el miedo de estar activo es una **fuerza más poderosa** de distracción que el dolor en sí". Iniciamos nuestro juego a la hora convenida y, como era de esperarse, el dolor me pegó duro. Tenía tanto miedo de que me iba a lesionar más aún que yo mismo estaba invitando al dolor, mandándole un RSVP (regresa, SteveO; vuelve a padecer). En camino al campo de golf, la sola idea de pegarle a la pelota con el palo me daba espasmos. En el primer punto de salida, el *swing* para darle a la pelota me dio miedo, pero por lo menos logré hacer rodar la pelota en el campo. Después de cada hoyo, hacía una mueca de dolor, levantaba la bolsa de golf y seguía caminando al siguiente hoyo. Recuerdo haber caminado pensando mientras lo hacía: "Espero que este Sarno tenga razón porque realmente me duele", a la vez que pensaba "soy un desastre para el golf". El swing de golf ejerce una torsión considerable en la columna vertebral, y yo no podía dejar de visualizar la estenosis de mi columna con el ojo de la mente. Por supuesto, mi dolor se incrementó muchísimo al jugar. Hasta dejé de pegarle un par de veces a la pelota al hacer el *swing*, lo cual le causó risa, más apenada que otra cosa, a mi amigo Milty. Había sido su idea de sacarme a hacer ejercicio. Logré terminar el juego y luego, mi "hermano turco" y yo nos dirigimos a la casa club a celebrar. Lo había logrado—me había enfrentado al miedo—había logrado encajar otra pieza del rompecabezas de mi curación ese día, ya que al día siguiente no sentía ningún aumento en el dolor. ¿Pero por qué no?

Cuando se pone mucha "a-tensión"

Ahora puedo ver hacia atrás y darme cuenta por qué no estaba avanzando tan rápido como quería. El TMS se alimenta de la atención constante que usted le pone a su cuerpo. Cada día yo corría y hacía ejercicio vigoroso y luego trataba de establecer porcentajes para lo bien que me había sentido ese día. ¿Había sido un buen día? ¿Había sido un día mejor que el anterior? Hoy me otorgaba un 6.42 por ciento y ayer había obtenido un 5.87 por ciento. ¿Me sentiría más contento mañana si obtenía un 7.16 por ciento? Me estaba calificando todos los días. Este constituía un error crítico para mi recuperación. Aunque estaba más activo, todavía estaba poniendo demasiada atención a la forma como mi cuerpo estaba sanando.

> *Mientras que esté preocupado de cualquier manera con su cuerpo y cómo está, el dolor seguirá.*
>
> — Dr. John E. Sarno, *Healing Back Pain*[74]

Equivocadamente estaba calificando mis avances—luchando contra—y atrasando—mi recuperación. Por una parte, estaba excediendo los límites físicos y por otra, mantenía la mente fija en mi cuerpo dándome actualizaciones mentales cada minuto sobre mi progreso. Era como tratar de aplaudir con una

mano—hay mucho movimiento, pero ningún sonido. Yo sabía, luego de casi un
año de tratar de recuperarme del TMS, que iba a pasar una de dos cosas: La
primera es que podría estar dentro del dos por ciento que, según el Dr. Sarno, no
se curan y necesitan consejería psicoanalítica intensa. Yo comprendía que el hecho
de que un ser querido hubiera quedado paralítico me podría enfurecer para
siempre—por la insensatez y porque se pudo haber evitado fácilmente—, y
porque nos quitó todo el gusto por la vida. Esta duda me asaltaba constantemente
e impedía que avanzara. La segunda es que sentía que tal vez debía incrementar
mis ataques contra el TMS. Es posible que debiera enfrentarlo al nivel más alto.
Es posible que estuviera loco por no buscar a un psiquiatra, pero opté por la
segunda opción. Había adoptado un nuevo mantra (mantra definido como
"vehículo de la mente") **...pero el círculo vicioso continuaba....**

Parte A: Conseguir el valor para aumentar mi actividad

Cambié mi estrategia y empecé una ofensiva nueva, más intensa y dual.
Primero: ¿Cómo podía incrementar mi actividad física? Yo sabía perfectamente
que me encantaba jugar golf y que me dolía mucho retorcerme cuando tenía que
impulsar el palo de golf. Así que decidí que iba a pegarle a 500 bolas del golf
todos los días. No me importaba cuánto me iba a doler, lo haría. Además, de
repente también podría mejorar mi *swing*. Segundo: Necesitaba alguna clase de
alivio mental para desconectar mi sistema nervioso simpático. Obviamente,
todavía estaba en un estado de estancamiento crónico, debido a la tensión oculta
crónica. El querido Stevie debía desechar más cosas.

Nunca me olvidaré de ese primer cubo de pelotas de golf. No podía desplazar
mi peso. No podía mover el palo hacia atrás. No podía hacer el *swing* completo.
Le pegaba a la bola de lado y se iba a enterrar al polvo. No se debe haber parecido
al swing the Arnold Palmer para nada, pero ahora ya estaba completamente
decidido. Le pegaba a la pelota y luego me ponía en cuclillas, fingiendo que me
ataba las correas porque me daba tanta vergüenza mi propio sufrimiento. Ahora
que veo hacia atrás, cuando sufría de TMS grave, seguro que mis zapatos siempre
estaban bien amarrados. Le pegaba a pelota tras pelota, y cada vez caía al suelo.
El primer día en que ensayé mi nuevo método, le pegué a unas 25 bolas de las 75
que había planificado y tuve que arrastrar las piernas hasta mi vehículo y caer
acostado sobre el capó antes de poder entrar en él. Esto también se volvió una
rutina. Cada día, les pegaba a unas cuantas bolas y luego arrastraba las piernas a
mi vehículo y me acostaba sobre el capó y me agarraba a él.

Todos los días castigaba a mi id por hacer tal berrinche y darme tales dolores.
Lo hice corriendo, levantando pesas y yendo al campo de práctica de golf y
dándole a las bolas. Día a día, el querido Stevie luchaba con más y más fuerzas.
Algunos días, les pegaba a unas cuantas pelotas de golf y me daba un tremendo
espasmo. Trataba de caminar de vuelta al estacionamiento con toda la dignidad

que me fuera posible, pero mis pasos se veían interrumpidos por el dolor. Arrastraba un pie o el otro hacia la seguridad de mi vehículo, aunque estuviera hirviendo de caliente (con mis zapatos amarrados perfectamente). Cuando llegaba, me abrazaba al coche y esperaba que pasaran las ondas de dolor. Luego de unas cuantas semanas de lo mismo, los otros golfistas probablemente llegaron a pensar que amaba muchísimo a mi vehículo. Tras unos cuantos minutos de espasmos, trataba de entrar. Entrar y salir de un vehículo es una tarea muy difícil cuando tiene uno espasmos en la espalda. Sin embargo, seguí adelante—necio. Se estaba volviendo un asunto muy personal—una batalla conmigo mismo y estaba decidido a vencerme.

Este ataque total continuó durante meses en el verano. Estaba absolutamente, "algo" seguro de que los hallazgos clínicos del Dr. Sarno estaban correctos, "más o menos". Estaba relativamente seguro de que debía atacar agresivamente al TMS si es que me iba a librar del dolor. Yo sabía que tenía que seguir subiendo el listón hasta el nivel más alto para tener éxito, porque me sentía atascado y cansado y frustrado. Mi confianza se escapaba lentamente.

Me recuerdo exactamente donde estaba parado el día que decidí darme por vencido. Estaba agotado de tratar y sentía que yo era la excepción a la regla y que nunca sanaría. Estaba allí parado cuando escuché una voz muy quedita que me decía "siga tratando". Me di la vuelta rápidamente porque las palabras me asustaron. Vi para abajo y vi a un niñito encantador como de unos cinco años que me miraba fijamente, con los brazos cruzados y sonriéndome directamente. Lo mire fijamente, sorprendido. ¿Las palabras las había dicho él? ¿O las había escuchado por su medio? Hay veces que algo pequeño puede resultar formidable cuando usted está descubriendo lo que lo sostiene como persona. Sus palabras y su voz angelical me sostuvieron por un ratito más. No me podía dar por vencido.

Sic Vis Pacem Para Bellum
Latín: Si quieres paz, prepárate para la guerra

Me estaba pasando algo muy sutil durante este tiempo. Me había enfrascado tanto en mi rutina diaria que no me había dado cuenta que le estaba pegando a más bolas de golf y me estaba poniendo más fuerte. Este es un aspecto importante de la recuperación. Mi concentración había cambiado de una obsesión a otra. El ojo de mi mente ya no se centraba principalmente en mi cuerpo y en el ritmo de mi recuperación. Ahora, un 75 por ciento se enfocaba en mi cuerpo y un 25 por ciento en mis actividades. Mi atención y mi enfoque se estaban alejando de mi dolor y estaba ocurriendo una reeducación. Mi recuperación estaba progresando, pero más importante aún, estaba avanzando en el sentido correcto—cambiando de enfoque.

Parte B—Calmar mi sistema

Durante estos meses de mayor actividad, seguí con la "búsqueda del tesoro" mental. La parte B de mi plan de recuperación era calmar mi **sistema nervioso simpático**, con el ánimo de que el niño narcisista en mí se sintiera más contento. Empecé a leer libros y a escuchar cintas de audio de algunos ilustres doctores especializados en mente-cuerpo. Yo sabía que, en combinación con mi actividad física que seguía incrementándose, también necesitaba una dosis igual de relajación calmante—en mi vida no existía el placer.

> La ira-energía desequilibró su salud y no logra sentirlo. Piense más profundamente, abra su mente—vaya retirando las capas de su "persona". Haga un buen inventario de su vida y dese cuenta de lo feliz que es en este momento. Sea verdaderamente sincero consigo mismo al considerar esta pregunta. Como las raíces de la furia y el miedo y la infelicidad se fundan en la ansiedad de separación, se encuentran enterradas muy profundamente, reprimidas, y son muy difíciles de desenterrar. Por lo tanto, como persona que sufre, debe salirse "fuera de sí mismo" y verse de una manera sumamente objetiva. Esto se puede considerar como un autoanálisis disociativo. Todos sentimos cólera, pero la mayor parte de las personas no la internalizan a tales niveles. Los que sufren de síntomas crónicos generalmente tienen una mayor capacidad para recordar rápidamente traumas o memorias del pasado. Al hablar con la gente que tiene menos síntomas, queda muy claro que sencillamente no recuerdan las minucias. Por ello, pareciera que las personas con personalidad Tipo T tienen recuerdos más detallados, ya que no les es fácil dejar todo atrás.

Cuando es hora de relajarse es hora de una Miller—Miller es eficaz

Empecé a escuchar las grabaciones del maestro en mente-cuerpo, el doctor Emmett E. Miller y del pionero en medicina integral, el doctor Andrew Weil. Todos los días me movía agresivamente—y pagaba el precio por hacerlo. Como en cualquier mercado libre (yo decidí libremente creer en el TMS), algunos días el precio era más alto que otros, dependiendo de la demanda. Sin embargo, tenía que pagar la factura cuando se me cobraba. Por lo tanto, cada noche trataba de relajarme y calmar mi sistema nervioso simpático, deshaciendo el nudo invisible en que se hallaba. Era frecuente que Carl Jung se refiriera a estos embrollos inconscientes como **enredos**.

La relajación nocturna era una experiencia nueva para mí. Normalmente, en las noches empezaba a trabajar en proyectos, leía y estudiaba. Era un tren de carga fuera de control por las noches cuando debería haber estado parado en la estación. Había luchado contra la relajación planificando y trabajando e imponiéndome metas toda mi vida, como lo hacía "La pequeña locomotora que sí pudo"—saliendo antes de que cambiara el semáforo.

Me parece que es un error pensar que uno puede lograr todos sus sueños en la vida. Es una tremenda equivocación pensar que puede lograr que la gente lo aprecie más si se mata trabajando hasta más no poder para alcanzar la perfección. Yo tuve que dejar de calcular las consecuencias y los resultados de todas mis acciones. Tuve que aprender a vivir en tiempo real por medio de la **presencia**, olvidar el pasado (dejarlo todo atrás) y dejar de pensar en el futuro (dejarse ir). Debía dejarme llevar por la corriente y volver a sentir una vez más—dejar de prepararme tanto y solo vivir.

> *Pensar es decir que no.*
>
> —Emile Auguste Chartier [Alain], (1868-1951)

Yo recomiendo mucho el material de audio para sanar que escuché durante el proceso de mi recuperación—*Deep Healing* (Sanación profunda), *Healing Journey* (Viaje hacia la sanación), *The 10-Minute Stress Manager* (10 minutos para manejar el estrés), y *Easing Into Sleep* (Facilitación del sueño) del Dr. Emmett E. Miller, así como *Spontaneous Healing* (Sanación espontánea) del Dr. Andrew Weil. También leí el libro *Spontaneous Healing* del Dr. Andrew Weil, que constituye una fuente fantástica para comprender los nexos entre la mente y el cuerpo. El Dr. Weil propone un equilibrio entre las emociones, la nutrición, los pensamientos, las imágenes y las creencias. También compré su set de CD que se llama *Breathing: the Master Key to Life* (La respiración, llave maestra para la vida). Estaba reuniendo más y más herramientas, cuando realmente solo necesitaba una para realizar el trabajo. Todo lo que necesitaba era una fe más fuerte—no más información—pero vamos aprendiendo a medida que crecemos. Algunas personas necesitan más información para sobreponerse al miedo.

Durante este período de intensa relajación, me apareció un nuevo síntoma—el síndrome de piernas inquietas. El niño-id dentro de mí no quería relajarse porque el id no comprendía el concepto. Esto se asemeja al momento cuando empezamos a poner en práctica nuevas técnicas de respiración por primera vez. Las personas que lo hacen dicen que se marean mucho cuando empiezan con los nuevos ritmos de respiración.

Forzaba el cuerpo de día y calmaba mi sistema nervioso simpático por la noche. Día a día, el dolor seductor mostraba su rostro y luego huía. Sin embargo, mes a mes, muy despacio y progresivamente, me movía con más libertad. Ya llevaba en el programa de recuperación un buen número de meses (cuántos, no sé, porque había dejado de contar, lo cual me ayudó). La confianza en mí mismo y en el diagnóstico del TMS iba aumentando, a medida que tantos años de recibir la información equivocada iban desapareciendo de mi memoria.

Ahora, ya les pegaba a mil pelotas de golf cada día—en sesiones de 4½ horas cada una. Este número de pelotas puede parecer muy elevado para un fulano normal, pero para este mengano con personalidad compulsiva, no era suficiente, me hubiera gustado pegarles a más. Era un verdadero avance si se compara con ese primer día de primavera que fui a jugar con Milty; solo hacía unos meses, pero entonces sentía tanto dolor que casi no podía mover el palo de golf.

Muchas veces escuchaba al filósofo zen Allan Watts, ya fallecido, mientras que meditaba. También empecé a ver más comedias después de leer el libro *Anatomy of an Illness* (Anatomía de una enfermedad) sobre la milagrosa recuperación de Norman Cousins (se curó a sí mismo mediante la risa). A diario, giraba y torcía el cuerpo tanto como podía. Por las noches, me relajaba y calmaba todo mi ser. Gradualmente —y digo: muy, muy gradualmente—me di cuenta de que ya no pensaba en el dolor. Había avanzado hacia otro nivel.

Acostado en la cama, leía a Fred con interés

En un momento dado durante este período, encontré otro libro de autoayuda que trataba sobre TMS, escrito por Fred Amir, quien también había sufrido dolores. Fred es un especialista en la salud mente-cuerpo que escribió el libro *Rapid Recovery from Back and Neck Pain* (Recuperación rápida del dolor de espalda y cuello). No estaba muy contento con el progreso que había logrado hasta ese momento—sentía que necesitaba más pruebas. Esta es una característica de la personalidad Tipo T: la necesidad de obtener más información. Los patrones con profundas raíces tienden a volverlos cínicos y recelosos. Al leer el libro de Fred, logré solventar más la duda que aún tenía sobre el proceso, ya que me veía en cada página de su libro (se me retrata en más libros de lo que yo pensaba). Fred había pasado por una batalla clásica contra el TMS. Yo estaba sorprendido porque había sufrido muchos de mis mismos problemas—iniciados de la misma forma y en el mismo orden. También había una sección que me hizo reír a carcajadas por primera vez en muchos meses. Mientras que hablaba con su psiquiatra sobre cuántos problemas físicos aparecían en su lista, los dos se empezaron a reír de lo largo de su lista. Por alguna razón, también me reí yo de mi larga lista de dolencias. Lo absurdo de la vida a veces la torna comiquísima. Más importante aún, todos compartimos la vida. Es muy reconfortante saber que hay otros que están pasando por acontecimientos aterradores parecidos a los propios. Fred humanizó su propia historia y con ello le dio vida. He bromeado con Fred diciéndole que su dolor me hizo reír. Él me ha respondido que se siente feliz de que su dolor haya sido un placer para mí.

Ven, perrito, siéntate aquí–buen perrito

Ahora que ya me estaba moviendo con más facilidad y fuerza, quería poder sentarme sin retorcerme del dolor y sentir espasmos en la espalda, lo que todavía me estaba pasando. Podía sentarme durante unos 5 a 10 segundos antes de que me acometiera el dolor. Me daba un tremendo espasmo y luego este empezaba a "referir" el dolor a la pierna (ciática) que se le antojaba. Mi vida social no existía, ya que no podía sentarme y platicar con mis amigos. Son pocos los amigos que quieren entrar a su dormitorio o conversar mientras uno está tirado en el piso de la sala familiar (salvo esa vez que me visitó Zsa Zsa Gabor).

Por lo tanto, decidí que un día me iba a parar y resolver el problema de sentarme de una vez por todas. Quería sentarme. Estaba 99.999 por ciento seguro que tenía TMS y necesitaba seguir adelante. Así fue como una noche le dije a Susan que me iba a sentar en la silla de mi oficina y que no me iba a levantar, a pesar de qué tan terrible fuera el dolor—quería acabar con el problema de sentarme de una vez esa noche.

Nos fuimos a mi oficina, donde me preparé mentalmente para sufrir un fuerte dolor porque no había podido sentarme en mucho tiempo. Hay mucha ironía en la adquisición de conocimientos y en la sanación del TMS y esta no es ninguna excepción. Cuando uno espera sentir dolor, siente dolor. Sin embargo, todavía no había integrado la perspectiva completa de la recuperación del TMS. La recuperación es un rompecabezas negro al principio, sin piezas de orilla, que debe armarse una pieza a la vez por medio de revelaciones personales.

El doctor Sarno indicó claramente que sentarse era "una actividad tan benigna"[75] que no podía causar dolor. La única razón para que haya dolor recurrente cuando una persona se sienta se debe al **condicionamiento**. Si una persona guarda tensión en la parte baja de la espalda y se sienta y le duele, es porque su cerebro está condicionado para retirar sangre cada vez y todas las veces que se sienta. En cuanto las posaderas tocan una silla, habrá desesperación. Si el cerebro espera dolor, tendrá su dolor. Sin darme cuenta estaba a punto de hacer lo mismo—al prepararme para sentirlo. Este tipo de acondicionamiento puede ocurrir en cualquier parte del cuerpo y es instantáneo. Si una persona recoge una piedra y le da una punzada o dolor, esa persona quedará condicionada instantáneamente para tener dolor de espalda cuando recoja cualquier cosa, especialmente al recoger piedras.

Me senté en la silla de mi oficina y le pedí a mi esposa que me pegara en las piernas cuando se lo indicara. Mi intención era romper la concentración creando un dolor alterno como distracción. Unos cuantos segundos después de haberme sentado, me empezaron los espasmos. Me aguanté como un minuto, sosteniendo la respiración porque el dolor era tan intenso. Le pedí que me pegara en la pierna y ella, feliz, lo hizo, ya que teníamos muchos problemas en nuestro matrimonio. Luego, le pedí que me golpeara más duro porque el dolor era tan insoportable que me estaba empezando a desmayar. Pronto, las oleadas empezaron a cesar durante más o menos un minuto. Empecé a respirar normalmente otra vez, pero podía sentir como empezaban nuevamente los espasmos—cada uno más y más intenso. Mi mente inconsciente no quería que me sentara normalmente (como la primera vez que corrí alrededor de la manzana). Este patrón siguió durante más o menos media hora: se incrementaban las oleadas de espasmos, se detenían y luego empezaban otra vez. Cada oleada era mucho más dolorosa que la anterior. Al final, me empecé a rendir ante el dolor. Era muy fuerte, pero no me iba a dejar vencer—me negué a pararme. Si quería volver a sentarme, debía interrumpir la respuesta condicionada… ¡Ahora! Podía ver, por la cara de mi esposa, que sentía mi agonía, pero no podía hacer nada para ayudarme. La curación proviene de dentro de uno mismo.

Después de media hora, estaba exhausto. Las oleadas de espasmos ya no eran tan fuertes, duraban menos y eran menos intensas. Treinta minutos después, se me quitó el dolor por completo. Me quedé sentado en silencio; me corrían lágrimas de felicidad que reemplazaban las lágrimas de dolor. Mi respiración se reguló y empecé a relajarme. Había ganado. Después de eso, pude sentarme de la forma que quería, por el tiempo que quería, y no sentía ningún dolor condicionado. Hace ya 10 años de esa noche y no he tenido absolutamente ningún dolor al sentarme. Logré reeducar mi sistema nervioso autónomo. Esa noche, le enseñé al id que no había razón para temer sentarse, usando la misma técnica que usan los domadores de broncos, jineteando el dolor cual potro salvaje.

Lo que hice entonces se puede comparar con soltar a un toro y dirigirlo hacia la porcelana fina, pero funcionó. "No llorar" es un mecanismo de control. De adulto casi nunca sentí ganas de llorar porque la represión en mí funcionaba como una máquina invisible bien ajustada y bien aceitada. La actitud de mi superego estaba tan enraizada que nunca ni siquiera sentí la necesidad de llorar. Nunca sentí la necesidad, así que el dolor siempre me acompañó, para evitar que sintiera la necesidad.

Nuevamente, mi mejor amigo, el doctor Sarno, tenía razón—habíamos hecho una buena amistad y ni siquiera sabía quién era. Mi confianza en sus hallazgos clínicos se había incrementado y ahora me sentía 99.9999 por ciento seguro. Me llenaba nuevamente de esperanza de que, un día, estaría libre de la prisión del dolor sin cirugías o terapia o medicinas. Cada día más me acercaba a esa realización.

Parado, en público, sin dolor

Mi siguiente meta era poder pararme en el supermercado con los pies juntos y sin dolor. Me he sorprendido de cuántas personas que han sufrido dolor se quejan de este problema. Es común, cuando se sufre de TMS, que el dolor y los mareos se incrementen en forma dramática cuando está uno parado en fila esperando que le cobren en una tienda. Siempre adivino cuando alguien tiene mucho dolor en una tienda porque se para con los pies muy separados o está en cuclillas. Esto se debe a que la sangre se retira con más fuerza, dado que los lugares públicos causan ansiedad e impaciencia; por lo tanto, se necesita más distracción. Así que yo me encuclillaba y simulaba que me estaba atando los zapatos. Me sentía más que avergonzado cuando me daba cuenta de que llevaba puestas sandalias que no tenían cintas.

Hay muchas razones para que se dé ese efecto y todas se relacionan con el yo interno que no quiere estar allí—debido a la invasión de nuestro espacio proxémico—ese grado de separación espacial que las personas mantienen en sus relaciones sociales e interpersonales. El Yo prefería que se **calmara al id*** y no tener que estar esperando impacientemente en público y gastando dinero.

Me curé de esta respuesta condicionada reeducando mi reacción a la situación. Me quedé parado muy recto en la fila cuando me empezaron los espasmos y me puse más presente. Junté los pies y me concentré en las personas amables que se encontraban a mi alrededor; empecé a hablarles y a preguntarles cómo estaban. Comencé a notar que la mayoría de las personas son buenas, atentas y cariñosas. Es increíble ver las reacciones que tiene la gente cuando se les dice una palabra cordial o sencillamente se les saluda. Los que son demasiado gruñones para decir hola probablemente estén sufriendo por su propio dolor causado por la herida de una relación.

Luego de cada visita a la tienda, me iba de paseo por mi vecindad para relajarme o veía algo divertido o escuchaba música relajante o comía algo que no fuera saludable. Despacio, muy despacio, mi dolor disminuyó durante mis visitas a la tienda, a medida que cambiaba los patrones de mi mente. Hoy, ya no siento ningún dolor cuando me paro en una fila o cuando me paro ante la vida. Decidí que no pensaría más si el vaso estaba medio lleno o medio vacío; sencillamente estaría agradecido por el agua que contenía. Sin embargo, todavía era necesaria más reeducación. El niño todavía sentía miedo ...y el **círculo vicioso continuaba...**.

Todavía corría todos los días; no me importaba si estaba diluviando o si no se aguantaba el calor. Corría y pensaba sobre las causas del dolor. Tenía 42 años en ese momento, pero jamás dejé de correr durante todo el proceso de mi curación—ya fuera a 38 °C o a -7 °C. Corría y pensaba. No lo sabía en ese momento, pero estaba practicando una terapia alternativa usando el poder de la mente, reorientando el trauma que acompañaba al movimiento—pasando por todos mis eventos pasados—literalmente y figurativamente (más adelante se dan mayores detalles sobre estas terapias).

---

* No siempre es el nivel "demasiado alto" de estrés o de cólera lo que causa su TMS, sino la falta de acciones para calmar su id-Yo para contrarrestar su estrés y su cólera acumulada, dadas sus personalidades y las demandas de sus ambientes y los estilos de vida que se autoimponen.

¡No teman! ¡Sopherman al rescate!—TMS—
Tengan confianza en Marc Sopher

Fue durante este tiempo que recibí un apoyo considerable y necesario para reforzar mi confianza, proporcionado por el Dr. Marc Sopher. Marc es un médico con experiencia en TMS y mente-cuerpo que trabajó en Exeter, New Hampshire y se había entrenado con el Dr. Sarno. Siempre le estaré agradecido por haberme ayudado con mi recuperación respondiendo a mis preguntas por correo electrónico. Después de dejar claro que, por ética, no podía tratarme a través del Internet, me infundió confianza escribiendo que "si tiene TMS" (añadiendo que "ciertamente parece como si lo tuviera"), debería olvidarme de todos los plazos de tiempo que tenía "preestablecidos" para la curación. También me dijo que "cualquier duda" de que yo tuviera sobre el TMS debería desecharla—si existía una "sombra de duda", el dolor continuaría. Así que con respecto al seguimiento de mi progreso y a la aceleración de mi recuperación, debía cesar y desistir y dejar que esos recuerdos se desvanecieran. Necesitaba concentrarme en algo más—para guiar mis pensamientos obligadamente hacia algo más que no fueran las zonas que me dolían.

Sentí que la mejor manera de hacer esto era visualizar y obligar a que mis pensamientos se centraran en las zonas de mi cuerpo que estaban muy bien. Por lo tanto, cada vez que me movía, debía pensar en la parte media-alta de mi espalda en vez de la parte baja, donde me dolía. Me concentraba en sentir esta parte de mi espalda como sentía el resto. También visualicé una columna vertebral perfecta, como un esqueleto de anatomía con discos perfectamente flotantes, un foramen ancho y sin artritis.

Luego de unas cuantas semanas de poner en práctica esta técnica, me pasó algo verdaderamente sorprendente. Me vestí para salir a correr un día e iba caminando hacia la puerta de entrada de mi casa mientras pensaba en la parte media de mi espalda media cuando, de repente, ¡me dio un dolor agudo y centellante exactamente en el lugar en el que me estaba concentrando! Me sentía feliz porque me había memorizado los libros y las cintas del Dr. Sarno y esperaba la parte donde dice: "…cuando se mueve—ya lo venció. "Lo había logrado! Logré que el dolor se moviera por unos pocos momentos visualizándolo. Este traslado de mi dolor duró como dos segundos, pero fue un cambio de lugar muy apetecible luego de haber sufrido dolor en el mismo lugar durante treinta años. Por lo tanto, el dolor crónico se puede curar, sin importar cuánto tiempo lo haya sufrido. El dolor regresó rápidamente a la parte baja de mi espalda después de una sensación centellante. Todavía no había logrado que mi mente se mantuviera concentrada lejos de la parte baja de mi espalda, ya que no tenía la disciplina mental—todavía—pero pronto sería capaz de hacerlo.

Describo este dolor transitorio como centellante porque era una sensación chispeante como las estrellitas que los niños queman el **Día de la Independencia**.

Esos dos segundos permanecerán en mi mente como un símbolo de libertad. Repentinamente, me había dado cuenta—y acababa de comprobar—que la conexión de mente-cuerpo no solo era real, sino que, como personas libres y sagaces, realmente tenemos control sobre nuestras vidas, y dicho control depende de la forma en que nos visualicemos a nosotros mismos. Soy el coautor de mi propia vida. Tenemos un gran control sobre la forma como nos vemos y sobre lo que consideramos la verdad. Nuestros pensamientos persistentes se convierten en nuestra realidad actual.

> *Su experiencia es producto de su atención. Invierta sus partículas de atención de una manera inteligente… La unidad es la verdad; la separación es la ilusión. ¡Somos un todo!*
>
> — Victor Daniel, Mindbody-Soul.com

Mis niveles de energía estaban por los cielos. Reflexioné sobre lo mucho que me había recuperado en diez meses y me sentí fantástico—¡exactamente como usted se puede sentir también! El dolor que yo sentí fue más grave y duró más tiempo que en la mayoría de los casos, así que probablemente no le tomará tanto tiempo curarse como me tomó a mí. Hacía unos meses estaba totalmente postrado y ahora acababa de correr una milla en 6 minutos. Levantaba pesas y podía estar sentado tanto tiempo como quisiera. Sin embargo, el dolor seguía merodeando, como político en un evento para recaudar fondos. Al correr y hacer ciertos movimientos, todavía sentía tensión y dolor en la parte baja de la espalda, pero era mucho menos que antes. Mi desván emocional todavía necesitaba más limpieza. Había telas de araña en las Sombras …**y el círculo seguía**….

Ahora estaba por llegar el invierno. Ya estaba curado en un 90 por ciento. Pero ¿por qué no desaparecía completamente? ¿Por qué volvía a veces? Mi meta final era poder dormir boca abajo. No me gusta dormir de espaldas o de lado. Todavía sentía tirantez en la espalda baja y no podía pararme recto sin que la espalda me empujara hacia adelante. Le escribí nuevamente al Dr. Sopher y me dijo que debía tener más paciencia.

A pesar de que me dijo que debía tener calma y que la impaciencia no era congruente con la curación, quería deshacerme del dolor, ya—y por ello modifiqué mi estrategia. Cada vez que me movía y me daba el dolor o corría y "me acometía" el dolor, o me levantaba en la mañana y sentía dolor, me castigaba severamente a mi Yo interno corriendo más tiempo o levantando más pesas. Ahora veo que este castigo al que me estaba sometiendo era una forma de sacar mis frustraciones y mi culpa lentamente. Era más seguro que sacar toda esa energía reprimida de una sola vez—para mí y para todos los que me rodeaban. Ahora me doy cuenta de que la mía era una respuesta de bloqueo para la supervivencia de mi sistema, completando un último acto de supervivencia al huir de una situación en la que anteriormente me había sentido impotente. La huida se convirtió, metafóricamente, en correr. Cuando nos sentimos impotentes podemos huir, luchar o bloquearnos para sobrevivir a la situación. Yo escogí quedarme bloqueado en vez de luchar o huir, lo cual es peligroso porque al bloquearse nunca se permite una resolución del trauma—se bloquea el trauma en su sistema, codificando un estado de existencia sumamente peligroso, interrumpiendo la función autonómica. Si no lucha o huye cuando sufre un trauma, la memoria del hecho queda impregnada en su sistema porque, en su mente, nunca "escapó" a la situación.

Estaba harto de que el dolor retornara cuando yo lo creía eliminado. Sin embargo, volvía persistentemente. Empecé a preguntarme si esta sería mi suerte. ¿Seguiría viviendo la vida con dolor intermitente? ¿Estaría en una montaña rusa de dolor durante el resto de mi vida? Después de todo, ¿cómo pudieron curarse Howard Stern o John Stossel tan rápidamente después de consultar con el Dr. Sarno unas cuantas veces? Aunque yo sabía que el TMS verdaderamente existía y que lo había sufrido durante la mayor parte de mi vida, me recuerdo que el Dr. Sarno decía que un pequeño porcentaje de las personas no sanan, así que, nuevamente, me puse en contacto con el Dr. Sopher para que me diera más confianza y le expliqué mis preocupaciones. Me escribió de regreso: "Steve, ¡un 90 por ciento está muy bien!" No es bueno ser perfeccionista—pero, en mi opinión, tener que manejar el dolor durante el resto de mi vida representaba un fracaso. Necesitaba sanar por completo para lograr mi propia tranquilidad y paz interior—y eso solo atrasaba mi curación. Seguí, queriendo siempre adelantarme a mi luz, y así, regresando a mi propia Sombra.

Decidí convertir mi frustración ante la posibilidad de sufrir dolor a perpetuidad en un mecanismo de curación para la etapa final de mi sanación. Yo pondría este dolor en contra de sí mismo. La ira antigua es energía negativa que no tiene ningún propósito. Decidí orientar esta frustración-energía hacia el movimiento y la actividad. A partir de entonces, cuando me despertaba con dolor, iba a correr el doble de distancia, levantar el doble de peso y castigar doblemente a ese niño malcriado en mi interior. Seguramente, esta sería la panacea. Pero no fue así; no exactamente.

Sin embargo, empecé a notar que cada vez que pasaba un día con mucho dolor, la siguiente vez que pasaba un día mejor, el dolor era menor. Así que, con cada recaída, venía una mayor mejoría: la bien conocida oscuridad antes del amanecer. El cambio estaba ocurriendo de una manera no lineal, pero iba siempre hacia arriba, hacia el pináculo de la curación. El TMS se aferraba, pero poco a poco perdía su control sobre mí, o mi control sobre él.

La recta final—el último desesperado intento del dolor

Una mañana, de la nada, me desperté con tanto dolor que parecía que no me hubiera curado en absoluto. Estaba disgustado—iracundo—pero esta vez pude sentir la frustración, que era algo muy nuevo para mí. Me vestí para correr. Estaba lloviendo muy fuerte, con ráfagas de viento. Abrí la puerta de la casa y salí corriendo a la calle a un paso muy rápido. No tenía una distancia en mente; iba a correr hasta que… Estaba deprimido y furioso a la vez—estaba "deprifurioso". Sentí como si mi cerebro me estuviera utilizando y ese sentimiento, en particular, siempre me ha enfurecido. Me sentí como un rehén—quería ser libre. Así que, como Forrest Gump, "Sentí la necesidad de corrreeeeeer". No corrí hasta que me creciera la barba, como a él, pero corrí bastante lejos. Después de la cuarta milla, mi rodilla me comenzó a doler tanto que tuve que tirarme al suelo. Mi dolor de espalda había desaparecido por completo, pero no podía caminar ni mover la pierna. Me levanté y continué, cojeando por la calle y después de media milla, el dolor de rodilla se me quitó y me volvió el dolor de espalda con toda intensidad— los estaba derrotando. La victoria es verdaderamente dulce cuando se da la vuelta a la tortilla a nuestros captores. Seguí corriendo hasta que mi tobillo derecho se me paralizó y tuve que volver a sentarme en el suelo como un minuto para recuperarme. Me volví a poner de pie y empecé a correr otra vez, más despacio. El dolor del tobillo había desaparecido y volví a sentir dolor en la parte baja de la espalda. Sentí que me había probado algo muy importante a mí mismo ese día. Estaba algo cansado, así que pensé que me iría a casa y así lo hice. Ya casi había terminado todo.

El tiempo entre un dolor y otro se estaba espaciando. Estaba sanando. Mi esposa y yo habíamos pasado tantas penas en nuestra relación. Habíamos estado casados solo cuatro años cuando nuestras vidas dieron un giro que ninguno de los dos hubiéramos podido imaginar. El dolor también me empezó a los 14 años, que es una edad muy temprana—y mucho tiempo de estar concentrado en otra cosa que no era ese lado mío que nunca supe que existía. Por lo tanto, yo sabía que mi sanación tardaría bastante. La pregunta del millón era ¿cuánto tiempo más tendría que esperar? Nuevamente, este es el tipo de pensamiento que perpetúa los síntomas del TMS. Uno debe olvidarse del TMS por completo. Debe vivir como que si el dolor jamás hubiera existido—en tiempo real—hacer lo que a uno le gusta hacer y nunca estar pendiente …**y continuó durante todo el invierno….**

Cuando llegó la primavera, empecé a pegarle a las bolas de golf otra vez y a girar la espalda tanto como podía con cada tiro. En los días en que el dolor era peor, les pegaba a mil pelotas para tratar de controlar el niño interior que, según yo, estaba haciendo un gran berrinche. En los días en que el dolor era menos, solo le pegaba a 75 como un premio. Había días en los que salía del campo de prácticas pensando sobre el plano de mi swing de golf y ni siquiera me daba cuenta que ya estaba caminado bien nuevamente. No era necesario arrastrar las piernas ni tenía que besar el capó de mi Blazer hasta que se me calmaran los espasmos de la espalda. Sencillamente entraba a mi vehículo y conducía hasta mi casa. Algunas veces abrazaba el capó y otros días me iba directamente a casa para abrazar a mi esposa. Una vez, mientras conducía a casa, empezó a surgir un nuevo patrón. La cadera derecha se me empezó a trabar. Era tal el dolor que no podía salir del vehículo cuando llegué a casa. Entré a la cochera, usé los brazos para levantar mi pierna izquierda y luego me quedé hincado en el piso. Luego de unos minutos, luché por levantarme y arrastrar esa cadera y pierna hasta la casa. El dolor se estaba moviendo, y estaba buscando todos los lugares donde había una lesión antigua. Como una lista de verificación, se pasaba a todos los puntos donde me había golpeado en el pasado o a los que estaban deteriorándose con la edad. Pero estaba sanando. Cambié la forma de interpretar los mensajes **dejando sencillamente que sucediera**, sintiendo el dolor como una ola momentánea de cólera que fluía por mí y que debía expresarse porque nunca había aprendido a hacerlo. "¡OK, ya dijiste lo que querías—vete ya, Dolor!"

Llegó un día en **el verano de sanación** en el que me levanté para correr y la planta del pie derecho me dolió tan intensamente que no podía pararme en él. Era en la almohadilla grasa del pie. Los doctores le llaman neuroma de Morton o neuritis, pero claro que no lo es. En ese momento me reí, casi con pena del TMS que estaba en mí. Ya no le temía al dolor. Solo puedo describir el dolor como que tuviera una pelota de golf en la planta del pie (no, no es lo que está pensando— revisé el zapato y no era una bola). Me vestí para salir a correr. Al salir de la casa golpeé el cemento con ese pie lo más fuerte que pude. Los primeros golpes me provocaron un dolor insoportable y sentí cosquilleo en la cara, pero ya al llegar a la calle, había desaparecido el dolor. Centré toda mi atención en la parte de la espalda que no me dolía y seguí corriendo. Algunas mañanas el dolor me daba en los talones, así que empecé a golpear el piso con los talones lo más fuerte que podía sin rompérmelo. Muchas personas que sufren de dolor de pies empiezan a calmar su dolor, dejan que el dolor de pies les capte la atención y lo consienten, dejando que controle su vida sin necesidad porque los doctores les han diagnosticado una neuritis del pie (hay más de 100 clases de las llamadas neuritis). Yo le he ayudado a muchas personas a deshacerse de su dolor de pies y también conozco a otra persona que tenía problemas para caminar y ahora está corriendo, gracias a la sanación del TMS. Nunca se deje vencer por el dolor—si lo hace, lo motiva inconscientemente para que siga.

Existe una jerarquía en el orden del universo—en dimensiones ocultas. El cuerpo sigue la energía que proviene de la mente y la mente sigue los comandos del espíritu. En esta vida, somos seres espirituales con cuerpos físicos, no somos seres físicos tratando de vivir espiritualmente. El cuerpo sigue a la mente— impulsado por la energía del espíritu. La forma como se consideran los problemas de espalda y de cuello hoy en día, en la época de medicina moderna, es un desastre. Cuando una persona tiene dolor, le recetan descanso en cama y/o cirugía y/o una estabilización del área por medio de fajas y/o fusión y/o fortalecimiento de los músculos. Estos enfoques son exactamente lo opuesto para lograr una curación. La terapia correcta es combatir el miedo y ser más feliz, involucrarse más y ser más productivo. No es fácil—pero bien vale la pena probarlo.

A decir verdad, la gente siente lástima de sí misma y, por lo tanto, a menudo se sumergen inconscientemente en el dolor y la enfermedad para lograr atención o autocompasión. Su ira busca entonces cualquier área del cuerpo que se haya lesionado anteriormente o cualquier punto donde se pueda centrar la atención y el enfoque dictado por las nuevas enfermedades modernas que se multiplican según sea necesario. Las personas que siempre están centradas en su envejecimiento y tienen miedo de envejecer, empiezan a sentir pena por sí mismas, como es natural. Las personas que ven como pierden su apariencia atractiva o su estatus (retiro) se deprimen—se enfurecen ante el prospecto de su propia suerte (envejecimiento, muerte). Por medio de una autoangustia, autocompasión y cólera trasladan este miedo y frustración a sus propios cuerpos. Vivimos conforme lo dicta nuestra propia voluntad.

El hoyo 18—el último tiro

La temporada de golf estaba en lo mejor. Empecé a jugar (sí, en un campo de golf de verdad). Otra vez me mantenía ocupado y activo en mi casa y en mi vida. Mi dolor estaba desapareciendo en una forma de lo más errática. Se había trasladado por todo mi cuerpo, a casi todas partes, menos a la cabeza. Estaba a punto de sentir el nivel final de mi curación, pero nadie sabe la hora en que esto ocurrirá. Pasa de repente. Mi meta final seguía siendo dormir boca abajo. En este momento, si me acostaba boca abajo, sentía cosquillas en los pies como una respuesta condicionada a la posición de Cobra que había ocasionado la respuesta anteriormente. Incrementé mis sesiones de relajación progresiva y, unas semanas después, estaba lo suficientemente relajado como para dormir de cualquier manera que quisiera, menos de cabeza—aunque esta posición nunca la probé.

Luego de 27 años, me sentía libre. Era una vida que nunca había conocido. Desde entonces, he tenido dolor de espalda fuerte únicamente una vez. Un año después de haberme curado, me dio gripe y tuve fiebre de casi 40 grados durante tres días. Acostado en la cama, dando vueltas, sentí dos o tres punzadas de dolor muy fuertes. Me sonreí a pesar de la fiebre porque sabía que mi niño interior no le gustaba estar enfermo porque el id solo busca placer.

Había leído los libros y visto los vídeos de Allan Watts. Había leído los libros de Andrew Weil y Emmett Miller y Edmund Bourne. Por fin estaba en calma y en paz. Me había enfrentado todo lo que me había pasado a mí y a Susan y ahora comprendía cómo había reaccionado a la vida. Me movía en tiempo real, me guardaba pocas emociones dentro, ya no iba a adelantarme a vivir el futuro—iba a vivir el presente. Había dejado atrás mi pensamiento obsesivo y estaba dejando que la vida se desenvolviera ante mí a medida que iba ocurriendo. La presencia me había salvado el día y había salvado mi vida. Había sanado y, paradójicamente, lo había hecho porque ya trataba de sanar leyendo libros sobre sanación y había dejado de llevar a cabo rituales como llevar un diario y seguir programas estructurados de sanación, con los cuales continuamente recreaba y perpetuaba el problema al centrar mi atención en el problema.

…y el círculo vicioso se ROMPIÓ…
(Aquí deben insertarse aplausos y ovaciones pregrabadas)

Al salir del campo de golf un día, de repente me di cuenta que ya no sentía dolor, nada. Paz….

Me detuve y vi hacia arriba, al cielo azul y sentí una conexión de unidad con la vida. Había sentido una expansión espiritual—la vida nunca sería la misma. Me había tropezado, había trastabillado, pero había sobrevivido el terreno escabroso por el que me había conducido la medicina alopática y había regresado con un conocimiento más profundo del increíble poder de mi mente-cuerpo. Había estado en las entrañas de la ballena y ésta me había expulsado como un hombre mucho más centrado. Doy gracias por todo lo que he logrado aprender a lo largo de mi vida. La verdad, una vez se contempla, es imposible de negar.

Mente-cuerpo se revela en su verdadera forma. El dolor es un mensaje que no lo comprende el Yo, y al conocer su propósito, se da la sanación. Yo había sanado porque me había apartado del rebaño de ovejas que creen que los cambios estructurales son los causantes del dolor. Sin embargo, cuando una oveja se separa del rebaño, se expone a un ataque de los lobos que tienen hambre de ego, y así lo hice yo.

> [La realidad]…es una hipnosis programada socialmente, una ficción inducida en la que estamos de acuerdo en participar. Y de vez en cuando, alguien se separa de esta hipnosis de condicionamiento social—es un grupo interesante y surtido de sabios, psicóticos y genios.
>
> — Dr. Deepak Chopra, *Body Mind & Soul* (Cuerpo, mente y alma)

Leven anclas, muchachos—Leven anclas

> La semana pasada fue una de las peores que he pasado en meses, si no años, entre el dolor y la ansiedad—ah sí, por cierto, cuando aumentó el nivel de dolor, ya no podía pensar en la ansiedad.
>
> — Susan M. Canes, comunicación personal

Después de que ya no sentía dolor, me empezaron a dar episodios de ansiedad extrema. Empecé a experimentar oscilaciones violentas en el nivel de ansiedad que nunca antes había experimentado. El dolor que había sufrido toda mi vida había desaparecido—mi ancla emocional ya no existía. Ahora, no había nada en que se pudiera enfocar mi mente cuando necesitaba distracción. Mi mente-cuerpo trataba de sustituir la ansiedad con dolor físico. **La ansiedad equivale al dolor y el dolor es un ancla para la ansiedad**. El dolor, tal y como lo conocemos, proviene de la represión de la ansiedad. *Si no la enfrenta, tarde o temprano lo sentirá.*

Ya en la etapa final de mi dolor, la espalda me dolía un segundo y al segundo siguiente, desaparecía y me daba vuelta todo por los mareos. Al siguiente segundo, desaparecía mi ansiedad y regresaba el dolor. Los dos oscilaban de un lado al otro sin control: la ansiedad y el dolor luchando por la consciencia. Era como estar en un circo de tres pistas. Comprendo perfectamente por qué el cerebro prefiere el dolor en vez de enfrentarse a las emociones. La ansiedad es como que si sus nervios rascaran un pizarrón con las uñas. El dolor ancla tanta energía emocional al cuerpo que cuando se leva el ancla, la ansiedad se libera. Por lo tanto, el síndrome del dolor logra su fin, como escribe el Dr. Sarno, para "no dejar que prestemos atención a las cosas emocionales"[76] Estas oscilaciones descontroladas me duraron como una semana y luego, desaparecieron abruptamente.

Estaba nuevamente en equilibrio—sin síntomas por primera vez en mi vida. Sin embargo, estaba a punto de quedarme estupefacto—sorprendido—por argumentos y negaciones en contra del proceso exitoso por el que había pasado. La verdad estaba a punto de ser rechazada.

6

Oposición al TMS: JSBS

Síndrome del hermano de John Stossel (JSBS en inglés)

Es fácil saber cuándo te estás acercando a la verdad porque habrá muchas protestas exaltadas de aquellos que se aferran a posturas que cada vez se vuelven más débiles. Es fácil saber cuándo te estás acercando por la cantidad de balas que pasan rozándote. Las acusaciones y actitudes incrédulas no solo con respecto a tu teoría, sino que también con respecto a tu modo de ser y naturaleza, presentadas por los que no saben nada de ti, que nunca te han conocido y que nunca han evaluado tu trabajo... La gente les dispara a los pioneros.

— Dr. Clancy D. McKenzie

El dolor que me había acompañado durante 27 años había desaparecido por completo. Todo lo que me habían dicho todos los doctores, quiroprácticos y terapistas acerca de mi dolor de espalda estaba totalmente equivocado. Tenía una espalda fuerte y saludable, a pesar de todos los "problemas" que habían revelado las imágenes de alta tecnología. El primer diagnóstico equivocado de la causa de mi dolor de espalda me lo habían hecho cuando tenía 14 años y con él se había iniciado el proceso acumulativo que me había impulsado hacia cerca de 30 años más de dolor innecesario.

Tres décadas después, encontré la verdad y esta me había liberado, como ha liberado a muchos otros. Sin embargo, a pesar de los grandes éxitos, todavía hay una oposición férrea a la realidad del TMS. Al negar que el TMS es verdadero, las personas muchas veces utilizan el Argumento de la Ignorancia, también conocido como el **Argumento de la Incredulidad Personal**. Estas tácticas se utilizan cuando una persona decide que algo no es posible porque, personalmente, no comprende la premisa. Le es increíble, "no creíble" y, por lo tanto—falso. Luego, la persona reafirma su propia incapacidad para comprender que la premisa o proposición sea una "prueba" de la verdad y que debe haber otras razones para ciertas causas y efectos—porque las respuestas no le son obvias de inmediato. En otras palabras, si no puede comprenderlo, es prueba de que no es cierto. Hay gente que se pone roja de la furia cuando les explico lo que les está pasando, ya sea porque saben que es verdad o porque no han llegado a tener suficiente dolor como para estar abiertos a aceptar la verdad. Cuando se enfrentan a algo que entra en conflicto con su autoimagen idealizada, se propaga la furia rápidamente.

Esa fue la razón por la que tiré el libro del Dr. Sarno de un lado de mi sala al otro cuando empecé a comprender sus implicaciones. Tenía una imagen equivocada de mí mismo.

Una vez, cuando apenas me acababa de liberar del dolor, le pregunté a mi hijo Matthew, que entonces tenía 16 años: "¿Por qué la gente no dice sencillamente que el TMS es falso, en vez de ponerse lívidos de la furia?" Me respondió: "Yo digo que es porque, en lo más profundo de su ser, saben que sí es cierto." A la edad de 16 años, había alcanzado un punto de consciencia que muchas personas mayores sencillamente no llegan a alcanzar (seguramente tuvo un buen papá).

Al negar el proceso del TMS, la distracción todavía está funcionando, como comprobó el Dr. Sarno, entre otros muchos. **Cuanto más rabioso sea el rechazo al hecho de que el TMS es la razón detrás de los síntomas, más probabilidades hay de que realmente esta sea la causa de sus síntomas—la reacción exagerada revela la respuesta de la Sombra que se ve amenazada.**

El Dr. Marc Sopher, coautor de *The Divided Mind—The Epidemic of Mindbody Disorders,* describió a un paciente que salió furioso de su clínica cuando le dijo que lo más probable era que su dolor tuviera una causa emocional. El paciente insistía que su dolor era un "dolor real". Regresó dos días después y le pidió disculpas al Dr. Sopher, diciéndole que, como él lo había acompañado a él y a su familia en sus épocas más difíciles a lo largo de muchos años, estaba dispuesto a escuchar lo que tenía que decirle. El paciente leyó el libro *Healing Back Pain* del Dr. Sarno, así como otra información relacionada con el TMS y su "dolor sencillamente desapareció".[77] El diagnóstico de TMS se puede considerar como grave ofensa porque amenaza el Yo que no se ha desarrollado, el cual la "persona" ha tratado de ocultar toda la vida. Una vez que este paciente hizo a un lado su ego, se curó. No se curará si cree que todo lo sabe—o si se amenaza a su ego con lo que no quiere escuchar; en ese momento, su orgullo le es más importante que su propia vida. Todo lo que pueda pensar que sabe impide su sanación.

Hay muchas razones por las que las personas no quieren creer que sus síntomas provienen de un proceso inconsciente. Les es difícil creer que el dolor causado por una reducción del flujo sanguíneo pueda ser tan profundo y agudo—debe ser causado por un daño del esqueleto o los nervios. Yo pensaba lo mismo, por eso yo, también lo rechacé sin más.

Otra razón por la cual la gente rechaza el TMS es el estigma que conllevan los problemas emocionales. A muchas personas no les gusta el hecho de que la palabra psicosomático empieza con la palabra "psico" y se debería hacer referencia a ellos como trastornos de mente-cuerpo, evitando el término peyorativo. Otra razón para rechazar el TMS es que, en la cultura occidental, queremos ver todo con los ojos, prueba en imágenes, algo concreto que se pueda culpar.

Como chiste, inventé un término para las personas que se rehúsan a creer en el **Síndrome de Mente-Cuerpo** después de haber visto por televisión al hermano de John Stossel refutando el TMS en el programa 20/20 de la estación ABC. Lo llamé el Síndrome del Hermano de John Stossel o JSBS por sus siglas en inglés. John Stossel era un reportero en la cadena ABC en ese entonces; había sufrido dolor severo de espalda durante por lo menos dos décadas. Después de haber visitado al Dr. Sarno una sola vez, John ya no había sentido dolor. Sin embargo, su hermano, Tom Stossel, Doctor en Medicina, es un ejemplo clásico de la persona que se opone al TMS como causa del dolor—consideran que la respuesta es demasiado simplista.

Tom es el Director de la División de Medicina Traslacional en el hospital Brigham and Women's Hospital y sufre dolores crónicos de cuello y espalda. Ambos hermanos aparecieron en un episodio del programa *20/20* de ABC en 1999 llamado "La cura del Dr. Sarno". Tom todavía no estaba dispuesto a aceptar el concepto del dolor inducido por la tensión y expresó: "Si alguien me dijera que todo estaba en mi cabeza, no podría reprimir mi furia". Sin embargo, durante la semana en que la ABC grabó el programa sobre el Dr. Sarno con los dos hermanos, al Dr. Tom Stossel le volvió el dolor de cuello. El momento en que le dio el dolor es otra prueba más de la eficacia del TMS y muchas veces tiene una correlación directa al dolor de del Fase 1 del TMS. El reportaje de John tenía la intención de revelar la verdad detrás del TMS y, por lo tanto, el dolor debe resurgir para ocultar biológicamente toda emoción no deseada. No tengo ninguna intención de acosar a Tom; me parece que es un buen hombre. Lo que quiero es utilizarlo como ejemplo del proceso que incluye la duda. Inicialmente, reaccioné igual que reaccionó Tom.

El inconsciente no quiere que se revele la verdad y puede luchar en forma épica—de allí, el dolor. Estas fuerzas opuestas provocan aún más conflicto oculto, a medida que la creencia se enfrenta al comportamiento y la furia se acerca a la consciencia. Cuando podemos reunir las fuerzas suficientes para hacer frente a quiénes somos y cómo reaccionamos a la vida, abierta y honestamente, el dolor y la enfermedad encuentran muy pocos lugares en el cuerpo donde puedan esconderse.

De igual manera, leí un mensaje de una mujer sobre el resurgimiento de su dolor. Su esposo le había señalado, con mucha perspicacia, que su dolor probablemente se debía al TMS, que se había trasladado de su espalda a sus hombros, como suele hacer muchas veces, y que debería **volver a leer el libro** del Dr. Sarno. Escribió en su entrada: "Mi esposo me instó a leer el libro nuevamente, y mis síntomas empeoraron". Mucha gente dice lo mismo: que cuando consideran el TMS con una mente abierta, su dolor se dispara—parecido a lo que pasa en un exorcismo—igual que cuando las manos se me hincharon al leer el libro *Mind Over Back Pain*. Cualquier intento de eliminar problemas muy ocultos con perspicacia y conocimientos amenaza la naturaleza misma de la obscuridad: ser una sombra para la luz. El siguiente intercambio se dio entre los hermanos Stossel en el programa *20/20* de la ABC con respecto al TMS y los hallazgos clínicos del Dr. Sarno:

> **Tom**: Hay muchas (otras) cosas ridículas que podría hacer y que probablemente no funcionen, pero que no estoy haciendo.
>
> **John**: Pero sí me funcionó (sanación del TMS), a mí, que soy tu hermano.
>
> **Tom**: Bueno, como científico que soy, te tengo que decir que cualquier cosa es posible, pero no estoy convencido.

La respuesta del Dr. Sarno a la reacción de Tom con respecto al diagnóstico de TMS fue: "Si no lo pueden comprobar en el laboratorio, creen que no existe." Según Aristóteles, "Una mente educada es capaz de considerar un pensamiento sin aceptarlo". Tom estaba debatiendo según el Argumento de la Incredulidad Personal y rechazando una evidencia que estaba muy clara.

¿Por qué hay tanta oposición a los hallazgos clínicos de la sanación del TMS—cuando funciona prácticamente todas las veces? Hay pocos médicos o científicos que quieran aceptar que en todos sus años de educación y duro trabajo han estado considerando el dolor desde un punto de vista equivocado. El rechazo más absurdo del Dr. Sarno y el TMS que he escuchado por parte de los médicos es que él busca a los pacientes que "puede curar fácilmente" para que el porcentaje de casos exitosos sea más alto. Hay poco en este mundo que se aparte tanto de la verdad como este argumento. En el programa de la ABC, "La Cura del Dr. Sarno", Janette Barber contó que su doctor le había dicho: "Aparentemente, ya probó de todo". No le podía ofrecer nada más para aliviar su dolor, pero fue con el Dr. Sarno y se alivió rápidamente. Estos doctores que se dedican al TMS están tratando los casos más difíciles—los que otros doctores no pueden curar. Las personas que sufren de dolor van a los doctores de TMS cuando ya han probado de todo—cuando ya están en total desesperación. Para mí, esa fue la única razón para leer la obra del Dr. Sarno—ya había probado de todo. El Dr. Sopher me lo confirmó—los doctores del TMS ven, mayormente, "los peores casos, los casos en que todos los demás tratamientos han fallado". Estos pacientes son los que generalmente se ven abandonados por sus doctores, quienes les dicen que no hay nada más que se pueda hacer por ellos. Por otra parte, esta situación es muy frustrante para sus doctores, que tiemblan cuando ven los nombres de estos pacientes en su lista de citas. Los doctores del TMS—entre ellos el Dr. Sarno—no seleccionan a los ganadores para aumentar sus tasas de sanación. Aceptan a los pacientes perdidos que tienen la mente abierta—y los sanan, logrando tasas de éxito extraordinariamente altas.

La sanación del TMS sí funciona, pero sin duda esto lo refutarán las personas que no pueden ver más allá de sus experiencias médicas. Yo conozco muchas personas que han sanado con el solo hecho de comprender y creer que sus emociones les estaban causando el dolor—sin embargo, todavía hay médicos que aseguran que esto no es posible.

Pero, ¿qué es un científico? ¿No se supone que los científicos tienen la mente abierta y buscan la verdad—siguiendo la cadena de la evidencia? Una fuente principal de controversia y de oposición al TMS, como se puede notar en la conversación de los hermanos Stossel, es que los científicos son los que quieren difundir la noticia de las curas. El que los legos les indiquen las causas de las enfermedades es un golpe decisivo al ego de los expertos y la primera reacción del ego es la resistencia.

> *Esta es la razón por la cual se han tomado tantas molestias en ignorar mi trabajo. Les he logrado demostrar, sin lugar a dudas, que un proceso físico-patológico verdadero es el resultado de un fenómeno emocional y que se puede detener mediante un proceso mental. Esto es, antes que nada, una absoluta herejía y segundo, está más allá de la comprensión de muchos doctores... Paradójicamente, los legos pueden aceptar una idea como esta porque no tienen la carga de una educación médica ni todos los prejuicios filosóficos que la acompañan.*
>
> — Dr. John E. Sarno, *Healing Back Pain*[78]

No hay lugar para el ego en la ciencia. El ego constituye una antítesis de la ciencia porque determina las conclusiones antes de que se establezcan los resultados. Se le atribuye a Platón la siguiente cita: "Podemos perdonar fácilmente a un niño que tiene miedo de la oscuridad; la verdadera tragedia de la vida es cuando los adultos le temen a la luz".

John Stossel ha ganado el premio Emmy 19 veces. Es una persona de mente abierta y astuta y ahora ya no tiene dolor gracias al Dr. Sarno. John escribe en su libro, *Give Me a Break*, "...Me doy cuenta también de que Tom está ignorando su dolor de espalda la mayor parte del tiempo, en vez de nutrirlo y centrarse en él—y desaparece".[79] Tom, al igual que yo, a un nivel más profundo, probablemente ya sabía que era verdad, pero le fue más difícil aceptarlo y admitirlo debido a la carga que le impone su educación médica. La definición de carga es una responsabilidad opresiva. La educación puede ser tan opresiva que logre llevar al ego a superar a la ciencia—arrogancia por encima del servicio.

> *La opinión equivocada de la ciencia se delata por su pretensión de estar en lo cierto. Lo que caracteriza al hombre de ciencia no es la posesión del conocimiento o de verdades irrefutables, sino la búsqueda de la verdad incesante y crítica al extremo.*
>
> — *Karl Popper*[80]

Los científicos que se aferran al concepto de discos desplazados o herniados como la base para el dolor de espalda no solo fracasan en sus intentos por ayudar a sus pacientes, sino que hacen caso omiso de Karl Popper y su revolucionario cúmulo de obras relativas a la **Teoría del Falsacionismo**. El falsacionismo, según sostenía Popper, es lo que separa a la ciencia de la no ciencia.

El principio de la falseabilidad, como lo define Popper, sostiene que una teoría científica no es científica si no admite la posibilidad de que sea falsa. Esta es buena ciencia porque profundiza en lo es cierto y lo que no es cierto por medio de la contradicción. En pocas palabras, Popper dice que las teorías científicas deben cuestionarse y que solamente mediante este cuestionamiento se pueden descubrir más verdades. Se ha comprobado que no funcionan la cirugía de la espalda, las inyecciones de esteroides y la terapia de tracción y, aun así, muchos se aferran a estos métodos porque piensan que la mayoría debe tener razón. Como sostenía Popper, la "búsqueda de la verdad" es la que convierte a un hombre en científico, no el poseer conocimientos.

Muchas veces los títulos de medicina son la causa de que los médicos cierren los ojos a lo que es obvio. Podrían decir: "Oye, yo estudié medicina, yo le diré lo que le sucede, usted no me lo dirá a mí". Como hemos aprendido de evidencia bien documentada con relación al dolor de espalda y de articulaciones, esto muchas veces agrava los síntomas. Los doctores deben dejar de decirles a sus pacientes que tienen defectos físicos y empezar a preguntarles si ha habido cambios o estrés en su vida diaria.

> *Si un médico se pudiera callar un rato, el mismo paciente le diría lo que padece… Las personas con enfermedades crónicas tienen un sentido intuitivo y visceral de lo que les sucede.*
>
> — Doctor Majid Ali, Capital University of Integrative Medicine[81]

El Dr. Sarno admite que hasta que empezó a hablar con las personas que sufrían de dolor crónico logró observar las tendencias de personalidad que comúnmente acompañan al dolor. Los días en los que los doctores hacían visitas a domicilio ya se acabaron. Fueron desapareciendo a medida que los doctores cambiaban y de ser amigos/sanadores se convirtieron en proveedores de atención médica. Esto es lo malo de la ciencia.

Con suerte, algún día todos los médicos adoptarán la metodología que usa el Dr. Don Colbert con sus pacientes. En su libro *Deadly Emotions* (Emociones letales), Colbert escribe: "En mi consultorio médico, los miembros de mi personal y yo nos tomamos el tiempo para sentarnos a hablar con pacientes como Karl para descubrir si hay un evento emocional que podría estar desencadenando una enfermedad o condición específica. Una y otra vez, hemos detectado que una conmoción emocional parece estar relacionada directamente a la enfermedad."[82]

Si se aplica la falseabilidad al TMS, nos daríamos cuenta que no es solamente la falta de oxígeno (vea el Capítulo1) lo que está involucrado, sino que también cambios en los niveles de líquido. El sistema autonómico también mantiene la termorregulación controlando la sudoración. La mayoría de las personas que sufren dolor tienen piel seca como una condición crónica, con psoriasis o dermatitis seborreica, caspa severa, falsa gota, etc., así como articulaciones que truenan y chasquean. Así, cuando la furia aumenta y el sistema autónomo no logra mantener la homeostasis—todas sus funciones se pueden volver erráticas, no solo la función del flujo de sangre, como se describe en el Primer Capítulo.

Egos y escepticismo

Sin embargo, este es solo la punta del iceberg. Un señor con el que me comuniqué sufría de rigidez en la parte media de la espalda y el cuello debido a la tensión. Visitó a un neurólogo en la clínica UCLA Migraine Institute buscando alivio. Cuando le mencionó al Dr. Sarno y el TMS a la doctora, me dijo que "solo entornó los ojos con exasperación e hizo caso omiso del tema..." Ella quería, esperaba, y necesitaba una causa física porque se le había educado a buscarla—equivocada y agobiada por su educación en medicina.

> *La ciencia, basada en el modelo materialista, ha tratado de comprender los mecanismos de la enfermedad, con la esperanza de que, si se pudieran comprender los mecanismos de las enfermedades e interferir con dichos mecanismos, se podría eliminar la enfermedad... desafortunadamente, esto no ha funcionado porque los mecanismos de la enfermedad no son los orígenes de esta.*
> — Dr. Deepak Chopra, *Body Mind & Soul* (Cuerpo, mente y alma)

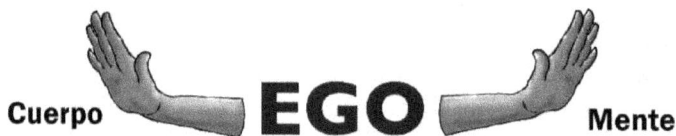

Cuerpo   EGO   Mente

El ego está librando una lucha contra cualquier empeño por unir la mente y el cuerpo. Hay muchos que tienen interés en el sufrimiento. Sus medios de vida—o sus estilos de vida—dependen de la ingeniería científica del dolor, y se verían amenazadas si en la sociedad se aceptara el TMS en forma general. También está el que sufre de dolor, en sí, cuyo ego muchas veces se contrapone a sus propias creencias, a medida que atrae hacia sí el dolor por razones que ni siquiera él/ella comprende.

Advertencia: Necesitamos doctores—necesitamos buenos sanadores. En el año 2003, a mi papá le tuvieron que quitar el electroconductor del marcapasos en la clínica Cleveland Clinic, luego de que un cirujano local lo rompió al ponérselo. Mientras estaba sentado en la Unidad de Cuidados Intensivos en la clínica, vi que estaba lleno de familias. Empecé a preguntarles a las personas de dónde eran. Algunos eran del Lejano Oriente, una pareja era de Israel, otra de Inglaterra y había otras personas de Canadá. Todos ellos tenían a sus seres queridos que estaban muy enfermos y ¿adivinen adónde los habían traído? A los Estados Unidos de Norteamérica. Le pregunté a un par de personas la razón por la que había traído a su familiar a la Cleveland Clinic. Me dijeron: "Porque es la mejor". Este no es un libro en contra de los médicos. A veces los síntomas los deben aliviar los profesionales. Se salva a muchas personas necesitadas en lugares como la Cleveland Clinic, la Mayo Clinic y el hospital Johns Hopkins, donde se les hacen trasplantes, reconstrucciones, injertos, etc. La medicina moderna es buena—pero muchas veces da muestras de un celo excesivo.

La cuestión es, sin embargo, ¿cómo fue que estas personas que sufren llegaron al punto de necesitar esas intervenciones? ¿Cómo fue que un muchacho de 20 años llegó al punto de necesitar una endoprótesis a tan temprana edad? ¿Por qué el banquero de 30 años ya le habían hecho dos cirugías de derivación (bypass)? ¿Por qué el atleta de 17 años sufre de dolor crónico antes de cada juego? Una vez que la persona se desequilibra demasiado, necesitará una intervención médica de buena calidad. Sin embargo, tengan mucho cuidado; puede ser posible, por supuesto, que exista una anomalía física/estructural que no esté dentro del ámbito psicosomático, como un trastorno congénito (ya sea por naturaleza o de nacimiento). Este libro trata sobre las razones y las preguntas, en un intento de cambiar las percepciones y las actitudes erróneas. Por lo tanto, la interrogante mayor es: ¿Cuándo deja de importarle al doctor la razón por la que el paciente está en su clínica? La industria médica, tan necesaria, se ha convertido en el uróboros al luchar contra sí mismo en un extremo y mantenerse vivo por el otro, como una culebra que se come su propia cola. El Dr. Chopra señala que hoy en día, hay más gente que se gana la vida con el cáncer que la gente que se muere por esa causa. La razón es que ha llegado a asemejarse demasiado a una línea de ensamblaje en sus actitudes al considerar las necesidades del paciente; necesidades que se manifiestan como su enfermedad.

Mecanismo de dos traumas

El psiquiatra Clancy McKenzie revolucionó el conocimiento de la esquizofrenia y la depresión, así como del estrés postraumático que producen depresión y ansiedad. Descubrió un **Mecanismo de dos traumas** en los años 80 cuando "identificó el mecanismo mediante el cual el trauma emocional produce un cambio en la química y la estructura del cerebro". Las separaciones tempranas en la vida ocasionan problemas después, dependiendo de **cuándo** ocurrió la primera separación de importancia; es decir, la etapa de desarrollo en que se encuentra el cerebro al momento del primer trauma/separación.

Los hallazgos del Dr. McKenzie son sencillamente brillantes. Identificó uno de muchos mecanismos de estos trastornos mentales en un estudio detallado de lo que el conceptualizó como *separación materno-infantil y trauma a causa del nacimiento de un hermano*. Es comprensible que haya estado muy emocionado de presentar sus hallazgos clínicos a toda la comunidad psiquiátrica, pero la mayor parte de esta comunidad los rechazó contundentemente—por lo que decidió tomarse un descanso y esperar que la comunidad psiquiátrica "se pusiera al día". No salía de su asombro al ver que seguían tomando el rumbo equivocado. Dice:

"estaban logrando hallazgos importantes, pero solo consideraban los resultados biológicos del proceso de la enfermedad o las predisposiciones genéticas y perdían totalmente de vista la causa". Esta es la etapa en que se encuentra el Dr. Sarno en estos momentos con el TMS. La comunidad médica ahora debe ponerse al día con sus hallazgos.

Hoy en día, se acepta el trabajo del Dr. McKenzie en una forma más generalizada y la comunidad psiquiátrica lo difunde ampliamente. Los psiquiatras y los neurólogos más renombrados, como el Dr. Paul MacLean, comprendieron el trabajo innovador de McKenzie inmediatamente y percibieron su genialidad, que radica en su simpleza y su exactitud.

> *Solo los estudiosos verdaderamente excepcionales pueden albergar nuevos conceptos que difieren de los puntos de vista difundidos... es muy común que las personas no confíen en sus propias mentes para evaluar hasta lo más sencillo; esperan las opiniones de otros antes de decidir si se unen o no. Esto es válido incluso entre los profesionales de alto nivel.*

> — Dr. Clancy D. McKenzie

Se necesitan científicos con originalidad en cuanto a conceptos médicos para lograr una mejor comprensión. Sin embargo, como escribió el Dr. McKenzie: "Les disparan a los pioneros." Los científicos como McKenzie, Sarno, Sopher, Chopra, Colbert, Weil, Northrup y Miller van a donde los conduzca la verdad. No se quedan encuadrados en ciertos conceptos médicos, ya que su deseo es sanar y no sencillamente tratar a los pacientes. Ayudan a la gente basándose en la observación y la vuelta a observar y no vacilan en desviarse de la norma cuando la verdad los conduce a otra parte, ya que solo los peces muertos nadan con la corriente.

> *El enfoque de la medicina convencional en el cuerpo físico se ha circunscrito mucho... La medicina convencional ahora se considera temeraria, peligrosa, obligando a que las personas acepten cosas que pueden ser tóxicas. Ha perdido el equilibrio a causa de su entusiasmo por las soluciones tecnológicas externas a los problemas.*

> — Dr. Andrew Weil, Pros and Cons of Integrative Medicine
> (Pros y contras de la medicina integral), estación de televisión PBS

A principios de los 90, antes del Doctor Sarno, mi hermano y yo visitábamos a un neurocirujano por nuestro dolor de espalda. Cuando el cirujano de repente se retiró, un nuevo neurocirujano se quedó con la clínica. Lo primero que hizo este médico fue revisar cada una de las fichas médicas que le habían entregado para deshacerse de todos los pacientes que no podía operar de inmediato. Si no te podía operar, no te quería como paciente. He platicado con muchas personas que antes sufrían del TMS que me han contado como se ponían de furiosos sus neurocirujanos cuando no les permitían que los operaran de inmediato. ¿Esto es medicina? ¿O negocio? La Verdad fundamental está entre estos dos conceptos. No existen absolutos.

Disculpe, ¿me presta sus gafas de color de rosa?

Es mucho más fácil decir: "En mi familia hay herencia de problemas en la espalda" o "Me lesioné la espalda y el cuello" que admitir que hay algunas emociones ocultas que no puedo enfrentar en estos momentos." O: "Necesito un descanso; no puedo con todo lo que quieren que haga—debo liberarme de mis responsabilidades, aunque sea por un tiempo corto." Cuando era niño, al psiquiatra Carl Jung lo molestaban otros niños a tal punto que empezó a utilizar la enfermedad como excusa para evitarlos. Inclusive, logró arreglárselas para desmayarse cuando quería para evitar que los demás lo molestaran. Algunas veces, solo necesitamos una forma aceptable de evadirnos.

Las personas que sienten dolor a causa de una lesión en sus espaldas, cuellos, rodillas, hombros o pies, sencillamente no pueden aceptar que sus vidas no han salido tal como habían planeado—que le tienen miedo a envejecer—y que no han logrado cubrir algunas de sus necesidades básicas. Se sienten muy sorprendidos por el hecho de que sus cuerpos podrían estar reaccionando a emociones que no pueden sentir. Los pensamientos latentes y destructivos justo debajo de la percepción consciente muchas veces se revelan por medio de múltiples problemas fisiológicos. Si estos síntomas le permiten al individuo cambiar su vida de una forma que le permite bajar el ritmo, buscar un lugar para esconderse o, menos común, un lugar para quejarse (que lo oigan), es mucho mejor porque eso es lo que muchas veces necesita en su vida en ese preciso momento.

Muchos se sienten aliviados por la idea de que tienen un disco herniado o un manguito rotador roto o porque apareció un daño estructural en las imágenes, ya que todos poseemos un **instinto autodestructor**—una culpa oculta—y muchos sienten que esto se puede aliviar cortando parte de su cuerpo. El psiquiatra del siglo veinte, Dr. Karl Menninger, reconoció este fenómeno en su clínica de Topeka, Kansas.

> *Algunas veces, una operación parece necesaria para el bienestar emocional de una persona enferma, y algunas veces, salimos del hospital con un problema serio solventado o algún ajuste necesario efectuado... Menninger interpreta este someterse repetidas veces al cuchillo de un cirujano como una expresión de culpa inconsciente... Después de la operación, señala Menninger, hay un período muy marcado de alivio y de bienestar... la exigencia casi agresiva de someterse a cirugías es un síntoma de una fuerza autodestructiva fuera de control.*
>
> — Dr. Arnold A. Hutschnecker, *The Will to Live*[83]

El apéndice culpable se puede operar y su culpa inconsciente se puede separar físicamente de ellos, en lo que el Dr. Hutschnecker llamó "el altar de la mesa de operaciones." Los pensamientos destructivos de los pacientes, la frustración y la cólera que procede de las exigencias de sus responsabilidades y su culpa pueden permanecer ocultas de los otros. A un nivel más profundo de la consciencia, sacrifican una parte de su cuerpo para expiar sus pensamientos o deseos pecaminosos. El lado destructivo que tiene cada persona eclipsa por un momento su lado amoroso y creativo.*

Las personas buscan respuestas con los ojos e ignoran el mensaje de su corazón. La enfermedad, el dolor y el sufrimiento son el resultado de un desequilibrio que procede de no darse cuenta, o de siempre ignorar, las necesidades personales. Cuando una persona afirma que la vida es buena, tanto para sí misma como para otros, pero a la vez sufre de dolor y/o parálisis, se está viendo en el espejo y ve un reflejo ilusorio de su vida. Cuando una persona dice que la vida es buena y no está sufriendo, la vida probablemente sí sea buena; está equilibrado—se ve en el espejo con todos sus sentidos como realmente es.

Admitir que no todo en la vida le ha salido como lo planificó y, sin embargo, estar agradecido, revela una gran madurez y crecimiento espiritual. El punto de poder en la vida es verse como verdaderamente se es, en tiempo real. El poder reina en este instante. El momento de ser feliz es **ahora**, no mañana. La vida es vivir el momento; no es prepararse para el potencial del futuro o aferrarse a relaciones que lo han herido en el pasado.

Por lo tanto, existen dos conjuntos opuestos de egos en el TMS.

> El ego de la persona que sufre se niega a considerar que las emociones ocultas pueden estarle causando sus síntomas. No puede creer que su suegra (o su suegro o su esposa o sus hijos o su trabajo) le causa tanta ira interna que podría estarle causando un dolor intenso. Nunca podrá comprender el concepto de represión a menos que busque planos más altos de la verdad dentro de sí mismo.
>
> …Y…
>
> Los egos dentro de la industria médica no permiten la noción de que las columnas vertebrales que envejecen y los cuerpos que se deterioran no son la verdadera causa de la mayor parte del dolor. Los discos herniados pocas veces causan dolor, pero la noción de que son la causa general del dolor está tan integrada al inconsciente colectivo de la sociedad que hasta las personas más abiertas de mente tienen problemas en imaginarse algo distinto. Es sencillamente un desastre médico.†

---

*Persiste el debate de cuántos instintos realmente tenemos, pero Freud llegó a la conclusión de que, la base de todos los instintos está en los dos que mencioné anteriormente: el instinto amoroso y creativo, **Eros**, y la fuerza opuesta autodestructiva que los neo-freudianos denominan **Tánatos**.

† Un disco herniado puede pellizcar un nervio, ocasionando una parálisis inmediata, pero al morirse el nervio, ya no enviará señales de dolor al cerebro, por lo que un nervio pellizcado no causará dolor durante mucho tiempo.

Debe recalcarse este punto para que no haya duda en la mente del lector. Lo que no le permite a un individuo creer que el TMS es cierto es su ego. El superego está diseñado precisamente con ese fin—para que parezca que está por encima de los procesos humanos de cólera, miedo, ansiedad y humanidad.

Yo he llegado a comprender que la tensionalgia por TMS es la razón principal de todos mis síntomas físicos. He ayudado a las personas a sobreponerse a su miedo y a aliviar su dolor aumentando sus conocimientos de qué es lo que les sucede. Pero estas personas tenían la mente abierta y se autoexaminaban. Ellos, en esencia, se sanaron a sí mismos. En cuanto a las personas que no he logrado ayudar, todas y cada una de ellas estaban de acuerdo en que el concepto del TMS del Dr. Sarno era auténtico, hasta que se trató de su propio dolor—creían que es verdad para todos, menos para ellos. Cuando las personas están enojadas, gritando y apuntándome con el dedo, sudando porque les digo que su dolor no se debe a un ligamento rasgado o a daños en la columna vertebral, veo que lo que les estoy diciendo les arde a sus egos. Su cólera y su dolor se originan de una negación vehemente de cualquier conflicto interno—sabiendo en lo profundo de sus corazones que lo que les estoy diciendo es la verdad.

La dama protesta demasiado, me parece.

— Hamlet, Acto 3, Escena 2

Esto se notaba claramente en la cara de Richard Nixon cuando se paró en el podio, sosteniendo que era inocente en el escándalo de Watergate, afirmando vehementemente "…la gente debe saber si su Presidente es un sinvergüenza. Bueno, yo no soy un sinvergüenza." Se notaba en la cara roja de rosácea de Bill Clinton cuando apuntaba con el dedo y afirmaba furioso: "No tuve relaciones sexuales con esa mujer…" Los dos mentían y quedaba evidente por su reacción exagerada a la verdad que amenaza su ego. Muchas personas que sufren de dolor crónico se sienten aliviados de deshacerse por fin de su furia reprimida y su dolor emocional oculto. Muy dentro, las personas necesitan la verdad sanadora que les brinda la luz. Es posible que aquellos que han invertido energía en sus propias imágenes no quieran cambiar, aunque rechazar nuevas ideas requiere mucha más energía. Creer requiere muy poca energía. La mayoría de ella se consume al luchar contra las verdades que quieren surgir.

Una muerte, un divorcio, una adopción, una lesión, la crítica, el abuso, la indiferencia, la crisis de la mediana edad, los conflictos matrimoniales profundamente arraigados y varias otras formas de rechazo percibido son impulsores primarios del dolor—generadores de conflicto psíquico. El miedo último es a quedar desconectado o experimentar un mayor rechazo y, por lo tanto, el autocastigo proporciona un alivio de la culpa inconsciente.

Las sociedades de todo el mundo han estigmatizado a las personas que sienten dolor emocional como que, de alguna manera, son unos fracasados; sin embargo, algunas de las más grandes figuras mundiales han experimentado dolor emocional. La obra brillante de Edgar Allan Poe tuvo sus orígenes en una ansiedad de separación extrema. La sociedad occidental dicta que no somos normales si sentimos conflicto emocional y, con todo, toda la gente lo sufre, invariablemente. Como el rechazo provoca experiencias emocionales que nunca se hubieran dado sin el enfrentamiento de opuestos en el interior, el dolor emocional puede generar gran talento, creatividad y revelación.

La negación no queda circunscrita, se expande a otros ámbitos

Las personas que sufren dolor en su exterior parecen ser (en su mayoría) individuos calmados y callados, obsesivos, perfeccionistas hasta la fobia; ansiosos en grado menor o mayor, sumamente responsables y concienzudos. Es frecuente que los oigamos decir "Claro, no hay duda, Steve, que las emociones pueden afectar al cuerpo y crear dolor—pero no en mí—lo mío es estructural". El mayor obstáculo en mi propia recuperación fue ver mi resonancia magnética en la que se veían los discos herniados y ver mis radiografías que mostraban estenosis, osteofitos y artritis.

> La gente muchas veces dice "Oye, yo conozco a una persona que no es nada responsable y que, de todas maneras, sufre de TMS". Esta persona que aparentemente es "irresponsable" puede estar atrapada en un complejo de responsabilidad personal tan profundo que aparenta ser irresponsable o perezosa debido a un bloqueo por sus pensamientos negativos. Tiene tanto miedo de fracasar o de triunfar que, inconscientemente, atrae el fracaso hacia sí mismo y parece irresponsable cuando realmente no quiere serlo. Por lo tanto, la irresponsabilidad también se puede considerar como TMS… y el yin persigue al yang… cuando esto se vuelve aquello.

La vez que vi al neurocirujano pegarme en la rodilla con el martillo de hule— sin que hubiera una reacción del reflejo tendinoso profundo—es un recuerdo muy difícil de borrar. Cuando mis pies empezaron a debilitarse y paralizarse y cuando comencé a sentir un entumecimiento y un cosquilleo, era difícil aceptar que lo que estaba me estaba pasando era resultado de un efecto emocional. Sin embargo, a pesar de estar viendo esto, decidí no creer que un defecto estructural era la causa de todo ello. Fue la mejor decisión, pero la más difícil, que tomé con respecto a mi salud y bien ha valido la pena. Por primera vez en mi vida, desde que tengo memoria, ya no tengo dolor. Todo porque decidí abrir mi mente.

El brillante científico alemán, Max Plank, pensaba que la aceptación e integración de nuevas ideas científicas requería toda una generación. En algún momento, hace mucho tiempo, los investigadores opinaban que las úlceras se debían a estómagos defectuosos. Pasada una generación, la sociedad llegó a comprender que las úlceras las produce el estrés—y empezaron a desaparecer a medida que la razón detrás de ellas se llegó a "aceptar". Sin embargo, aún al día de hoy, los científicos siguen buscando la bacteria de la úlcera y, de vez en cuando, detectan una. No obstante, esa bacteria la tiene la mayoría de la gente—con úlcera o sin ella. El Dr. Sopher me informó que ha visto personas que toman antibióticos para deshacerse de una bacteria, pero que no mejoran. Las bacterias, pues, son un **hallazgo incidental**, como lo son los discos herniados y la estenosis y la artritis que se pueden ver en los rayos X y las resonancias magnéticas. La opinión del Dr. Sopher se ve reforzada por el Dr. Henry Bieler, quien estudió las causas y las curas de las enfermedades durante más de 50 años y escribió un libro sobre el tema. La primera conclusión del Dr. Bieler fue que la causa primaria de la mayoría de las enfermedades no eran los microbios. Su segunda conclusión fue que tratar a los pacientes con drogas era peligroso la mayor parte de las veces.

Sin embargo, la industria científica, en su deseo ferviente de ir siempre hacia adelante, muchas veces nos lleva hacia atrás al buscar una cura mágica por medio del cuerpo. A principio de los años 80, unos científicos australianos por fin descubrieron "la bacteria de la úlcera"—y con ello finalmente encontraron el blanco al cual podían apuntar con la bala mágica. El Dr. Robert Sapolsky, PhD, ganador de la beca Genius Fellowship Award de la Fundación MacArthur, comentó sobre el descubrimiento australiano: "Les puedo apostar que la mitad de los gastroenterólogos de la Tierra salieron a celebrar esa noche—no era necesario que se sentaran a estudiar las vidas personales de sus pacientes; ahora todo se podía curar con una píldora". [84]

Sin embargo, unos cuantos años después se descubrió que casi todos los habitantes del planeta Tierra (por lo menos dos tercios) tienen esta misma bacteria en el estómago, pero solo los que están bajo estrés sufren de úlceras. Cuando una persona esta estresada, se inhibe su sistema inmunológico, y evita la reparación del tejido estomacal, permitiendo que la bacteria del estómago se propague libremente. La mayoría de nosotros tenemos la bacteria de la úlcera en el estómago y discos herniados y artritis; todas son anomalías físicas normales similares y, como en el caso de los discos herniados, la mayor parte de las veces, las bacterias son casi siempre incidentales al problema físico.

Ahora, a medida que la gente empezaba a comprender y creer que las úlceras las causaba la "estensión" (estrés-tensión), ya no podía continuar la treta de lo físico en el estómago—el proceso inconsciente debía encontrar lugares nuevos para ocultarse, como la espalda, las manos y los pies. El cerebro analiza constantemente el cuerpo con el fin de encontrar un síntoma que temamos—y allí permanece. Los virus y las bacterias pueden ser sumamente peligrosos, pero no son la causa de la mayoría de las enfermedades.* Se deslizan en el cuerpo cuando la persona se vuelve susceptible, dependiendo del estado de su salud física y emocional. La neumonía, por ejemplo, generalmente es mortal en los muy ancianos, los muy jóvenes o los muy débiles—que son el blanco de las enfermedades.

> No todos los que se exponen al parásito contraen malaria... No todos los que se exponen al virus de la gripe se enferman... Los agentes causales no nos enferman. Son únicamente vectores potenciales de enfermedades que esperan la oportunidad de hacer sus travesuras. Si hay posibilidad, las hacen... Los agentes causales de enfermedad se encuentran a nuestro alrededor... Una persona que se encuentra equilibrada en una fase de salud relativa muchas veces puede interactuar con estos agentes y no enfermarse. Como los factores internos determinan la naturaleza de nuestras relaciones con ellos, las verdaderas causas de las enfermedades son internas... Disculpen que repita; este punto debe recalcarse: los objetos externos y materiales nunca son la causa de las enfermedades; sencillamente son agentes que esperan para causar síntomas específicos en huéspedes susceptibles.
>
> — Dr. Andrew Weil, *Health and Healing: The Philosophy of Integrative Medicine and Optimum Health*[85]

Hace muchos años conocí a dos personas que sufrían de terribles dolores. Me contaron que sí creían que el Dr. Sarno estaba en lo correcto, pero que su dolor de espalda era "real". Las dos todavía tienen dolor. Han renunciado a muchas actividades que les encantan para evitar aceptar la verdad. Tienen miedo de levantarse, doblarse y vivir una vida normal y activa. Como lo sugiere el libro del Dr. Sopher, *To Be... or Not to Be Pain-Free* (Ser o no ser... una persona sin dolor) el hecho de no tener dolor es una elección (y un buen juego de las palabras de Shakespeare). Algunas veces, la mejor manera de comprobar que alguien está equivocado es dejar que haga lo que quiera.

Conocí a un hombre que tenía espasmos en el cuello y, como resultado de ellos, se le adormecían las manos y los brazos. Su vida iba mal, estaba deprimido y ansioso y estaba atado a los síntomas de su cuerpo. Obviamente, sufría de TMS. Su doctor le recomendó una cirugía, por supuesto. Yo le rogué que no se sometiera a ella. Le dije que no funcionaría y cuando no funcionara, encontrarían una excusa médica para justificarlo. Le hicieron la operación, le colocaron una placa de titanio en el cuello, pero sus problemas no cesaron. Meses después le dijeron que "no habían encontrado el lugar exacto" y querían volverlo a operar. Esta misma situación se repite todos los días, pero a las personas les da miedo, y prefieren creer que el doctor está en lo correcto. Pero no tienen razón con respecto al dolor. Yo he visto muchas clases de oposición, desde médica a terapéutica a

---

* Estos incluyen los virus de niveles 1 y 2 de bioseguridad y posiblemente, también el nivel 3. Los virus del nivel 4 de bioseguridad son siempre mortíferos y son agentes causales de enfermedad y muerte.

psiquiátrica; no obstante, todas se aferran a posturas que se vuelven cada vez más débiles.

En el pasado, he prestado mi colaboración a foros sobre el dolor a nivel mundial, con el fin de ayudar a paliar un sufrimiento innecesario. Estos foros se organizan para ayudarle a la gente a comprender y a sanar de tensionalgia y otros trastornos mente-cuerpo, compartiendo los éxitos y las heridas (difusión del dolor, disipación del miedo). Siento la obligación de difundir la verdad porque he tenido la suerte de que se me ha revelado la verdad. En unos de estos grupos conocí a un señor que llamaré Bernabé porque su nombre es Bernabé. Solía enviarme correos electrónicos preguntándome cómo había sanado del dolor que sufrí toda mi vida. Parecía un hombre muy educado e inteligente, cuya convicción sobre el dolor inducido por la tensión oscilaba entre creer y no creer, como sucede con casi todos al principio. El dolor tiene maneras de distorsionar y sesgar la verdad. El dolor es obscuridad—que desgasta a las personas y los convierte en un manojo de amargura y duda. Parte de la función del TMS es crear duda—dudar de la conversión de lo emocional a lo físico y dejar el problema en la puerta de lo físico. Esto se llama **somatización**—eventos psíquicos que convierten los trastornos emocionales en eventos físicos—lo cual conduce a que el individuo crea, equivocadamente, que tiene un problema físico cuando, en efecto, tiene un problema emocional.

En ese momento, Bernabé era un hombre de 37 años (seguramente sigue siendo hombre, pero ya no de 37 años) que sufría a causa de un mal diagnóstico de la causa de su dolor, muy común, atribuyéndolo a una protuberancia a nivel de las vértebras L4/L5 y S1. Estas vértebras son la regla de oro para el dolor de espalda—todos tenemos algún grado de herniación allí. Bernabé ya no podía trabajar debido a su dolor y pasaba la mayor parte del tiempo en cama. Un día, debido a su frustración y desesperanza, publicó el siguiente mensaje en un foro sobre el dolor. El mensaje original en inglés contenía errores gramaticales porque era de un país extranjero y no manejaba del todo la sintaxis y la ortografía; no obstante, se notaba que era un hombre sumamente inteligente que se refería a sí mismo como "un hombre que sufre":

Fecha: lunes 18 de febrero de 2002

De: Bernabé———

Asunto: Mis conclusiones "provisionales"

Luego de haber leído todos los libros relacionados con el TMS y haber tratado de determinar lo que significan y de leer las opiniones de los que creen en el TMS, he llegado a las siguientes conclusiones: (Reto a cualquiera a que discuta los puntos, uno a uno).

1. El TMS no tiene base en que sustentarse. La conclusión a la que se puede llegar es que ninguno sabe exactamente qué pasa con respecto a las

múltiples condiciones del dolor de espalda. El TMS es otra explicación deficiente y contradictoria para el dolor de espalda.

2. El Dr. Sarno ha encontrado una teoría prácticamente cerrada para el dolor de espalda.

3. etc. [mis palabras]

4. etc.

5. etc.

6. Ad nauseum, etc. [mis palabras]

Bernabé incluyó una lista de nueve puntos para ilustrar las razones por las cuales el TMS es una propuesta falsa (Karl Popper se hubiera sentido orgulloso). Yo pude detectar por sus palabras que sufría bastante dolor emocional, lo cual le estaba agravando su dolor de espalda. Cuando esto ocurre, la gente se vuelve menos paciente y más propensa a ver solo el lado obscuro. Mi amiga Debbie le respondió a Bernabé con las únicas palabras que podía: "Me siento muy triste después de leer su anotación porque, si está convencido de lo que escribió, nunca se recuperará".

Pronto después de lo publicado por Bernabé en Internet, apareció otra publicación por una persona que se identificó como Especialista en Interferencia de Señales Nerviosas (NSI por sus siglas en inglés), que obviamente es un campo que no promueve la idea de que las emociones y una leve falta de oxígeno sean las causas del dolor. *Donde el interés yace, el honor muere.*

La publicación dice:

FECHA: lunes, 18 de febrero de 2002

De: Srita. Guided———

Asunto: Opciones

Hey, Bernabé:

Me has dado nuevas esperanzas de que se puede contactar a este grupo [aparentemente no fuimos lo suficientemente inteligentes como para comprender algo (mis palabras en corchetes)]. Así que aquí va:

Los problemas de la espalda DEFINITIVAMENTE los causa una aberración estructural. Sí, la actitud también influye, así como la bioquímica. Yo pienso que la metodología más lógica es corregir el elemento físico primero, si es posible:) Luego, lo que muchos perciben como una terapia de masajes se libera para que obre su magia. Por supuesto, todos los problemas de depresión o psicológicos pronto se disiparán con la nueva vida verdaderamente libre de dolor:) Sin embargo, si la mente de un individuo no les brinda la oportunidad de beneficiarse con el plan que describí anteriormente, entonces... bueno, ya sabes... no se puede hacer nada para liberar a esa persona al nivel que es posible.

Sinceramente,

Srita. Guided

Especialista en Interferencia de Señales Nerviosas (NSI)

Además de que, obviamente, es un anuncio para algo que se llama interferencia de señales nerviosas, este mensaje adolece de defectos fundamentales. Todas las caritas alegres del mundo no convierten una afirmación falsa en verdadera. Si los problemas de espalda están causados "definitivamente" por una aberración estructural, ¿qué hay de los cientos de miles de personas que han sanado completamente y siguen con las mismas aberraciones? ¿Por qué no son los grupos de personas mayores los que más sufren, ya que sus espaldas se deterioran con el tiempo? ¿Cómo es posible que mis problemas de espalda me hayan estado causando el dolor si las aberraciones se han empeorado con el tiempo, pero mi dolor ha desaparecido? No tiene sentido. Además, la depresión no desaparece después de que el "elemento físico" se haya corregido, como ella sugería. El elemento físico existe por la depresión. Esta señorita está considerando todo el proceso al revés, pero también podría tener un interés personal en negar el TMS—eso solo ella lo sabe. Uno no se alivia del dolor y luego sale y se convierte en una persona feliz y activa; es al revés. Debe buscar dentro de sí mismo y cambiar la forma en la que responde emocionalmente a la vida, y luego su dolor se disipará porque ya no tiene un propósito. Las aberraciones físicas siempre han sido una parte normal de la vida que no se conocían mucho hasta que se empezó a usar la imagenología de alta tecnología. Aldous Huxley alguna vez dijo que "El progreso tecnológico solamente nos ha brindado medios más eficientes para retroceder". De hecho, es cierto que la tecnología puede salvar y mejorar vidas si se orienta en la dirección apropiada. Sin embargo, el exceso de información muchas veces nos ciega, como nos lo recuerda el aforismo: "A veces, los árboles nos impiden ver el bosque". Un poco más de seis meses después, en ese mismo foro sobre el dolor, Bernabé publicó su último mensaje.

Fecha: miércoles 21 de agosto de 2002

De: Bernabé———

Asunto: Una dura lección

Hola amigos.

Ha pasado mucho tiempo desde que me escribí a mí mismo un mensaje nuevo. Muchos de ustedes me conocen mejor que otros. Como saben, siempre he dudado del diagnóstico de TMS. Un diagnóstico reciente usando una resonancia magnética que no mostró nada malo reforzó la hipótesis, pero fue hasta el día de hoy que he llegado a comprender la importancia de la mente en mi dolor de espalda. Les vuelvo a escribir para compartir esta maravillosa experiencia con ustedes.

Mi padre enfermó recientemente. El diagnóstico era terminal y no teníamos mucha esperanza de que sobreviviera. Me impresioné tanto que la espalda me dolía más que nunca, aunque no relacioné el incremento en el dolor con la enfermedad de mi padre. Hoy, le dieron a mi padre un nuevo diagnostico utilizando una prueba que no mostró nada del diagnóstico original. Lo impresionante fue que, luego de escuchar la buena noticia, ¡¡¡se me alivió el dolor!!!

Gracias a Dios por esta dura lección que me permitió ver la luz.
Bernabé.

Ciertamente, "gracias a Dios". Muchas veces bromee con Bernabé acerca de su inglés y la vida, tratando de subirle el ánimo. Ultimadamente, fue la luz de la verdad lo que lo sanó. Su dolor lo estaba escudando de algo insoportable y finalmente dio con la verdad por el **camino difícil**. Pensar que este ejemplo es una excepción es una grave subestimación de todo el proceso. Mientras que haya verdades, habrá opositores. En toda forma, en toda situación, si hay algo que es verdadero es la certidumbre de que habrá alguien con un interés egoísta que se opone a ello. Cada día trae tanto luz como obscuridad… a medida que el yin persigue al yang….

Los que defienden el mundo plano

Cuando le cuento a la gente la sanación que experimenté personalmente y que he visto en cientos de personas, los escépticos se sientan directamente frente a mí y me dicen que no lo creen. Yo siempre respondo de la misma manera: "Solo porque USTED no lo cree no quiere decir que no es verdad". Mi primer pensamiento es que tal vez esta gente era sencillamente muy tonta para comprender el proceso, pero realmente no quería proyectar mi propia Sombra sobre ellos. Poco a poco me di cuenta de que era **solo su orgullo** lo que no los permitía aceptar las razones tras su dolor y su fatiga o sus mareos, etc. ¡Algunos de los que sufren se empeoran ellos mismos, creando más padecimientos peligrosos solo para comprobar que el TMS es un concepto equivocado! Estos son los que somatan puertas, los que apuntan con el dedo, los que entornan los ojos con exasperación, (los que tiran el libro al otro lado de la sala familiar), los que protestan demasiado, los que se dejan llevar por el orgullo, los que ven la vulnerabilidad en su "persona"—y de repente aparece el superego a salvarles el día. La persona que inventó la frase insidiosa e imprudente "todo está en su cabeza" inició una catástrofe para la sanación a nivel mundial, retando el talón de Aquiles de las personas: su orgullo. Si gana el egoísmo, el individuo pierde al final, ya que su orgullo le cierra la puerta al conocimiento e impide su sanación para siempre.

Estrategias cambiantes del ego

Los inmensos éxitos de la sanación por TMS para los problemas cutáneos, el dolor, los problemas intestinales y diversos problemas de las articulaciones—tanto a nivel profesional como privado—han cambiado el punto de vista de la oposición hasta el punto que ahora reconocen que hay algo de validez en el TMS y, a regañadientes, lo aceptan parcialmente. Lo que ahora escucho en susurros del campo médico y los legos opositores es: "Pues sí, ciertamente está ESE tipo de personas (los que creen en el TMS), PERO, también estamos NOSOTROS—la clase de gente con dolor verdadero y problemas corporales reales". Es un pasito mínimo, como en la película ¡Qué tal, Bob!, pero todavía es una negación del ego lo que está retrasando una aceptación completa de la verdad. Es un intento de la profesión médica de tomar algo muy sencillo y mantenerlo complejo—tornando confuso un proceso claro y comprobado en aras del propio interés.

Klopfer

El doctor Bruno Klopfer, PhD, un pionero en el ámbito de la salud, la psicología y los tests proyectivos (como los tests Roschach), llevó a cabo un estudio para predecir cuáles tipos de tumores, de crecimiento rápido o lento, tenían más posibilidades de formarse basándose en los perfiles individuales de la personalidad. Del libro del doctor Simonton, *Getting Well Again*: "Entre las variables que han permitido a los investigadores predecir el crecimiento rápido (tumores) están la defensa y la lealtad del ego de los pacientes con respecto a 'su propia versión de la realidad'". Klopfer está convencido de que cuando se dedica demasiada energía a defender el ego y la forma de ver la vida del paciente, el cuerpo podría no contar con la suficiente energía vital como para luchar contra el cáncer. [86] El ego inhibe la sanación porque roba energía para mantenerse a sí mismo—desviando la energía necesaria para sanar.

Hubo una vez que la mayoría de las personas estaban seguras que la Tierra era el centro de nuestro sistema solar y que era plana (por cierto—todavía hay personas que piensan que es plana). Hay personas que todavía no creen que los Estados Unidos haya llegado a la luna o que niegan que el Holocausto Judío sucedió. No importa cuánta evidencia se presente, nunca se podrá cambiar la forma de pensar de las personas egocéntricas con un interés particular en el fracaso de los demás. La gente es libre de decidir lo que quiere creer, pero no hay lugar en el campo de la ciencia para ignorar la verdad. Cada individuo puede elegir quedarse con el dolor, si eso es lo que necesitan, para llamar la atención, o para retraerse en ellos mismos. Sin embargo, los que rehúsan creer en el Síndrome de Mente-Cuerpo, ya sea en forma privada o profesional, deberían acatar el proverbio chino: "Aquellos que dicen que no puede hacerse algo deben hacerse a un lado para no interrumpir a las personas que sí lo están haciendo".

7

Yo-yo del efecto placebo y no-no del efecto nocebo

Placebo: del latín "complacer"
Nocebo: del latín "hacer daño"

El placebo es prueba de que no hay una separación real entre la mente y el cuerpo.
— Norman Cousins, *Anatomy of an Illness*[87]

La consciencia es el discernimiento de una situación: un conocimiento, una percepción y una comprensión de los demás con relación a sí mismo. Si no está consciente de algo, este algo le es inconsciente—está más allá de su capacidad actual de percibirlo. Una creencia que entra en la consciencia y penetra más profundamente en su inconsciente alterará su cuerpo, como Norman Cousins expresó tan bien en su best seller *Anatomy of an Illness* del año 1979. Una creencia debe ser lo suficientemente fuerte para que el inconsciente "acepte" la sanación, ya sea que lo aceptado sea un placebo o una medida terapéutica real. Cousins sabía que el placebo es una herramienta poderosa mediante la cual un individuo puede movilizar sus propios recursos internos para la sanación. Puede transformar su propio poder de voluntad (la esperanza) en una sanación fisiológica. La naturaleza le ha otorgado al cuerpo lo que necesita para sanar; el cuerpo es su propio boticario. Sin embargo, el paciente mismo tiene que aprovechar estas fuerzas de sanación interiores—y el mecanismo es siempre **creer**. Tristemente, la gente ha perdido la fe en sus propios poderes de sanación—se aferran a los sanadores como brújulas de orientación.

Cuando las personas están enfermas, lesionadas y con dolor, muchas veces se imaginan que existen curas mágicas e instantáneas… Como médico que practica y enseña la medicina integral con énfasis en la sanación natural, estoy consciente de que soy el foco de las proyecciones de esperanzas y temores de muchos pacientes que quieren que yo asuma el papel de sanador. También estoy muy consciente de que la fe es una influencia poderosa en el resultado del tratamiento… la verdadera fuente de sanación se encuentra dentro de nosotros mismos—no afuera.

— Dr. Andrew Weil, *The Healer Archetype*

La sanación del TMS no se origina en una fe ciega—todo lo contrario. Proviene de una comprensión más profunda de lo que ocurre en el interior porque la verdad es la ruta más expedita hacia la libertad. No hay un ritual para la sanación del TMS; no hay magia ni engaño con buenas intenciones—solo hay una nueva concienciación. La creencia de que la sanación del TMS no es un placebo se basa en el hecho de que el dolor muchas veces se alivia cuando se adquieren conocimientos. Esto sería mucho más difícil si hubiera una lesión real.

El Dr. Sarno señala que el hecho de que tantos miles de personas sanen leyendo sus libros es prueba de que el proceso del TMS no es un placebo. No hay ninguna clase de interjección física ni interacción personal en el proceso de sanación. Por lo tanto, no es solo la fe la que sana a las personas de su dolor crónico; también es la **comprensión del proceso**. Cuando el médico le explica a la persona que sufre exactamente lo que está ocurriendo, en esencia, está eliminando cualquier efecto placebo. Yo creo que el Dr. Sarno estaría de acuerdo en que este es uno de los hallazgos más sorprendentes con respecto al TMS—a explicarles cómo funciona el proceso del dolor, sus pacientes empezaron a sanar.

Con el placebo, es la fe en la droga—o en el acto—que ratifica la constitución del cuerpo para liberarse a sí mismo. La fe moviliza la voluntad para cambiar, lo que, a su vez, transforma el cuerpo. Si hay algo que podamos deducir del libro *Anatomy of an Illness* es la noción de que solo somos tan fuertes como creemos serlo—ni más ni menos. El efecto placebo impulsa a las personas hacia su potencial más alto—pero no tan alto como lo hace la verdad misma. En la sanación del TMS, la verdad real activa esos mismos mecanismos sanadores, pero se ha demostrado que, con ella, la sanación del TMS es más permanente. La verdad gana al final. Sin embargo, esto no subestima la necesidad de los placebos. ¿A quién le importa cómo se alivia si el dolor es tan fuerte que le destruye la vida? Cuando el doctor, equivocadamente le dice a su paciente que tiene problemas con la espalda, o el hombro, o la rodilla, el sufrimiento se incrementa naturalmente, debido el **efecto nocebo**. El doctor, con su consejo médico poco acertado, retrasa su curación—y le hace daño.

La cirugía y otros tipos de placebos

Soy adicto a los placebos… Podría dejarlos… pero no importaría.
— Steven Wright, comediante

El **ritual**, en sí, es un factor importante en la determinación de cuán bien funciona un placebo como la cirugía o la terapia o las manipulaciones o las inyecciones de esteroides. Norman Cousins comprendió que el placebo no es siempre una pastilla, sino que generalmente es "un proceso".[88]

Un estudio efectuado por el Baylor College of Medicine[89] en el año 2002 descubrió que la cirugía como placebo funciona como un proceso. Se formaron tres grupos de unas 60 personas que tenían osteoartritis en las rodillas. A dos de los grupos se les practicó dos tipos distintos de cirugía artroscópica de la rodilla. Al tercer grupo se le practicó una cirugía placebo o simulada (se les hicieron incisiones en la rodilla, pero no se les practicó una verdadera cirugía). Los resultados finales, después de un año, fueron que "los tres grupos reportaron un grado equivalente de mejoría en cuando al dolor y la función—y (esta mejoría) siguió igual a lo largo de dos años después de practicada la cirugía".[90]

Más de 200,000 estadounidenses se someten a una cirugía todos los años, lo que equivale a un costo aproximado de más de mil millones de dólares. La persona que diseñó el estudio comentó: "Esta investigación indica que existe un efecto placebo enorme en esta cirugía, pero que es el único valor en la gran mayoría de pacientes con osteoartritis... Deberíamos realmente revisar la conveniencia de realizar esta operación y los formuladores de políticas definitivamente deberían reconsiderar la conveniencia de seguir pagando por ella".

El cirujano Bruce Moseley, profesor clínico asociado de ortopedia en Baylor, quien realizó los procedimientos de rodilla del estudio, afirmó que la cirugía no es un tratamiento adecuado para la osteoartritis, una enfermedad degenerativa de las articulaciones que causan el deterioro de los cartílagos, lo cual provoca que los huesos se rocen (frecuentemente se caracteriza por la rigidez). Dentro de la porción de discusión del ensayo, se expuso que "este estudio proporciona evidencia sólida de que el lavado artroscópico, con o sin desbridamiento* no es mejor que un procedimiento de placebo y parece equivalente a dicho procedimiento para mejorar el dolor de la rodilla y la función subjetiva reportada por el paciente. De hecho, en algunos momentos del seguimiento, la función objetivo era considerable peor en el grupo en el que se practicó el desbridamiento que en el grupo con el placebo". Por lo tanto—algunos pacientes operados de la rodilla empeoraron en comparación con los pacientes del grupo con placebo, ya que disminuyó la función objetiva de sus rodillas. Este estudio de Baylor es solamente uno de muchos que muestran la ineficacia de las cirugías. Moseley aclaró que la cirugía artroscópica sí es necesaria en caso de lesiones deportivas o accidentes. Lo mismo se aplica a las lesiones de espalda o de hombro, por supuesto. Una lesión aguda o un trauma físico podría requerir una corrección externa.

Con respecto al estudio Baylor, el doctor David T. Felson, experto en osteoartritis y reumatología afirma: "Hay una comunidad considerable de cirujanos que hacen esta operación y lo que les demuestra este estudio es que lo que están haciendo es inútil".[91] Felson agregó: "Hay una industria de tamaño considerable que está practicando esta cirugía... constituye una buena parte del medio para ganarse la vida de algunos cirujanos ortopédicos. Esa es la realidad".[92] Desde entonces, este estudio lo confirmó otro estudio que se llevó a cabo en The University of Western Ontario y el Lawson Health Research Institute y se incluyó en el New England Journal of Medicine en el año 2008.[93]

Los estudios sobre la cirugía de la espalda arrojan resultados similares al del estudio de Baylor sobre las rodillas. En 1994, dentro del Departamento de Salud

---

* El desbridamiento es la extracción del tejido enfermo o dañado.

y Servicios Humanos de los Estados Unidos y en lo que ahora se llama Agency for Healthcare Research and Quality (Agencia para Investigación y Calidad de la Atención en Salud) se publicó un artículo sobre la ineficacia de las cirugías de espalda llamado "Understanding Acute Low Back Pain Problems".[94] Las conclusiones del estudio fueron que un 99 por ciento de las operaciones de espalda fracasan y que la cirugía muchas veces genera más problemas.* Al igual que en el estudio de las rodillas de Baylor, la función objetiva a veces resultaba considerablemente peor en el grupo de desbridamiento.

La cirugía placebo es efectiva al desviar la atención de un conflicto—durante un período corto. Sin embargo, los placebos generalmente no duran y el dolor, como dijo Arnold Schwarzenegger en la película *The Terminator:* "volverá". Una minoría de personas me han dicho: "Bueno, la cirugía de espalda me funcionó". Sin embargo, no saben que fue solo su fe en ella la que funcionó—su fe en el ritual de la cirugía—al proporcionarles los medios para que se escaparan de sus ámbitos llenos de tensión y permitiéndoles un escape de su pareja, sus padres, su trabajo, sus hijos y sus problemas. En la mayoría de los casos, los dolores y los miedos residuales todavía están presentes, así que la cirugía no funcionó.

El Dr. Sarno escribió que la cirugía de la columna es tal vez el placebo más efectivo de todos, por el peligro que conlleva. Una cirugía es misteriosa y da miedo y toma tiempo—hay mucho en juego—por ello, puede tener un efecto más poderoso sobre el subconsciente. El tiempo que se pasa preparándose para la cirugía y convaleciendo saca a la persona de su ámbito personal que le está causando el dolor. Con la cirugía, logra el descanso que necesita para retroceder y reagruparse y retirarse de sus responsabilidades de ese momento. Si el cirujano muestra mucha confianza en el procedimiento o si tiene una buena reputación, tendrá un mayor impacto en el sentimiento de bienestar del paciente después de la operación.

> *Siento mucho tenerles que decirles esto, pero la cirugía puede lograr el mayor efecto placebo de todos.*
> — Dra. Nelda Wray, Profesora de Medicina, División de Medicina Preventiva, University of Alabama School of Medicine[95]

Las sociedades recién están empezando a darse cuenta del poder increíble y el potencial debilitante que tiene la mente humana. No obstante, cuando hay mucho dinero en juego, siempre existirá la tendencia de los médicos a inclinarse

---

* El Departamento de Salud y Servicios Humanos llegó a la siguiente conclusión: "Se ha establecido que la cirugía es útil en solo 1 de 100 casos de problemas con la parte baja de la espalda. En algunas personas, la cirugía puede causar aún más problemas". Departamento de Salud y Servicios Humanos de los Estados Unidos, Agencia para Investigación y Calidad de la Atención en Salud. *Understanding Acute Low Back Pain Problems* (Cómo comprender los problemas del dolor agudo en la parte baja de la espalda). Publicación Núm. 95-0644 [Rockville, MD, diciembre 1994, p. 12].

por el procedimiento quirúrgico—y muchos pacientes todavía prefieren la **"solución rápida ya"** porque no tienen el tiempo de hacer un alto y examinar sus vidas. Juntos—el doctor y el paciente—están empeorando los problemas.

Uno de mis mejores amigos de la niñez recién me contó que había tenido cáncer de la próstata. Su doctor le dijo que le tenían que quitar la próstata. Otros y yo le urgimos que buscara opciones, como implantes radiactivos, etc. Me respondió: "SteveO, no sabes cuánta gente me ha bombardeado con opciones y variaciones. Después de considerarlas y sopesar el impacto que tendrían en mi vida tan ocupada, decidí que me quitaran la maldita cosa. La radiación tal vez hubiera funcionado, pero me hubiera alterado demasiado mi agenda de locos". Lo mismo sucede con las cirugías de columna, por supuesto, "quítenme lo malo y sigamos adelante". Como escribió Jung, las negociaciones con la **Sombra personal** pueden ser largas, agotadoras y dolorosas—por lo tanto, se evitan.

No existe una epidemia de dolor de espalda en Asia. ¿Será que los estadounidenses tienen columnas vertebrales más débiles? No—solo tienen fechas límites que cumplir, menos tiempo para reparar sus relaciones personales—y nos hemos dejado engañar más por las ideas equivocadas y el entusiasmo exagerado de la medicina moderna. Por ende, las tasas de dolor de espalda en los Estados Unidos son mucho más altas que las del mundo en desarrollo.[96]

En su libro *Healing Back Pain*, el Dr. Sarno describe una experiencia casual con un placebo que le ocurrió al Dr. Bruno Klopfer con uno de sus pacientes. Allá por el año 1957, Klopfer tenía un paciente con cáncer linfático. Klopfer le administró al paciente una medicina experimental llamada Krebiozen. Escribió: "El paciente se recuperó milagrosamente y desaparecieron los múltiples tumores de gran tamaño que tenía. Siguió muy bien hasta que escuchó en las noticias que el Krebiozen no era eficaz, con lo cual volvió al mismo estado desesperado en el que había estado anteriormente".[97] Klopfer luego le dijo a su paciente que le daría una fórmula más fuerte de Krebiozen, pero en vez de ello, le administró agua esterilizada. Los tumores del hombre desaparecieron otra vez, debido a su profunda creencia de que se le estaba aplicando una medicina más fuerte. Sin embargo—cuando la AMA (Asociación Médica Americana) anunció oficialmente su decisión de que el Krebiozen "no tenía valor alguno", sus tumores volvieron y muy poco después, falleció.[98]

El poder de la fe es increíble y va en dos vías. Los que creen pueden prosperar, dependiendo de lo que creen y de lo profundo de esa creencia.

Un segundo factor preponderante en la efectividad de los placebos es **lo que produce el efecto**. Los resultados más fuertes de los placebos los genera la fe en la persona que lleva a cabo el ritual. Yo logré inmensos resultados la primera vez que leí la obra del terapista Pete Egoscue, porque realmente tenía fe en **él**. Su programa también tenía sentido y me encantó su actitud positiva y su confianza en la sanación.

Las personas también tienden a lograr un mejor efecto placebo de una cirugía cuando van a un cirujano en otra ciudad. Cuanto más lejos está la gente de nosotros, más listos, más guapos y más dignos de conocer nos parecen.

Una clave, entonces, es la profundidad de la fe en el **ritual y/o en lo que produce el efecto**. Logré muy buenos resultados con algunos fisioterapistas al principio, pero el dolor me volvió con más fuerza porque todavía no había desentrañado el misterio del dolor. Es como quitar la hierba mala de un jardín. Si no se saca la raíz, la hierba volverá a crecer más alta y más fuerte. La fisioterapia no funciona a largo plazo.

Mi amigo Tony me convenció para que probara la acupuntura a principios de los años 90. Me contó que, en una sola sesión, se le había aliviado el dolor de cuello que había sufrido durante 30 años. Así que la probé muchas veces, pero a mí no me alivió. Hasta muchos años después me di cuenta del efecto placebo que había tenido en él. Constantemente me decía cuánto "le gustaba el doctor". Siempre que hablaba del asunto lo hacía con una sonrisa radiante y me contaba lo agradable que era su enfermera y lo amigables que eran con él y lo bien que comprendían su dolor y lo bonita que era la enfermera. Cuando la gente tiene dolor, una persona que escuche con interés y en forma comprensiva le ayuda a sanar y, es así, como a Tony lo había curado un placebo. A mí no me agrado el doctor. Obviamente no sabía lo que estaba haciendo, por lo que la acupuntura no me funcionó. Si la persona tiene fe en que la acupuntura funciona, podría curarlo—pero no es porque en realidad haga algo. El ritual sencillamente altera la creencia—movilizando el sistema de sanación. Yo nunca he valorado mucho el que me escuchen con interés y comprensión; siempre he buscado a las personas para que me escuchen en una forma intelectual. Ese acupunturista ni siquiera tenía idea de lo que era la acupuntura. Tenía problemas para aplicar los procedimientos y eludía todas mis preguntas directas. El factor que produjo el efecto fue ineficaz para mí, por lo que el proceso falló en mí.

El proceso de la inyección epidural de esteroides (ESI por sus siglas en inglés) es equivalente a una cirugía. Mi primo tuvo una tremenda reacción placebo cuando le pusieron su primera inyección, al igual que muchas otras personas. Le encantó el doctor porque era muy amable y le daba palmaditas en la mano compasivamente mientras escuchaba los problemas de mi primo. Pero el dolor volvió luego de recibir los tratamientos siguientes porque dejó de un lado la causa y atacó el efecto. Los estudios recientes confirman que la ESI no logra lograr nada que sea de valor. Un estudio publicado en *Rheumatology* titulado "Un ensayo controlado aleatorio multicéntrico de las inyecciones epidurales de corticosteroides para la ciática: el Estudio WEST" consignó: "La ESI no mejoró las funciones físicas, no aceleró el regreso a las actividades laborales ni redujo la necesidad de operar. No se observó ningún beneficio de repetidas aplicaciones de ESI más allá de lo logrado con una sola inyección. No se encontraron predictores clínicos de la respuesta. Al finalizar el estudio, la mayoría de los pacientes todavía tenían dolor e invalidez considerables, no obstante, la intervención".[99] El efecto placebo de la inyección epidural también está desapareciendo rápidamente a medida que se incrementa la concienciación del público, y su aplicación es innecesaria, como lo es la cirugía de columna, ya que la mayor parte de las personas que sufren dolor se la tienen que volver a hacer.

En sus estudios y artículos, los neurocirujanos y neurólogos están cuestionando cada vez más la efectividad de la cirugía. Un estudio más reciente publicado en 2006 con el título "Ensayo de investigación de los resultados del paciente de columna vertebral o SPORT", también llegó a la conclusión de que la cirugía no es superior ni equivalente a la no cirugía, afirmando que: "Los pacientes en los grupos que se sometieron a cirugía y los que recibieron tratamiento sin operación mejoraron considerablemente a lo largo de dos años. Dado el gran número de pacientes que se entrecruzaron en ambas direcciones, las conclusiones sobre la superioridad o la equivalencia de los tratamientos no se justifican sobre la base de un análisis de intención de tratamiento".[100]

El estudio del Departamento de Salud y Servicios Humanos de los Estados Unidos efectuado en 1994, en el cual se estableció que solo el uno por ciento de las cirugías de columna tienen éxito, es suficiente prueba para la mayoría de las personas. Sin embargo, si agrega cualquiera de los componentes que enumeré anteriormente, **ritual y confianza en la persona que lo lleva a cabo**, la cirugía podría tener efectos a largo plazo. No obstante, esto es poco común. Yo, personalmente, nunca he conocido a una persona cuya cirugía de la columna haya sido exitosa. Es decir, que no haya tenido dolor residual nunca más; que no se haya tenido que cuidar más y que no tenga miedo de lesionarse la espalda otra vez.

Hay nuevas modas, como la Terapia de Decompresión Lordex—una enorme máquina placebo que pretende reducir la estenosis (estrechamiento) de la columna vertebral separando la columna—que puede generarles beneficios de un sufrimiento compartido. A la gente le gusta probar nuevas cosas—por llevar siempre la delantera—nuevas modas que dan lugar a nuevas conversaciones. También hay beneficios que genera **el ardid** del ritual, como que lo aten a una gran máquina, el tiempo en que permanece atado a ella, los sonidos y las exclamaciones confiadas que pronuncian los mediadores del dolor. No se puede ampliar el foramen medular para aliviar el dolor—la insensatez de esta propuesta es mucho mayor de lo que podría llegar a abrirse el foramen.

Uno no debe olvidar que la recuperación se da, no gracias el médico, sino que gracias el enfermo mismo. Se cura a sí mismo, por su propio poder, exactamente igual que camina por su propio poder o come o piensa, respira o duerme.
— Dr. Georg Groddeck, *The Book of the It* (1866-1934)[101]

Manipulación quiropráctica—la píldora de azúcar terapéutica

Yo realmente no creo que la mayoría de los quiroprácticos sean mentirosos—sin embargo, es importante comprender que cualquier alivio que se obtenga con la manipulación solo es la fe que se tiene en su eficacia. Cuando un individuo se ha lesionado la espalda o el cuello* o el hombro, busca a un quiropráctico para que le haga ajustes. Con el tiempo, se siente mejor al finalizar sus visitas y atribuye su mejoría a los ajustes o sesiones. Sin embargo, está sanando, con o sin los tratamientos, pero está asociando equivocadamente los tratamientos con el ritual de sanación. Muchas veces se me pregunta: "¿Cómo sabe que el quiropráctico no facilitó el proceso?" La respuesta es, por supuesto, que él o ella puedo haberlo propiciado porque **usted así lo creía**, y por ello puede haber progresado—pero esa es la única razón por la que funcionó… su fe y el tiempo lo curaron, conjuntamente con el toque sanador de la conexión.

Mientras que usted comprenda que el dolor no proviene de una desalineación o degeneración estructural, no hay problema con que un quiropráctico le haga ajustes. Puede considerarse un masaje musculoesquelético en el cual los huesos y las articulaciones se manipulan—aliviando temporalmente un poco de tensión. Un amigo que se curó usando los consejos del Dr. Sarno todavía visita a su quiropráctico. Sabe que su dolor nunca fue estructural, por lo que sencillamente me dice: Ya sé, ya sé que no se puede uno jalar la espalda, Steve, pero se siente taaan rico". Por lo tanto, mientras que la persona que sufre de dolor sepa que no hay discos desplazados o subluxación—con la manipulación se puede lograr alivio temporal del dolor debido al efecto placebo. **Sin embargo, yo lo haría con suma precaución**. La idea de que hay una desviación o un nervio pellizcado está profundamente arraigado en el inconsciente colectivo. La manipulación muchas veces prolonga el dolor fortaleciendo el concepto de desviación en las profundidades del inconsciente, como lo hace la fisioterapia.

Este es un punto muy importante de controversia entre los sanadores de todo tipo. Este es un libro sobre una epidemia llamada TMS—que causa la gran mayoría de nuestros problemas de salud. La sanación del TMS no incluye, ni puede incluir, técnicas físicas alternativas para la sanación, como lo son la quiropráctica, la proloterapia, la acupuntura, los suplementos de glucosamina, etc. La sanación del TMS quiere decir, implícitamente, que se deberán interrumpir estos otros tratamientos, ya que son la antítesis de la sanación del TMS—son modalidades de sanación que se excluyen mutuamente. Si usted practica la sanación del TMS, no puede estar practicando estas otras modalidades o no está verdaderamente convencido de la sanación del TMS; el Dr. Sarno está

---

* El dolor de cuello o de espalda son lo mismo y deben tratarse igual. El Dr. Sopher escribe en su libro *To Be or Not To Be…Pain-Free*: "Piense en el cuello como el norte de la columna vertebral y la parte baja de la espalda como el sur." [p. 88]

de acuerdo con ello. La verdadera sanación del TMS excluye las técnicas alternativas porque son precisamente una parte del problema; mantienen el enfoque en el cuerpo, cuando no es necesario.

> ...*el eclecticismo terapéutico es una señal de incompetencia en el diagnóstico.*
> — Dr. John E. Sarno, *Healing Back Pain*[102]

Cómo sacarle provecho al maravilloso, pero muy difamado, efecto placebo

Yo creo firmemente que, **en última instancia**, toda sanación está mediada por el llamado efecto placebo; es decir, nuestras creencias más profundas nos pueden sanar o dañar, inclusive alterar la expresión de nuestro ADN—como insinúa el Dr. Lipton en la página inicial de este libro.

¿La sanación del TMS es un efecto placebo? Sí lo es, "si" la definición de placebo se basa únicamente en su fe—el mecanismo central de toda curación. Sin embargo, yo marco la diferencia entre la sanación del TMS (buscar la verdad sobre sí mismo) y la sanación por medio del "engaño" de los rituales (más adelante encontrará una lista), todos los cuales pueden aliviar el dolor de cualquiera que sufra dolor y, por lo tanto, no puedo negar su efectividad. Más adelante, enumero lo que sencillamente llamo placebos—con lo cual quiero decir que no son necesarios para curar el dolor y otros síntomas. La diferencia principal es que la sanación del TMS es más permanente y los tratamientos que enumero podrían realmente retrasar la sanación porque reafirman en la mente que hay algo malo con el cuerpo y que esto debe arreglarse. Sin embargo, si lo ayudan a sentirse mejor, desde luego, debe usarlos—pero hágalo con precaución, ya que pueden impedir la verdadera sanación porque obvian la causa del problema, que es su historia, su personalidad y sus circunstancias presentes.

Manipulación quiropráctica—tacto/ chasquear/ jalar
    (Efecto placebo auditivo)—conexión
Acupuntura (solo para reducir el dolor)
Inyecciones epidurales de corticosteroides (ESI en inglés)
Cirugía de la rodilla, columna, cuello, pie o de las lesiones por esfuerzo
    repetitivo (LER)
Estaciones de trabajo ergonómicas
Medicinas (muchas, pero no todas, por supuesto), el placebo más
    conocido es la píldora de azúcar
Pulseras de cobre
"True Back"—aparato ortopédico de tracción
Imanes
Ungüentos
Talismanes
Condroitín sulfato

Glucosamina

Proloterapia—Inyecciones en los ligamentos para regenerar el colágeno—¡funciona! Pero el dolor no lo causa la falta de colágeno, lo causa la reducción de oxígeno → TMS. Todos los resultados positivos provienen del efecto placebo.

Terapia de descompresión con "Lordex"

Espray bucal—para aliviar el dolor

Descompresión de los discos intervertebrales

"Pro-Adjuster"—Un buen ejemplo del aspecto ritual de un placebo combinado con el poder sanador del tacto

Reemplazo de discos con el Disco Artificial Charité

Protector bucal nocturno—Evita el rechinido de los dientes, pero no el síndrome de articulación temporomandibular (ATM)—este puede empezar sin que haya movimiento de la mandíbula o rechinido.

Esta es una lista muy corta de los métodos anodinos más populares que se usan incorrectamente hoy en día—pero el concepto es el mismo, si se logra que la persona que sufre de dolor crea—**puede** curarse.

> ...*muchos tratamientos médicos de la actualidad le deben su éxito al fenómeno del placebo.*
>
> — Dr. John E. Sarno, *The Divided Mind*[103]

El poder de la mente es infinito para sanar y para incapacitar.

Discernimiento

> *Todas las cosas son perecederas. Esforzaos por vuestra propia salvación.*
>
> — Buda Gautama; se afirma que fueron sus últimas palabras

Somos distintos a la mayoría de los animales en que podemos discernir, reflexionar y también reír. Hay un momento en la vida en que la bombilla se prende, cuando todo confluye y comprendemos. Mi compañero de levantamiento de pesas me dijo hace poco: "Sabes, creo que tienes razón sobre eso de la cólera/ dolor. Mi jefe me acaba de pedir que hiciera algo que no quería hacer y el hombro me comenzó a doler". Había hecho una conexión entre mente-cuerpo y mente y cuerpo—discerniendo un poco más profundamente.

Cuando su doctor le dice que su dolor se debe a artritis, degeneración de los discos, escoliosis, lesiones por esfuerzo repetitivo (LER), "rotura parcial crónica del menisco", síndrome de salida torácica (SST), túnel del carpo, etc., debe escucharlo con mucho escepticismo si su dolencia es crónica o si está bajo mucho estrés debido a sus relaciones personales o sus asuntos financieros. Es fundamental que vuelva a examinar la forma como comprende su dolor, por medio del **discernimiento**. Como sugirió Buda en la cita mencionada, busque sus propias verdades, dude de todo lo que cree comprender sobre su cuerpo y el dolor. Si cree que sabe todo lo que hay sobre el dolor, ya no se le puede enseñar nada más sobre el tema. Busque su propia luz—no deje que la información errónea lo conduzca a más obscuridad.

Vea la luz—de su televisor

Hay gente que me ha dicho que el doctor Sarno está equivocado porque vieron a alguien en la televisión diciendo que estaba equivocado. Supongo que si no puede encontrar la luz en su propio televisor ¿dónde la puede encontrar? La gente que cree del todo en el TMS sanan del todo. La que cree un poco en él, pero todavía tiene algunas dudas, sanan un poco. Los que no creen para nada, no sanan para nada. Todos han creado libremente sus realidades—basándose en sus creencias.

Muchas veces se me pregunta: "¿Me estás diciendo que uno no puede lesionarse la espalda?" Mi respuesta es siempre: "Sí—¡claro que nos la podemos lesionar!" Pero debe curarse de una forma progresiva y dentro de un tiempo razonable. Si después de unos cuantos meses no ha sanado, empiece a buscar un proceso emocional y acondicionador detrás del dolor.

Algunas veces, hay personas que afirman que su dolor no es crónico porque solo les da dos o tres veces por año y luego desaparece. ¡Eso se considera crónico! El dolor que sigue recurriendo en varias ocasiones se considera crónico—una respuesta condicionada debido a una amplia gama de detonantes que vienen y van, reavivando memorias antiguas. También he escuchado: "Oye, yo vi **mi** resonancia magnética y **mis** discos herniados, así que sé que **mi** dolor es real". El dolor es siempre real, ya sea que lo cause el TMS o una lesión. Sin embargo, puede ser muy difícil discernir entre una lesión verdadera y la fase 2 del TMS. Ver los discos herniados en una resonancia magnética significa muy poco, si acaso algo—la función objetiva es el aspecto más importante del diagnóstico. El abogado del programa *20/20* de la cadena ABC, "La cura del Dr. Sarno" tenía siete discos herniados y sufría un dolor insoportable; sin embargo, el dolor desapareció unas semanas después de que se sometió al examen del Dr. Sarno y escuchó su conferencia.

Cambiar la consciencia colectiva de la sociedad es una tarea más abrumadora y prolongada. Este libro es un paso en este proceso largo y controversial.

Una innovación científica importante muy pocas veces se abre paso convenciendo y convirtiendo a sus oponentes gradualmente: es muy raro que Saúl se vuelva Pablo. Lo que sí sucede es que los oponentes van falleciendo gradualmente y la generación que viene atrás se familiariza con las ideas desde un principio.

— Max Planck, fundador de la física cuántica (1858-1947)

8

Siembra las semillas y cosecha dolor—¿Quién es el jardinero?

Yo creo que la epidemia de dolor de pies empezó un poco después de la cirugía de espolones de talón que le hicieron a Larry Bird a principios de los años 80.
— Dr. Marc Sopher, *To Be or Not To Be…Pain-Free*[104]

La cita anterior es muy perspicaz; solo unos cuantos médicos de familia tienen esa capacidad—o deseo—de conectar causas y efectos para determinar la salud y el bienestar. El Dr. Sopher usó el ejemplo de Larry Bird porque Larry fue un renombrado basquetbolista—una figura internacional con mucha influencia que todos admiraban. Las figuras de autoridad tienen poder para incorporar el fracaso o el éxito en el **inconsciente colectivo** (la psique objetiva). La tendencia es buscar respuestas hacia afuera; algo, cualquier cosa en la que podamos creer. Nuestras creencias muchas veces las guía una predisposición para "seguir a otros inconscientemente" para mantenerse conectado. Las creencias y los miedos, como los catarros comunes, son contagiosos y se propagan sin hacer distinciones. Las imágenes arquetípicas de Jung—patrones repetidos eternamente—y la imitación social, tienen una fuerte influencia en las creencias y la salud.

Cómo llenar los lechos de río secos

La palabra **arquetipo** la utilizó Carl Jung; proviene del griego y, traducida libremente, quiere decir **modelo original**. Como ejemplo, están los arquetipos de la madre, el padre, el borracho, el anciano sabio, el vagabundo, el inválido, el herido, el maestro, el niño, el guerrero o hasta el villano o el héroe. Larry Bird puede encajar en el arquetipo del héroe para muchos de sus seguidores y admiradores.

Un arquetipo jungiano es una predisposición mental, una fuerza que no se basa en la experiencia anterior. El arquetipo surge como imágenes repetidas o experiencias del inconsciente colectivo a través de los tiempos. Todos, en todas partes, nacemos con estos modelos o imágenes de lo que son los héroes, los vagabundos, los inválidos, los ancianos sabios, etc. en nuestras mentes. Son personalidades genéricas y autónomas—fuerzas preexistentes de la naturaleza que todos comparten—que se manifiestan espontáneamente en cualquier lado, en cualquier momento, en cualquier persona. Rigen la conducta y percepción como una energía morfogenética.* Jung describió un arquetipo como un lecho de río seco con un impulso preestablecido para crear imágenes, fuera de las fuerzas conscientes.

Los arquetipos están dentro de la vida psicológica de todos. La existencia arquetípica, además de las experiencias personales, conjuntamente, llenan los lechos de río secos, que se convierten en el **inconsciente personal** de un individuo.

No hay vergüenza en no saber—
El poder de la sugestión es un poder oculto

> *Cuando la flotilla de Colón tocó tierra en el Caribe, se dice que los nativos no lograron ver los barcos, aun cuando estaban en el horizonte. La razón por la cual no los pudieron ver fue porque en sus cerebros no existía el conocimiento y no tenían experiencia alguna que les confirmara que existían carabelas. El chamán se comenzó a dar cuenta de que había olas pequeñas en el mar, pero no veía embarcaciones. Empezó a preguntarse qué estaba causando ese efecto. Todos los días salía y miraba y miraba y miraba y, después de un tiempo, logró ver los barcos, y una vez que vio los barcos, le comenzó a decir a todos que había barcos allá afuera… y porque todos le tenían confianza y creían en él, también los vieron.*
>
> — Joe Dispenza, Life University, *What the Bleep Do We Know?*

El arquetipo del sanador

Los sanadores determinan las realidades de la salud para las sociedades, basándose en su experiencia y entrenamiento en las causas y efectos. Cuando un médico le dice a su paciente que tiene problemas en las rodillas o pies, o espalda o cuello, el paciente le cree al sanador a un nivel más profundo de consciencia— llenando el lecho de río seco del paciente, ayudándolo a formar su inconsciente personal. Las personas generalmente creen lo que el médico les dice, especialmente si ello les permite evitar algo que no quieren hacer—evitar los lugares donde no quieren estar. Aunque un médico esté equivocado, la mayoría de la gente le cree dada su posición de influencia. Si su doctor no le cree al Dr. Sarno y usted le cree a su doctor, entonces allí está—se ha negado su sanación.

No es que el doctor no pueda ver los barcos, sino que, durante todos sus estudios intensivos, no se le ha enseñado a ver más allá de su propio horizonte. Se le ha acondicionado para buscar patrones específicos y lo que está de moda muchas veces está determinado por la acción superficial de ver solo lo que uno espera ver. Es la persona que sufre la que, en última instancia, se sana a sí mismo

---

* Energía morfogenética (campos conscientes) es una consciencia que comparte todo ser vivo; creado por todo ser vivo—una conciencia de información masiva. Estos campos han sido descritos como "planos no físicos" que generan formas. Una "era" se moldea en una era previa de manera instantánea en el espacio y el tiempo. Toda era previa es el embrión de cada era subsiguiente.

por medio de una fe profunda, pero extrae su propia fe de lo que cree el sanador. Si el doctor no cree que la sanación sea posible, tampoco lo hará el paciente.*

El arquetipo del Bufón es el más simbólico con respecto a la predisposición a creer lo que sigue siendo falso. Ser un bufón no quiere decir que uno es insensato; sencillamente quiere decir que uno no sabe. No hay mejor ejemplo de lo que es dejarse engañar que aceptar la sugerencia de que el dolor de espalda o el dolor pies (neuropatía) o el dolor por lesiones por esfuerzo repetitivo los causan cambios fisiológicos normales dentro del cuerpo y que el cuerpo humano está colapsando después de 250,000 años de adaptarse y de sobrevivir. Como escribe el Dr. Sopher: "¿Por qué razón se iba a estar incrementado la incidencia del dolor de pies? No tiene sentido".[105] Luego explica que ahora tenemos a nuestra disposición los mejores zapatos que se hayan diseñado en toda la historia para ayudarnos a proteger y a apoyar nuestros pies y "¿De repente nos comienzan a doler los pies?"[106] Durante las Olimpiadas de Roma en el año 1960, el maratonista etíope, Abebe Bikila, ganó la maratón de 26 millas corriendo descalzo. Nuestros pies aguantan mucho—son tan fuertes como lo son nuestras espaldas. Somos tan fuertes como nuestras creencias o, como dijo Henry Ford: "Ya sea que crea que puede o que crea que no puede—tiene toda la razón".

La siembra de su inconsciente

En 1993, 10 años antes de que empezara a comprender el poder de la sugestión, estaba sentado en la casa club después de jugar golf. Un amigo me preguntó que si quería unas alitas de pollo picantes. Le dije: "No, me dan acidez". A la siguiente semana, ese mismo amigo se me acercó y me dijo: "¡Ala, SteveO, nunca me ha dado acidez después de comer esas alitas, pero después de hablar contigo, me dieron ardores toda la noche!" Me sentí muy feliz por haberlo ayudado. Este proceso se da todos los días frente a nosotros y, aun así, no se reconoce porque no estamos esperando ver barcos en el horizonte. Además, yo ya no tengo problemas digestivos desde que he llegado a comprender el acondicionamiento y la necesidad perentoria del cerebro de enfocarse en el cuerpo.

El Dr. Sopher escribe: "Hay una verdadera epidemia de dolor de pies en nuestra sociedad. De repente, todos tenemos problemas de pies, desde los atletas profesionales hasta la persona más sedentaria que vive a la vecindad. Este no ha sido siempre el caso… Cuando empecé a estudiar medicina hace unos 20 años,

---

* "La práctica de la sanación está en el corazón. Si tu corazón es falso, el médico que reside en ti también será falso."—Paracelso

Jesús envió a Sus discípulos a curar a los enfermos, pero cuando regresaron, Le dijeron que no podían curar a algunos de ellos. Luego de ver como Él curaba a un hombre enfermo cuando ellos no habían podido, le preguntaron a Jesús por qué Él lo podía hacer si ellos no podían. Les contestó: "Porque USTEDES son hombres de poca fe." (Mateo 17:20)

el dolor de pies no era una queja común, ahora, está de moda y por donde quiera que uno vea... No hay duda que la gran mayoría de dolores de pie que se atribuyen a la fascitis plantar, los espolones del talón, los neuromas de Morton y otras causas físicas se deben al TMS".[107] Las palabras claves aquí son "no hay duda".

Este misterio al que se refiere el Dr. Sopher no se limita a los pies, también se aplica a las manos y a todo lo que se ha dado en llamar lesiones por esfuerzo repetitivo (LER), fibromialgia y, por supuesto, los viejos y conocidos dolores de espalda y cuello.

Los epidemiólogos se han referido a esta transferencia de síntomas como **amplificación**. En este caso, es un sufrimiento compartido por medio de creencias erróneas que se comparten. Los anuncios de televisión y un número reducido de médicos siembran semillas de miedo. Formulan sugestiones que provocan miedo, como advertencias de reflujo gástrico, colesterol alto, presión sanguínea alta, dolor de espalda por sentarse en billeteras muy llenas, disfunción eréctil, agrandamiento de la próstata, ojos secos y demás, y todas se pueden volver trastornos crónicos si se puede persuadir a una persona para que se centre en ellas—que les tenga miedo.

> *La paciente confinada a una silla de ruedas estaba segura de que tenía el Mal de Parkinson (un diagnóstico errado), pero al final de una sesión, estaba trotando por el pasillo. Un hombre muere de cáncer, sin embargo, la autopsia mostró que no había suficientes puntos cancerosos en su cuerpo como para haberlo matado. Un sacerdote le administra los santos oleos al paciente equivocado, y ese paciente muere inesperadamente.* *

— Cathy Sherman, NaturalNews.com[108]

El Dr. Sopher les advertía a los radiólogos que tuvieran cuidado para redactar sus informes porque, sin querer, le podían causar daño al paciente. La descripción de los hallazgos muchas veces puede parecer inquietantes y amenazadores, aumentando el miedo—y el dolor—y traumatizando a la víctima. El resultado de un informe alarmante es que se incrementan los síntomas—el efecto nocebo. El doctor a cargo luego incrementa el dolor al confirmar la información inquietante. La catástrofe reside en la cadena de información falsa con respecto a las implicaciones del informe.

---

* "El concepto antiguo subyacente, que formalizó hace décadas el Dr. Robert K. Merton, PhD, aparece en los cuentos de la mitología griega y en otros escritos. Merton refinó su definición llamándolo la **profecía que acarrea su propio cumplimiento**. Conforme a este constructo, una vez que una profecía o hecho se predice, se ponen en marcha eventos que funcionan conjuntamente para que suceda. Estos eventos pueden ocurrir dentro de la psique de una persona o desarrollarse como parte de la situación de la cual surgió la afirmación profética". [Cathy Sherman, *The Mind-Body Connection: Fear Manifests In Many Diseases* (La conexión mente-cuerpo: El miedo se manifiesta en muchas enfermedades) (Parte 1)]

El pánico y el miedo son fuerzas muy poderosas

Norman Cousins afirmó que cada persona que va al doctor llega con dos enfermedades. La primera es la enfermedad que se diagnostica y la otra es la enfermedad del **pánico**. Norman decía que el pánico es una "enfermedad poderosa" que se ha agravado debido a la gran cantidad de educación al público", como anuncios y advertencias excesivas por parte de la industria médica para que visite a su doctor por incluso los síntomas más leves. Tenía pena de que los Estados Unidos se hubiera convertido en una nación de hipocondríacos. Esto puede ser cierto, pero la autoridad final es ultimadamente el Yo. Como decía Cousins: "Su médico no fue quien lo enfermó". Y tiene razón, el médico no lo enfermó—lo enfermaron sus propias necesidades y creencias inconscientes; pero él o ella tiene el poder de ayudarlo, o hacerle daño, por medio del poder de su presencia arquetípica.

> *…hoy en día, los doctores promueven todos los juguetes diagnósticos con los que cuentan y animan a los pacientes para que se hagan mamografías, colonoscopías, etc., explicando "le pedimos a todos los de su edad que se lo hagan porque a un porcentaje x o y de las personas de esta edad les da" cáncer, pólipos, etc. Además, están los anuncios incesantes de productos farmacéuticos en las revistas y la televisión que dicen curar las distintas enfermedades… Estos siembran semillas de miedo en la mente de las personas, ya sea consciente o subconscientemente. Una persona que ni siquiera había considerado la posibilidad de un cáncer de colon, ahora se empieza a preocupar. Cada dolor abdominal que siente aumenta su preocupación. Lipton* dice que las tasas actuales de cáncer de colon y de recto se relacionan con la cantidad de información que aparece en los medios sobre las altas tasas de cáncer de colon y de recto.*
>
> *— Cathy Sherman, The Mind-Body Connection:*
> *Fear Manifests in Many Diseases (Parte 1)*

Yo fui al doctor cuando tenía 14 años y él me dijo: "Sus discos están herniados de tal manera que, si se golpea la espalda de una cierta forma, se quedará paralítico para siempre". Esas palabras me causaron un miedo constante a la actividad y un dolor que me duró 30 años más. El doctor legitimó mi dolor—empeorándolo— por medio de sus advertencias imprudentes sobre los peligros que "podrían darse"—limitando el potencial de mi vida y la fe en mí mismo. Sin embargo, ultimadamente, fui yo el que se debilitó a sí mismo porque confié y creí en él.

Lo que crece es lo que se ha sembrado

Lo que uno dice lo puede creer otro. Cuando una persona ha sufrido una tragedia o aislamiento o ha pasado por períodos prolongados de dolor y falta de sueño, se vuelve sumamente sugestionable. Si se les ha acondicionado para que sean buenos u obedientes, están en aun más peligro de creer todo lo que se les

---

* Dr. Bruce H. Lipton, PhD, biólogo celular, autor de *The Biology of Belief (Biología de la fe).*

presenta. El "buenismo"—la necesidad apremiante de hacer lo que es correcto—genera un ambiente vulnerable que contempla muchas ideologías falsas. El momento preciso también es crítico para aceptar una creencia y los períodos de aislamiento, tensión y estrés son heridas abiertas que esperan la siguiente sugestión.

Las enfermedades se ciernen constantemente sobre nosotros, sus semillas dispersadas por los vientos, pero no fructifican en un terreno a menos que este esté listo para recibirlas.

— Dr. Claude Bernard, el padre de la fisiología,
creador del concepto de homeostasis (1813-1878)

Un buen ejemplo de este poder de la sugestión aparece en el libro de Fred Admir, *Rapid Recovery from Back and Neck Pain.* Fred escribe: "Me recuerdo unas cuantas veces que estornudé en el trabajo y mis compañeros de trabajo me dijeron que estornudar debía dolerme mucho. Al principio, no me dolía, pero después de escuchar a la gente decirme que de seguro me dolía, me acondicioné para sentir dolor al estornudar. Pronto, ¡cada vez que estornudaba también me dolía la espalda y llegué a pensar que mi condición estaba empeorando!"[109] La necesidad que tiene Fred de ser bueno, de hacer lo que debe, le había creado un ambiente conducente a una amplificación receptiva del pensamiento. Una persona buena trata de evitar conflictos y muchas veces lo hace acomodando las realidades de los demás a costa de su propio Yo. Vivimos en una sociedad que celebra los logros individuales, pero no obstante nuestra salud, permitimos que la manada colectiva nos absorba. Esto es evidente en la noción de las lesiones crónicas por latigazo cervical. Hay múltiples estudios que muestran que en los países donde existe la compensación para las lesiones crónicas por latigazo cervical, hay una epidemia de casos, mientras que en los países donde no existe dicha compensación les cuesta siquiera comprender la noción de sentir dolor después de un choque. En este caso, la gente no está falseando la verdad para sacar provecho—realmente sienten dolor—pero se les ha hecho creer que debería tener un dolor perdurable porque el sistema está diseñado para acomodarlo por medio de una profecía que acarrea su propio cumplimiento y así, perdura. La obra no puede empezar hasta que esté listo el escenario **...ser o no ser una persona sin dolor... esa es la cuestión....**

Se ha logrado demostrar, específicamente en relación con las lesiones por latigazo cervical que, si no está disponible el seguro médico, no se da la epidemia.

— Dr. Marc Sopher, *To Be or Not To Be...Pain-Free*[110]

Si la tierra es fértil, algo crecerá. Si se siembran semillas específicas en sus necesidades sin cumplir, esa información y energía específicas se manifestarán en forma orgánica.

El valor increíble de las expectativas

Sus expectativas tienen impactos profundos en su cerebro y su salud.
— Dr. Tor Wager, PhD, Columbia University, neurocientífico[111]

En el año 2005, en la cadena de televisión MSNBC se transmitía un programa de medicina sobre el poder de las expectativas con respecto a la efectividad de la medicina. Los científicos en los ensayos clínicos llegaron a la conclusión de que cuando el doctor ensalzaba o aumentaba las expectativas de la medicina, la medicina tenía un efecto mucho mayor—creando un cambio psicológico. El efecto de placebo es más que psicológico, ya que altera la forma como el cuerpo reacciona fisiológicamente.

En un estudio realizado por la University of Michigan[112], se introdujeron pensamientos específicos que lograron creencias específicas y, por lo tanto, resultados específicos. Los investigadores inyectaron solución salina en las quijadas de voluntarios para crear una experiencia dolorosa de mente-cuerpo. Luego se les inyectó a los hombres con lo que ellos pensaban que era un analgésico, pero que en realidad era un placebo. Al hacer una Tomografía por Emisión de Positrones (TEP) de los cerebros de los voluntarios se pudo observar que estaban emitiendo endorfinas analgésicas naturales. En otras palabras, inmediatamente después de haber sido inyectados, los cuerpos de los voluntarios enviaban sus propios analgésicos naturales a sus quijadas porque percibían que la medicina les estaba ayudando, aun cuando no se les había administrado ninguna. El estado mente-cuerpo del momento se alterará para adaptarse a lo que percibe como una realidad.

El doctor Fabrizio Benedetti de la escuela de medicina de la Universidad de Torino en Italia logró resultados similares. El Dr. Benedetti conectó a pacientes con el mal de Parkinson a una máquina de morfina para ayudarles a controlar el temblor y la rigidez, pero los pacientes no sabían cuándo la máquina les estaba administrando la morfina. Por el contrario, cuando la enfermera administraba la morfina, resultaba un 50 por ciento más efectiva. Por lo tanto, aun cuando los pacientes sabían que se les estaba administrando una dosis en ambos casos, la mismísima medicina funcionaba increíblemente mejor cuando podían ver que efectivamente se les estaba administrando. La fe creaba el alivio. Hay otros estudios similares sobre la administración de morfina a pacientes con mal de Parkinson que también tenían Alzheimer; los resultados no fueron iguales. Los encargados de las pruebas atribuyeron esto a la falta de capacidad cognoscitiva de los pacientes con Alzheimer, lo cual les impedía "tener expectativas" sobre la dosis.[113]

En otro ensayo más de placebos en pacientes con el mal de Parkinson[114], a uno de dos grupos de personas con la enfermedad se les trasplantaron neuronas de dopamina provenientes de células madre embrionarias humanas, mientras que a un segundo grupo se le asignó una "condición de cirugía ficticia". De los 18 pacientes a los que se les practicó la cirugía ficticia, muchos reportaron mejoras de sus funciones neurológicas objetivas. Una paciente con Parkinson que había estado inactiva varios años antes de su cirugía empezó a hacer caminatas y a patinar en hielo un año después de la cirugía. Cuando se revelaron los resultados del estudio doble ciego, se le mostró que realmente se le había sometido a la cirugía ficticia. En general, los que recibieron el trasplante mostraron una ligera mejora, pero la cuestión está en que los participantes que pensaban que habían recibido las neuronas embrionarias mostraron una mejor calidad de vida que aquellos que pensaron que habían recibido la cirugía ficticia "no obstante cuál cirugía se les había practicado en realidad"[115] En este estudio también se utilizó la condición de doble ciego durante más de 12 meses, en comparación con la duración promedio de los estudios de placebo, que es de aproximadamente 8 semanas.

> En todos los casos, quienes pensaron que habían recibido el trasplante obtuvieron mejores puntajes. Conclusiones: el efecto de placebo fue muy fuerte en este estudio, demostrando el valor de los ensayos de cirugía placebo controlados.
>
> — Archivos de Psiquiatría General[116]

Si la fe puede mejorar e inclusive sanar, es lógico asumir que la mente también puede crear el trastorno—todo originándose en un **error de pensamiento**. No se equivoque: el Parkinson es una enfermedad degenerativa verdadera. ¿Pero por qué es más susceptible al efecto placebo que muchas otras enfermedades? ¿Hay una necesidad más profunda en juego?

El mismo concepto aplica en un estudio reciente efectuado en Alemania sobre la efectividad de la acupuntura. Se llevó a cabo un experimento en 1,100 pacientes, comparando la acupuntura "real" con una acupuntura ficticia y con la terapia "convencional" del dolor, como la terapia física y el ejercicio.[117] De los pacientes a quienes se les practicó la acupuntura real, un 47 por ciento se sintió mejor y un 44 por ciento de los pacientes a quienes se les practicó la acupuntura ficticia también se sintieron mejor. A los pacientes que recibieron terapia convencional para la espalda les fue peor—por supuesto—solo un 27 por ciento dijeron sentirse mejor. Lo que yo consideré más importante del artículo fue una acotación que decía "...sus hallazgos son coherentes con la teoría de que los mensajes de dolor al cerebro los pueden bloquear estímulos contrapuestos".

Cambiarle el canal al dolor

El abordaje de estos estímulos contrapuestos es un aspecto en el que se centra el Dr. Sarno: "Mientras que la persona que sufre se preocupe de lo que hace su cuerpo, el dolor continuará".[118] La idea es concentrarse en algo que no sea el cuerpo—algún estímulo contrapuesto, como una nueva meta de vida. El doctor Emmett Miller se refiere a esto como "cambiarle de canal al dolor". Los estímulos contrapuestos desvían la atención del cerebro, con lo cual ya no puede procesar la sensación de dolor. Cualquier acupuntura, terapia, manipulación o cirugía sencillamente le quita la concentración en el dolor por un breve período de tiempo y lo redirige a la actividad del momento, guiando a la mente para que se aleje de la sensación de dolor—desconcertando a la persona para que piense que estos procedimientos son la fuente de su sanación. Por esa razón, cuando la persona identifica el sentido y propósito de su vida y se niega a sentirse una víctima, el dolor se alivia. Busque la forma de cambiar su obsesión dirigiéndola a una actividad que le gusta, enfocándose en ella, y el dolor lo dejará lentamente, a medida que esta obsesión nueva y más productiva se convierte en un estímulo contrapuesto.

9

¿Qué me quiso decir con "meme"?

Aprovechando los conceptos tanto de los arquetipos de Jung como de la teoría de replicación de genes de Darwin, surgió la teoría de la memética. Esta teoría la presentó por primera vez Richard Dawkins en 1976, en su libro *The Selfish Gene* (El gen egoísta), y propone que un meme es una idea, o una forma de pensar o creer en el mundo que se pasa de persona a persona, de sociedad a sociedad, y de generación a generación. Un meme replica la información por medio de la imitación, usando un lenguaje de palabras, sonidos u otros símbolos (es como aquella melodía que no puede sacarse de la mente y que, cuando uno la tararea, otra persona también lo hace). Los memes se replican de la misma forma en que los genes orgánicos transmiten información. Para que sea efectivo, un meme debe infectar a un huésped por medio de la observación o por medio del pensamiento, y la debe asimilar la memoria subconsciente del individuo. Luego, el huésped "debe, respectivamente: notar, comprender y aceptar el meme".[119] Un ejemplo común es la noción de que el clima frío provoca catarros. La sociedad ha acordado, colectiva e inconscientemente, que participará en la noción de que el clima frío provoca catarros y en la noción de que los discos desplazados causan dolor. Y, luego, realmente se dan esos síntomas—si realmente se acepta la "infección". Pero estas son realidades falsas que se generan por medio de la aceptación inconsciente de un meme falso. Está en el centro mismo de la mecánica cuántica y la realidad que uno decide crear o aceptar.

La memética es un contagio social

Paul Marsden describe la memética como la otra cara de la moneda del "campo establecido de las ciencias sociales", a la cual se le conoce como **contagio social**. El contagio social o memética es una infección social que se transmite de una persona o grupo a otra persona o grupo. El contagio histérico es sencillamente "una representación más fuerte" del contagio social, una forma más agresiva de contagio social propagado por medio de las comunicaciones de persona a persona y el poder asombroso de la sugestión.

> *[El contagio histérico es] el acontecimiento colectivo, en dos o más personas, de un conjunto de síntomas físicos y correspondientes creencias, sin que haya un patógeno que pueda identificarse" ... [M. Colligan y L. Murphy] establecieron que el relato de los síntomas es el que se propaga en una forma similar a un contagio, en vez de*

176

que se propaguen los síntomas en sí. Su investigación también confirmó la teoría de Kerckhoff y Backs de que los más susceptibles al contagio son los que sufren de estrés intrapsíquico.

— Paul Marsden, Director de la División de
Marketing de Influyentes de Brand Genetics, Ltd.[120]

Memética y contagio social: Dos lados de la misma moneda

Marsden sigue, "Dado que el aprendizaje social es una característica psicológica evolucionada, se deduce que tenemos una predisposición evolucionada para replicar el comportamiento de los que nos rodean".[121] Según la memética, se afirma que el ser humano que está infectado con el nuevo pensamiento es el **nuevo reproductor** de ese pensamiento. Conceptualmente, el meme es la contraparte social del gen que se copia a sí mismo imitando a otras personas para su supervivencia. Por lo tanto, los memes son las "unidades de cultura" y los "reproductores sociales". Lo pertinente al tema de este libro es la noción de que los memes pueden expresarse como **conducta**. Estas nociones falsas de la inminente desaparición del cuerpo humano realmente afectan el comportamiento, porque los memes alteran el cerebro como que si fueran parásitos malignos conectando el cerebro neurológicamente a través de la imitación.

El concepto de los memes es parecido al de la selección de los genes, pero conlleva una **selección de pensamientos**. Los pensamientos que se seleccionan, sin saberlo, son aquellos que le permitirán al individuo sobrevivir—sentirse conectado. Dawkins describe un meme como un gen egoísta porque los memes "…no tienen visión prospectiva. (Son reproductores inconscientes, ciegos)." [122]

El dolor de espalda, de manos y de pies están de moda—"En boga"

Los trastornos de mente-cuerpo cambian de generación a generación y de sociedad a sociedad. La necesidad de sentirse conectado es universal y permanente. Cuando no se llena esa necesidad, la mente se dirige al cuerpo y se aparta de la angustia personal causada por la separación. El lugar donde la mente se enfoca está determinado por los nuevos desórdenes populares. Hoy, los músculos posturales son el área principal del enfoque consciente. Las úlceras y las convulsiones fueron populares en su día y, aunque todavía son manifestaciones de la furia inconsciente y el desequilibrio psíquico, son menos frecuentes en la actualidad.

¿Qué es lo que inicia un enfoque nuevo de mente-cuerpo que se vuelve popular? El ejemplo sencillo de Larry Bird que da el Dr. Sopher es un buen lugar para empezar a comprender. Un personaje tan admirado está sufriendo o sufrió de algo—y se propagó. Esta nueva "semilla" se siembra para toda persona que necesita apartarse de su base emocional y enfocarse en un síntoma que es **aceptable para la sociedad**. Muchas personas que conocían y respetaban a Larry se convirtieron en portadores nuevos de ese síntoma—porque Larry lo convirtió en un síntoma aceptable. Si todo esto les parece extraño, solo puedo decirles que yo, personalmente, he visto que sucede y muchos médicos de renombre han escrito en el pasado sobre sus observaciones de gente que sufre enfermedades a las que se creyeron expuestas, cuando no había sido así.

¿El dolor es un indicador de que el cuerpo humano se está desintegrando? ¿O hay un mecanismo de supervivencia en juego? ¿Qué pasaría si, como ha dicho el Dr. Sopher, "el meme equivocado" se acepta como causa del dolor—y luego se cuela al inconsciente colectivo? Cuando yo descubrí que un disco no se puede desplazar, o que los discos herniados no eran la causa de mi dolor, eliminé ese meme de mi repertorio de pensamientos—abandoné los parásitos—y los deseleccioné. Ahora comprendo que mi supervivencia se basa únicamente en mis creencias. Soy quien creo ser, ni más, ni menos.

Una "idea-meme" se podría definir como una entidad que es capaz de transmitirse de un cerebro a otro.

— Richard Dawkins, *The Selfish Gene*[123]

El fenómeno de la replicación de los memes se puede observar en la historia de la vida real de una muchacha llamada Rachel que había sufrido y luego seleccionado un meme falso de la llamada lesión por esfuerzo repetitivo (LER), siguiendo el consejo del Dr. Sarno. La siguiente es una conversación que sostuvo con una persona llamada Alice.

Rachel empezó a narrar su conversación con Alice diciendo: "En mi caso, la LER me empezó con un dolor en la mano derecha y, la siguiente semana, tenían dolor en la mano izquierda. Luego tuve esta conversación con 'Alice', una compañera en mi clase de computación que había sufrido de LER un poco antes que yo".

Alice: *¿No se te ha pasado a los codos todavía?*

Rachel: *No...*

Alice: *¡Ay, dios! Eso es cuando comienza lo peor.*

Rachel terminó diciendo: "Una semana o dos después, el dolor se me había pasado a los codos, donde se quedó durante toda mi LER. En el momento pensé: ¡Hala! ¡Sabía perfectamente lo que decía!" Ahora veo hacia atrás y pienso que me lo 'pegó' sugiriendo un lugar donde podía esperar que apareciera el dolor".[124]

Rachel había ampliado su conciencia y empezó a ver los barcos en el horizonte. De hecho, se había sembrado la idea en su mente anticipando el lugar donde aparecería el dolor. *Se transmite y luego pasa.*

Los médicos, poseedores de autoridad en memes

Los doctores son, en esencia, hipnotizadores médicos. Desde tiempos inmemoriales, el sanador ha sido la persona a quien se acude cuando se necesita ayuda, para que siembre el meme correcto que propicie la sanación. Si sus consejos están equivocados, las personas necesitadas se dejarán engañar como resultado dela autoridad que la sociedad le confiere a los sanadores y por la influencia que el paciente decide aceptar. El médico puede ser Clark Kent o Supermeme para sus pacientes.

Somos nosotros, los médicos, los responsables de perpetuar las ideas falsas sobre las enfermedades y su cura. Las leyendas se pasan por medio de las enfermeras y las madres cariñosas, pero nosotros las originamos y con cada placebo que recetamos, hacemos nuestra parte en la perduración del error que, por cierto, causa mucho daño.
— Dr. Richard Cabot, *St. Louis Medical Review*, 1903[125]

Cabot pensaba que los hospitales les estaban fallando a los pacientes enfocándose solo en la patofisiología. Quería que los médicos se enfocaran en las creencias de los pacientes, inclusive incursionando en sus creencias religiosas. Sus esperanzas no lograron cumplirse, ya que el advenimiento de la medicina moderna, siguió el camino de lo que se ha dado en llamar "el principio de la biomedicina científica" y la muerte de la "medicina heroica".[126] Pero, como afirmé anteriormente, en la actualidad existe una modalidad de sanación dual que algunos médicos adoptan bajo presión de sus pacientes. El enfoque que escoge el paciente depende de si quiere o no saber la verdad subyacente de su dolor o si sencillamente quiere una solución mediante la evasión rápida. Por ende, los pacientes tiran de la **dualidad** de la naturaleza humana del médico, tanto de luz como de sombra.

Adolf Guggenbuhl-Craig, un psiquiatra suizo y psicoanalista junguiano, describe el lado más obscuro del médico que puede surgir cuando se da la tormenta perfecta de circunstancias. Primero, describe al buen sanador como un fiel seguidor del juramento hipocrático, un sanador altruista cuyo deseo más ferviente es ayudar a los enfermos y a los que sufren. Luego, describe la Sombra del sanador o sea el charlatán que él basa en el personaje del Dr. Knock en la obra de teatro de Jules Romains. El Dr. Knock es el arquetipo del charlatán que "no tiene ningún deseo altruista de sanar",[127] y usa su profesión únicamente para su propio beneficio y ganancia. El paciente, con un deseo ferviente de obtener un alivio rápido, muchas veces induce al Dr. Knock para que salga del lado obscuro del médico, exigiéndole persistentemente que lo cure mediante la biomedicina científica. El resultado final es que, si el paciente no desea saber la verdad de la sanación, el médico estará menos dispuesto a buscarla también, lo cual lo convierte en un sanador mucho menos eficaz—un cómplice que se encuentra atrapado por las motivaciones personales del paciente.

Sus propios pacientes ejercen una gran presión sobre él para que abandone el modelo hipocrático e imite la caricatura del Dr. Knock. Las innumerables discapacidades de origen desconocido que debe tratar en sus consultas diarias, para ninguna de las cuales hay una terapia reconocida—discapacidades como fatiga crónica, ciertos tipos de dolor de espalda y de articulaciones, dolores imprecisos del corazón o del estómago,

dolor de cabeza crónico, etc.— las trata todas con un despliegue pseudocientífico de
conocimientos médicos. En vez de señalar los componentes psíquicos del trastorno a
los pacientes cuyo sufrimiento es, en gran parte, psíquico, por ejemplo, les ayuda a
convertir sus problemas psíquicos en físicos.

— Dr. Adolf Guggenbühl-Craig,
The Hidden Power of The Dark Side of Human Nature[128]

Transmisión de los memes—es como un juego de persecución, no lo sabes, pero ya la "llevas"

Todos se aglomeran alrededor de los memes en un remolino social, mientras que uno y otro falso reproductor se replica sin cuestionamientos, y este proceso no se limita a los seres humanos. Todos los seres vivos tienen influencia sobre los demás (ej.: campos morfogenéticos). El perro de la que era mi vecina hasta bosteza cuando la ve bostezar. Los perros son buenos para imitar.

Un bostezo es muy contagioso, ¿sabe?
Es como la tos,
Solo es necesario un bostezo para que empiecen todos a bostezar.
— Dr. Seuss, *Dr. Seuss's Sleep Book* (Libro del sueño del Dr. Seuss)

Conocí a una dama muy dulce y amable llamada Jessica, que tenía un dolor terrible en las manos, tanto así que ya estaba empezando a usar los pies para marcar el teléfono y cambiar los canales de televisión con su control remoto. Su madre, pasó por donde estaba y la vio luchando para usar los pies y le advirtió a Jessica: "Espero que no se te pase a los pies". Al día siguiente, ya le dolían los pies. Su mamá le había transmitido un meme y con ello, comenzó su lucha con el dolor de pies. Transmisión de memes: un proceso indoloro que puede causar mucho dolor. Una vez que una semilla cae en tierra y germina, crecerá. Lo que crece depende de lo que nutre el Yo. Algunas personas ven este efecto sugestivo y creen que están por encima del proceso; sus egos los colocan, inclusive, por encima de ellos mismos. Pero a todos se les transmiten memes en la vida, porque la vida es una experiencia compartida—es una consciencia que no es dual.

Esta época de dolor crónico se puede considerar como una manía o un **dolor-manía**; una conducta obsesiva-compulsiva con respecto al cuerpo. ¿Por qué las personas se someten a lo que otros a su alrededor expresan? Por "Tracordificación"—nuestro instinto básico con respecto a la gran atracción a nuestra consciencia compartida que desea sentirse conectada y, por supuesto, a nuestro anhelo de sentirnos conectados unos a otros. Tenemos la capacidad de compartir la consciencia desde una consciencia que existe constantemente (la consciencia concebida como el estado presente del flujo mental).

Prueba de la consciencia colectiva

El 10 de diciembre de 1996, la especialista en neurotomía, Dra. Jill Bolte Taylor, PhD, sufrió un derrame causado por un coágulo de sangre que le desconectó el hemisferio izquierdo del hemisferio derecho del cerebro; solo le funcionaba el lado derecho. De repente, se desconectaron el yin y el yang. Al perder la función del lado izquierdo del cerebro, perdió la parte que la hacía única—distinta de los demás—se quedó en silencio; quedó privada de su ego, de su charla negativa, de la linealidad, el lenguaje y la racionalidad—todo lo que la separaba de los demás. Lo que quedó fue el **nirvana**—la conexión universal a todo; la totalidad de la vida. De repente, desapareció su bagaje emocional y todo lo que quedó fue amor. El lado derecho del cerebro contiene el flujo de pensamiento que nos conecta a todos y que contiene el poder del universo entero. Taylor describe así su experiencia:

> *Soy una energía que se conecta a la energía que existe a mi alrededor por medio de la consciencia de mi hemisferio derecho. Somos seres de energía conectados unos a otros por medio de la consciencia de nuestros hemisferios derechos, como Una sola familia humana... Mi percepción de los límites físicos ya no se limitaba al lugar donde mi piel se juntaba con el aire.*
>
> — Dra. Jill Bolte Taylor, PhD, Conferencia TED[129]

Al haber quedado el hemisferio izquierdo fuera del ojo de su mente, la percepción de la doctora Taylor empezó a cambiar en forma radical. Ya no podía discernir donde terminaba su cuerpo físico y donde empezaba el resto del universo—todas las moléculas se combinaban para formar "un solo campo magnífico de energía reluciente". Estamos vinculados por un cuerpo etérico, pero el ego nos aísla y nos separa—lo cual permite el sufrimiento.

Transmítanme memes

Las enfermedades psicogénicas en masa muchas veces se dan cuando las personas empiezan a tener síntomas similares, luego de haber quedado expuestas a un microbio o a una sustancia química. La mayor parte de las manías en masa se inician con un **desencadenante** ambiental, como una liberación de un químico al ambiente o el conocimiento de que hay una sustancia sospechosa. La gente, en masa, observa como otros se desmayan o se marean o sienten dolor o se enferman y, luego, adoptan los mismos síntomas, a pesar de que "no existe una razón física o ambiental para que enfermen".[130] El miedo es el gran instigador de los síntomas. Sin embargo, los síntomas de estas personas no están solo en sus mentes, exactamente como ocurre con el TMS. Sufren de dolores de cabeza, náuseas y dolor reales, pero al igual que con el TMS—los síntomas generalmente desaparecen cuando se les examina y se les da un pronóstico positivo.

Un estudio efectuado en Ammán, Jordania, titulado "Enfermedades psicogénicas en masa luego de una vacunación contra el tétano y la difteria" es un buen ejemplo de este proceso. En septiembre de 1998, más de 800 jóvenes de Jordania creyeron que habían sufrido de los efectos secundarios de la vacuna contra el tétano y la difteria que les habían administrado en la escuela.[131] Los autores explicaron que los síntomas no habían sido causados por la medicina, sino que se habían propagado como resultado del miedo creado por los doctores, padres y los medios de comunicación locales.

Marcha hacia adelante con paso de ganso

Los estudios del Dr. H. Gold revelaron que las personas con una inteligencia superior* son los más susceptibles a la sugestión y tienden más al efecto placebo que los que tienen un nivel de inteligencia más bajo.[132] ¿Es posible que las personas más inteligentes cuenten con una mayor percepción consciente o tengan mentes más abiertas y se dejen influenciar por nuevas propuestas? Cualquiera que sea la razón, estableció que, en las circunstancias adecuadas, la ignorancia es felicidad.

Hay una respuesta empática en todo individuo con personalidad de Tipo T con los que me he comunicado—una necesidad personal más profunda de atraer a otros hacia sí. Responden rápidamente a las palabras de esperanza y estímulo—y al contacto.

El contacto físico es un regalo maravilloso, que muchas veces se pasa por alto... Hay muy pocos médicos que usan este arte del toque humano y ello significa que están perdiendo el contacto cercano y restaurador con el paciente. Cuando la mayoría de los doctores usan las manos hoy en día es para escribir una receta. Este es un desperdicio deplorable del potencial humano.

— Dr. Robert C. Fulford, *Touch of Life*[133]

El **contacto físico** es el eslabón que hace falta en la vida de muchas personas. El contacto humano vence a la mayor parte de la medicina moderna cuando se trata de sanar. Hay personas que me han dicho que sanaron o se sintieron mucho mejor cuando sus médicos les sostuvieron la mano antes de ponerles una epidural y/o hacerles una imagen o durante las consultas médicas.

Un hombre y una mujer minusválidos que conozco sufren de episodios de dolor y me cuentan que si alguien los toca en la espalda o el hombro cuando les da el dolor, este cesa de inmediato. Esta podría ser la razón por la cual las personas sienten, equivocadamente, que la manipulación quiropráctica les ayuda (en el corto plazo). El toque con empatía puede desviar la fijación de la persona en el dolor, presentando estímulos y una conectividad que se oponen a él, lo cual se logra únicamente con el contacto físico—aliviando el sistema nervioso simpático—reconectándose con otra persona.

Me he dado cuenta de que la medicina de alta tecnología, con todas sus maravillas, muchas veces deja a un lado el toque humano, tan importante.

— Dana Reeve, *The New Medicine (La nueva medicina)*, Estación de televisión PBS

* Debe hacerse notar que la inteligencia es un término sumamente subjetivo.

Toco y toco, y vuelvo a tocar a las puertas, hasta obtener respuestas…

Me iba bastante bien hasta que decidí ir al médico.
— Fred Amir, *Rapid Recovery from Neck and Back Pain*[134]

Hoy en día, muchos médicos están diseñando mecánicamente el sistema humano para equilibrarlo. Este es el enfoque que usaba Gregory House (en un programa de televisión de la cadena NBC). Están entrenados para ir reduciendo las posibilidades de que el paciente tenga un dolor o enfermedad específica, utilizando lo que se llama **diagnóstico diferencial** (DDx por sus siglas en inglés), sopesando las probabilidades para obtener un diagnóstico. El proceso se inicia con el historial, el examen físico y los estudios de diagnóstico del paciente. Toda esta información luego se usa para deducir y enumerar las posibles causas de los síntomas. No hay nada malo con hacer eso; debe haber un protocolo para la ciencia. Sin embargo, como cuestiona el Dr. Sopher: "¿Qué pasa si no se hace el diagnóstico correcto?" Su proposición—las emociones no deseadas muchas veces son la causa de los síntomas, pero se pasan por alto porque el diagnóstico diferencial no toma en cuenta el proceso de mente-cuerpo. Si no se llega al diagnóstico apropiado, el tratamiento podría causar más daño por medio de un efecto iatrogénico, como estableció el estudio·sobre las cirugías de espalda efectuado en 1997 (vea el capítulo 7).

En su libro *Healing Back Pain*, el Dr. Sarno escribe sobre un muchacho joven, fuerte y saludable de unos 20 años que se lesionó la espalda mientras que se lavaba los dientes (esto no es posible, por cierto). "Se le hicieron radiografías y se le dijo que tenía una desalineación de la parte baja de la columna y a partir de eso, sus síntomas leves empeoraron… Había quedado inválido gracias a los diagnósticos estructurales que se le habían hecho y todo lo que ellos conllevaban. Ahora creía que tenía algo muy serio en la columna y que nunca más podría levantar algo pesado o participar en algún deporte. Cuando llegó a consulta, estaba sumamente deprimido. Afortunadamente, sufría de TMS. Respondió bien al tratamiento y, desde entonces, lleva una vida normal otra vez (lo cual incluye jugar básquetbol)".[135] A este muchacho se le había afectado iatrogénicamente; un mal diagnóstico de su médico lo había empeorado. Cuando fui a terapia, en mi época anterior a Sarno, el fisioterapeuta me dijo en varias ocasiones que podría tener anquilosis—lo cual me provocó espasmos severos. Le tomé del brazo una vez y le dije: "¡Ya no diga eso!" Estaba aumentando mi dolor mencionado cruelmente posibilidades que me podrían incapacitar.

En un anuncio que sacó The Cancer Treatment Centers of America hace algunos años, se le dice a Peggy Kessler que tiene cáncer pancreático "inoperable e incurable" y que le quedan dos meses de vida. Entonces, su hermana se pone en contacto con CTCA, que utiliza la sanación de mente-cuerpo, equipo de alta tecnología y **esperanza**. Cuando Peggy llegó a CTCA, los médicos le dijeron que no veían ninguna fecha grabada en su cuerpo que indicara cuanto tiempo sobreviviría. Habían sembrado semillas de esperanza—aceptó esa esperanza—y ahora está en remisión. En sus propias palabras: "La esperanza es el elemento fundamental: la esperanza lo es todo".

Los médicos deben dejar de decirles a sus pacientes que tienen pies, rodillas, caderas, cuellos, espaldas y manos defectuosas con las que tendrán que vivir y deberán controlar hasta el día de su muerte—usando jerga médica técnica arcaica de manera insensible, con lo cual fomentan una respuesta de nocebo.

Pasé un tiempo ayudando a una señora en Vermont que tenía dolor muy fuerte en una cadera. Decía que su cadera continuamente se le "trababa" y que, después de la muerte de su madre (separación), sentía un dolor terrible. Me contó que había sanado en un "80 por ciento" sencillamente leyendo porciones del libro *Healing Back Pain* del Dr. Sarno (terapia del conocimiento). Su actitud positiva la había comenzado a calmar y a sanar. La última vez que me comuniqué con ella, estaba completamente aliviada, optimista y feliz con su vida.

> *Nuestro bienestar tiene mucho que ver con la conexión mente-cuerpo en cuanto a que podemos mejorar nosotros mismos y también nos podemos poner peor con nuestra actitud mental.*
>
> — Christopher Reeve (también conocido como Superman),
> *Charlie Rose Show*, 10/2/02

Mentalidad de pandilla

La responsabilidad de sanar reside, ultimadamente, en el que sufre. Sin embargo, la gente se ve influenciada por sus médicos y por los consabidos otros. La sugestión masiva y la imitación social son fuerzas poderosas que, sin querer, desvían a un individuo de sus propios planes hacia las órbitas erradas de otros.

> *No hay nada más que átomos y espacio, todo lo demás es solo una opinión.*
>
> — Diógenes Laertius, *Demócrito*

En su libro, *The Power of Thought* (El poder del pensamiento), Thomas Hamblin dice que todos somos "víctimas de la sugestión", por medio de los sentidos, en miles de formas, todo el día, todos los días. Cuando uno ve que otra persona estornuda, cree que "uno también tendrá un ataque de estornudos también". Hamblin describe entonces a dos médicos famosos que se propusieron comprobar la fuerza que tiene el poder de la sugestión, diciéndole a un hombre que estaba en un restaurante que se veía enfermo y que debía estar en cama descansando. El hombre se fue a casa, se metió en la cama—y se murió.

Poco a poco, más y más escuelas de medicina están enseñando esta idea de la amplificación del pensamiento y el poder sanador de la fe. El doctor Martin L. Rossman, con el doctor David Bresler, PhD, empezaron a impartir talleres de visualización dirigida en los años 80, y en ese entonces, aproximadamente un 20 por ciento de los asistentes admitían haber usado medicina complementaria/alternativa. Al iniciarse el siglo XXI, Rossman informa que entre un 80 y un 90 por ciento de los médicos en sus clases sostienen que practican dicha medicina.[136] El Oriente empieza a encontrarse con el Occidente.

Es esencial encontrar un médico que sepa cómo comunicarse y que tenga una forma de tratar a sus pacientes que infunda esperanza. Puede marcar la diferencia porque el paciente cree lo que le dice y su biología sigue su creencia.

Nuevos horizontes: responsabilidad personal

Hace unos 35 años, cuando elaboré y publiqué mis primeras cintas sobre experiencias de visualización dirigida para la autosanación, pensé que la profesión médica iba a tomar nota—ya que era tan obvio que la gran mayoría de enfermedades que veíamos en nuestras clínicas las causaban o exacerbaban los desequilibrios psicofisiológicos. En vez de ello, desafortunadamente, el campo de la medicina se tornó cada vez más institucionalizado y, en vez de volverse una práctica médica determinada por médicos apasionados y preocupados, su principal interés recae en aumentar al máximo los resultados financieros. No lograron apreciar lo que las personas pueden hacer por sí mismas y obviaron la opción increíblemente económica de brindar a los que sufren de dolor y enfermedades herramientas sencillas como la relajación profunda, la visualización y la modificación mental. Sus enfoques de "gastar a manos llenas y hacer economías en nimiedades" nos han llevado a una situación que es peor. Por último, ahora que todo el sistema está al borde del colapso, están empezando a reconocer el increíble valor de todas estas herramientas.

— Dr. Emmett Miller, correspondencia personal

Hoy, el nuevo horizonte de la medicina aboga por la responsabilidad personal para lograr una buena salud, guiado por un sanador compasivo. A pesar de que algunas personas se resisten a asumir la responsabilidad, hay numerosos pacientes que buscan métodos de sanación alternativos o complementarios. Un estudio efectuado por el doctor David Eisenberg, Director del Osher Institute de Harvard Medical School, en 1993 y publicado en el New England Journal of Medicine se diseñó para calcular cuántas personas buscaban formas no tradicionales de atención médica, independientemente de los consejos de su doctor. Eisenberg había calculado que sería aproximadamente un 10 por ciento de los norteamericanos o, como máximo, un 15 por ciento. Cuando vieron los resultados, los diseñadores del estudio se quedaron atónitos: un 34 por ciento de norteamericanos buscan técnicas alternativas o complementarias sin instrucciones de su médico. El costo fue de 10 mil millones de dólares de su propio bolsillo. Todavía más asombroso para Eisenberg y los otros diseñadores del estudio fue que un 72 por ciento de estas personas jamás lo habían comentado con sus médicos personales. En la actualidad, pues, hay dos metodologías de sanación distintas que se llevan a cabo en los Estados Unidos al mismo tiempo.

El estudio, "Medicina no convencional en los Estados Unidos—prevalencia, costos y patrones de uso"[137], causó conmoción en el país y contribuyó a poner en primer plano el trabajo del Dr. Andrew Weil. Durante años, Weil había difundido su opinión de que el público no estaba satisfecho con los métodos de atención que utilizaban sus médicos de atención primaria—pero sus comentarios habían caído en saco roto. Con este estudio se reveló que las personas se sentían insatisfechas con la atención que recibían de sus médicos que practicaban la medicina alopática.

Los norteamericanos efectúan alrededor de 425 millones de visitas a los proveedores de terapia no convencional. Este número sobrepasa el número total de visitas a los médicos de atención primaria en los Estados Unidos (388 millones).

— Unconventional Medicine in the United States— Prevalence, Costs, and Patterns of Use[138]

Conozco a personas que no van a sus doctores para aliviar su dolor por TMS. Buscan a los profesionales de atención holística (modalidades para tratar a la persona completa). Cuando el médico experto en cuidados holísticos los escucha y trabaja con ellos, se empiezan a aliviar muy rápido, porque la atención holística combina la medicina alternativa con la medicina convencional. Un sanador que comprende y tiene compasión conecta lo que está desconectado y alivia los síntomas.

La medicina holística trata al paciente completo—mente-cuerpo-espíritu— no solo el síntoma. Yo creo, basado en lo que ahora sé, efectuar una operación de los discos intervertebrales antes de que un profesional debidamente capacitado revise minuciosamente el estado personal, el historial, el estado emocional y las características de la personalidad del paciente es una mala práctica médica.

Norman Cousins sabía que la única razón por la cual sobrevivió su "enfermedad terminal" fue que su doctor era su amigo personal y que estuvo a su lado durante su convalecencia. Trabajaron juntos, en equipo, para sanarlo. Los estudiantes de medicina que pasan tantos años de estudio tedioso no son, necesaria o naturalmente, amigables ni tienen destrezas sociales (Ej.: el Dr. Gregory House de la televisión). Una palabra amable de aliento o una señal de cariño puede equilibrar los desequilibrios químicos, incrementar la respuesta inmune, aliviar el dolor, movilizar la esperanza y relajar al paciente, calmando sus temores.

Para muchos, ir al médico o al hospital se ha convertido en una línea de ensamblaje de pruebas y procedimientos y, muchas veces, ocultas en estos exámenes del corazón, de los riñones y de la química de la sangre, se quedan las necesidades más profundas de la persona que sufre de la enfermedad… la tecnología, por sí sola no es suficiente… el estado mental de las personas, su nivel de estrés, y su capacidad para la esperanza pueden tener una gran influencia en su capacidad para sobreponerse a la enfermedad.

— Dana Reeve, *The New Medicine* (La nueva medicina), PBS

Seguir adelante, aceptando memes y cantando una canción...

En su libro sobre TMS, *Rapid Recovery from Back and Neck Pain* (Rápida recuperación de la espalda y dolor de cuello), Fred Amir dice: "Mi médico de cabecera me examinó los codos y me preguntó: '¿No se le duermen las manos en la noche?' Yo le contesté: 'No, todavía no, pero de la manera como van las cosas, eso podría ser lo siguiente'. Y, como tenía que suceder, unas cuantas noches después, empecé a tener problemas con el antebrazo y las manos que se me entumecían y me despertaban a media noche".[139]

El fisioterapista preguntó (de rutina) si tenía dolor en algún lado. Yo le contesté que sí, que había un lugarcito en la parte de atrás de la rodilla que siempre me dolía. La segunda vez que lo visité... el dolor había empeorado. Solo lo había mencionado porque me había preguntado. No había ido al fisioterapista por ese dolor en la rodilla. Pero ahora, ese era precisamente mi problema.

— Gerre B. Tejas

Recientemente tuve síntomas nuevos en el pie, pero ya se están solucionando y se empezaron a solucionar tan pronto como reconocí que era TMS. Un comentario interesante es que había leído un artículo en el periódico dos semanas antes sobre lo malo que era usar chanclas en el verano. ¡Mi mente escogió ese lugar para localizar mi TMS!

— Renee

...al tratar una enfermedad, a veces, sin percatarnos, sembramos las semillas de enfermedades futuras.

— Dr. Deepak Chopra, *Body Mind & Soul*

Compañía Meme Internacional—Campo de memes, si usted la constituye...

Las compañías, como algunos médicos, están estableciendo ambientes para que sus empleados atraigan los síndromes de dolor. Mediante sus intentos para prevenir problemas de dolor y trastornos de lesiones por esfuerzo repetitivo, las compañías están estableciendo los fundamentos para un sufrimiento en el futuro. Me comuniqué con Barry, residente de Holanda, quien había trabajado en una empresa y nunca había oído nada sobre una lesión por esfuerzo repetitivo (LER). Luego, se cambió de trabajo y las cosas empezaron a cambiar rápidamente. La compañía con la que trabajaba ahora estaba tratando de hacer lo **correcto en el sentido ergonómico**, educando a sus trabajadores sobre los peligros de las lesiones por esfuerzo repetitivo. A los dos meses, a Barry le dio LER. Me mandó una lista de los dolores de sus compañeros de trabajo que era realmente fascinante—muy parecida a la película *Campo de Sueños*, "Si lo sugiere, vendrá". La empresa donde ahora trabajaba Barry había construido una infraestructura para nuevos desastres, implantando la idea en las mentes de sus trabajadores de que se encontraban en peligro, y así, se convirtió en una empresa de empleados lisiados. En palabras de

Barry: "En la compañía donde estaba trabajando, las LER ERAN LA GRAN COSA. Cuando empecé el trabajo, asistí a una sesión informativa sobre las LER; también había programas especiales en la PC y había mucha gente que sufría de ellas... En la empresa donde trabajaba antes, las LER no eran importantes [no eran un problema]. No conocía a nadie que las padeciera, y la compañía no era pequeña; tenía casi 1000 empleados". En su nuevo trabajo, Barry describió las condiciones como sigue:

- Mi colega más directa (de unos 27 años), que se sentaba junto a mí, sufría de dolor de espalda.
- Había otra muchacha en la misma oficina que trabajaba muy poco porque tenía LER severas.
- Había otras personas que habían solicitado otro tipo de teclado.
- Otro colega en la oficina de enfrente había tenido problemas serios con el cuello.
- Otra muchacha que entró [a la compañía] al mismo tiempo que yo, le dio dolor en un brazo después de estar allí varios meses.
- Otra colega en la misma oficina, con quien hablé varias veces, también tenía quejas relativas al LER y me dijo que tuviera cuidado.
- Un consultor externo que había trabajado allí varios meses sufría de dolor de cuello que se le empeoraba cada vez más.
- Siempre había muchísima gente ausente con catarros y otros problemas de salud.

Barry me dijo que los ambientes de trabajo eran muy similares en las dos compañías—con excepción de todas esas advertencias persistentes y perniciosas.

Todas las prohibiciones y amonestaciones no eran necesarias. De hecho, solo empeoraban el problema (del dolor) creando miedo donde no había por qué tenerlo.
— Dr. John E. Sarno, *Healing Back Pain*[140]

Establecer defensas para problemas futuros es una receta para que surja un sufrimiento futuro. La empresa prepara sugestiones, las coloca en las mentes de los trabajadores y ahí está—un banquete de problemas. K-Mart y Wal-Mart y otros almacenes deben deshacerse de los corsés ortopédicos que les entregan a sus empleados. Aunque probablemente lo hacen con fines de evitar demandas por responsabilidad civil o a instancias de los seguros, con ello siembran las semillas para el dolor futuro, sugestionando a los trabajadores para que se enfoquen conscientemente en posibles lesiones que podrían ocurrirles y... que luego ocurren.

La ley de la Atracción

Lo que es igual se atrae entre sí. Las vibraciones siempre coinciden unas con otras.
Esta es la base de nuestro universo: Cuando se pide, siempre se da.

— Esther Hicks

Me recuerdo de un doctor que hablaba sobre cómo era de nocivo que las mujeres se revisaran para detectar si tenían alguna masa en los senos. Decía (parafraseando) "Hay millones de mujeres que se revisan los pechos buscando bultos y ¿saben qué es lo que encuentran cada vez más? ¡Masas en los senos!" Muchas mujeres viven con cáncer de mama y no tienen ningún problema en sus vidas, siempre que no sepan que lo tienen. No saben que deben tener miedo hasta que se les muestran imágenes con algo que deben temer, como la estructura de la columna vertebral—una vez que se los diagnostican, todo se empeora de repente. Tal como sucede con la sugestión en masa y la concordancia de las vibraciones— realmente ocurren cambios físicos en la materia. Las declaraciones del doctor fueron muy controversiales porque se nos ha dicho que hay una mejor oportunidad de supervivencia si detectamos los trastornos temprano. Así que es imperativo obtener una opinión profesional. ¿De veras? El cáncer de mama puede ser trágico, todos hemos visto cómo puede acabar con una vida maravillosa— pero ¿cómo se forma? ¿Por qué está tan de moda ahora? Podría muy bien ser porque nuestro miedo y enfoque ahora, inconscientemente, giran a su alrededor, con obsesión—magnificado por el hecho de que tenemos mejor tecnología que nos ayuda a detectarlo.

El 21 de octubre de 2009, el periódico *The New York Times* contenía un artículo sobre el cambio en actitud de la Sociedad Americana contra el Cáncer con relación a la detección temprana del cáncer. En este artículo, el Dr. Otis Brawley, Director Médico de la Sociedad Americana contra el Cáncer afirma "Estoy admitiendo que la medicina estadounidense ha prometido más de la cuenta con relación a los exámenes de detección. Las ventajas de la detección se han exagerado".[141]

Esto también se aplica al TMS, cuando los médicos exageran los desgarres parciales que aparecen en las resonancias magnéticas porque sienten la necesidad de encontrar una causa física del dolor. Los desgarres casi siempre son incidentales y generalmente se pueden ignorar. Pero no se ignoran—se les señala como la causa del dolor y se les opera—sin ninguna necesidad.

Sobre el mismo tema, el Dr. Brawley escribió un editorial para la publicación *The Journal of the National Cancer Institute*, donde mencionaba cómo se aprovechan los miedos y los prejuicios del público. Brawley afirmó que "se incrementaron los esfuerzos" para lograr una detección temprana en los años 80 debido, en parte a que "Muchos estaban ansiosos de fomentar la detección debido a un incentivo financiero; algunos simplemente no lo consideraron a fondo dados los beneficios económicos". Brawley escuchó un anuncio que sostenía que el 100 por ciento de los cánceres de la próstata se pueden curar si se detectan temprano. El anuncio lo patrocinaba una cadena de supermercados que se beneficiaba con la venta de medicinas y radiólogos oncológicos que se beneficiaban con los exámenes de detección. La reacción de Brawley a su anuncio fue: "Un anuncio como ese se aprovecha de nuestros miedos y prejuicios".[142]

Sin embargo, el hallazgo de estos cánceres insignificantes (no letales) es la razón por la que las tasas de cáncer se elevaron cuando se introdujeron los exámenes de detección... y esos cánceres son la razón por la cual hay un problema con dichos exámenes, llamado sobrediagnóstico... el sobrediagnóstico es un daño puro y sin adulterar.

— Dr. Barnett Kramer, Director Asociado para la Prevención de Enfermedades, National Institutes of Health (Institutos Nacionales para la Salud)[143]

La tragedia es que, al igual que el dolor, el cáncer es el efecto de una necesidad de la Sombra más profunda (yo personalmente creo que la mayoría de los cánceres son, esencialmente, la fase 4 del TMS—por medio de mi propia observación—*a posteriori*). Así es que los miles de millones de dólares que las personas han reunido para "la cura" están orientados solo a tratar el efecto y pierden por completo de vista la causa. Como dijo el Dr. Bruce Lipton, el gen del cáncer solo se expresa cuando se "le dice" que lo haga, debido a creencias profundas—conflictos sin resolver—y percepciones del ambiente. No hay ninguna evidencia que apoye el hecho de que los exámenes de detección proactivos y la detección temprana del cáncer haya salvado vidas, en absoluto. Nos parece lógico a todos, colectivamente, así que lo aceptamos como la verdad. Sin embargo, la ironía es que buscar un cáncer cuanto antes podría estar atrayendo el trastorno inconscientemente hacia uno mismo—alojando la noción del cáncer muy profundamente en nuestro subconsciente. Podría ser el cumplimiento de la Ley de la Atracción.

Yo atraigo a mi vida todo aquello a lo que le brindo mi energía, mi enfoque y mi atención, ya sea deseado o no deseado.

— Law of Attraction[144]

Vivimos en una época en la que las personas se mueren de enfermedades extrañas que nunca habían existido antes en el planeta... Estas enfermedades las puede causar o agravar la activación constante e innecesaria de la respuesta del cuerpo al estrés o, en términos más sencillos, siendo neuróticos y ansiosos o preocupándonos.

— Dr. Robert Sapolsky, PhD, neuroendocrinólogo, Stanford University[145]

Desafortunadamente, todos somos testigos de que el cáncer puede ser peligroso y, sí, hay una cantidad de procesos de pensamiento mente-cuerpo, así como invasores externos (químicos) que pueden fomentar que los cánceres prosperen. Sin embargo, también tenemos la capacidad de atraer el cáncer hacia nosotros si nos obsesionamos conscientemente con él. Esto me trae a la memoria a la paciente de Simontons, Millie Thomas, quien sabía que ella misma se había provocado el cáncer. Explicó meticulosamente el proceso mental que la había llevado hacia la transmutación de su enfermedad. Admitió que se sentía profundamente infeliz—se acercaba a los 70 y a su retiro forzoso; sus estudiantes la irritaban cada vez más. Ya no toleraba su soltería ni a su compañera de cuarto. Su id la estaba sofocando con la frazada de su superego. Con cada cigarrillo empezó a visualizar la asociación del proceso de inhalación de humo con la idea de que su vida se estaba acabando. Ya no más "pagar el precio". Cuando llegaba la noche, sentía que sería un día menos de sufrimiento. Inconscientemente, conectó sus sentimientos de querer escapar de su triste vida con sus pulmones y su hábito de fumar (concordancia de las vibraciones), hasta que un día tosió sangre. Pidió cáncer y se le dio.

¿Qué será, entonces, lo que está dentro de nosotros mismos que moviliza a mente-cuerpo para encontrar el equilibrio? La respuesta corta es una **profunda fe**, que empieza con el proceso del pensamiento. Una fe que causa una vibración, la cual impregna la profundidad de la consciencia y que, con el tiempo, altera la materia. Sea un sentido de serenidad, alegría o pánico, el cuerpo responderá a la percepción o emoción—y las emociones alteran las vibraciones vitales.

La Ley de la Atracción responde de la misma forma que su mente: escucha lo que usted no quiere. Cuando se oye a sí mismo hacer una afirmación que contiene las palabras no haga o no, realmente le está prestando atención y energía a lo que no quiere.

— Michael Losier, *Law of Attraction*[146]

Para atraer las enfermedades—el miedo es como la miel

He percibido enfermedad en la mente humana y he reconocido el miedo que le tiene el paciente meses antes de que aparezca la supuesta enfermedad en el cuerpo. La enfermedad es una creencia, una ilusión latente de la mente mortal, la sensación no aparecería si el error se combatiera y se destruyera con la verdad... [147] *Menciono estos hechos para demostrar que la enfermedad tiene un origen mental, mortal—que la fe en las reglas de la salud o en los medicamentos engendra y fomenta las enfermedades, provocando temor a la enfermedad y dosificando al cuerpo para que la evite. La fe que se pone en estas cosas debiera encontrar apoyos más fuertes y un refugio más alto. Si comprendiéramos el control de la mente sobre el cuerpo, no tendríamos fe en los medios materiales.*[148]

— Mary Baker Eddy, *Science and Health* (1821-1910)

Todas las personas que conozco han recorrido este mismo camino inconsciente hacia el TMS—todo ocurriendo fuera de la consciencia como sugiere la teoría de los memes. Sin embargo, los individuos más perspicaces sí se dan cuenta de lo que está ocurriendo—lo admiten—y toman medidas para alterar sus creencias, adaptarse y sanar.

Cuando estaba en la escuela de medicina, un porcentaje sorprendente de mi clase enfermaba con el padecimiento que estábamos estudiando. No importaba cuál era la enfermedad; podría haber sido hepatitis, esquizofrenia o sífilis.
— Dr. Gerald G. Jampolsky, *Love is Letting Go of Fear*[149]

El Dr. Jampolsky me escribió para contarme que los estudiantes generalmente mostraban síntomas de la enfermedad, no siempre la enfermedad en sí; aunque a veces había visto a gente que, mediante el miedo, se provocaba la enfermedad misma. Me informó que los síntomas de los estudiantes eran temporales y, en su opinión, los causaba el miedo de contraer la enfermedad. El doctor David R. Hawkins, PhD, se refirió a este fenómeno como "el síndrome de los estudiantes de medicina."

Debe hacerse más investigación y educar más al público sobre cómo un pensamiento puede impregnar a la mente inconsciente y manifestarse en mente-cuerpo. Muchas personas me preguntan: "SteveO, si el dolor pocas veces se debe al deterioro estructural del cuerpo, ¿por qué no hay más gente que sepa sobre todo esto?" Esa pregunta es fácil de contestar con una frase de la película *Tommy Boy*.

Lo que no sabe el público norteamericano—es lo que lo convierte en el público norteamericano.
— Ray Zalinsky, *Tommy Boy*

10

Fenómeno del imperativo del síntoma

A él (el paciente del Dr. Sarno) le fue bien en el programa porque se alivió del dolor en unas tres semanas. Muy poco tiempo después, empezó a sentirse ansioso y a tener problemas estomacales otra vez. Este era el imperativo del síntoma. La ocurrencia de dos manifestaciones psicogénicas simultáneas... una indicación del poder del conflicto inconsciente interior.
— Dr. John E. Sarno, *The Divided Mind*[150]

Obviamente, el dolor no es la única manifestación de la tensión, la ansiedad, la ira, el miedo o la imitación social. El dolor es solo un síntoma de un conjunto infinito de mensajes que se han revelado por medio de disonancia de la mente y el cuerpo y el espíritu.

El Dr. Sarno logró establecer que, a medida que su consciencia de las diversas manifestaciones de tensión se ampliaba, las siglas TMS (en la cual la "M" era miositis) se volvieron completamente obsoletas. Desde entonces, el Dr. Sopher y el Dr. Sarno acordaron que ahora debe denominarse el Síndrome de Mente-Cuerpo (*The Mindbody Syndrome* en inglés), ya sea que denomine los síntomas de tensión mioneural o cualquier otro síntoma inducido por la tensión. Las siglas TMS ahora se consideran adecuadas para denominar una serie de manifestaciones. Los términos TMS, síndrome de tensión mioneural, síndrome de mente-cuerpo y algia por tensión utilizados en este libro se refieren a cada uno y todos los efectos de los conflictos dentro de mente-cuerpo, sin hacer mayores esfuerzos por distinguir entre las distintas etiquetas. También es importante hacer notar que el dolor no es una enfermedad—es un síntoma de conflicto. Sin embargo, con fines explicativos, no he hecho distinción entre el uso común del término enfermedad y el término dolor, ya que ambos son efectos.

No se sabe por qué ciertas partes del cuerpo se convierten en el blanco, pero muchas veces, está presente un **simbolismo-cuerpo** en forma oculta. Por supuesto que hay enfermedades y dolores que no se pueden atribuir a un proceso mente-cuerpo. Un ejemplo de ello sería la exposición a niveles extremos de radiación que destruirían el cuerpo más rápido de lo que puede recuperarse—como resultado de una influencia externa abrumadora. Otro ejemplo sería la exposición directa a algo como el virus del Ebola. El virus vivo invadiría el cuerpo en una forma tan potente y rápida que sería imposible para mente-cuerpo resistir, adaptarse y recuperarse. Así que no todo el sufrimiento sale de dentro ¿o sí? La verdad siempre se encuentra entre los absolutos a la izquierda y a la derecha—en medio.

> **Este libro no es un sustituto de un examen físico.** Primero se deben descartar las posibilidades más peligrosas. Asegúrese de saber que su vida en sus propias manos antes de decidir ubicarla allí. Como mínimo, siga la siguiente regla:
> **Tenga mucho cuidado… si está sangrando, golpeado, quebrado o moreteado.**

¿Qué es un **síntoma equivalente a dolor o sustituto del TMS?** Esta es una pregunta frecuente y es una muy buena pregunta. Es un problema emocional que se expresa físicamente (somatización), en una forma idéntica al dolor. Es importante comprender que estos problemas físicos se trasladan continuamente, a medida que el cerebro trata de mantener a la persona enfocada en su cuerpo, lejos de lo psicológico. Hay un número infinito de ejemplos (vea el Apéndice A, que contiene más equivalentes del dolor), pero aquí hay algunos:

- La cadera se le traba, luego, en una hora o unos días, le da dolor de pecho y, de repente, desaparece el dolor de pecho y se le traba—o se le "paraliza"— el codo o el hombro.
- Le aparece una úlcera como resultado del estrés oculto, luego, ingenuamente, cree que todo se le ha curado con medicamentos, pero de repente, se eleva su presión sanguínea y cuando logra controlarla, la espalda le empieza a doler y se somete a una cirugía sin necesitarla.
- Tiene palpitaciones, luego, de repente, tiene ardores y luego, migraña.
- Se le va la voz a causa del estrés, luego, sufre un ataque de pánico y después le da el síndrome de piernas inquietas y tal vez acné o hinchazón en los ganglios o en las rodillas.
- Tiene propensión a la anorexia u otro trastorno alimenticio; pero cuando logra comer en forma saludable, la espalda le empieza a doler o le duele el estómago—cuando todo ello desaparece, lo agobia la fatiga.
- Tiene dolor de espalda, le ponen una inyección epidural—el dolor pasa a ser migraña o un problema dermatológico. Vuelve su dolor de espalda y lo operan; pero ahora le comienza a doler la rodilla y le operan la rodilla; luego le empieza a doler el hombro y se somete a una cirugía de hombro.
- Está estresado, tiene una sed insaciable, luego eso desaparece y sus ojos empiezan a reducir la producción de lágrimas y se le secan, luego, eso desaparece y le empieza un dolor de cabeza que le sube por atrás de la nuca, y después, eso desaparece y le empieza a doler el talón, y se alivia de eso y le dan náuseas, que luego desaparecen… ¿ya tiene una idea?

- Etc., etc., etc., etc.; cualquier combinación de síntomas que se trasladan por todo el cuerpo—y que haya tenido en el pasado, sin saber nunca por qué—hasta ahora.

El doctor Sarno llamaba a este fenómeno el imperativo del síntoma (SI por sus siglas en inglés), una afección psicológica que requiere que haya "síntomas que continúan". Un imperativo es algo que exige atención o acción—el enigma es que la consciencia dentro de nosotros mismos sabe que se le está observando—y, por lo tanto, cambia cómo reacciona a los distintos síntomas. Mientras que exista un conflicto sin resolver, la mente transferirá los síntomas para mantener vivo el miedo—como una distracción deliberada. Los síntomas saltan en el cuerpo para que usted sienta que le ha aparecido, de repente, un "verdadero dolor" o una "verdadera lesión". El cerebro explora el cuerpo hasta que detecta un lugar o un sistema en el que usted siente más miedo—y luego, induce un síntoma allí y permite que permanezca, esperando su respuesta a él. Si no le da mucho miedo ese lugar o no le presta mucha atención a ese síntoma específico, se trasladará a otro, hasta que logre captar su atención nuevamente en otro lugar, todo con el ánimo de impedirle que preste atención a sus emociones. El imperativo del síntoma es el cazador—que acosa con miedo. Allí permanece—hasta que usted se da cuenta que su propio cerebro lo ha engañado y, luego se cambia de lugar otra vez—en forma repetitiva—mientras que permanezca el conflicto psicológico subyacente.

En su mayoría, el resto de este libro se centra en la razón por la cual los síntomas se vuelven imperativos. Yo opino que todo empieza con las ansiedades de separación que se manifiestan en la vida temprana y, posiblemente después, un trauma o muchos "pequeños traumas" que conducen a una personalidad obsesiva, compulsiva, intuitiva, colorida y sumamente creativa. Estos síntomas saltan de un lado a otro en el cuerpo debido a dos razones: para mantener la mente consciente centrada en otra cosa que no sean las emociones amenazadoras y para mandar mensajes de descontento del inconsciente al lado consciente—para que se resuelvan… y el yin persigue al yang… para hacerles frente.

11

Momento del inicio:
No tenga cuidado, esté consciente

Saben, en ese momento sentí, por primera vez en mi vida, que había logrado el puesto que me merecía. Fue extraño que unos cuantos meses después, tuve que abandonar mi trabajo porque me enfermé (dolor).

— Bernabé, 20/12/2001

- Esté consciente de su estado **durante** los momentos de estrés— Fases 1, 2, y 3 del TMS
- Esté consciente de los momentos **después** de los períodos de estrés—Fase 4 del TMS

Parece obvio que le diga: "Ponga atención durante los momentos de sobreestimulación porque puede empezar a sentir síntomas", pero muy pocas personas tienen la suficiente consciencia como para correlacionar sus síntomas con ciertos eventos. Uno de los doctores incluidos en nuestra demanda por mala práctica sufrió un ataque cardíaco muy poco después de que lo demandamos. ¿Fue coincidencia? No, por supuesto que no. Cuando estamos bajo mucho estrés, la furia oculta puede incrementarse tanto que podemos sufrir síntomas en tiempo real, mientras que la causa se mantiene fuera de nuestro ámbito consciente. Sin embargo, en la mayoría de los casos que me ha tocado ver, se ha demorado el inicio de la sintomatología—reacciones retrasadas a los cambios de vida, como afirmaba Bernabé en la cita anterior. La fase 4 del TMS.

Cuando hablo con las personas acerca de su vida, la gente con un dolor severo muchas veces me dice lo siguiente:

- Cuando era chico, mis padres se divorciaron o nunca estaban o no eran cariñosos
- Soy adoptado.
- Se murió mi madre, mi padre o un hermano.
- Abusaban de mí y me pegaban.
- Tenía pesadillas de que me abandonaban.
- Uno de mis padres era alcohólico.
- Mis padres peleaban constantemente y me criticaban mucho.

- Provengo de una familia disfuncional.
- Mi madre o padre se están muriendo.
- Mi hijo o hija murió o está muy enfermo.

Estas experiencias dejan memorias emocionales y allanan el camino para que se encienda la ira después, por medio de un detonante. Las cicatrices que no podemos ver provienen de una herida muy dolorosa; cuanto más temprano en la vida suceden, más honda la herida. Nuestro desarrollo en la niñez moldea en una forma determinante la manera como nos enfrentamos al estrés en nuestra vida futura. Al enfermar siendo niños, muchas veces escapamos de situaciones que queríamos evitar—y atrajimos la atención y los cuidados que tanto necesitábamos de alguien cercano a nosotros. Ahora, la misma respuesta al estrés, o síntomas—como catarros o dolores de estómago o dolores de toda clase—vuelven a ocurrir una vez que nos sentimos agobiados. La cólera y el miedo de ser abandonado, el trauma y el rechazo se mantienen programados y el "tiempo de inactividad" o las "nuevas mesetas" que se alcanzan son oportunidades perfectas para que surja el TMS. Todo lo que se necesita es un evento similar a un trauma anterior para detonar y reabrir la antigua herida.

Inicio en tiempo real—Fase 1—Golpe desde el primer *tee* de salida

El número 1 del mundo, Tiger Woods, tuvo que dejar el campo [de golf] el domingo con una aparente lesión del cuello… "Podría tener una protuberancia en un disco", le dijo a un reportero… Además de haber recibido la notificación de su divorcio mientras se encontraba en el primer tee *de salida, la carrera de Woods no podía estar peor.*

— Steve Elling, CBS Sports, 5/9/2010[151]

El reportero, Elling, se estaba haciendo el gracioso, por supuesto—los documentos del divorcio no se los entregaron en el primer *tee* de salida, pero el dolor de cuello de Tiger no provenía de una protuberancia en un disco tampoco. Su divorcio era inminente; Tiger lo supo un poco antes de que el cuello le empezará a doler y la mano le comenzará a cosquillear—parte de la fase 1 del TMS.

Yo vi como un excompañero de trabajo se revolcaba en agonía por el dolor de espalda y de cadera unos minutos antes de que entrara a cirugía de corazón, considerada muy peligrosa. Obviamente, se encontraba en un estado de rabia que surgía mientras más se acercaba la operación riesgosa. Le echó la culpa a una cadera defectuosa, pero claramente, se trataba de la fase 1 del TMS.

He hablado con varias personas que sintieron espasmos severos de espalda en cuando vieron como los aviones se estrellaron contra las torres del *World Trade Center* el 11/9/01. Atacaron su sentido de seguridad y sus niveles de cólera se incrementaron instantáneamente cuando el SNS inmediatamente se paralizó. Su dolor fue inmediato y muy serio, pero no les duró mucho porque ya habían comprendido y aceptado el TMS con anterioridad.

Yo me senté en mi sala familiar a ver a un hombre que sostenía sus piernas en una posición fetal, sufriendo un tremendo dolor, luego de haber perdido su casa y de no tener dónde vivir. Su seguridad se veía amenazada, como sucedió con el **Síndrome del 9/11*** Creyó que tenía un problema en la espalda y le habían hecho una operación para recortarle los discos y había fallado→¿me atrevo a decirlo? Por supuesto.

Cuando murió la esposa de Thomas Jefferson, inmediatamente comenzó a sufrir de serias migrañas y no salió de su dormitorio durante tres semanas. También sufrió de una migraña debilitante después de que murió su madre y sufrió otra, justo antes de empezar a escribir la Declaración de Independencia. Solo estoy suponiendo, pero podría haber estado bajo mucha presión autoimpuesta en esos momentos; pero no soy uno de los Padres de la Patria. Al tener una percepción consciente de los niveles de tensión y de la relación Sombra-ego, se puede evitar un ataque cuando se acompaña de comprensión, respiración, presencia y relajación.

Muchas personas dicen que sienten dolor durante los feriados y Fiestas. Algunos investigadores también llaman Enfermedad del Descanso a este Síndrome de las Fiestas. El cuerpo, cuando se encuentra trabajando en un trabajo estresante está enfrascado en un modo de supervivencia y le cuesta reajustarse al tiempo libre. El profesor de psicología holandés, Ad Vingerhoets, estudió este fenómeno. Ha afirmado: "Una posibilidad es una forma de competencia para la percepción de los síntomas. Hay competencia entre la información del mundo exterior, la información externa y la información interna del cuerpo"[152] En otras palabras, cuando está concentrado en una tarea específica, como su carrera o un proyecto, no puede enfocarse simultáneamente en sus necesidades personales y hace caso omiso de ellas. Una vez desaparece su concentración en asuntos externos, todas las internalizaciones que se obviaron salen de golpe. Lo que se reprimió ahora exige que se exprese. Vingerhoets también reportó que los efectos más comunes eran el dolor, las migrañas, la fatiga y las náuseas—¿y la característica de personalidad más común? Ya lo habrán adivinado a estas alturas, espero→ el perfeccionismo.

---

* El Síndrome del 9/11 es un término que el Dr. Sarno introduce en su libro, *The Divided Mind*. La frase representa, como él lo dice: "el incremento dramático de las reacciones psicosomáticas en todos los Estados Unidos…" El Dr. Sarno sostiene que las personas que tienen "tendencia" a las reacciones de mente-cuerpo pueden controlar completamente sus ambientes, pero ese día los terroristas amenazaron ese control y el resultado fue una "rabia interna". Debe hacerse notar que el miedo, por sí solo, no crea los síntomas. Es la reacción a ese miedo, la realización del miedo consciente para tratar de "afrontar el origen".

Si está muy ocupado con información externa, esta puede reprimir la información proveniente de su cuerpo. Si se encuentra en un ambiente aburrido, es más fácil reconocer estas señales de su cuerpo. Cuando está en un ambiente estimulante, no presta atención a esas señales.

— Dr. Ad Vingerhoets, PhD, Tilburg University[153]

Esta es la fase 4 del TMS, "lejos del campo de batalla". También existe la respuesta condicionada cuando se trata del Síndrome de las Fiestas. Durante las Fiestas, la pareja abusadora o alcohólica detona las heridas residuales antiguas de su pareja o el vacío que dejó su padre, su madre o su encargado—una **superposición psicológica*** que empeora los síntomas. Con las Fiestas se da una mayor demanda de energía—pero la mayoría de las personas se sienten invencibles debido a la naturaleza automática de la represión y, luego, sienten que de repente se lesionan la espalda. ¿Es posible que la columna vertebral de una persona de repente se debilita durante las Fiestas o antes de una vacación en Hawái?

Muchas personas se deprimen durante las vacaciones. El tiempo de descanso permite que afloren los malos recuerdos de soledad, abuso o aislamiento. Se sienten como parias mientras los demás se unen a los juegos de renos. Muchas personas llegan a temerle a las Fiestas porque saben que se deslizarán a una depresión y que el dolor entrará por la chimenea. Está claro que se sienten aislados y el aislamiento es separación y la separación es depresión y la depresión es dolor.

Pausa—La fase 4 del TMS

Mi excompañero de trabajo tenía mucho dolor y se sometió a una cirugía de columna a las pocas semanas de la muerte de su esposa. Nunca sumó 2 más 2 para comprender por qué el dolor le dio en ese momento ni el propósito que tenía. Le hicieron una operación para la estenosis foraminal después del funeral de su esposa y, hasta la fecha, tiene un dolor constante que mejora y empeora.

En el año 2006, salió un artículo en las noticias sobre la cantante Sheryl Crow. El titular decía: "**Separación el 3 de febrero, biopsia el 20 de febrero**. La cantante está luchando contra el cáncer de mama a unas pocas semanas de la ruptura con su prometido, Lance Armstrong". El divorcio ocupa el lugar #2 en la lista de factores de estrés de Holmes-Rahe, inmediatamente después de la muerte de la pareja. Hay personas que me han dicho deliberadamente: "No… tenía esto antes de divorciarme". Las relaciones, sin embargo, tardan en derrumbarse, a veces, inclusive años. La papelería es sencillamente la consumación legal. Puede que el cáncer de mama de Cheryl Crow no se haya iniciado instantáneamente, pero las

---

* Superposición psicológica es un término médico para la amplificación de los síntomas físicos causada por el miedo y la ansiedad.

relaciones tampoco se desmoronan de repente; se cocinan a fuego lento y con el tiempo, se derriten.

En el 2006, tuve la oportunidad de platicar con un señor sobre su dolor de espalda. Estábamos en un restaurante y me contó que el dolor le había empezado dos días antes de que firmara su divorcio y que lo había mandado a la cama. Le pregunté que si había sentido dolor de espalda antes del divorcio y me contestó que no. Me parece que es muy difícil vernos a nosotros mismos como realmente somos, aun en nuestros espejos más privados.

El dolor puede dar en momentos de gran tensión, pero la mente muchas veces utiliza el período después de la tensión, en forma muy misteriosa, para molestar y quejarse—cuando ya no está centrada en la tarea que tenía anteriormente, tal como dice la hipótesis de Vingerhoets. Este es el fenómeno del **estallido nuclear**—el daño es consecuencia de la reacción violenta producida por la expansión de energía.

Buena marcha—Navegación con viento

Mi amigo Graham—según me contó—le dio TMS grave después de su retiro, solo una semana después de haber priorizado sus finanzas y sentirse relativamente seguro de que, en adelante, tendría una vida cómoda. Este es el Efecto Bernabé. Graham sabe que su id-niño narcisista exige cosas que su mente consciente no puede comprender del todo. Los síntomas muchas veces empiezan cuando todo parece ir bien—en ciertas etapas de la vida después de los logros. El retiro ocupa el lugar #10 en la lista de factores estresantes de Holmes-Rahe. ¿Será que nos imponemos metas para evitar enfrentarnos al rechazo pasado y anterior? ¿Para autoevaluarse, quizás? Por lo tanto, después de un logro se puede dar el tiempo y la oportunidad para que surja lo que no está resuelto—la retribución de exigencias anteriores y la falta de atención a las señales internas.

El dolor generalmente sale a la superficie durante períodos de aburrimiento o en trabajos triviales o repetitivos—ya que la familiaridad engendra desprecio. La mente muchas veces dispone de mucho tiempo y el "buenista" siempre cree que puede hacer más. ¿Estoy haciendo suficiente? ¿Soy una buena persona? ¿Qué me queda por hacer ahora? Esta es la crisis de la mediana edad, según la define el Dr. Carl Jung.

Yo creo que la crisis de la mediana edad es sencillamente un momento en que las carreras de las personas han llegado a un punto de estancamiento y deben reflexionar sobre sus relaciones personales.

— Bill Murray, actor, comediante, golfista extraordinario (ya quisiera)

Tres golpes más que par en el 2004

Tiger Woods es un gran golfista que nos brinda un ejemplo tiger-ífico (no me pude resistir) del momento en que se inicia el dolor. En el año 2004 le ocurrieron cambios que no fueron precisamente buenos. Entre los cambios a los que se enfrentó estuvieron:

- **Perdió su lugar #1 en el ranking mundial**—La cólera inconsciente aumenta al dañarse su autoimagen idealizada.

- **A su padre (y mejor amigo) le dio una enfermedad terminal**—Se incrementa su furia inconsciente ante la perspectiva de una separación permanente.

- **Estaba a punto de casarse (lo que, en retrospectiva sabemos que, en su interior, nunca quiso verdaderamente)**—Su cólera inconsciente se aumenta al aproximarse un cambio radical en su estado. El casamiento ocupa el #7 en la lista de factores estresantes del Holmes-Rahe.

El TMS también confunde a la gente porque no pueden comprender por qué el dolor los ataca en momentos de diversión y entusiasmo. Hay un par de cosas que están ocurriendo simultáneamente. Primero, hay un cambio que a su Yo interno no le agrada, aunque la mente consciente puede percibir que el cambio es necesario—el superego exige más energía para mantener el control interno durante el cambio. Pero también está la interpretación de la nueva sensación de diversión y entusiasmo, ya que el entusiasmo es un estímulo. Basándose en las experiencias de la niñez (no me merezco esto tan bueno), mente-cuerpo no interpreta adecuadamente las sensaciones entrantes—y asume que hay algo malo. El niño interno solo sabe que hay nuevos datos sensoriales que están entrando y bloquea el nuevo estímulo—el mismo modo de bloqueo que usó la primera vez cuando sufrió un estrés similar.

Tiger Woods definitivamente no es un individuo con personalidad de Tipo T, pero definitivamente sí es un perfeccionista. Lo más probable es que su dolor haya procedido de que la salud de su padre estaba fallando rápidamente y de las mayores responsabilidades que conllevaría su próximo matrimonio, que no deseaba. Sencillamente, se encontraba sobreestimulado—sobrecargado. Cualquiera de estos tres cambios a los que se enfrentaba Tiger podrían causar un dolor intenso en un perfeccionista. Si se suman todos, no es de extrañarse que sus síntomas hayan empezado entonces. La parte alta de la espalda de Tiger le empezó a doler cuando iba hacia Kilkenny, Irlanda para el Campeonato Mundial de Golf-Campeonato American Express. En el sitio web del *Golf Channel* se reportó: "Woods dijo el miércoles que se lesionó la espalda la semana pasada a causa de la mala posición en la que durmió en el avión. Jugó solo siete hoyos en su sesión de práctica en Mount Juliet hasta que se le agarrotó la espalda y decidió no arriesgarse a sufrir una lesión más seria".[154]

Más o menos un mes después, Tiger Woods apareció en el programa *The Tonight Show* (11/11/2004) de Jay Leno y dijo:

> *Ya no fabrican los aviones privados como solían hacerlo (se rió Tiger) ... Estaba verdaderamente cansado, había jugado la Copa Ryder, tenía que ir a Nueva York y cuando iba a casa, sencillamente colapsé. Me quedé dormido en una postura incómoda y cuando me levanté, sentí que se me había salido la costilla, y eh, de hecho, encontraron que habían sido tres cabezas de las costillas que se habían zafado. Así que me tuvieron que arreglar eso, tratar de que me lo corrigieran; me dieron espasmos y de todo en la espalda, pero así fue.*

Un atleta con una condición física excepcional como Tiger Woods no se puede lesionar la espalda "durmiendo en mala posición". Lo que no se da cuenta es que su mente inconsciente está sumamente activa debido, principalmente, a la frustración. Le apareció una manifestación nueva de mente-cuerpo para distraerlo de la creciente furia que sentía. Mientras dormía, su mente inconsciente le "zafó la costilla" (las costillas no se "zafan", ni hacia dentro ni hacia fuera") debido a los cambios que estaban ocurriendo en su vida.

Ahora, los que no saben quién es Tiger Woods deberían saber que es un golfista de la Asociación de Golfistas Profesionales (PGA por sus siglas en inglés) con un poderoso swing de alta velocidad. La velocidad de la cabeza del palo es de alrededor de 125 millas por hora. El torque del cuerpo que se necesita para lograr este *swing* es tremendo. Al doctor que le dijo que se había dislocado tres cabezas de costillas mientras dormía le debían revocar la licencia. Tristemente, este no es el peor caso mal diagnosticado que existe—peeeero—sí está cerca.

Entre las integrantes del Salón de la Fama de la Asociación de Golfistas Profesionales Femeninas (LPGA por sus siglas en inglés)—como Betsy King y Judy Ranking—he podido notar dolores de espalda similares que se relacionan con la tensión, así como jugadores de la PGA como Fred Couples, Mark Cacavecchia, Roco Mediate, Jim Furyk e inclusive, el gran hombre mismo, Jack Nicklaus. No dudo que estas personas podrían curarse de su dolor si leyeran los libros del Dr. Sarno con un corazón y una mente abiertos. Sin embargo, crecieron en una época en que la gente creía cuando el doctor les decía que tenían problemas en la espalda y, caramba, sufrían de problemas de espalda toda su vida—cuidándose siempre—curándose nunca. Todos son "buenistas" emprendedores que sonríen por fuera.

Embarazo

> *Era una ventana minúscula, más como una mirilla, en realidad. Durante años fue una niña reprimida y luego, se abrió una ventana durante un tiempo muy breve y después... se cierra de golpe... de repente soy esta madre abrumada. Casi lo logré, Zack; casi tuve la oportunidad de ser una persona.*
>
> — Lane Kim, Programa *Gilmore Girls*: Episodio *"Santa's Secret Stuff"*
> ("Las cosas secretas de Santa Claus")

Para muchas mujeres, el TMS se inicia durante o después del embarazo. El embarazo es, en esencia, el cambio repentino de ser una niña a ser una mujer; el cambio de energía que fluye al Yo como el centro a energía que fluye hacia afuera para cuidar a este nuevo rey o reina de la casa. El momento en que ocurre el inicio del TMS no se puede pasar por alto y es muy común que a estas mujeres se les someta a cirugía de la columna sin que exista una razón lógica. Una buena amiga mía me escribió después de su parto, contándome que su cirujano la iba a operar de la espalda, a pesar de que no tenía "ningún problema estructural". Por lo visto, no es necesario tener problemas con la columna para que lo operen a uno. Su operación no tuvo éxito, por supuesto.

Esos ids egoístas de los bebés

Cuando nace el bebé—y luego cuando el niño está en la infancia temprana—se invade el espacio proxémico de una mujer, generando una mayor **exigencia**. La persona ansiosa disfruta de compartir con la gente, pero no cuando es exigente. Le gusta tener gente a su alrededor, pero no tan cerca. Un niño cambia esto—pone su mundo de cabeza. La nueva madre muchas veces se siente sola (aunque esté rodeada de otras personas) e inútil para cuidar de esta nueva vida tan valiosa. Sin duda le gustó ser el centro de atención cuando estaba embarazada, pero después del parto, el bebé se llevó las palmas. El TMS sería la reacción de su id en contra de que no se le preste suficiente atención, así como de las mayores exigencias de energía. Cuando entrevisté a mujeres con dolor o depresión después del parto, con frecuencia me decían que se sentían solas después de su parto—no sabían qué podía esperarse de la maternidad. Este sentimiento de aislamiento causa suficiente furia como para crear un síndrome de dolor como un mecanismo de defensa. Una mujer me contó que se había sentado dentro de su closet a llorar después de que su hijo había nacido. No es coincidencia que sufra de dolor en la parte media de la espalda a causa del TMS.

No es fácil imaginar el miedo y la ira que una mujer debe reprimir durante su embarazo, tanto por su niña interna como por la adulta (conflicto del id-superego)—abrumada por la nueva responsabilidad que se le avecina. Muchas veces me he preguntado si esta gran responsabilidad que avizoran unas semanas antes del parto es lo que les produce la preeclampsia, en la cual sus sistemas autónomos oscilan con alteraciones vasculares severas y su presión se eleva. La preeclampsia podría ser TMS severo. Después de todo, no se conoce la causa de la preeclampsia. Lo que sí sabemos es que la ansiedad incrementa la presión sanguínea, así como la proteína en la orina—que son los síntomas de la preeclampsia.

Aunque no haya nacido el bebé todavía, hay vida dentro de ella; el cambio es constante, listo para surgir. Las personas, en general, tienen una necesidad básica de que se cuide de ellas. Ahora, la niña id de la madre deberá hacer lugar para alguien más, alguien más importante que ella—sin embargo, parte de sí misma. Esto es contrario al id, cuando el Yo se complace a expensas de los demás. ¿Cuántas madres tienen hijos solo porque sienten que deben tenerlos? Ya sea que lo llamen reloj biológico o simplemente presión social, probablemente haya muchas muchachas que quedan embarazadas antes de estar listas—o antes de desearlo verdaderamente. En lo más profundo de su ser, probablemente quieren seguir siendo niñas, libres y felices y cuidadas, seguir siendo el centro de atención.

Los cambios físicos en su cuerpo durante el embarazo o después del parto también pueden causar furia en muchas, de manera inconsciente. Las mujeres atraen y, por lo tanto, su naturaleza es querer ser atractivas. Una mujer que sufrió de TMS durante su embarazo me mandó un correo electrónico diciéndome que sentía que su cuerpo se le estaba distorsionando y que era una "embarazada renuente". Después del nacimiento de su bebé me dijo que cuidar del bebé era una responsabilidad estresante en un mundo moderno "cuando uno trata de integrar al bebé, como que si nada hubiera pasado". Le dio un tremendo TMS con una serie nefasta de dolores y síntomas y llegó a quedar totalmente debilitada. Ya sanó, después de leer los libros del Dr. Sarno.

La sensación es sentirse atrapada por el nuevo compromiso—y la causa y efecto quedan claros: la depresión, las exigencias y la ansiedad detonan los dolores y el desequilibrio químico—no al revés.

Se pierde el enfoque—la oportunidad llama

Por lo tanto—se debe estar atento después de un trauma—después de períodos de mucho estrés y cambio, cuando el aburrimiento y la reflexión allanan el camino a los síntomas. El sistema nervioso simpático tal vez no deja ir porque la persona se quiere asegurar de que ya pasó el peligro.

Greg Beratlis, un miembro del jurado en el juicio por asesinato que se le efectuó a Scott Peterson, habló después sobre el agotamiento emocional que sintió durante el juicio. "La realidad es que es duro y ha sido duro y luego—toda esa carga sobre nosotros también... ¿cuándo me voy a fundir? Porque hemos logrado estar sanos, no enfermar gravemente, durante seis meses...Y yo sé que, emocionalmente, he estado pasando por esto, cuando estás en lo alto, como, sabes, una temporada, y cuando finaliza esa temporada, al día siguiente, te enfermas. Solo estoy—estoy esperando que eso suceda. Espero que no, pero estoy—emocionalmente, sí, hemos pasado por ello". [155] Implícitamente, Greg comprende la fase 4 del TMS—lo grave que es el descanso después de períodos de grandes exigencias sobre el sistema nervioso simpático.

Los estudios confirman lo que Greg sabía instintivamente. Uno estudio publicado en 1964 sobre el tema en el *Journal of Psychosomatic Research* denominado "Estrés social y el inicio de las enfermedades" se diseñó para examinar las "relaciones de las variables ambientales al iniciarse una enfermedad".

Las conclusiones del estudio fueron que la gran mayoría de la gente se enferma seriamente dentro de los dos años subsiguientes a períodos de un estrés prolongado. Al estrés en este estudio se le denominó "crisis psicosocial de la vida" e incluía factores de estrés como el cambio en la condición social, cambios en las asociaciones personales cercanas (muerte, divorcio), cambios en lugar de residencia, cambios en la condición de embarazo, y cambios en las condiciones económicas.[156]

La fase 1 y la fase 4 están aquí—Permítame dejar algo muy claro

El expresidente Richard Nixon es un buen ejemplo ejecutivo de la fase 4 del TMS. La noche precisa en que el Presidente Ford le concedió el perdón por el escándalo Watergate, le apareció un dolor en la pierna izquierda y se le diagnosticó flebitis; la pierna se le hinchó hasta triplicar su tamaño normal. Luego de que se le dio de alta en el hospital, sin embargo, sus abogados presentaron la documentación para evitar que alguna vez testificara en las audiencias sobre Watergate, basándose en una alegación de enfermedad. Sin embargo, cuando se rechazó la solicitud de incomparecencia en el juicio, su flebitis volvió a manifestarse, por lo que nunca tuvo que testificar en las audiencias, por razones médicas. Su mente-cuerpo, inconscientemente, había encontrado una forma de evitar lo que no quería hacer, conscientemente. Las enfermedades tienen un propósito muy definido.

¡Dana GgrrrReeve!

Tristemente, la esposa del actor Christopher Reeve, Dana, quien cuidó de él durante su larga enfermedad, también cayó presa del patrón común del inicio tardío de una enfermedad después de sufrir un estrés prolongado. Unos meses después de que muriera Christopher, Dana empezó a toser. Se le diagnosticó cáncer de pulmones y murió un año y medio después de Chris. Dana no fumaba—no estaba cerca de un fumador, por lo que no era fumadora pasiva—y vivía en un ambiente de bajo riesgo para contraer cáncer de pulmón. Cuando un ser querido es un inválido o se encuentra enfermo, todos los que lo quieren también pagan un alto precio emocional y físico. No es de sorprender que los pulmones de Dana fueran el blanco de su ira. El aspecto más atemorizante de la parálisis de Chris era su incapacidad de respirar por sí solo. Ambos decían frecuentemente que les daba mucho miedo que dejara de respirar durante la noche. La incapacidad de respirar de Chris era, probablemente, lo que le preocupaba más en él porque también impedía su capacidad para comunicarse— ¡frustración! También es posible que ella haya captado sus síntomas por medio de la Ley de la Atracción, además de que los estímulos que competían ya habían desaparecido desde que él falleció. Todas las señales internas que había hecho a un lado ahora exigían que se les reconociera.

Cada vez que veía a Dana al lado de Chris, sabía perfectamente cómo se sentía. La frustración de ver a un ser querido paralizado provoca ira y estrés y exige mucho. Es un sentimiento de completa impotencia. Yo le decía a mi exesposa que ojalá yo pudiera tomar su lugar en la silla de ruedas—cada dos meses—para así compartir el problema. Poco tiempo después, se me paralizó la pierna izquierda.

Entre las personas que cuidan a otros se dan altas tasas de enfermedad. Cuidar a un ser querido que está enfermo exige mucho de mente-cuerpo-espíritu. A Dana siempre se le describió como fuerte y estoica, una mujer alegre, un faro de fortaleza. Al observar su apariencia exterior, siempre se veía sonriente. Ocultaba muy bien su tristeza; sin embargo, toda esta represión finalmente salió a la superficie en su cuerpo cuando llegó el momento. Es esta necesidad tan superegoísta de parecer fuerte lo que más encoleriza al id-Yo, cuando el verdadero Yo se entremezcla con la "persona".

Chris y Dana habían estado casados tres años cuando quedó paralizado. Mi esposa y yo habíamos estado casados cuatro años cuando ella quedó paralizada. La tragedia subyacente que Dana y yo compartíamos era el conocimiento que ninguno de los dos teníamos.

En la revista *People* se publicó un artículo sobre Dana el 26 de marzo de 2006 titulado "Dana Reeve: Valiente hasta el final". El artículo citaba palabras de ella y sus amigos que muestran la ruta hacia la enfermedad. Sabemos que la represión o negación de fuertes emociones puede llegar a ser letal. La imagen pública y el estoicismo de que "todo va bien" enfurece inconscientemente—y tiene el potencial de ser fatal. No podemos hacer a un lado los sentimientos de un dolor muy profundo sin que lo tengamos que afrontar más adelante. He tomado varias citas del artículo de la revista *People*:

> *"Se imponía un listón muy alto… no había lugar para la autocompasión ante la tragedia inimaginable."*
>
> *"Los manejaba [retos] con alegría, con aplomo."*
>
> — Deborah Roberts
>
> *"Cuando Chris regresó a casa en su silla de ruedas por primera vez, nadie sabía que esperar… Me sorprendí ante la alegría que reinaba en la casa."*
>
> —Adrienne, hermana de Dana
>
> *"Decía que estaba contenta de que ya conocía a su enemigo, así podía luchar contra él."*
>
> —Adrienne
>
> *"Tienes que jugar la mano que te ha tocado."*
>
> —Dana
>
> *"Aprendí hace mucho tiempo que la vida no es justa… solo tienes que seguir adelante."*
>
> — Dana[157]

Caí en la misma trampa que Dana—actuar como que nada malo había pasado—y empezaron mis síntomas, como fichas de dominó que caen. Hubiera necesitado derrumbarme al principio, pero nunca lo hice, y ese desequilibrio en fuerza me debilitó con el tiempo—como escribió el Dr. Sarno: El TMS se da porque estas personas "manejan todo demasiado bien". La apariencia externa de felicidad o normalidad solo se niega el Yo—y el Yo negado es tóxico.

Lo más peligroso que mencionó Dana fue que su cáncer era su enemigo. Como lo describió el Dr. Weil, a los pacientes de cáncer les va mejor aceptando que el cáncer es parte de lo que son y les va peor cuando tratan al cáncer como un invasor foráneo. Igual que sucede con el dolor, el dolor no es un enemigo; el dolor existe por quién es usted y cómo reacciona ante la vida—qué tan profundamente niega su estado emocional a usted mismo. La enfermedad o el dolor es parte de usted y deben ser acogidos y comprendidos. Cuando estaba sanando, trataba mi dolor como una entidad externa y sufrí mucho más tiempo debido a esa falacia. Esto no quiere decir que uno deba aceptar el dolor o la enfermedad; no es un estado natural. Usted es superior a estos estados de existencia, los cuales se han convertido en parte suya ahora porque ha ignorado alguna verdad dentro de usted mismo—negado una parte suya, dando a los síntomas una realidad tangible—un propósito. La falta de armonía busca una resolución cuando la conducta entra en conflicto con las creencias.

Los científicos usan un término cuando una célula cancerosa decide formarse. Se llama **expresión**. Cuando el cáncer se desarrolla, los científicos muchas veces dicen que la célula de cáncer se está expresando. Por ello, las células de los pulmones de Dana pudieron haber hecho lo que ella no hacía públicamente, por miedo de parecer "no fuerte". Con todo lo que pasó, necesitaba relajarse y sacar sus sentimientos de pérdida y cólera—expresando su tristeza abiertamente—descargando su trauma de su sistema.

Cuando miro hacia atrás—todo tenía un propósito

En el año 1990—cinco años después de que mi esposa quedó invalida, luego de que viví la muerte de mi suegro, la pérdida de la mejor amiga de mi madre—que fue como una madre para mí—, la pérdida de una de mis tías favoritas y la pérdida de uno de mis tíos favoritos, la limpieza de nuestro pueblo después de un tornado, el final de un juicio por mala práctica de grandes proporciones, y el fin de la construcción de nuestra nueva casa, salí a recibir una clase de golf para tratar de retomar el camino de mi vida nuevamente. Durante esa clase, hice el *swing*—y sentí un crujido y un dolor agudo. Me sacó del ring durante nueve meses, pensando en todo momento que tenía un nervio pellizcado. Es un sentimiento bastante tonto, cuando veo todo hacia atrás, pero vivimos y aprendemos. Comprendí a John Stossel cuando dijo que se había sentido avergonzado luego de que descubrió la verdadera razón de su dolor. Se lo había hecho a sí mismo, pero John aprendió; otros viven, pero no aprenden. Yo había experimentado la fase 4 del TMS, una reducción en el flujo sanguíneo luego de un período prolongado de alto estrés y tensión y de cumplir con las metas—la ventana de las Sombras donde surgen los demonios sin resolver. Necesitaba tiempo de descanso para pensar, reagruparme y fortalecerme para volver al equilibrio. El swing y el crujido habían sido meros detonantes para el inicio del dolor—la oportunidad para que todos mis esfuerzos por afrontar los problemas se expresaran finalmente. Pasarían 10 años más para que encontrara al Dr. Sarno y pudiera ver claramente lo que me había pasado y lo que les estaba pasando a todos los que se encontraban a mi alrededor. Todavía era joven e ingenuo. Tenía que caer para poder reagruparme y surgir con más fortaleza.

Comprender el dolor es como comprender Ricitos de Oro y los tres estímulos, en el cual el tercer estímulo es el que queda exaaacto. La gente vive en ambientes con sobreestimulación, en los cuales el precio por lograr una gratificación rápida es alto. Sin embargo, la sobreestimulación durante períodos largos es sencillamente un trauma. Las fases 1, 2, 3 y 4 del TMS se deben a estados de sobreestimulación, cuando la tensión sobrepasa el borde de la cubeta de la furia. La fase 4 del TMS es asechadora—es paciente.

Aquí surge la pregunta: ¿Por qué buscamos la sobreestimulación en nuestras vidas? No somos verdaderamente felices, por lo que buscamos soluciones externas para nuestros problemas internos. Pero la felicidad—la buena salud y la vitalidad—provienen de dentro. No salen de una botella ni de una droga ni de una operación ni de medios materiales ni de otra persona. Se buscan estímulos externos para llenar el vacío del aislamiento.

Nos distraemos de nuestra condición humana. Nos distraemos de la distracción con más distracción para evitar contemplar nuestra condición.
— Sam Keen, *A Crisis of Faith* (Crisis de fe)

La mente de un individuo motivado tiene una actividad muy alta con ondas elevadas de ansiedad beta, debido a una culpa predispuesta por constructos religiosos, familiares o sociales. Las ondas beta se relacionan con la baja productividad y los altos gastos médicos. En contraste está el **estado mental** alfa, que es la meta. Las grandes revelaciones se pueden concebir en momentos de subestimulación—si una persona logra alcanzar un estado alfa de consciencia. Desafortunadamente, las personas con personalidad Tipo T muchas veces utilizan los momentos de subestimulación para maltratarse a sí mismas, pero no tiene que ser un momento para la reflexión destructiva. Los momentos de subestimulación podrían utilizarse para lograr una tremenda expansión espiritual y creatividad.

Una mente dividida

Este es un buen momento para explicar, usando mi propia experiencia como ejemplo, cómo nace un conflicto interno que luego provoca el TMS. Aunque he visto cómo se desarrollan cientos de situaciones similares, estoy más familiarizado con mi propio conflicto id-superego.

Cuando mi esposa quedó paralizada, la parte del id no desarrollada e irracional de mi Yo subconsciente e instintivo indudablemente quería escapar de la situación, huir y dejarlo todo atrás—para evitar el dolor. Estoy seguro que mi id-Yo quería matar a los médicos por haberla dejado inválida. El id **toma**—el id no da. Aquí es donde la mayor parte de la gente se pierde y no puede comprender. La mayoría comprende que tiene un lado obscuro o pensamientos obscuros. De lo que no se dan cuenta es que su Sombra-Yo goza con estos pensamientos pecaminosos u obscuros—los cuales fomentan la destrucción del ego combinando el id y el superego. Si podemos gratificar nuestros deseos primitivos y también engañarnos para creer que es bueno hacerlo—hemos destruido nuestro ego con éxito—la meta sádica de nuestra Sombra.

Por lo tanto, el superego, como vigilante moral, debe detener estos pensamientos inmorales y castigarlos—pero no puede—y, por lo tanto, desvía el enfoque del ojo de la mente y crea el dolor que llamamos TMS. Cuando más inconcebibles los pensamientos—más dolorosa será la distracción. Más precisamente, cuanto más goce lo impensable—más severamente se castigará a sí mismo con un dolor crítico—y se hará justicia, tal como usted lo percibe. El mal—o como quiera llamarlo—jamás se puede eliminar, solo se desvía, se lanza hacia afuera y hacia otros, usando la proyección, o se sepulta profundamente dentro de nuestras Sombras. Todos debemos contar con estas fuerzas opuestas del bien y el mal, que nos motivan para impulsarnos y completarnos. La persona que usted llega a ser depende de qué fuerza decide cultivar. El proverbio indio dice "Hay dos perros en cada hombre"—Eros y Tánatos—"cuál de los dos sobrevive depende de cuál de los dos se alimenta".

Por otro lado, está mi parte adulta—Steve, mi "persona"—que da de sí. Este el "buenista" con conciencia, al que se le enseñó a ser responsable y cariñoso: el hombre consciente. Este es el lado **racional** al que se refirió Freud como un ego maduro que "obedece el principio de la realidad".[158] Este lado maduro es el cuidador atribulado que comprende del todo su deber, obligaciones y responsabilidades. Este Steve es el tomador de decisiones intelectual que sabe que su vida ahora está orientada hacia las exigencias interminables de cuidar a un ser querido lesionado—la pérdida de mucho placer. Sin embargo, a la par del id-Yo, el ego y el superego, también está el Yo completo—la consciencia total o el Ser Total. El Ser Total ahora está en conflicto, cuando el ego trata de satisfacer tanto al id como al superego—la naturaleza artera de una mente en conflicto. El resultado es el conflicto—atrapado en una respuesta de bloqueo para la supervivencia, sin poder escapar ni luchar.

El sufrimiento insiste que nos hagamos hacia atrás. La **mente dividida** se encuentra en un conflicto que conlleva dolor y enfermedad y que exige al individuo reorganizar sus creencias o castigarse a sí mismo—debatiéndose entre sus instintos y las restricciones morales. Cuando logra hacer a un lado su ego, puede entrar en el estado alfa, el de mayor creatividad, conectando el consciente al inconsciente—alerta, relajado y sintiéndose bien. Este estado es creativo y lleno de recursos y, probablemente, muy poco visitado por una persona con personalidad Tipo T, especialmente cuando está de vacaciones. De hecho, la ansiedad se puede reducir mediante incrementos estudiados en la actividad de ondas alfa. Un método para incrementar la consciencia alfa es aprendiendo a respirar conscientemente. Cuando se está en alfa, mente-cuerpo se unen y la consciencia se amplía. Por estas razones, al estado alfa se le ha llamado el "estado perfecto de subestimulación".

Los machos alfa

En el desierto puedes recordar tu nombre porque no hay nadie que te cause dolor.
— America, A Horse With No Name (Un caballo sin nombre),
Kinney Music, 1971

La conciencia alfa puede propiciar innovaciones en la creatividad. Es como soñar despierto sin cálculos, a lo que Albert Einstein se refería como "experimentos del pensamiento". Todos los profetas (y muchos científicos y artistas) han pasado por alguna clase de subestimulación antes de lograr una comprensión más profunda. Sea en la cúspide de una montaña, en un desierto, en el dormitorio principal o el piso de la sala familiar—la subestimulación puede propiciar una mayor consciencia y pensamientos originales porque elimina el ruido ambiental. El cuerpo se enferma y sufre dolores porque la persona sabe, subconscientemente, que necesita estar en un estado subestimulado para rejuvenecer, reagruparse y escapar de la conmoción en la que se encuentra. El cuerpo nunca miente, pero la mente consciente sí lo hace si necesita proteger a la "persona".

Cat Stevens aprendió esto después del año que estuvo internado en una sala de tuberculosis, allí tuvo tiempo y adquirió la intuición para emerger con una nueva actitud e identidad. Luego de dejar la sala de TB, lanzó sus tres mejores discos en un espacio de 18 meses. La soledad de su descanso le proporcionó el tiempo alfa para resurgir más fuerte y más creativo de lo que había sido jamás.

Con relación a la TB contraída por Stevens, en un artículo titulado "Los poetas, Cat Stevens" publicado en 1972, Michael Watts dice: "Probablemente también haya habido un fuerte elemento de psicología en su enfermedad". Stevens estaba muy descontento con la compañía disquera y lo que le tenían dispuesto para el futuro. Watts sigue diciendo: "Su cuerpo sucumbió, su mente se secó por completo, como un lago. Su período de convalecencia lo pasó recargándolo".[159] Las enfermedades no solo nos permiten reparar y reagrupar, sino que también nos permiten escapar de una situación de la que, de otra manera, no podríamos huir.

Si escuchamos nuestros síntomas, puede darse un nuevo nacimiento, ya que el sufrimiento revela la condición verdadera del individuo a nivel inconsciente—sus necesidades más genuinas. Si el dolor y la enfermedad se consideran los enemigos, podría haber efectos nocivos en la salud porque ninguno llega a estar en paz con su enemigo y, por lo tanto, son enemigos. Haga amistad con su (luna) Sombra.

> *La enfermedad tiene un propósito; debe resolver el conflicto, reprimirlo o evitar que lo que ya se encuentra reprimido entre en la consciencia...Pero la enfermedad también es un símbolo, una representación de algo que está ocurriendo dentro, un drama montado por el Ello; [la expresión del ser humano], por medio del cual anuncia lo que no puede decir con la lengua".*
>
> — Dr. Georg Groddeck, *The Book of the It*[160]

La cita de Groddeck es precisamente lo que el Dr. Sarno ha descubierto y ha explicado elegantemente. El dolor existe para evitar que ciertas emociones o traumas pasados regresen a la consciencia. Sin embargo, Groddeck también escribió que la enfermedad sencillamente existe para dar suficiente tiempo para que se resuelva un conflicto—por ello tiene un doble propósito. En ambos casos—subestimulación y sobreestimulación—las emociones funcionan de una manera antagónica, tratando de mantener la homeostasis. Cuando la batalla se convierte en guerra, la víctima es el Yo inocente.

12

Ataques simbólicos

Esa parte de su cuerpo donde ha almacenado su cólera es la parte que la tiene que expresar.

— John Lee, *Facing the Fire*[161]

El autor que escribe sobre TMS afirma: "Odiaba el desplazamiento (de hogar a trabajo) así que mi subconsciente encontró una forma de zafarme de ello: un entumecimiento de la pierna derecha—¡la pierna que presiona el pedal de la gasolina!" Sigue diciendo: "He visto este fenómeno en tanta gente: el profesor que toce y tiene que dejar de dar conferencias para descansar; el programador cuya mano le duele y no puede trabajar."[162]

En el libro *Basic Principles of Psychoanalysis* (Principios básicos del psicoanálisis), el doctor A.A. Brill escribe sobre una mujer que le dio dolor en un brazo. Los medicamentos que le daban no la ayudaban. Buscó a un psicoanalista, quien descubrió que estaba perdidamente enamorada de un hombre que no le había propuesto matrimonio. Su familia lo rechazaba y le había advertido que no hablara nunca más de él; que se olvidara de él. En su fuero interno, se sentía muy agitada, tratando de determinar si él realmente la quería. Le dijo al psicoanalista: "Me presionó el brazo."[163] Aparentemente, la última noche que había estado con él, la había tomado del brazo y se lo había presionado. En ese preciso momento, pensó que le iba a proponer matrimonio, pero no lo hizo. Cuando no expresó las palabras tan trascendentales, su cólera interna se convirtió en dolor—su enfoque y su cólera se centraban ahora en el brazo que él le había tocado.

A principios de 1890, Mark Twain ya se había cansado de escribir. Se sentía completamente exhausto y se había prometido a sí mismo que escribiría solo para su propia lectura. Desafortunadamente, sus malas inversiones en los negocios lo habían dejado en bancarrota. Twain pasó de ser una de las personas más adineradas del país durante la Edad Chapada en Oro, a ser una persona que no podía pagar sus cuentas. Decidió escribir un libro más para poder recuperarse financieramente. El título que, con el tiempo, le puso a su libro fue *The American Claimant* (El pretendiente americano—1892). Detestó escribirlo—aborrecía hacer algo que no quería hacer. El id se rebeló y pronto le apareció un dolor muy severo en el brazo con el que escribía. El dolor era tanto, que ya no pudo escribir con esa mano, así que pasó a usar su mano izquierda; sin embargo, el dolor se le pasó a ese brazo pronto después (el imperativo del síntoma, aparentemente, existe desde hace bastante tiempo). Con el tiempo, Twain logró terminar el libro, que no tuvo mucho éxito, dictándolo a un fonógrafo y lo convirtió en el primer autor que usó este dispositivo. Eso es lo que sucede cuando uno hace sin querer hacerlo.

Tuve un profesor durante mis estudios de posgrado que me dijo una vez que, cada vez que tenía que dar un discurso en la facultad, perdía la voz (realmente si sabía dónde estaba, lo que pasa es que no funcionaba bien). Las cuerdas vocales son un símbolo de la capacidad y la necesidad de expresarse. Su cerebro escogió esa área para silenciar su desprecio. Uno de mis ejemplos favoritos está en el libro *Healing Back Pain*. El Dr. Sarno describe a un hombre que le dio sarpullido debajo de su argolla de matrimonio, pero cuando se separó de su esposa, la erupción desapareció. Sin embargo, "Otros anillos de oro no le daban la misma reacción."[164]

Es muy común que a las personas les den infecciones genitourinarias cuando engañan a sus cónyuges, aun cuando no se les transmitan las infecciones—es el órgano símbolo de su culpabilidad interna. En su libro, *The Will to Live* (La voluntad de vivir), el Dr. Arnold Hutschnecker describe a dos hombres que tienen relaciones sexuales inseguras con la misma mujer. El hombre con "mayor sentimiento de culpa" contrae una infección venérea—el hombre más "agresivo" no la contrae. El Dr. Marc Sopher me cuenta que ha visto varios casos como ese—y yo, también, soy testigo de ello.

En el verano del año 2006, sostuve una conversación con un señor acerca de mi libro y mente-cuerpo y el sufrimiento simbólico. Al ahondar en nuestra conversación, su voz se suavizó y me empezó a contar que su madre era una mujer profundamente deprimida. Me confió que cuando era un joven, constantemente le decía que se iba a suicidar. De hecho, le enseñaba exactamente cómo lo iba a hacer; lo agarraba del brazo y lo arrastraba hasta la aspiradora. Luego, le quitaba la manguera y le enseñaba cómo la iba a conectar al escape del carro para asfixiarse. Cuando era niño, no comprendía del todo lo que significaba la asfixia, pero sabía que, de alguna manera, cuando ella inhalara en esa manguera, ella se iría—él sufriría una separación y un rechazo y se sentiría solo, abandonado y aislado. A eso es a lo que más le tememos; pasamos nuestras vidas tratando de evitar el rechazo y el aislamiento. Como adulto, este hombre sufría un tipo raro de enfermedad de los pulmones—un enfoque inconsciente en sus pulmones se había vuelto una realidad orgánica.

> *¿Será posible que los estados emocionales más serios se repriman más y que eso sea un factor en la selección de la enfermedad?*
> — Dr. John E. Sarno, *The Mindbody Prescription*[165]

La psicoterapeuta Lisbeth Marcher del Bodynamic Institute en Dinamarca ha pasado tres décadas estudiando la dinámica del cuerpo. Ha descubierto que todos los músculos se correlacionan con una función psicológica o problema e, inclusive, ha mapeado las correlaciones por medio del Análisis Bodynamic.*

El libro de Rochelle Gordon, *Body Talk* (Lenguaje corporal), está dedicado a este proceso simbólico de dolor y enfermedad. El libro empieza con la historia de una mujer de unos 60 años que llevaba un vendaje grande en la pierna izquierda para cubrir una úlcera. Cuando Rochelle Gordon le preguntó cuánto tiempo hacía que tenía esta úlcera, la mujer replicó: "Veinticinco años". La Sra. Gordon pronto resolvió el misterio de la úlcera cuando conoció a la hija de 30 años de la mujer, quien había contraído polio cuando era pequeña y llevaba un aparato ortopédico en la pierna izquierda.

> *Era como si la angustia por la enfermedad de su hija había provocado un sufrimiento similar en la madre… Una enfermedad no es un hecho aislado. Es una parte integral del proceso de la vida en la que participa activamente, lo sepa o no.*
> — Rochelle Gordon, *Body Talk*[166]

La tos "de foca" se convierte en una forma aceptable de gritar en público; el bostezo, un grito silencioso de reprobación; el catarro, una manera aceptada socialmente de llorar; la cojera, una expresión física de autocompasión. La enfermedad moderna se convierte en una modalidad para encajar en las aflicciones de la sociedad y en una realidad que se ha acordado colectivamente.

Es común contagiarse de los síntomas que manifiesta alguien que está cerca de usted. Estamos conectados de alguna manera elegante y la personalidad Tipo T parece ser un imán para las infecciones inconscientes. Esto resulta más que evidente en el síndrome de Couvade o el "embarazo solidario" de los hombres, que proviene de la palabra francesa "incubar". Ya se ha comprobado clínicamente que a los esposos les dan los síntomas y los dolores de sus esposas embarazadas. Suben de peso a la par de sus esposas y hasta sienten dolor abdominal y náuseas, comen compulsivamente y sufren cambios de humor. Algunos estudios indican que los hombres adoptados son los más se inclinan a sufrir de couvade. Esto es muy lógico, ya que cuanto más profunda es la herida de separación inicial (el estado emocional más severo), más empatía sentirá el hombre, deseando volver a unir a los demás o más violento y agresivo será… mientras que el yin persigue al yang. La primera cortada siempre dejará la cicatriz más profunda y la sangre de la cortada fluye de su fuente.

El flujo y el misterio de cómo influimos mutuamente en nuestras vidas son omnipresentes, como se deduce del hecho que las mujeres en grupos muy unidos muchas veces empiezan a menstruar a la vez. Las personas cercanas comparten su vida—con o sin intención—ya que tienen la capacidad de compartir la consciencia en momentos pasajeros de su vida.

---

* Bodynamic Analysis (Análisis Bodynamic, BA por sus siglas en inglés) trata sobre la respuesta medida de los músculos, la estructura del carácter, el shock traumático y las funciones del ego. El BA incluye al cuerpo dentro del proceso del psicoanálisis. [bodynamicusa.com/documents/body_map.html]

13

SteveO, ¿tengo TMS?

Estoy convencido de que el Dr. Sarno tiene razón y que todo el dolor crónico de espalda debe considerarse TMS hasta que se compruebe lo contrario
— Dr. Andrew Weil, *Spontaneous Healing*[167]

Yo asumo que todo síntoma que tengo es por TMS hasta que compruebo lo contrario porque creo que todo lo que expresan nuestros cuerpos se debe a un proceso inconsciente que proviene del conflicto (sin incluir las deficiencias dietéticas o factores externos, por supuesto, como la exposición al asbesto o todo lo que sea perjudicial al sistema). Sin embargo, la forma más segura de averiguar si tiene TMS es visitando a un especialista en mente-cuerpo. Tristemente, muchos de los que sufren no pueden hacerlo—debido, en gran parte, a la falta de "verdaderos" especialistas en TMS y los altos costos de las consultas.

Una visita a un doctor especialista en TMS incluirá un examen físico para constatar la función objetiva, revisar su imagenología médica y buscar cualquier punto doloroso con el tacto (puntos detonantes). Si las pruebas muestran herniaciones normales y un deterioro de las articulaciones, saldrá de allí con un diagnóstico de TMS, que es un pronóstico muy bueno. La visita también incluirá una evaluación de su postura mental, sus relaciones personales, su historial familiar, su personalidad, etc. Ahora—los que no pueden acudir a un especialista en TMS deben confiar en su propia intuición, el Internet, los libros y un mejor conocimiento de sí mismo. A veces hay personas que sanan más lentamente de lo esperado porque no están seguras si están sufriendo una reacción de mente-cuerpo—la fuente de su dolor sigue siendo un misterio persistente.

La segunda pregunta que generalmente se me hace es: ¿Tengo TMS, SteveO?" También fue la pregunta principal que yo mismo me hice. No soy doctor—solo actúo como uno en la televisión. No puedo hacer diagnósticos—ni los haré— pero puedo señalar lo obvio. Si no hay un doctor capacitado en TMS, hágase un examen general para obviar cualesquiera otros padecimientos que podrían ameritar una intervención médica. Luego, empiece a hacerse preguntas. Puede observar su vida a un nivel que trasciende lo más aparente y llegar a una conclusión razonable, basándose en la información contenida en los libros del Dr. Sarno y, con suerte, con lo que encuentre allí, sencillamente ordenando su casa, paso a paso.

La lista para verificar "¿Tengo TMS?"

- ¿Ha sufrido dolores que van y vienen durante muchos años y que no se han empeorado ni mejorado? ¿Le da dolor solo en ciertas épocas? ¿Se empeora en ciertos momentos del día, de la semana o del año y luego mejora durante un tiempo? Un dolor de espalda o de rodilla o de cadera o de cuello no puede seguir indefinidamente a menos que esté involucrado el sistema nervioso, porque el cuerpo se sana a sí mismo—con el tiempo.

- ¿Le han hecho radiografías, tomografías y resonancias magnéticas que solo muestran discos herniados o deterioro degenerativo normal de las articulaciones y el cuerpo?

- ¿Es perfeccionista? ¿Lo impulsan objetivos o su rendimiento? ¿Es ansioso e inquieto? ¿Es irritable o volátil? ¿Es compulsivo?

- ¿Es callado, reservado y aun así explosivo? ¿Demasiado amistoso, sin ser sincero, pero con mal genio e irascible? ¿O es antisocial y lo agitan rápidamente la vida y la gente? ¿Es calmado y afable—sonríe aun cuando está enojado y con dolor? ¿Cuándo alguien lo critica, se da la vuelta y se va calladamente y lo internaliza? ¿Lo irritan las cosas insignificantes? ¿Es irascible con la gente o deja que se monten encima de usted?

- ¿Ha ocurrido recientemente un gran cambio del que está empezando a recuperarse? ¿Hay algo sustancial que se avecine o que acaba de concluir? ¿Ha alcanzado una meta o un nuevo nivel en su vida recientemente?

- ¿Hace las cosas repetidas veces o en forma persistente para mejorarlas? El comportamiento obsesivo incrementa dramáticamente la posibilidad de que le dé TMS. ¿Limpia el piso de su baño o casa, corta la grama o remodela su casa en forma compulsiva? ¿Realiza otros actos repetitivos (como pegarle a más y más pelotas)?

- ¿Siente necesidad de siempre tener éxito y ganar? ¿Se presiona mucho a sí mismo? ¿Se inquieta por cualquier cosa insignificante?

- ¿Sabe cuándo ya es suficiente?

- ¿Evita los conflictos a toda costa?

- ¿Puede sentir sus emociones?

- ¿No siente nada más que desesperación?

- ¿Sufre de siglas como LER, DSR, SOT, SPI, DCM, SBA, ERGE, TA, SFC, STC o CI o problemas de la piel o migrañas o micción frecuente o uretritis? ¿Cualquiera o muchas de las cosas que aparecen en Apéndice A en la parte de atrás de este libro?

- ¿Su primera pregunta es "No sé si mi espalda o pies o manos o rodillas lo aguanten" o "No me puedo sentar en ese asiento tan duro"? Si es así, amigo mío, usted tiene TMS. Su cerebro lo está seduciendo para que se distraiga porque no quiere estar allí o ir allí.

- ¿Toma alcohol en exceso o toma muchas medicinas para insensibilizarse emocionalmente?

- ¿Llora sin razón? ¿Le grita a la gente por cualquier cosa?

- ¿Se quiere sentir en control en toda situación?

- ¿Se preocupa excesivamente de todo?

- ¿Evita a la gente cuando puede? Sería un mundo maravilloso sin un montón de gente como esa. Lo que quiero decir es evitar a la gente obsesivamente. Como ermitaño.

- ¿Odia su trabajo? ¿Se aburre con su trabajo? ¿Se preocupa por dinero?

- ¿Está en la mediana edad y está disgustado con su apariencia, su envejecimiento y su mortalidad?

- ¿Se aumenta su dolor antes de una competencia atlética o cualquier tipo de situación en la que se le observará o se le juzgará?

- ¿Suda mucho o casi no suda? ¿Algunas veces tiene dificultad para respirar profundamente sin sentir incomodidad en el pecho o los pulmones? ¿Rechina los dientes por la noche? ¿Tiene erupciones cutáneas sin razón?

- ¿Alguno de sus padres sufrían de síntomas de dolor y/o tensión? ¿Sus padres eran negativos? ¿Tomaban mucho? ¿Eran adictos a las drogas? ¿No se comprometían? ¿Criticaban todo? ¿Estaban ausentes? ¿Se mostraban apáticos con usted? ¿Peleaban constantemente? ¿Estaban enfermos? ¿Alguno de los dos se suicidó? ¿Lo adoptaron o se sentía abandonado? ¿Sus padres se separaron o fallecieron cuando era muy joven? ¿Alguno de sus padres era abusador?

- ¿Ha pasado con un **cambio** sustancial en sus relaciones personales o su profesión? ¿Hay tensión en su matrimonio? ¿Se está divorciando o se divorció recientemente? ¿Tiene a un ser querido enfermo? ¿Está en la universidad? ¿Falleció alguien en su familia recientemente? ¿Tiene un nuevo trabajo o perdió su trabajo? ¿Se retiró, se cambió de casa o se destruyó su casa? ¿Ha habido algún cambio que haya percibido con sus sentidos y que haya **intelectualizado** pensando: "Ah, bueno, así es la vida"?… ¿porque adentro, no sentía nada? Bueno debería estar sintiendo estas cosas; si no las siente… debe averiguar más dentro de sí.

- Puede estar seguro de que tiene TMS si tiene síntomas que se transfieren de un lugar a otro—esta es una característica propia del trastorno, como lo describí en el capítulo diez.

Si marcó uno de los anteriores, es bastante probable que tenga TMS. Si marcó la mayoría de ellos, puede estar casi seguro de que lo tiene. Si tiene síntomas que se trasladan de un punto a otro, de rodillas a espalda, de cuello a estómago, de fatiga a dolor o de espalda a espalda, etc.—usted tiene TMS. El movimiento de los síntomas, como lo describió el Dr. Sarno, es el sello distintivo del TMS.

Cuando "sabe" que tiene TMS, la batalla de la mente dividida ha sido "una". La diferencia entre pensar que tiene un síntoma de mente-cuerpo y saber que lo tiene es la profundidad de su fe y de su comprensión. Es la **gnosis**.

Cómo comprender los "por qué": Recabando información

14

Lo que debe comprender para sanar

Todo gran avance en los conocimientos naturales ha involucrado el rechazo absoluto de la autoridad.

— Thomas Henry Huxley,
On the Advisableness of Improving Natural Knowledge (Sobre la conveniencia de mejorar los conocimientos naturales) (1825-1895)

Usted debe comprender que **debe hacerse un examen físico** primero. Descarte la necesidad de una intervención externa inmediata. Si el examen y los informes muestran solo bultos o protuberancias o extrusiones o degeneración (pérdida de líquido) en los discos, o estenosis de la columna (estrechamiento de la columna) o artritis, o articulaciones de las rodillas o cualquier otro tipo de cambios fisiológicos normales, está lo suficientemente saludable para empezar su sanación del algia por tensión, TMS. Los cambios que aparecen en las imágenes médicas podrían ser difíciles de aceptar, pero el dicho dice: "tómelo con un granito de sal" y será más fácil tragárselo.

Usted debe **olvidarse de todo lo que sabe** sobre el dolor de espada y el dolor de las articulaciones y el dolor de manos y pies porque **está totalmente incorrecto.** El dolor no proviene de una alineación incorrecta cuando duerme o de una mala postura o de su peso o de cómo se mueve o se sienta. La industria médica, en general, busca la sanación en el cuerpo, lo cual está a 180 grados de la dirección correcta. El paradigma actual perpetúa y propaga el dolor—irónicamente— aliviando los síntomas temporalmente.

Usted debe comprender que debe creer completamente en el proceso del TMS. Debe estar dispuesto a aceptar el concepto, creer en él y aceptarlo—o no le funcionará. No es una modalidad pasiva, como tomar una píldora o una droga. Una modalidad médica es la aplicación de un agente terapéutico físico. Para que haya una sanación completa, es **todo o nada.**

Usted debe comprender que **usted ha estado reprimiendo algo que le está causando el dolor. Usted no sabe lo que es.** Por lo tanto, si no se siente enojado— cuando lo debería estar—es prueba de la existencia del TMS. Si siente cólera contra alguien o algo, entonces no es la cólera lo que le está causando el dolor. Es la cólera que no puede sentir la que le causa el dolor crónico o el síntoma. Demasiada intelectualización lo ha llevado al punto en que ya no puede sentir su propio estado emocional. La emoción es la antítesis de la intelectualización.

Obligue a la furia a salir por medio de una introspección reflexiva y restaure el nexo entre el dolor y la furia. Unas cuantas personas que sufren me han comentado: "Steve, yo no siento furia, solo tengo dolor". Trato de explicarles que la presencia del dolor revela que ciertamente están muy enojados, y que ese es, precisamente, el propósito de su dolor: hacerles saber que han reprimido la cólera que tanto quieren expresar—pero no pueden. Unas cuantas regresan y me dicen: "Steve, no estoy enojada", así que trato de explicarles otra vez:

Una conversación típica con una persona que sufre dolor por TMS

Yo: Su dolor le está revelando que, inconscientemente, siente una furia interna.

Alguien: Pero no estoy enojado, Steve.

Yo: Yo sé que no está enojado, pero la presencia del dolor demuestra que ha reprimido la cólera y la ha internalizado en su cuerpo.

Alguien: Pero no estoy enojado, Steve.

Yo: Me doy cuenta de que no siente su cólera, pero esa es precisamente la razón por la que el síntoma está allí, para hacerle saber algo que, de otra forma, no sabría, que está sumamente enojado, pero que ha reprimido la furia—ignorándola conscientemente.

Alguien: Pero no estoy enojado, Steve.

Yo: Comprendo que no se sienta enojado, pero el dolor está allí porque NO se siente enojado, para evitar que surja su cólera.

Alguien: Pero no estoy enojado, Steve.

Yo: Yo sé que no se siente enojado; si estuviera enojado, no tendría el síntoma.

Alguien: Pero no estoy enojado, Steve.

Yo: ¿Alguna vez se va a retirar Clint Eastwood o qué?

…y el círculo vicioso continúa… porque algunas personas que sufren no entienden el concepto… todavía… y uno más para el camino. La presencia del dolor crónico o dolor cíclico o equivalentes del dolor, como los que se tratan en el Apéndice A, revelan su cólera latente por medio de su cuerpo. La cólera que usted siente se revela por medio de su cuerpo como dolor, o colitis ulcerativa, o sinusitis o acidez o asma o LER, etc.; por eso no siente cólera, por eso es que el síntoma está allí, para hacerle saber que hay algo que no puede sentir—debe darse cuenta que existe evidencia emocional oculta. "Yo sé, yo sé… comprendo Steve… pero no estoy enojado…" ¡Ay!—esta negación, diciendo que todo está bien, cuando realmente no lo está—es el superego en superacción y no es saludable emocionalmente. La viuda del Cazador de Cocodrilos, Terry Irwin, tomó una medida amorosa e inteligente al llevar a su hija, Bindi, a un psicólogo porque, como lo describió, Bindi parecía "tan feliz" luego de que su papá, Steven Irwin, falleció—su furia era demasiado grande para que su superego le permitiera expresarla adecuadamente. Sentía demasiado dolor emocional para poder expresarse—así que bloqueó sus emociones. Esto es peligroso.

Usted debe aprender a identificar **cuando está sufriendo del TMS**. ¿Qué es sufrir de TMS? Aunque el Dr. Sarno definió originalmente el TMS como un síndrome de dolor, yo lo amplié a un **proceso** que incluye cualquier cosa que usted hace para evitar darse cuenta de su estado emocional, ya sea consciente o inconscientemente. Sufrir de TMS es la mente inconsciente revelando mensajes por medio del cuerpo (sí mismo). Sufrir de TMS es sufrir de mioneuralgia o algia por tensión. **Sufrir de TMS es la búsqueda continua y distractora de soluciones por medio del cuerpo**—se centra en el cuerpo o en cualquier otra cosa—para evitar una sobrecarga emocional no deseada. Irónicamente, el proceso de buscar continuamente por el cuerpo contradice el propósito de dicha búsqueda. Sufrir de TMS incluye las siguiente acciones o estados—**técnicas de evasión** para hacerle frente a las ansiedades de la vida.

Yo sabía que estaba tenso porque rechinaba los dientes por las noches.

— Bernabé

Sufrir de TMS incluye:

- La necesidad de fantasear, exagerar o usar la hipérbole.
- La creencia de que es necesaria una cirugía para curar el dolor crónico
- El deseo de someterse a cirugía estética—TDC (trastorno dismórfico corporal), sintiendo que nunca se ve lo suficientemente bien
- El deseo de que le hagan ajustes quiroprácticos u osteopáticos
- La compulsión de sentir una sobreestimulación, drogas/ alcohol/ tabaco/ sexo
- El negar que las emociones causan dolor y enfermedad
- El deseo de recibir fisioterapia constante
- El anhelo de usar dispositivos que brindan comodidad—camas suaves/ calzado con soporte / corsés ortopédicos/ sillas cómodas
- La necesidad de criticar (juzgar) a los demás—proyectando su Sombra
- El amor del dinero o el acaparamiento
- La necesidad de obtener más y más información
- La búsqueda de elogios menospreciándose a sí mismo—haciéndose la víctima
- La necesidad de apostar
- Quejarse del dolor constantemente
- El dolor que pasa de un lado a otro
- Vacilación—la incapacidad de tomar una decisión
- Adicción al trabajo

- Dolor crónico o infecciones crónicas o enfermedades crónicas o cualesquiera de los puntos que se enumeran en el Apéndice A, Equivalentes del TMS, en forma general:
  - Sobreanálisis
  - Síndrome de fatiga crónica—SFC
  - Trastornos alimenticios—anorexia, bulimia o atracones
  - Trastorno obsesivo compulsivo—TOC o conducta repetitiva
  - Ansiedad constante acompañada de depresión
  - Fobias—miedos irracionales
  - Promiscuidad

Usted debe comprender que **no se puede pellizcar un nervio** sin quedar paralizado en unos cuantos minutos, si no segundos. Este puede ser el mayor fraude que perpetúa la medicina hoy en día. Pero hay otros, como fomentar el miedo a los niveles relativamente normales de colesterol.

Usted debe comprender que **no se le puede "desplazar un disco vertebral"** o **"lesionarse la espalda"** porque el diseño de la columna vertebral es muy sabio.

Usted debe comprender que no se puede separar terapéuticamente el foramen para abrir las vías nerviosas por medio de ningún tipo de terapias o máquinas de descompresión. La cirugía puede que sí abra estas vías, pero no alivia el dolor y es totalmente innecesaria, ya que la teoría es que el foramen se calcifica—evitando que el agujero cambie o se cierre más—como parte de la capacidad natural que tiene el cuerpo para sanar. Tenga cuidado de no creerse los anuncios y las modas pasajeras y las nuevas afirmaciones descabelladas que permite a otros beneficiarse económicamente con su su$$rimiento. Muchas veces, la sanación es lenta y conlleva tratar, revelar, expresar y comprender. No puede lograrse con una máquina, no importa qué tan exagerada sea la afirmación de que es muy efica$$$.

Usted debe comprender que **debe apoyarse en el dolor**. No se retire de él al sentarse o inclinarse, mientras esté en cualquier tipo de postura o cuando esté efectuado cualquier movimiento. No levante objetos de cierta manera ni se siente, ni se acueste, ni duerma en ciertas posiciones… solo viva la vida como usted quiere. No existen los nervios pellizcados, no importa que así lo sienta (y seguro lo sentirá). Permitir el dolor disminuye el miedo que se le ha infundido de que está dañando aún más su cuerpo. Es un miedo irracional a dañarse la espalda o la rodilla debido a la presencia del dolor o de que puede lesionarse aún más por medio del movimiento físico. El Dr. Sarno se refirió a este fenómeno como "físicofobia"—un miedo de levantar o moverse o contorsionarse que es un distractor más efectivo que el dolor en sí. A medida que se vuelve más activo, piense en el dolor como un recuerdo fantasma de un dolor que tuvo allí en el pasado. ¿Cómo se enfrenta a él? Deje que le duela, sin miedo. Le pregunté al veterinario por qué nuestro perrito no ladraba ni siquiera parpadeaba cuando le ponía una inyección en su peludo "derriere". Simplemente se sentaba allí con una vaga mirada en su preciosa carita. Me dijo que cuando los perritos no se esperan el pinchazo, muchas veces no lo sienten.

Los monjes Shaolin, como parte de su disciplina, prueban su tolerancia al dolor por medio de una serie de medidas extremas, como recostarse en camas de clavos mientras que otros monjes les colocan objetos muy pesados encima (no deben tener televisión o Wii para entretenerse). Pueden soportar dolores inimaginables porque practican la **relajación** antes de someterse a las pruebas de tolerancia al dolor. La relajación aumenta el umbral de dolor calmando mente-cuerpo, lo cual torna menos notable el dolor. **Vénzalo permitiéndolo.**

> *Lo que se resiste persiste.*
>
> — Carl Jung

Cuando se mueva, piense en su cuerpo como un sistema completo, en vez de una parte dañada que se percibe como el área donde ocurre el dolor. Sienta cómo se mueve su cuerpo completo y obligue a su mente a no centrarse en el área que le duele. No escoja el área con dolor para concentrar sus pensamientos, lo que yo llamo "alimentar a la bestia". El dolor muchas veces define a las personas, así que redefina quién es usted viéndose como la suma de las partes y no solo como una sola id-entidad fracturada. Busque la victoria muy a su pesar.

Usted debe comprender que **su dolor se debe a una leve carencia de oxígeno**, consecuencia de una reducción en su flujo sanguíneo provocada por su ira silenciosa.

Usted debe pensar de una manera muy inmadura cuando trata de identificar las razones psicológicas de su dolor. No siempre es necesario establecer cuál fue el evento emocional exacto que dio lugar al conflicto que recién surge. Cuando trate de aplicar el enfoque introspectivo a la sanación—piense de una manera más inmadura—como lo haría el niño-id. El niño que tiene dentro nunca madurará, por lo que es importante pensar como lo haría ese niño. Por ejemplo, la gente puede buscar las posibles causas pensando en el momento que falleció su padre o su madre, o en su jefe, o en su trabajo. Es muy posible que estas sean las fuentes de los ataques agudos (fase 1) pero podría ser tan sencillo como que alguien no lo haya saludado o haberse tenido que estacionar muy lejos cuando está lloviendo o nevando. Una vez leí sobre un hombre que había sufrido espasmos en la espalda debido a un grifo que goteaba. Estos son ejemplos de **superposición de la cólera.** Es decir, el grifo no es la causa; sencillamente detona una necesidad más profunda—magnifica el trauma que nunca descargó de su sistema. El molesto goteo despierta su sistema simpático, que reacciona en forma exagerada al detonante. Piense en una forma más sencilla—obsérvese con ojos de un niño desvalido. Piense—¿qué es lo que me está molestando?

Usted debe comprender que su dolor o su síntoma es tanto una **distracción** como un **mensaje**. Se presta demasiada atención a la distracción y al mensaje no se le presta suficiente. Está desequilibrado y el dolor le está mandando el mensaje.

Usted debe comprender que el algia por tensión es sumamente **bilateral**. El dolor muchas veces se traslada de un lado a otro lado de la espalda—de un lado al otro lado del cuello. También se pasa de la espalda a la rodilla al tobillo, por todas partes del cuerpo, muchas veces logrando engañar a la persona para que piense que ya debe haberse lesionado otra parte del cuerpo. El TMS es un depredador. Se me dijo que mi espalda era "muy inestable" porque el dolor se movía de mi lado izquierdo a mi lado derecho, alternando de un lado a otro durante décadas. Pero esto nunca fue cierto. Las personas que sufren dolor y que se someten innecesariamente a cirugías del hombro, muchas veces se dan cuenta que el dolor se pasa al otro hombro. La cirugía en una rodilla muchas veces obliga a la mente a enfocarse en la otra rodilla. De codo a codo, de muñeca a muñeca, de pie a pie.

Es común que el dolor se pase al otro lado o de arriba a abajo—muchas veces se pasa de la espalda al cuello. Equivocadamente, la gente siente que ahora le duele el otro lado, porque se están apoyando más en ese lado, ya que no pueden forzar el lado rehabilitado. Esta es una presunción falsa que se encuentra muy dentro de la consciencia colectiva. El dolor su mueve por una razón táctica, NO porque se le ponga más presión.

El Dr. Sopher escribe en su libro: "Jack había sido un atleta, ahora tenía 40 años y tenía dolor en la cadera izquierda. Su ortopedista le había dicho que se mejoraría con una prótesis de cadera, ya que sus radiografías mostraban cambios degenerativos "considerables". Luego de esta visita, aumentó el dolor en su cadera izquierda y me lo mencionó cuando se hizo su examen físico anual. Cuando me contó que su cadera derecha estaba muy bien, le pedí que me complaciera y que se hiciera radiografías de las dos caderas. En los rayos X aparecían los mismos cambios "degenerativos" en las dos caderas; sin embargo, ¡no le dolía la cadera derecha! Le aconsejé que pospusiera la cirugía, que retomara sus actividades y que no les prestara demasiada atención a sus caderas. Al seguir estas instrucciones, su molestia se mejoró y logro retomar el ejercicio y el atletismo".[168]

Usted debe comprender que **las antiguas supersticiones de los médicos se han convertido en las nuevas supersticiones de las abuelas—y viceversa**. Las personas constantemente afirman que sus doctores les han dicho que su dolor se debe a la deficiencia de hierro o a los niveles bajos de su tiroides o que necesitan la medicina para el reuma de la abuela… y estas personas de repente se curan al escucharlo. Es muy común que se agoten las proteínas y las enzimas durante los períodos de estrés. La frustración se da porque no se comprende del todo la causa y el efecto de esta cura. Estas no son curas o causas del dolor. Su fe en su doctor fue la que interrumpió su respuesta al dolor. Un ciego puede guiar a otro ciego, pero solo lo conduce aún más adentro de la obscuridad. Es un desastre financiero y sanitario.

Usted debe empezar **a darse cuenta de que su primer pensamiento siempre se enfoca en su dolor** y de que tiene una necesidad apremiante de pensar en él. El síntoma se convierte en un reflejo cognitivo. ¿Cuántas veces por minuto piensa en su cuerpo? Fíjese en cómo su mente se desplaza a su cuerpo cuando se le pide que haga algo que no quiere hacer: que se siente en un lugar donde no se quiere sentar—que vaya adonde no quiere ir. La intensidad de su dolor se incrementará a medida que su necesidad de dolor aumenta—para distraer. Elimine la atención y el temor al dolor de su proceso diario colmando sus sentidos de todo lo que no sea dolor... en ese momento... oblíguese a pensar en las posibles razones del dolor—nunca permita que su atención se enfoque en su cuerpo. El enfoque debe cambiar del dolor al mensaje, evitando la obsesión. Cuando sienta el dolor puede pensar en una imagen predeterminada, como un bebé o un chiste divertido, algo agradable. Usando las imágenes, como la cara sonriente de un bebé, se diluye el propósito del dolor; sin embargo, es posible que no desaparezca si necesita respuestas más profundas (o si odia a los bebés sonrientes). Yo usaba mucho la música; los bebés no se sonríen cuando uno quiere—solo cuando ellos quieren. Ids—¿qué podemos hacer?

Usted debe leer y volver a leer los libros del Dr. Sarno y, luego, leerlos otra vez, hasta que finalmente hace la conexión, sin volverse una obsesión. Algunas personas me han dicho que le creían al Dr. Sarno, pero que sus libros los habían dejado un poco "desconectados sin saber hacia dónde ir después". Yo nunca me sentí así, pero hay gente que sí lo ha sentido. Las respuestas están allí, aunque no comprenda del todo las implicaciones de su mensaje las primeras veces. Sin embargo, no vuelva a leer este libro que está leyendo ahorita; en vez de ello, compre otra copia del libro *The Great Pain Deception* y lea esa copia. Cada vez que quiera leer mi libro otra vez... ¡compre uno nuevo! Hágale preguntas a otras personas que han sanado. Repase los recordatorios diarios del Dr. Sarno. Luego, deje de leer y escuchar; deje a un lado la búsqueda de más Griales. A largo plazo, es dañino para su sanación si se convierte en una obsesión porque la obsesión es una distracción. Menos, a la larga, es más. La búsqueda de más detalles es, en sí, sufrir de TMS porque pospone el trabajo que debe llevarse a cabo para sanar.

Usted debe **ver qué es lo que está ocurriendo en su vida en este momento**— que ha pasado recientemente. Con relación a la catarsis emocional, el doctor James Pennebaker, PhD, escribe en su libro *Opening Up: The Healing Power of Confiding in Others* (El arte de confiar en los demás), que debe centrarse en los problemas actuales en vez de enfocarse en los eventos más traumáticos de la vida.[169] La meta de la sanación no es siempre llevar EL problema a la consciencia para soltarlo, sino que es más importante comprender POR QUÉ la persona lo ha separado de su consciencia—qué fue lo que lo impulsó a sepultar el hecho—

no necesariamente cuál es el hecho. Esto es cierto si el dolor es persistente, pero si el dolor es completamente debilitante, luego podía ser el momento de buscar un buen orientador o consejero espiritual para empezar la metamorfosis de su crecimiento interior. No vea hacia el pasado distante todavía, es más relevante el cambio más reciente. Piense… piense… piense. Una los puntos. ¡Sin embargo!… Una vez que haya unido suficientes puntos para formar su propia imagen, será necesario que destruya su mente pensante y que permita a su mente funcional tomar el control. El acto de pensar continuamente inhibe la sanación completa, bloqueando la conciencia plena de qué "es" en el momento actual. A la larga, pensar obstruye su sanación, debido a que pensar fue lo que ocasionó sus problemas para empezar. Por lo tanto, no existe una respuesta intelectual a la sanación porque uno no puede salirse de un hoyo con solo pensar.

Usted debe comprender que el llamado incidente físico que inició su dolor de TMS **fue únicamente un detonante**. Usted levantó algo o se dio la vuelta y el flujo de sangre de repente se interrumpió. El incidente fue la oportunidad perfecta para que se rebosara el conflicto sin resolver en forma de una distracción.

Usted debe comprender que en cualquier momento que **hace algo** para aliviar el dolor, como estirarse o hacer ejercicios o hacer sentadillas o hablar sobre su dolor, etc., usted está **prolongando el dolor**. Haga cualquier rutina por el hecho de hacerla, nunca para disminuir el dolor.

Usted debe comprender que hay **trasfondos ocultos por debajo de su consciencia**—las 24 horas de los 7 días. Esta actividad subconsciente se revela en la forma como los símbolos e imágenes están almacenadas en su mente-cuerpo. Permanecen en el cuerpo para siempre, hasta que se descargan para que alcancen niveles saludables. Aunque quiera mucho a sus hijos o a su pareja o su trabajo o su hobby, a cierto nivel, todo lo enfurece. De hecho, hay mucha gente que sufre de los síntomas del TMS y de depresión que posponen sus vidas y sus sueños para que los que están a su alrededor puedan seguir siendo el centro de atención— permitiendo que otros miembros de la familia salgan adelante. Puede que su cerebro lo engañe, pero su cuerpo no sabe engañar.

Usted debe **empezar a cansarse físicamente**—no mentalmente. La ansiedad es el resultado de la represión, que se conserva en el cuerpo como energía, una sobredosis de energía negativa. Queme su tensión manteniéndose en movimiento. Por naturaleza, el ser humano no está destinado a sentarse en un escritorio y estresarse por un trabajo. ¡Tome la iniciativa, levántese y haga algo que le encanta hacer!

Usted debe **disociar su ser de su cuerpo**. Cuando se mueve o camina o se sienta, piense en su cuerpo como que "no fuera suyo"—piense en él como un objeto externo y su espíritu como una entidad sin dolor que ES usted. Cuando empecé a hacer ejercicio físico otra vez, empecé a pensar en mi cuerpo como un proceso esotérico—mi verdadero Yo era un espíritu que se movía sin ningún dolor dentro de mi cuerpo (esta disociación aceleró mucho más mi sanación). Cuando las plantas de los pies me dolían tanto que casi no podía caminar, me empecé a imaginar que no tenía los pies pegados al cuerpo; que pertenecían a alguien más—que no eran míos—que estaban más allá de ser solo carne y hueso. Usted es más que su dolor, más que su cuerpo. Cuando camina o corre o va a cualquier lugar… sencillamente **lleve su cuerpo para que lo acompañe**. Esta es una gran idea, si puede comprender el concepto implícitamente. El cuerpo solo es un acompañante en el viaje por la vida, para ampliar más la consciencia. Trabaje, juegue y viva usando su cuerpo como una herramienta, como un medio para alcanzar un fin y no simplemente como el medio.

Usted debe comprender que la cirugía y las inyecciones de esteroides y los antiinflamatorios **no funcionan** a largo plazo porque no abordan el problema. Si le funcionan a usted, es porque obraron como efecto placebo.

Usted debe poner atención al tiempo que transcurrió entre el momento en que terminó su relación o se mudó alguien o falleció alguien o cesó su trabajo o sus hijos se fueron de la casa o cambió su condición socioambiental y el momento en que empezaron sus síntomas físicos. Su mundo subyacente está hirviendo de descontento, su propósito se ha visto alterado por estos cambios. Se siente atrapado, victimizado, frustrado. El dolor y los problemas digestivos y los problemas de la piel solo agravan su frustración y ansiedad.

Usted debe comprender el poder de la visualización y aprender las técnicas de visualización dirigida—visualizar su mente-cuerpo moviéndose en forma saludable y feliz y libre de dolor, con una columna o células perfectas, etc. Yo visualicé mi columna vertebral como una columna virgen, a la que nunca se le había hecho ningún examen; el espécimen más perfecto de una columna vertebral. Visualice imágenes saludables—filtrándose lentamente al proceso inconsciente. Yo me imaginé que había sangre que fluía hacia la parte baja de mi espalda, como una catarata del Niágara de sangre. También usé imágenes auditivas cerrando los ojos y escuchando como fluía la sangre, como sonaría una gran catarata al área de las vértebras L4 y L5. De hecho, esto estimulará al sistema autonómico para que envíe sangre al área que lo necesita. El cuerpo responde a las órdenes que le da el cerebro y las funciones autónomas responden indirectamente a las creencias e imágenes. También me ayudó mucho pensar en mi dolor de espalda como migraña. Me dio un sentido de control del dolor porque la migraña se "acepta colectivamente" como un proceso emocional. De alguna manera, imaginarme mi dolor de espalda como una migraña en la espalda me ayudó a disipar el dolor en una forma aceptable. Yo entendía implícitamente la migraña, ya que no había discos—no había partes movibles que podían deteriorarse. La migraña es un modelo de algia por tensión.

Usted debe comprender que **si le duele la parte baja de su espalda, debe caminar y agacharse y moverse**, esforzándose por centrar su atención en la parte alta de su espalda. Si le duele la rodilla izquierda, camine mientras se esfuerza por ponerle atención a su otra rodilla; lo mismo con los hombros, los pies, etc. Piense, mientras se mueve, en otra parte de su cuerpo que está muuuuy bien, cada vez que se mueve. Concéntrese en otra parte como si fuera un rayo láser para interrumpir el enfoque del ojo de su mente en el dolor actual. **No se sorprenda** si el dolor se mueve a la parte del cuerpo que está muy bien—a mí me pasó. Eso se vuelve cognitivo transversal y es una forma de terapia del comportamiento. Algunos conductistas sostienen (no está probado) que sí puede pensar en una sola idea durante 17 segundos, más pensamientos de ese mismo tipo confluirán, a medida que su primer pensamiento se combina en una mezcla sinérgica de pensamientos, como ocurre en la Ley de la Atracción. Yo me di cuenta del momento en que mi dolor saltó al lugar de la espalda media en la que me estaba enfocando, cuando mantuve mi enfoque consciente durante por lo menos 17 segundos. Cuanto más tiempo puede mantener su enfoque fuera del dolor y en el área de "no dolor", más alta será la vibración, a medida que los pensamientos libres de dolor se convierten en una realidad orgánica—y el enfoque anterior desaparece. Tarda un poco captar esto, pero pronto será evidente que el proceso cognitivo se está reorientando y la recaptación se está desacelerando. Pavlov estaría tan feliz como un perro.

Usted **debe apreciar más** lo que ya tiene y dejar de anhelar los deseos que no ha cumplido. La apreciación es el nivel más alto de paz y felicidad—genera las frecuencias más altas porque comprende tanto el amor como la felicidad. Tómese un momento por las noches para agradecer su día. Escriba una lista si es necesario, pero lo importante es sentir el agradecimiento, no solo escribir las cosas que usted cree que debiera agradecer. Si le es difícil sentirse agradecido, **eso es parte del problema**. Sin embargo, se puede lograr. Invite a unos buenos amigos para platicar y reírse de los buenos tiempos. El tiempo actual debe dejarse en el pasado por un momento, por corto que sea. Visite a su familia y apóyese en ellos y hablen de la vida: la suya y la de ellos. El agradecimiento no es repetir como loro lo que usted cree que otros quieren que usted agradezca, sino que es un sentimiento muy enraizado. ¿De qué no puede prescindir en su vida? Esas son las cosas que se deben agradecer. Hay tantas bendiciones que recibimos todos los días. ¿Qué lo conmueve? Si no encuentra nada, entonces está cegado por la autocompasión* Vuelva a aprender cómo divertirse, porque donde acaba la risa, el dolor la reemplaza. Salga y ríase a carcajadas (o baile) con sus amigos y vuelva a ser niño otra vez—**pierda un poco los estribos.** Hay mucho arte en la liviandad. Si el dolor le volvió, la responsabilidad lo tiene agobiado. La capacidad de reír y dejarse ir—

---

* Si no encuentra nada que agradecer, vea este vídeo en YouTube y vuelva a aprender lo que es agradecimiento: Una mujer de 29 años escucha su voz por primera vez. [www.youtube.com/watch?v=vjU9U81O1n8]

como lo hace un niño naturalmente—se pierde al llegar a la mediana edad. Lo reemplaza con el tiempo el aislamiento emocional, seguido de la desdicha. Con la desaparición de la inocencia viene el conflicto, porque todo adulto también es un niño. Vuelva a aprender lo que es el entusiasmo (del griego *enthousiasmós*, inspiración divina). Yo sabía, al llegar al final de mi sanación, que no me estaba gozando la vida. Pero disfrutar es dejarse ir, lo cual es difícil para un perfeccionista que está al mando de los controles. Por lo tanto, sea entusiasta y busque lo divertido a su alrededor. La mente alberga tanto la alegría como la ira simultáneamente—uno es necesario para la existencia del otro... a medida que el yin persigue al yang... y esto se vuelve aquello....

Usted debe comprender la importancia de "**expresarse**" **por medio de un diario u otro medio**, así como de listas de control mental introspectivo para eliminar las razones que podrían estar detrás del dolor o la enfermedad, en vez de buscar razones físicas.* Debe hacerse notar que hablar y escribir sobre experiencias emocionales muy profundas le ha sido de gran ayuda a mucha gente y que hay estudios de las universidades Ohio State y Southern Methodist que prueban su efectividad.† La revisión de las **posibles raíces de la ira** y la eliminación de un trauma **hablando sobre ellos** o **escribiendo sobre ello**—¡sí funciona! La razón por la cual el ejercicio es una lista de razones *posibles* es que usted desconoce la causa de su dolor. A Ira Progoff, un estudiante de Carl Jung, se le considera como el padre de las anotaciones en un diario. Progoff comprobó que al escribir se purga o elimina—y purgar o eliminar es sanar. Los estudios de las universidades OSU y SMU también revelaron que las personas que escribieron sobre eventos traumáticos, en general, tenían una mejor salud, incrementaban su producción de linfocitos T, faltaban menos al trabajo y se internaban menos en el hospital. Al escribir en forma privada se revelan nuestros procesos mentales más profundos y "nuestros procesos mentales nos pueden sanar".[170]

Usted debe comprender que tiene un **mal genio oculto**, tan volátil que el superego lo reprime mediante una apariencia exterior de calma y control. Usted controla su temperamento por medio de un dolor para autocastigarse o por medio de una gran variedad de síntomas corporales nefastos. La cólera es

---

* Recuerde que debe pensar psicológicamente, pero debe evitar un enfoque obsesivo en las posibles raíces, como se indica en el Capítulo 1. El Equilibrio es Rey. Alivie sus preocupaciones.
† JW Pennebaker, JK Kiecolt-Glaser, y R. Glaser, "Disclosure of Traumas and Immune Function: Health Implications for Psychotherapy," ("Divulgación de los traumas y la función inmunológica: implicaciones para la salud en la psicoterapia") *Journal of Consulting and Clinical Psychology*, Vol. 56, abril 1988, págs. 239-245. También JW Pennebaker, "Writing About Emotional Experiences As A Therapeutic Process," ("Escribir sobre las experiencias emocionales como un proceso terapéutico") *Psychological Science*, Vol. 8, Número 3, págs. 162-166. "Talking and writing about emotional experiences are both superior to writing about superficial topics." (Tanto hablar como escribir sobre experiencias emocionales es superior a escribir sobre temas superficiales") [pág. 163]

intrínsecamente humana—la forma como se expresa es lo que marca la diferencia. La mayoría de nosotros nunca aprendimos a hacerlo.

> *Este es el imperativo del síntoma en acción. Cuando aprendió como controlar su mal*
> *genio, le empezó el dolor de espalda.*
> — Dr. John E. Sarno, *The Divided Mind*[171]

Usted debe comprender que **el dolor no es, necesariamente, algo malo**— usted está a punto de lograr su crecimiento por medio del cambio—y está peleando en contra de los cambios necesarios. Una parte suya se quiere ver como realmente es y otra parte quiere aferrarse a su "persona", que usted ha creado con tanta dificultad para que otros la observen. La oportunidad está tocando a la puerta de su mente consciente en forma de dolor, y solo debe ver hacia adentro para detectar cuál es esa oportunidad.

Usted debe comprender que **cuando se incrementa el dolor es por desesperación**. Muchas veces se incrementa su intensidad porque usted lo ignora o lucha contra él—está luchando contra su lucha. Al llegar a este punto, hay mucha gente que abandona la lucha y renuncia a la sanación por TMS porque sienten que se están haciendo más daño. Yo empecé a ver un incremento en mi dolor como una buena señal de que estaba ganando la batalla, porque cada vez que aumentaba mi dolor, alcanzaba un nivel nuevo de sanación—un paso más cerca de mi liberación del dolor. Repitiendo, esto se logra cambiando la forma como el cerebro interpreta el dolor. Cuando aumenta el dolor, piense... aah, mañana estaré mejor—mi cerebro está desesperado porque está perdiendo el control sobre mi afán de fingir algo que no soy. No sanará de la misma forma todos los días. Habrá altibajos que dependerán de muchas cosas que se interrelacionan. La nutrición, el ejercicio, el estrés, las exigencias de energía por la relación, el sueño delta, la motivación y las críticas, solo algunos de los muchos factores que determinan el estado del proceso mente-cuerpo en un día específico. La vida es un proceso dinámico y siempre es necesaria la vigilancia.

Usted debe comprender que es importante siempre **premiar su actividad física** con algo agradable para empezar el proceso de reinterpretación del movimiento. El hecho de que usted se pueda mover es una bendición, en sí, aunque sea doloroso hacerlo. De tal manera que, cada vez que funciona, prémiese con algo que les dé placer a sus sentidos. Agrade a su id. La mente recuerda el premio y, después, si le empieza el dolor de espalda o de cabeza o de estómago, con el tiempo podrá detener el dolor con la simple visualización del premio. ¡Reacondicionamiento!

Usted debe comprender que tiene **una personalidad obsesiva** y que puede ser **una persona con un deseo patológico de agradar a los demás** a sus expensas. Esta compulsión perfeccionista lo mantiene enojado todo el día—todos los días. Su "persona" se sonríe por fuera y se siente muy enojada por dentro. Por el contrario, y menos frecuentemente, usted podría ser lo opuesto—un agitador—demasiado arrogante y centrado en sí mismo con tanta baja estima que no puede llevarse con nadie... **y esto, ultimadamente, es que....**

Usted debe comprender que debe **ser menos negativo y receloso**. Es muy probable que haya crecido en un ambiente negativo, pero esta norma de negatividad se puede cambiar a positivismo con solo comprender. Las cosas no siempre están mal o están en su contra. Las personas que sufren dolor, sin embargo, ven que las cosas se están derrumbando porque los hechos se miran a través de un prisma negativo que se desarrolla temprano en la vida. El mundo del dolor es un mundo sesgado, distorsionado por años de baja autoestima y elevadas exigencias que nos autoimponemos.

Usted debe aprender anapanasati. Esto es la **presencia al respirar** inhalando y exhalando. Anapana (el flujo natural y alternado de inspirar y exhalar)—Sati (presencia). La respiración consciente regula el sistema nervioso autónomo, que a su vez calma y relaja el cuerpo, aliviando la tensión, incrementando la actividad alfa y la presencia.

Usted debe comprender que **su dolor se ha vuelto un hábito**. Es una adicción que será difícil de superar. El sistema límbico (que se define como un "margen interior") es el foco de las emociones en el cerebro. Resulta que el dolor y la adicción se centran específicamente en el centro límbico—compartiendo los mismos mecanismos, motivaciones y detonantes. El factor psicológico más importante para sostener toda adicción es el proceso de negación. De hecho, el dolor se vuelve su heroína, su alcohol, su cocaína, sus alimentos. La necesidad de él se percibe como parte del Yo, aun cuando no se desea conscientemente. El dolor muchas veces es un castigo autoinducido por ese deseo culpable de querer sentir placer, por razones que solo conoce la Sombra. Si tiene dolor crónico, usted es un adicto al dolor, sin darse cuenta.

Usted debe comprender que el escenario para que actúe su furia causada por el dolor **lo erigió en la niñez**, y es el resultado del miedo y la furia causados por el **rechazo** o el **abandono**. Las causas tempranas más comunes son el trauma de un nacimiento institucionalizado, los padres ausentes o el miedo a la ausencia de los padres, y los cuidadores apáticos, que crean una situación en la que usted quiere que lo quieran—que todos se lleven bien y que vuelvan a estar juntos.

Usted debe comprender que su mente-cuerpo está reaccionando exageradamente al dolor debido a una personalidad obsesiva/fóbica. El sistema autónomo de un obsesivo-fóbico reacciona de manera exagerada al dolor, al polen, a ciertos alimentos u otros estímulos, dando lugar a un síntoma más devastador de lo normal. En Ohio State University hubo un jugador de fútbol americano fenomenal; en toda su carrera, muy pocas veces terminó una temporada completa debido a sus lesiones y, no por casualidad, era una persona fóbica. El individuo ansioso, inconscientemente, aumenta su dolor debido a que le teme más de lo necesario. Este jugador muchas veces dejaba el campo de juego después de que los oponentes lo golpeaban. Jim Tressel, el que fuera entrenador de Ohio State una vez comentó que su jugador estrella había mejorado a lo largo de la temporada "...creo que está mucho mejor de lo que estaba a media temporada; comprende cómo ignorarlo un poco y comprende que sus lesiones no empeorarán". El entrenador Tressel sabía. Fue uno de los mejores entrenadores de fútbol americano universitario porque "comprendía". Fóbico = Reacción exagerada a los síntomas.

Usted debe comprender que **se le ha acondicionado para esperar dolor** y, por lo tanto, le da.

Usted debe comprender que debe **dejarse tranquilo** cuando se trata de juzgarse a sí mismo.

Usted debe comprender que **el dolor muchas veces es simbólico** del trabajo que está haciendo o la acción que detesta. El conflicto está ocurriendo en el preciso lugar del cuerpo que se considera "**herido**".

Usted debe comprender que está manteniendo en tensión **el área del cuerpo que le duele**, inconscientemente, ahora mismo, cuando está leyendo, pero usted no lo sabe. En el proceso de tratar de ser todo para todos, ya perdió la sensación del Yo.

Usted debe comprender que **necesita un alto** en su vida rutinaria (insatisfecha). Aunque usted sienta que no lo necesita—el dolor le dice indirectamente que así es.

Usted debe comprender que **muchas veces hay un efecto estacional** que acompaña al dolor y a otros síntomas. Cuando cambian las estaciones, surgen de nuevo los recuerdos condicionados—y detonan las mismas respuestas.

Usted debe comprender que **usted necesita llorar**, pero un superego exigente no lo permite. Así que el dolor o el catarro o la gripe o la tos o la sinusitis, la irritación intestinal o las erupciones de piel, etc., funcionan como sustitutos para lo que usted no puede—o no quiere—o no sabe hacer.

Usted debe comprender que **puede estar atascado en una espiral** de la que no sabe cómo escapar. No puede tomar una decisión importante cuando debe tomarla—se encuentra paralizado por la indecisión a causa del conflicto. Esta incapacidad de actuar o expresarse lo enoja y el dolor existe para darle un sentido de control de su falta de dirección.

Usted debe comprender que **necesita a otras personas en su vida**; no puede lograrlo solo. La vida es una relación. Necesitamos a los demás para aceptarnos a nosotros mismos, ya que todos estamos ligados a la consciencia. Las relaciones, ya sean pasadas o presentes, deben sanarse—comunicándose o abandonándolas.

Usted debe saber que **claro que es posible lesionarse**. Sin embargo, la lesión debe curarse en unos cuantos días o en meses, a lo sumo. Si su dolor de espalda o de otra área de su cuerpo es crónico (más de algunos meses) o si apareció de la nada, es más seguro que sea una erupción emocional.

Usted también debe comprender que solo porque se golpeó la espalda o el cuello o la rodilla hace muchos años, no quiere decir que esa sea la razón de su dolor actual. Esa lesión sanó hace tiempo. Si le duele el mismo lugar ahora, se debe a un acondicionamiento. Las lesiones de la espalda y las articulaciones no duran toda la vida, pero los recuerdos sí.

¡Usted debe alejarse de los grupos, organizaciones, libros y gente que habla de síntomas! Hablar de síntomas refuerza la visualización que se incrusta en el subconsciente a nivel muy profundo. Hable sobre la vida, y desaparecerá la necesidad de su síntoma.

Usted debe comprender que **la mente y el cuerpo son uno**. No hay diferencia entre el sufrimiento mental y el sufrimiento físico.

Usted debe comprender que la sanación no es un proceso exacto ni se realiza con un razonamiento lógico.* Busque su propia luz en el mundo y realice el cambio que usted quiere ver. Tiene síntomas debido a sus propias razones personales e inconscientes y solo usted las puede resolver. Si usted no está sanando—si está fallando el curso—cámbiese de clase, no siempre se trata solo de hacer más esfuerzo en el estudio.

Usted podría necesitar **más ejercicio físico**. El cuerpo necesita movimiento y el movimiento es su sostén. Una buena condición física puede recompensar a su condición emocional. Muchas veces los dos van de la mano; sin embargo, a los atletas más renombrados del mundo también les da TMS y deben visitar al Dr. Sarno, así que el conflicto personal se presenta de muchas formas.

Usted podría tener necesidad de **hablarle a su cerebro—¡de enojarse con él!** He leído y escuchado sobre esta técnica para sanar. El Dr. Sarno escribe que, aunque esto parece "tonto", ha funcionado muchas veces con sus pacientes. Debe ser muy eficaz porque muchos de los que antes tenían dolor han informado que al gritarle a sus cerebros por el engaño de que son víctimas puede aliviar el dolor instantáneamente. Aunque yo sí me enojé con mi dolor, esta técnica solo me lo prolongó. El dolor se doblegó hasta que decidí dejar de presionarme tanto. Los que se sienten profundamente culpables no tienen ninguna necesidad de gritarle a sus cerebros. Los que se sienten sobrecargados, los que sienten que lo han entregado todo, probablemente necesiten calma. Sin importar cual método escoja, al final de cuentas, terminará hablándose a sí mismo.

Usted debe encontrar una rutina que establezca **transparencia mental** y seguirla toda su vida. Se trata de buscar una rutina como coser o tejer o jugar ping pong o correr o cantar, etc., que se vuelva automática y que no sea necesario la

---

* Esto es raciocinio, que es un razonamiento exacto o una ruta lógica o precisa (en este caso, hacia la sanación).

premeditación para hacerla. Yo toco guitarra, levanto pesas, corro y le pego a pelotas de golf para lograr la transparencia (a veces puede ver a través de mí). A esto se le denomina **meditación activa**, ya que permite que surjan a la superficie diversos niveles de consciencia, mientras que se está atento al momento. Cuando la acción se vuelve automática, permite a la mente consciente liberar su dominio sobre el cuerpo cuando la mente se coloca en un estado alfa de consciencia—la vista que trasciende la autoconsciencia y el ego. Es decir—estamos conscientes, pero no nos preocupan nuestros alrededores; con el tiempo, las imágenes y los símbolos inconscientes suben a la superficie en forma de respuestas y los problemas diarios muchas veces desaparecen o se resuelven solos. La rutina o actividad debería hacerse por la actividad en sí o no tendrá el propósito deseado. Por lo tanto, no debe sentir que algo se ganará con el proceso, más que el desarrollo del ritual en sí o el ego seguirá involucrado e impedirá la consciencia plena.

Usted debe hacerse **presente**. Se ha comprobado que todos los consejos brindados hasta ahora alivian y liberan los síntomas de dolor y enfermedad. Sin embargo, la única ruta permanente para dejar atrás el sufrimiento es despertando a lo que es, en estos momentos. Por medio de la presencia se expande la conciencia destruyendo el flujo del pensamiento que da lugar a la noción de separación y a los pensamientos peligrosos y los apegos emocionales. La sanación permanente se logra únicamente mediante la conciencia y no "haciendo cosas". Aunque "hacer algo" puede brindar un alivio temporal al cambiar el foco de la atención hacia algo distinto, la sanación duradera es sinónima de un despertar que solo puede brindar la presencia, por medio de la cual le pone atención al momento presente sin reaccionar. La presencia significa abandonar el pasado por medio del perdón (no pensar en ello y, por lo tanto, ya no sentirse vinculado), y abandonando el constructo falso del futuro que elimina el estrés: el estrés significa "no estar presente". La presencia extingue el deseo de obtener respuestas rápidas y supera el miedo por medio del Amor radical, a medida que aumenta la compasión profundizando en la interconexión de todas las cosas. Presencia significa permitir que muera la persona que usted está fingiendo ser y, por ende, volverse más auténtico. La tensión significa "falso"; la relajación quiere decir "real". La presencia requiere que se deje de tratar de comprenderlo todo y sentirse cómodo con no saberlo, además de darse cuenta de que ya es quien tiene que ser y que ya ha sanado. La presencia, como la sanación, no se trata de alcanzar algo o de llegar a un cierto nivel; es aceptar su vida tal como es, en este momento. El Maestro Ascendido, Ramana Maharshi, manifestó: "No mediten, sean; no piensen que son, sean; no piensen en ser, son." No se trata de ser bueno, sino de ver lo bueno que ya está en usted, con lo cual se detiene inmediata y simultáneamente la proyección del odio que usted siente en su corazón por usted mismo hacia otras personas; ese mismo odio que no puede observar porque usted

se ha identificado con su mente (no está presente). La presencia es una aceptación
y una total rendición, al volcarse su cuerpo en estar aquí, sin sentir más anhelo de
estar allá.

"Me embargó un miedo intenso y mi cuerpo empezó a temblar. Escuché las palabras
"no resista nada", como que si se hubieran pronunciado dentro de mi pecho. Podía
sentirme absorbido por el vacío... De repente, ya no sentí más miedo y me dejé caer
dentro de ese vacío."

— Eckhart Tolle, *The Power of Now, A Guide to Spiritual Enlightenment*[172]

Usted debe comprender que solo porque usted no cree que **la ira oculta causa
dolor** no quiere decir que no sea verdad. Se ha comprobado su veracidad por
medio de repetidas observaciones. Como negar la verdad causa dolor, no es
ninguna sorpresa que usted todavía niegue que el TMS es la causa de su dolor.

Disminuya sus expectativas—ceda y supere. No se está divirtiendo todo
lo que debiera en la vida, lo cual se nota en el enfoque obsesivo que tiene
en su cuerpo. El dolor por TMS indica que las exigencias de la vida se
han vuelto mayores que la felicidad que se extrae de ella. La compulsión
de la obsesión, la adicción al trabajo, a las drogas y al alcohol no es
"divertirse". Son agentes que adormecen el dolor emocional de una
separación anterior—o de una falta de conexión. La presencia de dolor
físico indica que la alegría y el agradecimiento están ausentes y que la
vida debe frenarse o acelerarse— actívela o disminuya su ritmo para
volver a encontrar el equilibrio.

15

Acondicionamiento:
El primer corte es el más profundo

Parece que el proceso del acondicionamiento o programación es muy importante para determinar el momento en que la persona con TMS sentirá dolor. Por ejemplo, una queja común entre las personas que sufren de dolor en la espalda baja es que, invariablemente, les da por estar sentados. Esta es una actividad tan benigna que a uno le extraña el hecho de que provoque dolor... El cerebro hace una conexión entre estar sentado y la presencia del dolor y esa persona queda programada para esperar que sufrirá dolor al estar sentada... (También) han aprendido a asociar la actividad con el dolor; lo esperan, y sucede. Eso es lo que se llama acondicionamiento.
— Dr. John E. Sarno *Healing Back Pain*[173]

Me he dado cuenta de que la afirmación anterior del Dr. Sarno es justo lo que ocurrió con mi propia sanación. Cada vez que me sentaba, la sangre se retiraba y el dolor me invadía. Una vez, estaba en un estado de mucha tensión y me dolió la espalda al sentarme. En ese momento, quedé acondicionado instantáneamente para sentir dolor cuando me sentaba y, así, me volvía a dar cada vez que me sentaba. Una vez que se comprende que sentarse nunca puede causar dolor, la respuesta condicionada del cerebro empieza una estrategia en reverso hasta que la táctica ya no funciona como una técnica distractora.

Empecé a observar que cada vez que me movía de cierta forma o me paraba o me sentaba de cierta manera, mantenía flexionada el área adolorida—contrayendo la espalda de manera que parecía que estaba protegiendo esa área de más dolor, en forma defensiva e inconsciente. Aunque en un momento dado hubo dolor en esa parte del cuerpo, es innecesario que el cerebro proteja dicho lugar tensándolo y es, sencillamente, un hábito. Tensar el área reduce aún más el flujo sanguíneo al área afectada, causando dolor permanente y continuo. Debe ocurrir un reacondicionamiento—una inversión—para que se dé la sanación.

El dolor emocional y psicológico—y de hecho, todo aprendizaje emocional—lo mantienen dentro de nuestros cuerpos, registrado en nuestras vastas redes neurales que se interrelacionan. Esta es la razón por la cual cuando estamos asustados, ansiosos o enojados, tenemos reacciones físicas, como tensión de los músculos, ruido del estómago, dificultad para respirar, dolor de cabeza y dolor de espalda... Si no nos enfrentemos con sinceridad a nuestras verdades más profundas y las resolvemos adecuadamente, nuestros cuerpos nos responsabilizarán por lo que no podemos "recordar".

— Dr. Tian Dayton, PhD, *The Neurobiology of Emotions: How Therapy Can Repattern Our Limbic System* (La neurobiología de las emociones: cómo se pueden cambiar los patrones de nuestro sistema límbico por medio de la terapia*).* [174]

Un ejemplo común de este proceso acondicionador es la respuesta a ciertos medicamentos. La persona que sufre de dolor toma medicina para el dolor y piensa que funciona. ¿Pero, no será que por pura casualidad ese día le haya ido mejor? O tal vez se puede recostar a descansar después de que se la tomó o que su doctor le ha aumentado sus expectativas con respecto a la medicina y se le alivia el dolor debido a su profunda fe o a que es el momento preciso para ello. Ahora, la persona está convencida de que esta medicina específica le ayuda a aliviar su dolor. La próxima vez que la tome, funcionará rápidamente porque el proceso detonante del acondicionamiento ha quedado registrado en su red neural—la ruta de la información ha quedado allanada desde la primera vez que pasó por ella la información. Ha quedado acondicionada para creer que su medicamento favorito funcionó desde la primera vez y, por lo tanto, funcionará todas las veces. Les recomienda el medicamento a todos sus amigos. Si no hubiera funcionado la primera vez, no hubiera creído en él y no lo hubiera vuelto a tomar. Esto es lo típico. He visto cómo funciona este acondicionamiento con acciones rituales como el uso del condroitín sulfato y la glucosamina, así como los inhibidores de la ciclooxigenasa 2 (COX-2).

Yo estaba acondicionado para sentir un dolor agudo cuando estiraba la pierna y levantaba el dedo del pie. La primera vez que levanté el pie y me dolió—voilá, ya me daba dolor siempre que lo hacía. El acondicionamiento es inmediato y poderoso y es el proceso por el cual continuamente lo victimiza su propia memoria. Las mismas experiencias sensoriales generan los mismos resultados, a perpetuidad, hasta que se reemplacen las existentes por nuevas experiencias, hasta que la respuesta condicionada se reprograme—se haga una transformación de experiencias.

Soy el impulsor de mis recuerdos; la memoria no me impulsa a mí.

— Ayurveda, Sutra de filosofía Vedanta por Shankaracharya, *Science of Life* (Ciencia de la vida)

El doctor Deepak Chopra replanteó lo anterior diciendo: "Uso mis recuerdos, pero no permito que mis recuerdos me usen a mí". Necesitamos los recuerdos para funcionar todos los días, para recordar quiénes somos, adónde debemos ir, lo que debemos hacer. Sin embargo, los viejos patrones de recuerdos también nos pueden inutilizar. Hay formas de usar los recuerdos y hay formas en que los recuerdos nos pueden usar a nosotros… y el yin persigue al yang… y esto se vuelve aquello….

El posicionamiento para sentirse cómodo fomenta una respuesta condicionada vinculando el dolor al individuo como que si fuera un medicamento. Durante más de 20 años, al poner una almohada bajo mi pierna derecha, se aliviaba el dolor. Una vez me alivió el dolor la primera vez, siempre funcionó. Al mirar hacia atrás, veo lo descabellado de todo ello. Yo estaba acondicionado para creer que un cambio de 2.934° en el ángulo de mi pierna me permitía mantener las caderas o los discos intervertebrales alineados para ayudar a aliviar el dolor. Es un pensamiento absurdo, pero el cerebro opera mediante sugestiones y, durante mucho tiempo, los doctores me habían estado recomendando que me colocara un cojín entre las dos piernas o debajo de ellas para sentirme más cómodo. Tenían razón, sí me ayudó, pero solo porque tenía fe en que así sería.

Comprender este concepto es sumamente importante para la recuperación. Se agacha para amarrarse los zapatos y le da una punzada en la espalda: ya queda acondicionado. Es como jugar otro juego de persecución—ahora le toca usted "llevarla". Ocurre instantáneamente. Yo lo denomino la "huella del dolor" en el cerebro. El dolor fantasma en una extremidad es sumamente común entre los que sufrido una amputación. El cerebro recuerda el dolor; después de todo, el cerebro creó el dolor como defensa, basándose en las señales que recibió primero—y nace el recuerdo. Ahora, usted empieza a esperar el dolor debido al recuerdo y las expectativas conducen a la cronicidad. El Dr. Sarno dio un buen ejemplo de lo absurdo que es estar a la expectativa del dolor citando uno de sus pacientes: "Una mujer que podía agacharse y poner las palmas de las manos en el piso sin sentir ningún dolor me comentó que siempre sentía dolor cuando se ponía los zapatos".[175]

Unas cuantas personas me han contado que les duele la espalda cuando inclinan la cabeza hacia adelante. Yo también experimenté esa respuesta. También desaparece con la sanación por TMS (el dolor, pues, no la cabeza) y es una respuesta condicionada.

Las respuestas condicionadas pueden ser de distintas formas y su número es infinito. Son similares a los detonantes. Un detonante es, muchas veces, un hecho, un lugar o una sustancia que inicia los síntomas, una catalítico que inicia un síntoma o conjunto de síntomas. La respuesta condicionada se puede considerar la automemoria del cerebro iniciada por un detonante.

El doctor Robert Scaer describe una respuesta que observó el doctor Robert Tinker cuando trabajaba en una sesión de DRMO con una mujer víctima de abuso físico.[176] Mientras la mujer pensaba conscientemente en un recuerdo traumático con su esposo abusador, empezó a llorar; de repente, le apareció la huella de una mano en la parte izquierda de la cara, los cuatro dedos del hombre al darle la bofetada—una reacción estigmática. **Su sistema autónomo reprodujo** el trauma cuando el recuerdo volvió a entrar en su consciencia—reproduciendo el efecto original de la huella de la mano. A esto se le llama acondicionamiento.

Ailsa

Conocí a una beldad llamada Ailsa, que había escrito un resumen fascinante de su aventura, que se inició estando confinada a una silla de ruedas, debido al dolor, hasta lograr su recuperación total. Su recorrido sanador empezó después de leer el libro *Mindbody Prescription* del Dr. Sarno. Antes de quedar confinada a una silla de ruedas y mientras que todavía podía caminar, se le había condicionado para que creyera que solo un par de zapatos (sandalias) no les hacían daño a los pies. Cuando se ponía cualquier otro zapato o sus botas favoritas y muy costosas, le dolían mucho los pies. Escribe: "Parece descabellado ahora, pero yo creía que solo tenía un par de zapatos que no me lastimaban los pies. Claro que los había llevado puestos todo el tiempo durante tres años y ya estaban muy gastados; empezaba a sentir pánico porque no encontraba un par para reponerlos... Al leer The *Mindbody Prescription*, de repente hice la conexión de que esto podría ser una asociación. Fui a desenterrar mis otros zapatos. Me los puse. ¡Cuál sería mi sorpresa que el corazón me latía fuerte por el miedo! Y los pies me dolían muchísimo". Como resultado, Ailsa empezó a ponerse metas y a recompensarse cada vez que calzaba los zapatos más tiempo—con el fin de atenuar el miedo. Actuó conforme a sus nuevos conocimientos y empezó a reeducar su cerebro para cambiar las advertencias engañosas al esclarecimiento. Hoy se pone los zapatos que quiere—camina todo lo que quiere. Por medio del conocimiento que ya no se podía hacer más daño a sí misma, sanó. Hasta volvió a tocar piano, lo cual le había dado dolor de pie. En sus propias palabras: "…He estado tocando el piano sin ningún problema desde entonces, tocando lo que quiero. De hecho, acabo de dar dos conciertos de noventa minutos en los últimos dos meses (con mis botas puestas, por supuesto)".

La historia de Ailsa es un relato muy lindo sobre la voluntad humana para sobreponerse ampliando los conocimientos. Además de la alegría de su recuperación, sus alergias y el asma que había sufrido durante 40 años también desaparecieron simultáneamente. Esto no es raro en la sanación del algia por tensión, ya que las alergias son una respuesta condicionada de una sobrerreacción detonada por el polen o por otros estímulos externos. Tampoco es de extrañar que cuando desaparece el dolor de las personas que sufren de tensión, también desaparezcan de repente las alergias a los alimentos, a medida que se revierte el acondicionamiento. El miedo debe sobrepasarse para romper cualquier respuesta condicionada.

Le colocamos techos de vidrio a nuestra propia resistencia, fuerza y habilidades. Una vez que esos techos los desechamos por medio de los conocimientos y la autodeterminación, hay un mundo ilimitado que atender. ¿Por qué los atletas olímpicos apenas quiebran los récords mundiales del año anterior? ¿Por qué no aniquilan los récords anteriores? ¿Por qué la siguiente generación aparece sistemáticamente y rompe los récords anteriores? La respuesta está clara: **las personas necesitan puntos de referencia.** Necesitan establecer qué tan lejos deben ir. No harán más de lo que es necesario, será lo más lejos que vayan. No harán más de lo que tienen que hacer porque requiere más energía valiosa de lo que desean invertir. La vida es una relación, pero la energía es vida.

> *Los pacientes generalmente están condicionados para esperar dolor a causa de la actividad física y, por lo tanto, no deben desafiar los patrones programados ya establecidos hasta que hayan logrado un cierto grado de confianza en el diagnóstico... Sobreponerse a su miedo y retomar la actividad física normal es, posiblemente, la parte más importante del proceso terapéutico.*
> — Dr. John E. Sarno, *Healing Back Pain*[177]

Mente-cuerpo dinámico

En mi propia sanación, nunca considere mente-cuerpo como una entidad, sino como un proceso. Yo comprendí el concepto de cómo los patrones de pensamiento persistentes generaban manifestaciones persistentes de mente-cuerpo. En su libro *Body, Mind & Soul*, el Dr. Chopra habla sobre como el cuerpo se renueva a sí mismo aproximadamente una vez al año, por medio de la reposición de las células, ya que las células se mueren continuamente y las sustituyen células nuevas. Por lo tanto, el cuerpo es, en esencia, completamente nuevo cada año, más o menos. Al Dr. Chopra se le pregunta frecuentemente: "Entonces, ¿por qué todavía tengo artritis y las arterias bloqueadas?" Queda claro que los patrones de acondicionamiento, ese dolor cíclico y otros síntomas de mente-cuerpo son el resultado del mismo círculo de uróboros de información conforme a un patrón, o como lo expresó el Dr. Chopra en *Body, Mind & Soul*: "Mediante el acondicionamiento, generamos los mismos impulsos de información y energía... que no son solamente los mismos pensamientos y sentimientos, y emociones e ideas, sino que también los mismos comportamientos, los mismos hábitos dietarios, la misma experiencia sensorial del mundo. Como resultado de ello, nosotros, por supuesto, engendramos los mismos estados de información y energía que se transforman en eventos bioquímicos, los mismos eventos fisiológicos, los mismos patrones conductuales y, ultimadamente, los mismos resultados de la enfermedad".

Este proceso es idéntico al dolor crónico y recurrente en el cual la cronicidad depende de la generación de una cantidad similar de información y energía. Las percepciones y realidades también cambian, a medida que la percepción de la realidad cambia la realidad. Cada vez que usted observa algo, lo altera. El problema es que las personas no ven o revisan sus vidas y entonces nunca cambian—lo cual da como resultado los mismos síntomas. Las cirugías, inyecciones, drogas y terapias les permiten seguir sus mismos caminos condicionados. ¿Y entonces cómo cambia fundamentalmente la consciencia? Sucede únicamente por medio de una comprensión más profunda—rompiendo asociaciones. Nada puede crecer hasta que algo se muere primero y se prepara la tierra. Yo le digo a la gente que escriba con la mano derecha, que se levante de la cama por el otro lado al día siguiente, que tome una ruta distinta al trabajo, etc., etc. Rompa los patrones diarios—¡cambie su vida!

Antes, me dolían la espalda y las articulaciones cuando el clima estaba frío, lluvioso y húmedo. Pero en realidad el clima solo era un detonante para una respuesta que había sido condicionada como resultado de una creencia errónea. Una mayor tensión en un área del cuerpo que ya está tensa puede empeorar con el clima que constriñe los vasos capilares. La sociedad ha decidido colectivamente que el frío, la lluvia y la humedad empeora las enfermedades y, por lo tanto, muchas veces así sucede. Una de mis manías hoy en día es el debate de si es mejor un colchón suave o un colchón duro. Los niveles de dolor no se relacionan con la flexibilidad de un colchón. Los probé todos. Ahora puedo dormir en una cama de clavos y no siento ningún dolor. Yo estaba condicionado para creer que un colchón firme me ayudaría, porque eso se me había dicho desde que era muy joven. Toda persona puede dormir en cualquier superficie, en cualquier momento, sin que le dé dolor, siempre y cuando no esté tensa. Solo la firmeza de la creencia es pertinente. La mayoría, sin embargo, todavía no se cuenta porque le tiene miedo al dolor y ha aceptado un meme falso. Este meme específico debe ponerse a dormir.

> No se deje engañar cuando la gente le dice que debe pararse de cierta forma o levantar algo de una manera específica o sentarse de cierta manera. A mí me dijeron que mi músculo iliopsoas era demasiado corto en un lado y que por eso sentía dolor. Estas son falacias insidiosas que solo propagan y perpetúan el dolor.

Patrón General (pero no el General Patton)

Un ejemplo típico es el de un paciente que, mediante mucho trabajo compulsivo, estableció un negocio exitoso y se convirtió en el patriarca y benefactor de su extensa familia. Gozaba con el papel, pero sentía mucha responsabilidad. Durante toda su vida adulta sintió dolor en la parte baja de la espalda, el cual era resistente a todo intento de tratamiento. Cuando yo lo traté, los patrones de su dolor se encontraban profundamente arraigados y ya formaban parte de su vida diaria. Comprendía el concepto del dolor inducido por tensión, pero no podía descartar los patrones de toda una vida.

— Dr. John E. Sarno, *Mind Over Back Pain*[178]

Yo soy un testimonio vivo de que los patrones de dolor de toda una vida se pueden eliminar y reponer con nuevos impulsos de información y energía—si existe un deseo profundo. ¡Alégrense! El hombre que se menciona en la cita anterior no quería cambiar. Optó por no cambiar, basándose en sus motivaciones personales y su necesidad inconsciente de sentir dolor. Muchas veces, el cambio da más miedo que el dolor. Para luchar en contra de los patrones conocidos debía abandonar su zona de confort y caminar por una ruta desconocida. Un patrón es un acondicionamiento disfrazado. Los patrones comunes de mi dolor, a largo plazo, aparecían simpre después de un logro O los detonaba una nueva exigencia. Cada vez que lograba una meta que me había costado alcanzar o cuando alcanzaba un nuevo nivel en lo que fuera que estaba haciendo, aparecía el dolor, para que me recuperara de las exigencias que me había impuesto anteriormente.

En el año 2006 conocí a un señor que estornudaba solo en múltiplos de tres. Estornudaba tres o seis o nueve veces seguidas, nunca en otra combinación de números. Era increíble verlo. Al cerebro le encantan las rutas conocidas. Las vías neurales antiguas son el camino más fácil y más rápido de la autopista sináptica— que se forma instantáneamente.

El crujido que se oyó alrededor del mundo

Ella me contó que todo empezó cuando se agachó y "sintió que algo se partía". Esta es una descripción común del momento en que empieza el dolor e indica a los pacientes, invariablemente, que algo espantoso le pasó en la espalda, aunque ahora sabemos, viendo retrospectivamente, que eso no ocurre.

— Dr. John E. Sarno, *Mind Over Back Pain*[179]

Yo algunas veces oigo un crujido en la espalda o en las rodillas, pero ya no le hago caso. Es un tipo de movimiento del ligamento o el fluido sinovial que se expande y hace ruido en la articulación, los ligamentos o los huesos. ¿Qué importa? El ruido me indica que estoy estresado y que mis niveles de tensión podrían estar muy altos; nada más.

El beisbolista se coloca en el plato, batea, escucha un crujido —¡crac! —y cae al suelo. Se le traslada al hospital, donde le hacen una resonancia magnética que muestra discos herniados. La hernia podría estar cerca del lugar de la lesión o no, pero esto no le importa al médico. El doctor (que viene del latín y significa "profesor") le enseñará que su dolor proviene de esos discos. Lo más probable es que la hernia ya existiera, pero no había habido ninguna razón para tomarle radiografías anteriormente. Se le receta una cirugía o descanso en cama o medicamentos o terapia y, además se le acondiciona aún más para que crea que ahora tiene la espalda dañada—tiene la columna vertebral débil. Lo que no se da cuenta es que hubiera sanado sin la operación, pero obedece el consejo médico porque necesita pasar algún tiempo fuera del lugar con tanta tensión—la verdadera razón por la respuesta que se detonó. Erróneamente vincula la cirugía a su sanación.

El ajuste quiropráctico está relacionado con el fenómeno de los crujidos y la respuesta condicionada. Cuando la persona de repente escucha y siente un crujido y el quiropráctico le dice: "¡Vaya, ya estuvo!" el cerebro cree que ya "está" y relaja momentáneamente esa parte que, inconscientemente, estábamos tensando—ya sea por alivio o por fe. Sin embargo, no "estaba". No pasó nada más que se produjo un sonido y éste se vio reforzado por la afirmación positiva del quiropráctico o el osteópata. El alivio muy pocas veces es duradero porque la razón para la tensión todavía perdura. Si la espalda suena y no hay ningún doctor que la escuche, ¿causa dolor? Deben comprender—no entró ni salió nada de la columna con el ajuste que se hizo.

No puede darse un acondicionamiento si no existe un detonante, algo que lleve al cerebro de vuelta al pasado. La integración del proceso de la sugestión puede tomar algún tiempo, pero el acondicionamiento ocurre en forma instantánea. El detonante inicia el proceso de acondicionamiento, por lo que uno depende del otro.

Clínicas para el tratamiento del dolor

Nunca diga una mentira—P.D.—excepto cuando quiere seguir ejerciendo.
— Mark Twain, *Mark Twain's Autograph* (Autógrafo de Mark Twain),
Atlanta Constitution

Muéstreme una persona que sufre de dolor crónico a la que hayan ayudado en una clínica para el dolor y yo le mostraré a una persona que se encuentra influenciada directamente por un placebo. El tratamiento del dolor no es una opción para sanar a largo plazo. Algunas veces podría ser necesario, sin embargo, equilibrar al paciente temporalmente mediante el uso de analgésicos, antiinflamatorios, un mayor movimiento o sembrando en él la semilla de la confianza.

Mi esposa, siendo parapléjica, se ha pasado muchas horas en la clínica local para el tratamiento del dolor. Siempre me sorprende cuán poca gente se da cuenta de que las personas que están paralizadas debido a lesiones de la médula espinal sufren de dolor crónico. La parálisis es solo uno de los muchos problemas que resultan de la incapacidad de moverse. La lesión de la médula que causa la parálisis muchas veces da dolor, pero no es debido a la parálisis en sí, porque esos nervios ya están muertos y no envían señales dolorosas. El dolor emana de los "bordes" de la lesión, en donde el tejido nervioso saludable trata de comunicarse con el tejido nervioso cicatrizado, lo cual es el resultado de la ira inconsciente por la lesión. El cuerpo se rebela en su intento de volver a estar sano—la mente y el cuerpo separado por la falta de comunicación uno con el otro.

El médico de la clínica del dolor que nos atendía había decidido que le debía poner inyecciones epidurales de cortisona en la columna para ayudar a aliviar el dolor. Le pregunté cuál era el porcentaje de éxito y rápidamente contestó "un 76.4%". ¿Punto cuatro por ciento? Las inyecciones no la aliviaron. Las siguientes veces que acompañé a Susan, estando en la sala de espera—espera que era de aproximadamente de cinco a seis horas por "inyección", le empecé a preguntar a los pacientes si las inyecciones les estaban funcionando—todos dijeron que no.

Ninguna de las personas con las que hablé había sentido alivio con los tratamientos. Una enfermera que trabajaba en la clínica me dijo al oído, después de que me oyó preguntando a los pacientes: "No le ayudan a nadie". Yo creo que a las estadísticas que señalan esos porcentajes de éxito les han inyectado esteroides.

Una vez me dijo otra joven que trabajaba con un especialista en dolor: "Claramente, no están ayudando a ninguno—y lo saben perfectamente". Están tratando los síntomas y no la causa. No existe ese 76 por ciento de éxito. Es una mentira con tal de seguir ejerciendo. Ahora, hay una nueva moda que dice aliviar el dolor de espalda descomprimiendo la columna vertebral con grandes máquinas que separan el foramen para permitir que los nervios tengan más espacio. Sostienen que están logrando un 80 por ciento de alivio. No es posible separar el foramen vertebral para aliviar el dolor. De hecho, ni siquiera es necesario, ya que el dolor no se debe a un foramen estrecho—y aunque así fuera, la máquina no podría ayudar de ninguna manera.

> *La idea es agrandar los agujeros para no "pellizcar" los nervios. Pero ya lo hemos dicho antes; la idea que se pellizcan los nervios generalmente es una fantasía y, de nuevo, es mucho alboroto por nada.*
>
> — Dr. John E. Sarno, *Healing Back Pain*[180]

Los centros para el tratamiento del dolor se están multiplicando en todos los Estados Unidos. Es difícil saber cuántos están funcionando porque hay muchas clínicas de quiroprácticos, médicos y terapistas que se denominan "clínicas para el dolor". En el sitio Pain.org se estima que en la actualidad hay alrededor de 4,000 clínicas para el dolor en los Estados Unidos. Citando al Dr. Sarno: "El dolor es, ha sido, y siempre será, un síntoma. Si se vuelve severo y crónico, es porque lo que lo causa es severo y no se ha reconocido. La cronicidad, cuando se trata de estos síndromes de dolor, es una función de un diagnóstico errado."[181]

Los mejores beneficios que puede proporcionar una clínica del dolor son los analgésicos para aliviar lo agudo de los dolores más fuertes, mientras que el cuerpo se empieza a realinear y curarse a sí mismo. El peligro es la adicción a evitar todo conflicto oculto y a desear el placer mediante la analgesia.

> *Las clínicas para el dolor son parte del problema. Perpetúan la creencia en la invalidez. La mayoría de los pacientes que yo trato que han ido a las clínicas para el dolor están perdidos para siempre. Se les ha condicionado tan completamente para que crean que tienen un problema físico/estructural que no son capaces de abrir sus mentes.*
>
> — Dr. Marc Sopher, correspondencia personal

Las palabras claves aquí son "perpetuar la creencia en la invalidez" … y "perdidos para siempre".

16

El desastre del Tipo T, la personalidad dolorosa

La palabra clave en la producción de tensión es personalidad.
— Dr. John E. Sarno, *Mind Over Back Pain*[182]

Todos llevamos manifestaciones fisiológicas de nuestros procesos emocionales. Las emociones generan energía, alterando el equilibrio bio-fisio-neuro-químico. El estado de salud de las personas es, en gran parte, el resultado o la falta de expresión de esta energía, debido al ego. Las emociones, como la cólera y el miedo o la culpabilidad alteran la fisiología, a medida que éstas responden al conflicto del id-superego—la represión de impulsos, instintos y emociones. Otras emociones, como el amor, la alegría y la felicidad también tienen un poder sanador tremendo por medio de su efecto en la fisiología. La escala que aparece más adelante es una representación gráfica de las emociones y la fisiología y la "persona" T. Fíjese que no hay cero en la escala, ya que es natural que todos los seres humanos generen energía cuando se encuentran en conflicto.

Escala de salud emocional

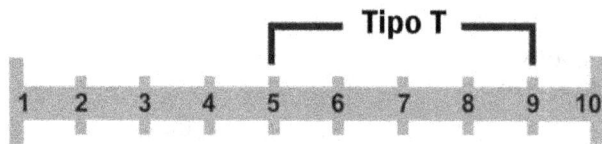

Tipo T

| 1 | 2 | 3 | 4 | 5 | 6 | 7 | 8 | 9 | 10 |

En esta escala, un 1 indica que la persona, en general, no se reprime. Tiene preocupaciones y, por lo tanto, algunos problemas físicos, pero procede con equilibrio, pronto perdona o expresa sus inquietudes—las deja ir—y sus problemas físicos pronto desaparecen. Un 10 es el otro extremo. La persona tiene muchos conflictos. Sufre muchos problemas emocionales y físicos cuando está con otras personas, debilitándose al punto de no poder funcionar sin tomar medicinas y visitar a su analista. Podría sufrir de neurosis, psicosis,* esquizofrenia,

---

* La neurosis es, sencillamente, tener problemas emocionales cuando se está estresado—una manera de reestabilizarse. Estos problemas podrían incluir fobias, perfeccionismo, cólera, baja auto estima, etc.—

estrés postraumático o una serie de enfermedades que podrían resultar mortales a causa de su incapacidad para reconocer o purgar las emociones tóxicas. No sabe cómo olvidar las críticas que se le hacen. Tiene un superego extremadamente exigente/controlador debido a la ansiedad de separación que todavía subsiste desde su niñez. Estas personas con dieces necesitan orientación psicológica intensiva y tienen problemas genéticos o ambientales de sensibilidad. Yo todavía los consideraría como víctimas de TMS, pero están más allá del alcance de este libro—necesitarán intervención profesional compleja.

Aquí me gustaría identificar la región específica de la escala de salud emocional donde se ubica la personalidad Tipo T. La personalidad T se caracteriza por un punto entre el nueve y el cinco de la escala. Los ubicados en el nueve constituyen la porción más alta de la personalidad T típica—muchas veces han sufrido abuso, abuso sexual o se les ha abandonado y han sufrido un trauma de separación temprana. Buscan la aprobación de otros y **tienen problema para sanar**—inconscientemente se resisten más al cambio. Sin embargo, pueden sanar si lo desean y pueden resistirse a sus anhelos de someterse a las técnicas médicas modernas, encontrando el instinto de autopreservación dentro de ellos mismos, en vez de permitir que el instinto autodestructivo los domine. Los ubicados en el cinco tendrían menos "problemas", pero siempre tendrían síntomas molestos resultantes de la cólera inconsciente.

Los ubicados entre nueve y cinco son "buenistas", superresponsables, aprensivos, empáticos, competitivos (aunque muchos lo niegan) y no les gusta la confrontación. Temen cometer errores. Tiene una baja autoestima y una tensión alta. Funcionan bastante bien en la sociedad, la mayor parte del tiempo. Tienen problemas de ira reprimida en diversos grados—usan el dolor o una serie de otros síntomas para controlar las situaciones que los enfurecen. Son los perfeccionistas de los perfeccionistas. Espolean y empujan obsesivamente sus extremidades adoloridas, esperando que el dolor de repente desaparezca con solo preocuparse.

---

todos dentro de las normas aceptables de la sociedad. La psicosis es la pérdida de contacto con la realidad y queda fuera de todo estado aceptable de salud mental. El doctor Karl Menninger hizo notar que los pacientes psicóticos "por lo general, tienen una muy buena salud—y cuando la psicosis empieza a disminuir, aparecen nuevamente los problemas de salud. [Dr. Arnold Hutschnecker, *The Will To Live* (La voluntad de vivir), pág. 3]. Por lo tanto, las personas con personalidad del Tipo T tienen los pies sobre la tierra—son personas excesivamente sensatas. La necesidad neurótica de presentar una fachada "normal" es precisamente lo que genera tantos problemas de salud.

Perfeccionismo: Hijo de un desorden de procesamiento sensorial

Nadie es perfecto. Sin embargo, mucha gente se mide a sí misma—y a otros— conforme a estándares que son demasiado altos; imposibles de alcanzar. El resultado: culpabilidad, cólera, depresión y decepción.
— Dr. Harold S. Kushner, PhD, *How Good Do We Have to Be? A New Understanding of Guilt and Forgiveness* (¿Cuán buenos debemos ser? Una nueva comprensión de la culpabilidad y el perdón.)

El perfeccionismo surge en la niñez conjuntamente con las primeras capas de la "persona". Puede darse por la necesidad de obtener la aprobación o aceptación de los padres que nunca se materializa. El niño siente que si se vuelve más perfecto, la ansiedad se detendrá—con lo cual vuelve imposible el rechazo. Sin embargo, la conexión ("tracordificación") no requiere perfección y el perfeccionismo tampoco garantiza la conexión. Tal vez lo elogiaron sus padres cuando hizo algo bien y esto se vuelve su *modus operandi* para el resto de su vida— nunca fallar en nada. Los niños solo quieren que sus padres sean felices, que dejen de pelearse, que se queden juntos; quieren que todo sea perfecto y sentirse seguros. Quieren vivir felices para siempre.

Los padres/encargados son todo para el niño. Los niños también necesitan límites para estar seguros que sus padres los quieren y se preocupan por ellos. Sin embargo, el miedo de cometer un error que cause una represalia de los padres es tan problemático como no tener padres que se encarguen de su educación. Independientemente de la situación, el niño necesita seguridad.

Los niños pueden percibir hasta los niveles más bajos de tensión en el hogar y frecuentemente, se retraerán, apoyándose en el perfeccionismo, las fantasías o el TMS para salvarse de una pena mayor. La hija del actor Michael Landon, Leslie, se volvió bulímica luego de que Michael hizo un comentario fuera de lugar sobre lo gorda que se estaba poniendo. Esto sucedió poco tiempo antes de que Michael la abandonara a ella y a su familia para formar una nueva familia. Leslie, que se sentía culpable, empezó sus ciclos bulímicos como un autocastigo, esperando que si perdía peso podría juntar nuevamente a su madre y a su padre. Pero el niño que se adapta para complacer a sus padres se está convirtiendo en algo que realmente no es y surge su propio conflicto—causando un comportamiento obsesivo y el autocastigo. Los desórdenes alimenticios, las drogas, la depresión, la limpieza compulsiva o el ejercicio compulsivo, etc., llevado hasta el extremo, son sus maneras de enfrentarse a la cólera-ansiedad. Son mecanismos para evitar nuestro temor más grande: el rechazo.

El perfeccionismo es la característica conductual dominante en los síndromes de mente-cuerpo. Es una forma de neurosis. Es no saber cuándo ponerle límites al comportamiento. ¿Cuánto es suficiente? ¿Cuándo se debe dejar ir? ¿Es muy poco o demasiado? ¿Se me va a aceptar o a rechazar? ¿Soy bueno o lo suficientemente bueno? No sé—así que continuaré en mi ruta obsesiva para acertar, para evitar el siguiente rechazo. Es un cóctel híbrido de baja autoestima y un mayor narcisismo (con una cascarita de limón).

¿Yo? ¡Yo no soy perfeccionista! ¿O se dice perfeccionístico? ¿O perfeccionalista? No, espere...

Existe de vez en cuando una persona con algia por tensión que no parece perfeccionista. Hasta sus amigos o familiares me dicen que estas personas no aparentan ser perfeccionistas o haberse quedado en la etapa anal. Sin embargo, las personas pueden engañarlos a todos, inclusive hasta ellos mismos. La negación es un aspecto fundamental del TMS continuado. Nos enojamos con alguien y sonreímos. Esto es negación. Nos duele la crítica; nos sonreímos. Esto también es negación. Nos duele tanto que nos retraemos y, a veces, nos volvemos compulsivos y repetitivos, mientras que la furia lucha contra la bondad. Aun la negación se convierte en un mecanismo de evasión—una forma de control. Estas personas tienen tendencias perfeccionistas, pero nunca les han puesto atención o no tienen la consciencia para percibirlo. Ser perfeccionista no significa que tiene que ser perfeccionista en todo. Es ser perfecto en lo que importa—en los momentos que importan. Cuantas más cosas le importan, más control desea y más dolor o equivalentes del dolor debe sentir como un castigo por mantener ese control.

¡Qué mala suerte la mía!

Tengo que preparar un discurso difícil para la universidad y un disco de la parte baja de la espalda se me acaba de desplazar y tengo que planificar la fiesta de graduación y se me hinchó el tobillo. Y, no lo va a creer, tengo que ir a una reunión de padres y maestros—que siempre son muy aburridas—¡y me volvió la sinusitis! Ahora, además de todo esto, tengo que hacer una cita con el médico. Tengo tango que hacer, tanto que controlar—y no necesito todo esto ahorita. Muy dentro de mí, no quiero TENER que ser tan amable todo el tiempo. Ese es el propósito del aforismo, *nunca confíe en un hombre que no bebe,* porque todos llevamos una Sombra; si esta Sombra no es evidente, entonces es más obscura de lo que podría pensar. La verdad siempre ha demostrado, a lo largo de la historia, que si no se tiene algún tipo de vicio visible o una personalidad sensiblera—si parece una persona perfecta—entonces tiene una Sombra aún más obscura, porque todos tienen esas ansias de su yo subdesarrollado, una curiosidad de placer que debe aplastar el superego moral para satisfacer y proteger a los demás.

Muy dentro de nosotros mismos ya sabemos que somos más poderosos de lo que podemos y, por lo tanto, tememos estos conocimientos debido a las expectativas morales del mundo. El miedo a nuestro propio poder constituye una barrera, pues ya sabemos que una vez que sobrepasemos nuestros deseos y necesidades, nos convertiremos en nuestro Yo—y ya no necesitaremos distracciones letales para detenernos. Exponer nuestra Sombra significa volvernos tan poderosos que tememos en lo que podamos convertirnos con el tiempo, lo que odiamos más, conforme ha sido definido por las normas sociales. El conflicto entre permitir que se revele nuestro Yo-Sombra y restringir nuestro poder ilimitado es lo que genera nuestro sufrimiento. Es este miedo el que nos mantiene sufriendo de TMS, llenos de ansiedad, sufriendo de TOC y fracasando. Sabemos que somos más de lo que somos; tanto así que tememos lo que podemos llegar a ser, por lo que algunas veces nos autocastigamos y fallamos—temiendo que no podamos controlarnos. Solo vea cómo se tratan de mal las personas en las discusiones por Internet—el odio que expresan—con tan solo el leve poder que da el anonimato. Si se permitiera mucho más, inclusive un poder ilimitado, sabemos en qué podríamos convertirnos—y lo tememos.

Por lo tanto, el sufrimiento físico funciona como un castigo para lo impensable. Nuestro lado más obscuro (Tánatos) siente curiosidad y desea contemplar ideas como el suicidio, la violación, el homicidio y la tortura—cosas de un horror tan inimaginable para nuestro ser consciente que deben quedar aprisionados en la obscuridad (el cuerpo), no podemos dejar que se desarrollen hasta convertirse en pensamientos conscientes. El dolor y la enfermedad aparecen nuevamente para salvarnos y nos infligimos heridas por estas ideas que no se conforman a nuestros códigos morales conscientes. Los placeres enfermizos que surgen de los deseos de morir o de causar daño a los demás empiezan a surgir cuando la responsabilidad moral nos abruma.

> *Todos llevamos una Sombra y cuanto menos se materialice en la vida consciente de la persona, más negra y densa será... Si usted piensa en alguien con el suficiente poder para eliminar todas sus proyecciones... tendrá a una persona que está consciente de que tiene una Sombra bastante densa.*
>
> — Carl Jung, *Psychology and Religion*[183]

Por lo tanto, lo que quiere decir Jung es que usted puede parecer impecable en la superficie—con los pies firmemente en tierra—pero ¡tenga cuidado con el lodo que está debajo! Si puede parar por un momento y escucharse a sí mismo criticando; juzgando a los demás; ridiculizándolos; censurando fastidiosamente su apariencia, sus características y sus vidas—logrará ver que USTED es quien tiene el problema. Debe empezar a comprender por qué usted hace y dice estas cosas—y, con el tiempo, podrá ver dentro de sí mismo una Sombra muy densa.

Un ejemplo de una **erupción de la Sombra** es Winona Rider, la famosa y millonaria actriz a quien atraparon robando artículos valorados en $5000 en la tienda Saks Fifth Avenue en Beverly Hills. Con facilidad hubiera podido comprar la mercadería, pero necesitaba satisfacer una necesidad más profunda que había desatendido. Las Sombras muchas veces surgen en los momentos más inoportunos, lo cual resulta un problema para el ego. Sin embargo, estas erupciones tienen un efecto de equilibrio entre lo consciente y lo inconsciente y entre el ego y la Sombra. La erupción de la Sombra se puede considerar como una purga emocional—una vez pasa, se siente mucho mejor porque la contención de lo que uno tiene dentro envenena el espíritu. Una erupción revela los deseos reprimidos u obscuros de la verdadera persona, la grieta en la armadura de su "persona" que, de repente, se desborda hacia el exterior, o sea, hacia la consciencia—un acto que revela una pequeña parte de lo que realmente desea. La gente que no cree que el Gobernador de Nueva York, Elliot Spitzer, quería que lo pescaran en una banda de prostitución no entiende las Sombras ni el trabajo de la Sombra. Tiger Woods también comprueba que Jung tiene razón en que cuanta más Sombra se personifica en la vida consciente, más densa es. La "persona" impecable de Tiger había creado una Sombra aún más obscura porque no se notaba en su vida diaria.

Todos tenemos una Sombra. Esto es importante para comprender el TMS por dos razones. Primero, la persona no es "perfecta" o "buena" como cree que es y segundo, normalmente es más importante comprender POR QUÉ ha reprimido algo que descubrir qué es lo que ha reprimido. Debemos reprimir—pero la razón por la cual reprimimos ciertas cosas es la pregunta más importante. Si la puede responder, puede comprender a la persona.

Algunas veces, no resulta obvia la fuente de la tensión. Me recuerdo de una joven casada que se sorprendió mucho cuando se le diagnosticó TMS. Negó sentirse tensa o nerviosa y comentó que no sentía que fuera concienzuda o compulsiva. La amiga que la acompañaba lo confirmó y dijo que se le conocía por ser una persona muy alegre y tranquila. Hasta que sostuvimos una plática a fondo, me reveló que su estrategia para enfrentarse a los problemas de la vida era no pensar en ellos. Sencillamente no podía permitir que algo la molestara.
— Dr. John E. Sarno, *Mind Over Back Pain*[184]

Las palabras claves son: "Hasta que sostuvimos una plática a fondo". El superego puede ser muy controlador.

Yo conozco personas que me ha dicho que no son aprensivas. Sin embargo, al platicar más con ellas, es obvio que se preocupan tanto que han aceptado una imagen falsa de sí mismos. Muchas veces son personas que todo lo posponen y que son las primeras en dormirse por las noches. El sueño es su forma de enfrentarse a los problemas; se esconden detrás de las ovejas, mientras que los que tienen personalidad Tipo T cuentan ovejas toda la noche… y el yin persigue al yang… y esto se vuelve aquello….

Una vez tuve una conversación con mi vecino, un perfecto ejemplo de la persona que sufre de dolor de espalda que niega ser perfeccionista. Después de platicar unos cuantos minutos, admitió que, después de limpiar las hojas secas del jardín con un rastrillo, no aguantaba ver una sola hoja sobre el césped. A veces es difícil definir quién es un perfeccionista, ya que, para evitar el rechazo, hay mucha gente que simplemente evita los problemas de la vida fingiendo que no existen.

La intelectualización es independizarse de toda emoción. Es común que las personas que trabajan en horario de oficina se justifican haciendo a un lado sus sentimientos; al hacerlo, se alejan tanto de sus emociones que, con el tiempo, ya no sienten su magnitud, salvo por sus síntomas corporales—sustituyen el instinto con el intelecto, la felicidad con el vacío—se pierden en el intelecto y no se sienten ni felices ni tristes; solo constipados emocionalmente. El cuerpo sufre al tratar de parecer tranquilo. El dolor o la enfermedad es el mensajero. No mate al mensajero; invítelo a sostener una conversación íntima con usted.

La personalidad de Tipo T es bastante buena— algunas veces en detriment de uno mismo

- Todos los que sufren de TMS son de personalidad Tipo T—no todos los de personalidad Tipo T sufren de TMS.
- Los que sufren de TMS tienen una serie de cualidades, algunas de las cuales, normalmente, serían saludables y admirables. Sin embargo, en los que sufren de TMS estas se pueden desarrollar hasta el punto en que son un perjuicio para ellos mismos.
- El que sufre de TMS puede ser muy honesto, hasta el punto de perjudicarse a sí mismo.
- El que sufre de TMS es muy concienzudo, hasta el punto de perjudicarse a sí mismo.
- El que sufre de TMS es muy leal, hasta el punto de perjudicarse a sí mismo.
- El que sufre de TMS nunca es feliz, hasta el punto de perjudicarse a sí mismo.
- El que sufre de TMS evita la confrontación, hasta el punto de perjudicarse a sí mismo.
- El que sufre de TMS se exige mucho, hasta el punto de perjudicarse a sí mismo.
- El que sufre de TMS siempre se siente como que no pertenece.
- El que sufre de TMS es un solitario, aunque goza con la compañía—siempre prefiere estar solo.*
- El desastre del Tipo T es más bien privado, en la mayoría de los casos. Se debe principalmente a una baja autoestima y se da por el deseo de evitar la sobreestimulación. Hay una gran bestia gigante en todos nosotros. Los que no admiten que la tienen o no pueden reconocerle muchas veces sufren problemas físicos porque toda su energía está dedicada a la lucha de ocultar la bestia que tenemos dentro para parecer "perfectos".

---

*Ser un solitario o desear privacidad no quiere decir que la persona no esté bien ajustada ni es poco saludable. Algunas personas sencillamente prefieren proteger (y gozar) su sensibilidad o simplemente estar solas con sus pensamientos y sentirse menos estimuladas. Pueden gozar de la oportunidad para fomentar su creatividad y buscar una consciencia más profunda. Puede ser un comportamiento normal y saludable, pero también puede revelar una necesidad más profunda.

Principales características de la personalidad de Tipo T

La personalidad del Tipo T se puede caracterizar como una **personalidad de absorción**. Es frecuente que se apropien de los problemas, emociones y sueños de otros, para poder llevarse bien, concordar y pertenecer. Su intención es no inducir a engaño. Realmente se encuentran muy comprometidos y tienen temor de arriesgarse. Usan el razonamiento para controlar la situación y mientras otros dicen y hacen lo que quieren, el que sufre de TMS se queda a cargo. Una personalidad absorbente sobrevive adoptando cualquier "persona" como un camaleón que absorbe los colores de su alrededor para acomodarse. El problema es que ese intento de mantener la homeostasis emocional se paga con una falta de homeostasis física.

En una fiesta, un individuo con personalidad Tipo T estará divirtiéndose con un ojo puesto en la puerta. Necesita y quiere que haya gente que esté cerca de ella, pero no demasiado cerca—concede su espacio proxémico en porciones moderadas. Su propio ritmo es su forma de controlar la rapidez con que absorbe los estímulos externos.

Los que sufren de TMS también pueden ser **más sociales de lo normal** hasta el punto de sumisión, cuando la apremiante necesidad de aceptación domina el deseo más ferviente—ahogado por un superego represivo—de adaptarse para sentir las emociones de los demás como sustitutos de las propias emociones. La cronicidad de los síntomas muestra la conmoción interior, ya que la baja autoestima surge al sentir que las opiniones de otros son más valiosas que las propias.

Los que sufren de TMS son sumamente empáticos—están muy conscientes de sus alrededores y de cómo otros se sienten en cualquier momento. Puede parecer extraño, pero las personas empiezan a detestar a aquellos de los que dependen porque la codependencia es una amenaza para el ego. Al ego no le gusta necesitar a la gente, así que nuestra primera reacción muchas veces es enojarnos con los que nos cuidan porque sentimos que les exigimos mucho. Por lo tanto, las personas con personalidad de Tipo T muy pocas veces piden ayuda, ya que, normalmente, están muy ocupadas dándola.

El que sufre de TMS se esfuerza por alcanzar logros y no puede relajarse. La relajación es un enigma para el Sr. Tipo T—siento lástima por el que no puede alcanzar un estado de relajación de mente y cuerpo. Puede sentarse a ver la televisión, pero lo considera una pérdida de tiempo. La culpabilidad crónica y las metas mentales (las tiránicas instancias de "debería") lo impulsan a seguir desde la mañana hasta la noche. Si alcanza una meta, se siente vacío porque siempre piensa que puede lograr más. Si las metas lo abruman, se puede sentir estancado, incapaz de alcanzar ni siquiera las metas más insignificantes. Si se acerca a su meta, podría detenerse justo antes de alcanzarla para empezar otra. La conclusión es como la muerte para él, porque tendrá el tiempo que no desea para reflexionar. Se mantiene ocupado como mecanismo de evasión.

En su vida en constante evolución, el perfeccionista con personalidad Tipo T, ThoMaS Jefferson, jamás terminó las fases de construcción de su casa en Monticello, ya que continuamente traslapaba nuevos proyectos con otros que estaban a punto de concluirse—a lo largo de más de 40 años. Monticello era un símbolo de su personalidad y de su incapacidad de sentirse satisfecho—nunca aceptar la relajación o un cierre. Esto es una fobia a la resolución porque, si algo se termina, las fuerzas motivadoras subyacentes se deben enfrentar finalmente (el Dr. Sarno se refiere a este tipo de persona que empieza su búsqueda de otra meta antes de alcanzar la primera como una persona ultraperfeccionista). El que sufre de TMS ve la satisfacción como un fracaso, ya que, en su mente, se puede hacer más y "la vida pasa demasiado rápido". Jefferson muchas veces se lamentaba de haber hecho vida social y haber perdido el tiempo al principio de su carrera universitaria en William and Mary University. Juró que nunca más iba a suceder y, con el tiempo, se volvió "tacaño" con su tiempo, como resultado de la culpa que sentía por haberse divertido en su juventud. Como escribió el Dr. Sarno: "El TMS ocurre porque todo se enfrenta demasiado bien". A los que han sanado les importan menos los detalles y las críticas. Les importa, "pero no tanto". Una vez se leva el ancla, el barco puede navegar libremente. No obstante, el ancla puede estar tan sepultada bajo las aguas del inconsciente que la persona no se atreve a levantarla por miedo de avanzar hacia adelante.

Es raro encontrar a una persona que sufre de dolor crónico que no sienta que la vida le está privando de algo. También es sumamente difícil amar a alguien que siente que no se merece ser amado y, por lo tanto, puede ser difícil amar a las personas con personalidad Tipo T—por lo que muchas veces se encuentran solas o solitarias.

La mayor parte del tiempo se sienten que no son merecedores—pensando que tendrán que pagar más tarde por su felicidad presente y, por lo tanto, rehúyen la alegría. El General Stonewall Jackson, que luchó en la Guerra Civil de los Estados Unidos es un vivo ejemplo del TMS; siempre pensó que su felicidad del momento tenía un precio. En una carta a su esposa le decía que no debía querer a su bebé "demasiado", por miedo de que algo malo surgiría para contrarrestar el amor adicional. Jackson sufrió una multitud de manifestaciones de TMS en mente-cuerpo—sosteniendo nociones equivocadas—temeroso de la venganza de la felicidad—con miedo de que se tendría que restaurar el equilibrio por medio de la tragedia.* Esto es muy común entre los señores y señoras T. Esperan que se les arrebate la felicidad y, por lo tanto, aceptan la ansiedad donde podría estar la serenidad. Se adelantan a la luz en vez de gozar de su brillo, imaginando la caída que seguirá después de su llegada a lo alto.

---

* El General Thomas "Stonewall" Jackson era hipocondríaco—muchas veces entraba en batalla con un brazo por encima de la cabeza porque sentía que así equilibraba la sangre de su cuerpo.

Muchas personas con personalidades Tipo T me han dicho que sus padres eran muy austeros o indiferentes, aunque siempre los cuidaron muy bien. Es frecuente que uno o ambos padres no hayan sido tiernos o muy cariñosos y demostrativos. Eran más bien estoicos, flemáticos y poco dados a muestras de cariño; se inclinaban más hacia la protección, la disciplina y las reglas, y a seguir las iniciativas de otros en vez de mostrar amabilidad y compasión. Un hombre que sufrió severos dolores de espalda, así como otros equivalentes del TMS antes de ver al Dr. Sarno me dijo una vez que una amiga de su mamá le había dicho: "Tu madre era una buena mujer; lástima que no le gustaran los niños". Se debe reiterar que, de todas las necesidades que puedan tener los niños, la falta de contacto humano es la más dolorosa y conduce a un desarrollo emocional atrofiado. La seguridad del contacto humano sobrepasa la necesidad de palabras y hechos, como se puede observar en la carencia emocional que se observa en el enanismo psicogénico o en niños salvajes.

Los padres de un niño que sufre de TMS invariablemente tuvieron un padre o ambos padres con los síntomas. Los padres de los padres probablemente hayan tenido una baja autoestima, hayan sido muy críticos, y hayan sido personas aprensivas y muy negativas. Los padres de sus padres probablemente también hayan miedo, hayan sido perfeccionistas y no hayan recibido el cuidado amoroso que ansiaban. Este ciclo continuará hasta que alguien haga el esfuerzo que se necesita para sanar—restaurar la autoestima—y rompa el ciclo para que empiece un nuevo ciclo a un plano más alto de consciencia.

Las personas que sufren de TMS sienten una profunda necesidad de que los cuiden y de que todo salga perfectamente. En vez de ello, irónicamente y debido a su naturaleza tan responsable, resultan ellos cuidando de otros. El niño interno entonces se rebela—bañado por la tormenta del conflicto.

Los que tienen personalidad Tipo T se toman todo personalmente, pero ocultan el hecho—haciendo creer que no les dolió, generando una tremenda energía potencial y problemas de SNA. Al final, son las "personas" falsas las que drenan mayor la energía y, por lo tanto, generan mayor furia—produciendo los síntomas más crónicos. El encubrimiento de la verdadera identidad es lo que más enfurece porque exige más de lo que no somos y revela menos de lo que verdaderamente somos. Reconocer que tenemos necesidades nos hace sentir vulnerables al mundo exterior, por lo que sepultamos nuestras necesidades dentro de nuestros cuerpos—para exteriorizarlas en una fecha futura cuando se dé la oportunidad.

¿Qué impulsa al modelo T?

El **narcisismo**, el "**buenismo**" y el **perfeccionismo** son los rasgos primarios de carácter que impulsan a la "persona" con personalidad de Tipo T.

Narcisismo—es el amor de sí mismo; todos tenemos características narcisistas. Cuando el narcisismo coexiste con una autoestima sin desarrollar, se crea un conflicto. El narcisismo maligno es la incapacidad de sentir el dolor de los demás y esto se observa más frecuentemente en las personas que nunca han sido muy pobres—son los que "nacieron en cuna de oro".

"Buenismo"—Es el deseo inalcanzable de "hacer lo correcto" todo el tiempo, sin cesar jamás.

Perfeccionismo—Es la necesidad de nunca fallar a los ojos de los demás—exigiendo energía para la "persona" y la responsabilidad que no se desea asumir.

El introvertido

El tipo de personalidad más frecuente entre los que sufren de TMS es el introvertido. Podría mirar a Howard Stern, una personalidad de radio y televisión que antes sufría de TMS, y decir que no es cierto lo que se dice de este tipo de personalidad. Al observarlo más detenidamente, sin embargo, se puede constatar que sí lo es. La palabra personalidad se deriva de "persona", que quiere decir "máscara", no solo por cómo queremos que el mundo nos perciba, sino que también por lo que queremos ocultar al mundo. Howard se esconde detrás de una máscara de extroversión obsesiva, pero no creo que le revele al público su Yo más verdadero. Esto quedó comprobado con el TMS severo que sufre. Un vistazo a su película autobiográfica *Private Parts* (Partes privadas) es una prueba más del hombre detrás de la máscara. Howard encontró al Dr. Sarno y tuvo suficiente apertura de mente para verse a sí mismo como realmente es, y se curó. Sus partes ya no son privadas.

Por lo tanto, la introversión muchas veces se ve oculta por la extroversión. El fallecido Robin Williams es un ejemplo trágico. El conflicto debe enterrarse, lo cual muchas veces se logra por medio de la extroversión, una forma de enfrentarse abiertamente a la ansiedad—un equivalente del TMS. A los introvertidos se les define por medio de un proceso de revelaciones personales. Se mantienen distantes y no los nutre el ambiente externo que los rodea. Por lo tanto, mediante sus revelaciones personales, de acuerdo a Jung: "las muchedumbres, los puntos de vista de la mayoría, la opinión pública, el entusiasmo del público, nunca lo convencen de nada, sino que sencillamente lo obligan a internarse aún más en su concha".[185] Es típico que los que sufran de TMS evite toda situación cacofónica. El que sufre de TMS extremo oculta su miedo volviéndose "el ruido"… y el yin persigue al yang… y esto se vuelve aquello…

Los de personalidad Tipo T pueden ser más tercos que una mula

El Dr. Marc Sopher cree que los que sanan más rápidamente es porque tienen más facilidad para desechar los patrones y creencias anteriores y reemplazarlas con unas más nuevas. Lo "pescan" más rápidamente y logran reprogramar sus mentes más rápido que los demás. Cuando la sanación tarda, puede deberse al miedo de alzar la máscara para revelar lo que está por debajo. Esta necedad interna muchas veces está acompañada de tinitus. Me quedé muy sorprendido cuando noté la correlación tan alta que existe entre la sanación lenta y las quejas de tinitus cuando empecé a comunicarme con los que sufren de algia por tensión. Años después de que empecé a hablar con muchas de estas personas encontré un libro escrito por Louise L. Hay, *You Can Heal Your Life* (Puede sanar su vida), que contiene una lista (tomada de su libro, *Heal Your Body* [Sane su cuerpo]) de las correlaciones entre las enfermedades y sus posibles causas. En esa lista, bajo el título "Tinitus" ella incluye: "Negarse a escuchar. No escuchar la voz interna. Necedad." Louise Hay debe estar escuchando a la gente con la que trabaja. Los que sufren de TMS que tardan más en sanar se resisten con necedad a aceptar nuevos sistemas de creencias; son extremadamente recalcitrantes al cambio en la forma como se ven a sí mismos—aceptando el TMS únicamente en forma parcial—y se aferran a los medicamentos y otras excusas para continuar con sus síntomas. Insisten en sus propias ideas sobre lo que les aqueja—sus propios conceptos de sanación y perfección. Sin embargo, la imperfección es lo único que nos proporciona una consciencia más profunda, como escribió Jung: "No hay luz sin sombra y no hay integridad psíquica sin imperfección".[186]

La desconexión de la perfección

Mientras que la persona distante se pueda mantener a cierta distancia, se sentirá relativamente segura.

— Dr. Karen Horney[187]

Uno o más hilos en común que se entrelazan en el tejido de aquellos con personalidad Tipo T, la cual conduce al perfeccionismo, es que cuando eran niños se les enseñó que era malo dar muestras de cólera. Se les dijo que no era bueno, por lo que, para ser buenos, desarrollaron un método para ocultar su cólera dentro del cuerpo y así cumplir con las amonestaciones—así es como se establece la base de la "persona". Pero si se da cuenta que no está siendo sincero consigo misma, puede hacerle frente a este hecho tornándose distante—lo cual también distancia su furia—y contiene su expresión. Un ejemplo famoso de esto es la difunta Princesa Diana de Gales, descrita por los historiadores y sus biógrafos como una mujer americana tratando de vivir por Inglaterra. La infelicidad que escondía detrás de su bella máscara se volvía cada vez más evidente a medida que su verdadero Yo empezó a luchar con su "persona". El crecimiento conlleva deshacerse de la máscara que llevamos puesta para complacer a los demás, cuando la persona adecuada hace presunciones falsas. Al intentar complacer infinitamente, el que sufre de TMS se queda completamente solo.

Sea bueno y se quedará solo.

— Mark Twain, *Following the Equator* (Siguiendo el ecuador)

17

Buenista-itis–Inflamación por baja autoestima

Cuando una persona realmente no sabe quién es, la mayor parte de la energía de su vida generalmente se pierde en una lucha para ser quien cree que debe ser. El triste resultado es que cada vez se aleja más de la posibilidad de descubrir su verdadero yo. Cuando más trata de parecerse a alguien o a algo fuera de sí mismo, menos satisfecho se sentirá en lo más profundo de su ser. Esta falta de satisfacción, por su parte lo induce a hacer mayores esfuerzos, alejándolo aún más de su autorrealización, o sea, la expresión justa de quien verdaderamente es. Esta es la clase de círculo vicioso en la que estamos atrapados muchos de nosotros. De hecho, esto nunca nos dejará ser libres; lo puede esclavizar porque depende de sus respuestas, de su comportamiento. Sentir que alguien, o el comportamiento de otro, es necesario para alcanzar la felicidad, la satisfacción inmediata, la aceptación del mundo es sentirse desvalido— y, de hecho, serlo.

— Dr. Emmett Miller, *I Am* (Yo soy)

El Dr. Miller es un pionero del campo de la sanación mente-cuerpo y sigue siéndolo hasta el día de hoy. Al inicio de su carrera, aprendió que, para ayudar mejor a las personas con su sanación, debía ir más allá de la medicina tecnológica y llegar hasta sus corazones y sus mentes. Me sentí intrigado la primera vez que escuché sus palabras que aparecen anteriormente porque son, en esencia, el contexto de este libro. El concepto se basa en el trabajo de Jung sobre la psique humana en su Principio de Equivalencia y en la psicología humanística: cuando no somos nosotros mismos, se invierte más energía en nuestras Sombras, drenándonos de nuestro potencial—incrementando la ansiedad—arraigando así la impotencia.

Dependien—T

Sentir que vivir para alguien más de alguna manera es una ventaja se ha clasificado como baja autoestima. Algunas personas T tienden a dejarse utilizar por otros, ya que no tienen control sobre su cólera para poder decir que no. Implícitamente sabe que debe decir que sí para sepultar su desdeño y furia. Las personas tipo T generalmente son muy dependientes, lo cual las enfurece, ya que las personas que no son dependientes las utilizan para conservar su propio tiempo y energía.

Paradójicamente, hay personas tipo T extremas que se rehúsan a sujetarse a normas o plazos establecidos u horarios. Hacen todo lo posible por mantenerse independientes para evitar que se les pida ayuda. Estas personas tienen problemas para socializar—no saben cómo tratar con las personas. Rehúsan todo lo que se les pide o todo los que se les dice. Escapan de la vida, nunca se comprometen, nunca ayudan, siempre preguntándose qué hay detrás de la Puerta Número 2— muchas veces ocultando su sensibilidad extrema e impaciencia con drogas, alcohol y cigarros.

Una persona que sufre de TMS, típicamente, no es antisocial y su comportamiento no es patológico. El TMS es, sin embargo, un primo hermano del trastorno obsesivo-compulsivo (por parte de madre). Con un trastorno antisocial, las personas tienden a echarle la culpa a otros por su propio comportamiento—atacándolos—liberando sus frustraciones y cólera hacia la sociedad. Por el contrario, una persona que sufre de TMS, típicamente, se culpará a sí misma y tomará las medidas necesarias para darse una lección a sí misma sintiendo culpa cuando no hay razón.

La salud emocional se basa en la fortaleza de las relaciones interpersonales. Saber cuándo adoptar una postura, cuándo establecer límites, cuándo ceder y cuándo cambiar—saber cuándo lo bueno es suficientemente bueno—todos son importantes para comprender que ser aceptados no es lo más importante en la vida. No está agregando ningún valor a este mundo si no tiene enemigos. La persona Tipo T tiende a esperar que alguien más le diga hasta donde es suficiente o qué es suficiente. La persona que no es de personalidad T dice: "Ya está— suficiente" y deja de hacer lo que está haciendo. La persona con personalidad T dice: "¿A dónde vas? "Este caballo todavía está vivo, sigue pegándole!" Siempre hay algo más que hacer.

Por favor, ¿quiere ser—mi vecino?

El tipo de personalidad complaciente tenderá a sobrevalorar su congenialidad y los intereses que tiene en común con los que lo rodean... se vuelve sensible a las necesidades de los demás... Se vuelve complaciente, muy considerado—dentro de los límites que son posibles—es sumamente apreciativo, sumamente agradecido, generoso. Se ciega al hecho de que, muy dentro de su corazón, no quiere mucho a los demás y tiende a considerarlos hipócritas y egoístas.

— Dr. Karen Horney, *Our Inner Conflicts*[188]

En el episodio de la comedia Seinfield "La masajista", George Constanza está enojado porque no le cae bien a la novia de Jerry.

George: ¿No le caí bien?

Jerry: Mira, no vas a pasar mucho tiempo con ella.

George: ¿Entonces, de veras no le caigo bien?

Jerry: No.

George: ¿Ella te lo dijo?

Jerry: Sí.

George: ¿Te dijo que yo no le caía bien?

Jerry: Sí.

George: ¿Cuáles fueron sus palabras exactas?….

Jerry: [interrumpe] No me cae bien.

George: Ajá. ¿Por qué no le caí bien?

Jerry: ¡No todos les caen bien a todos!

(George, el perfecto "buenista" hasta el fin.)

Karen: ¿Y qué más da? ¿A quién le importa si no le caes bien? ¿Le tienes que caer bien a todo el mundo?

George: ¡Sí! ¡Sí! Les tengo que caer bien a todos. ¡¡Deben de quererme!!

Como ya lo he dicho, las personas que tienden a sufrir de TMS, por lo general, trabajan duro, son súper responsables, concienzudas, ambiciosas y exitosas, todo lo cual ejercen una mayor presión en su Yo atribulado.
— Dr. John E. Sarno, *Healing Back Pain*[189]

He denominado al TMS como la **enfermedad de la sonrisa** porque los intentos de apaciguar lo que no se puede calmar solo sirve para enojar al Yo que ya está abrumado. Al ocultarse pertinazmente detrás de una "persona" que detesta, se crea un desequilibrio—o TMS.

Trata, automáticamente, de cumplir las expectativas de los demás… muchas veces hasta el punto de perder de vista sus propios sentimientos. Se vuelve "abnegado", se sacrifica a sí mismo, no exige nada—con excepción de su deseo de afección sin límites.
— Dr. Karen Horney, *Our Inner Conflicts*[190]

Tratar de ser demasiado bueno—ser todo para todos—es una negación de sí mismo que envía mayor energía hacia la Sombra. Negar que uno ha sufrido abuso sexual, maltrato o abandono y que no siente odio hacia las personas que le hicieron estas cosas es darle poder al complejo de la Sombra. Negar que uno odia su trabajo o a su esposo o su vida tiene un efecto que desarrolla la Sombra. La negación es un complejo o un conglomerado de pensamientos y sentimientos reprimidos. Cada vez que se dice a sí mismo o a otros que su vida es exactamente lo que usted había deseado, cuando en lo más profundo usted sabe que no es así, se envía energía a la Sombra—y se manifiesta ya sea como pesadillas o esquizofrenia o físicamente como TMS, o como algo peor. ¡Es frecuente que las personas que sufren mucho dolor me digan que sus vidas son maravillosas! Sin embargo, al hurgar un poco por debajo de la superficie, se les salen las lágrimas y se sueltan a sollozar, a medida que sus Sombras se desmoronan ante la verdad. Empiezan a sanar por medio de la terapia del conocimiento.

Enfrentarse a la verdad puede quemar como quema el agua bendita

Conozco a un señor cuya esposa lo abandonó a él y a su hijo y se fue con alguien más. No tenía empleo y le estaba costando criar a su hijo solo. Tomaba varias medicinas antidepresivas. Cuando le dije que no era posible que fuera feliz, me dijo en forma muy cortante: "Mi vida es maravillosa, es exactamente lo que había planeado." Poco después lo operaron de la espalda para detener el dolor y sus episodios de parálisis. La cirugía no funcionó, por supuesto.

En su libro *Mindbody Prescription*, el Dr. Sarno cuenta la historia de Helen, que se encontraba postrada en su cama, "paralizada por el dolor". A los 47 años, se había recordado que su padre había abusado de ella y se unió a un grupo de apoyo para personas que habían sufrido incesto, con el fin de tratar de curar sus heridas. Al ingresar a este grupo de apoyo, sus síntomas empezaron a empeorar (el exorcismo del TMS). Le costaba comprender por qué estaba empeorando, pero su esposo, con mucha sabiduría le indicó: "Estás hablando de cuarenta años de furia reprimida". Sus palabras súbitamente detonaron una catarsis emocional (el detonante de la compasión) que le provocó un llanto como nunca había experimentado en su vida, "lágrimas fuera de control". Empezó a pronunciar palabras como "déjenme morir", "me siento enferma", "tengo tanto miedo", "por favor cuida de mí". Su Sombra empezó a desaparecer a la luz de la verdad. Describió cómo su dolor fue saliendo por un ducto desde la parte baja de su espalda hasta sus ojos, derramándose hacia afuera. Su dolor empezó a aumentar al principio—como generalmente sucede—para evitar que ciertas emociones penetraran hacia la consciencia. Al final, la verdad la liberó, ya que su dolor ya no tenía ningún propósito, ya que solo existía para suprimir la negación de su furia.

A medida que lloraba, volví a ser niña otra vez y logré reconocer los sentimientos que he tenido toda mi vida y que yo pensaba que eran una locura, o por lo menos muy extraños. Talvez me había salido de mi cuerpo y nunca me había permitido ni siquiera sentir que alguna vez había sido joven. Pero los sentimientos estaban allí y me embargaron y luego salieron de mí... Yo supe—de veras me di cuenta—que lo que sentía en ese momento era lo que sentía cuando era niña,* cuando nadie cuidaba de mí o podía cuidarme... la vergüenza, el horror.

— Helen, *The Mindbody Prescription*[191]

La honestidad cruda con uno mismo es esencial para la recuperación, pero la "persona" se aferra con fuerza a las ideas que tenemos en nuestro interior de que "todo está perfecto" y "doy la apariencia de ser perfecto". Esto no quiere decir que las personas que padecen de TMS sienten que son perfectas; al contrario, nunca sienten que son los suficientemente buenas.

---

* El **Mecanismo de Dos Traumas** de McKenzie que se tratará detalladamente más adelante.

Somos tanto luz como obscuridad

Aquellos con un espíritu verdaderamente libre son las personas más felices y saludables. Comprenden que hay fuerzas opuestas dentro de ellos y que no son perfectos. Normalmente, no nos damos cuenta de nuestras Sombras porque no estamos buscando algo que no queremos encontrar, y es difícil encontrar algo que se encuentra oculto tan profundamente.

Los libres de espíritu comprenden que existen opuestos dentro de sí mismos, que van desde el negro hasta el blanco, del amor al miedo, de *anima* a *animos*. Han separado al hombre. Por lo tanto, nos define lo que sabemos, nuestra luz-consciencia (del latín, *conscio*, "yo sé"), pero aún más por lo que no sabemos, nuestra oscuridad inconsciente (del latín *un-conscio*, "no sé").

En el programa 20/20 de la cadena ABC, "La cura del Dr. Sarno", un abogado, cuya resonancia magnética mostraba tres discos herniados, admitió que su dolor de espalda dominaba su vida. John Stossel le dijo: "Me doy cuenta que tiene dolor, pero que siempre se sonríe." El abogado le contestó: "Todos los que me conocen dicen que siempre estoy sonriendo; aun cuando siento dolor, me sonrío." El Yo sabe, dentro de sí, que hay sentimientos más profundos de conflicto, pero el ego se interpone entre la luz del verdadero Yo y el muro de la "persona", que proyecta una sombra. Si domina la amabilidad falsa, debe haber una compensación equivalente—y esa compensación es la **ira** pura y sin adulteración. La fuerza psíquica opuesta a la amabilidad simulada es la ira ciega que, por cierto, es la raíz de todo dolor por TMS y, lo más probable, de una enfermedad. Por lo tanto, la vida es una danza constante buscando el equilibrio entre la intelectualización y el sentimiento—represión y expresión.

El Dr. Sarno escribió sobre una madre que evitó que su hijo hiciera un berrinche echándole agua a la cara. Lo que no sabía la madre es que estaba acondicionando a su hijo para que reprimiera su cólera. Esto puede traer consigo una vida de sufrimiento crónico si el niño nunca logra expresar su cólera otra vez— introduciéndola dentro de su cuerpo.

No he logrado establecer una correlación entre las personas con personalidad Tipo T, con respecto a sus ideas políticas o religiosas. Todas las razas, religiones y etnias comparten la misma vida. Sin embargo, los que se inclinan por un extremo del espectro ideológico son los que sanan más lentamente o que no sanan para nada. Los que se encuentran más dispuestos a ver los dos lados de los problemas tienen a sanar a un ritmo más estable. Los que se mantienen rígidos en sus posturas—considerando que todos los demás están equivocados—son los que más sufren.*

---

* Noté que hay un número desproporcionado de agnósticos y ateos entre las personas que sufren de TMS. La mayoría, sin embargo, también se curaron por medio de la sanación del TMS.

18

T n A—Principales tipos de personalidad y la salud

Con una sola conferencia, el Dr. Sarno me curó del dolor de espalda tras 20 años de sufrimiento. Me da mucha vergüenza; no puedo creer que les esté contando esto. Aparentemente, yo nunca tuve un problema con la espalda, tenía un problema de personalidad.
— John Stossel, *"Dr. Sarno's Cure" (La cura del Dr. Sarno)*

Las personalidades Tipo A y Tipo B las introdujeron dos cardiólogos de San Francisco, Meyer Friedman y Ray Rosenman, hasta el año 1960. La personalidad Tipo T es una cuasi combinación de personalidades Tipo A y B.

La persona con personalidad Tipo A se caracteriza por ser:
Beligerante—una expresión externa agresiva del Yo
Impaciente—el tiempo es su enemigo; no tiene paciencia para la paciencia
Tempestuosa—constantemente agitada y tumultuosa
Competitiva—una aserción agresiva del Yo; arrogante
Hostil—externaliza su Yo a costa de los demás
La persona con personalidad Tipo B se caracteriza por ser:
Sistemática—pensante, más creativa e imaginativa
Tranquila—paciente, aún bajo estrés
Menos ambiciosa—deja que la vida se vaya desarrollando sola
Complaciente—amigable y generoso
Cooperativa—trabaja bien con otros
Relajada—sin complicaciones
De sangre fría—imperturbable bajo estrés

Friedman y Rosenman se volvieron íconos de la medicina cuando establecieron que la **personalidad Tipo A** tiene una alta correlación con las enfermedades del corazón. Al inicio, una de sus secretarias, muy astutamente, noto que "los que sufrían de enfermedades coronarias casi nunca llegaban tarde a sus citas y preferían sentarse en sillas duras y tapizadas en vez de sentarse en sillas suaves o sofás. La tela de las sillas tapizadas tenía que cambiarse mucho más seguido que las otras porque su parte de enfrente se gastaba muy rápido. Veían sus relojes con frecuencia y se les veía impacientes cuando tenían que esperar. Generalmente se sentaban en la orilla de las sillas de la sala de espera y tendían a saltar de sus sillas cuando se les llamaba para examinarlos."[192]

El Dr. Rosenman también indicó que las personas con Tipo A sentían una preocupación poco común con el tiempo."[193] Tienen compulsión por realizar tantas tareas como sea posible en un período muy corto de tiempo (adictas al trabajo).

Aristóteles afirmó que el corazón era el centro de todas las emociones. De hecho, las emociones se sienten en el corazón y no en el cerebro. Es fácil comprender por qué las personas con personalidad de Tipo A podrían tener angustias tan fuertes que pueden dañar el sistema de bombeo tan preciado. La personalidad Tipo A, tan llena de rabia, trata al tiempo como su enemigo y por esta percepción tan distorsionada al final paga un precio mucho más alto.

El siguiente es una nota que se encontró en el escritorio de un hombre con personalidad Tipo A que sufrió un ataque cardíaco mortal mientras corría para alcanzar un tren:

American Institute of Stress (Instituto Americano para el Estrés)
[reproducido con autorización]

Más recientemente, se identificó un tercer tipo de individuo propenso al TMS que podría considerarse como de personalidad AB—una combinación de A y B—denominado el **Tipo T** o **T(e)**. El individuo con personalidad tipo T está propenso al dolor crónico, fatiga, problemas de digestión, problemas cutáneos y cualquier otra cosa que pudiera estar de moda. (Vea el Apéndice A.)

La persona con personalidad Tipo T se caracteriza por ser:

Narcisista—amor a la vida y a sí misma

Tendiente a internalizar—represión automática de lo que no sucede en forma perfecta

Controlada—usa el control, creando conflicto y, por ende, creatividad

Apariencia exterior tranquila—esconde sus verdaderos sentimientos de sí misma y de los que están a su alrededor; sonríe a pesar de su dolor.

Fulanito-T internaliza su furia como lo hace Fulanito-A. Pero a Fulanito-T se le ha enseñado a que sea bueno y que quejarse y mostrar cólera es algo malo. Nunca ha aprendido a expresar su cólera en forma apropiada; sufre del trastorno de la amabilidad. Los T son hacedores del bien que muchas veces provienen de hogares que se adhieren a un régimen estricto: falta de cariño y una doctrina religiosa con amenazas de un castigo eterno.

Tanto las personalidades de Tipo A y T sufren de una sobrecarga de cólera. Sin embargo, la personalidad Tipo A es extrovertida, proclama públicamente su Yo, en tanto el Tipo T se vuelca hacia adentro para sepultar la proclamación de su Yo. "A" se avanza enérgicamente; "T" retrocede con mucha cortesía. En su libro Healing Back Pain, el Dr. Sarno escribe que muchos "T" se describen a sí mismos como Tipo A, pero que es evidente que el Tipo A es más hostil, mientras que T siente la necesidad de ser apacible, "complaciente y servicial".[194]

Como siempre sucede en la vida, no siempre hay líneas claras de demarcación. Hay personas con personalidad Tipo A que sufren de dolor de espalda crónico que se adentran en los territorios de la personalidad Tipo T y hay personas con personalidad Tipo T que sufren del corazón. A estas personalidades errantes las he denominado **provocadores especiales**. Estos provocadores especiales son arrogantes, prepotentes, maliciosos y centrados en sí mismos. Critican a los demás a propósito, esperando que le respondan, lo cual les asegurará que se les está escuchando—su necesidad de atención no tiene paralelo. Sus egos dominan la vida de todos los demás. Son agitadores intencionales. No son T completos—son más bien completos A…snos.

Tanto los T como los A son competitivos. Tal vez la competitividad es su forma de probar su Yo ante los otros, de ser escuchados… y el yin persigue al yang… y esto ya se volvió aquello….

Las personas con personalidad Tipo A generalmente sufren de altos índices de enfermedades coronarias; las de Tipo T tienen altos índices de dolor e índices más bajos de enfermedades de las arterias coronarias.[195] ¿Podría ser solo el grado de furia que se reprime, ya que es más sano desahogarse? Si esto fuera cierto, los que tienen personalidad Tipo A deberían tener los corazones más sanos de todos. Pero no es así. Cabe preguntarse qué cólera se encuentra por debajo, comparada con la cólera que se ve. Yo pienso que las diferencias en sintomatologías residen en **el lugar** donde guardamos nuestra cólera. Asimismo, cada uno de nosotros responde en forma diferente a lo que observamos en otros que están luchando con sus propios síntomas (memética o contagio) a nuestro alrededor. Una mayor consciencia puede alterar el estado físico predispuesto diciéndole a las células lo que deben hacer, ya que funcionan más como chips programables de computadoras que como entidades predestinadas.* Podemos cambiar mucho sobre nuestros destinos físicos. Este es un hecho, como se puede comprobar por la sanación del TMS, así como con los resultados que se observan en la visualización dirigida y la relajación aprendida.

También es interesante la diferencia en los patrones de respiración de las distintas personalidades, ya que el ritmo de la respiración es una expresión emocional. En una entrevista con el American Institute of Stress, el Dr. Rosenman afirmó que las personas con personalidad Tipo A tienen "patrones de respiración muy poco usuales".[196] Aspiran demasiado aire y tiende a expirarlo a mitad o al final de las pausas entre palabras, en forma de suspiros. He visto este tipo de "respiración A"—se ven como un pez globo fuera del agua. Esto es completamente opuesto a la respiración de los Tipo T, quienes sostienen la respiración—un tipo de respiración congelada. Las personas con Tipo T tienen a respirar superficialmente, aspirando muy pocas cantidades de aire y reprimiendo sus emociones, a la par de su respiración.

> Como el Dr. Sarno ha demostrado, no necesita cambiar su personalidad para sanar. Comprender el proceso del TMS y una fe completa son todo lo que normalmente se necesita para sanar, pero no siempre. Algunas veces debe diseccionar su vida y desechar memorias específicas para poder sanar.

Tiranía de los "debería"

De aquí procede la tensión: la batalla que se lleva a cabo en la parte subconsciente de las personas entre el "debería" y el "qué me importa"… Uno de los peores aspectos del TMS es que el proceso parece que se autogenera.

— Dr. John E. Sarno, Mind Over Back Pain[197]

---

* "En pocas palabras, no existe el gen del cáncer; las enfermedades no se heredan. Lo que sucede es que las células se vuelven cancerosas porque se les dijo que lo hicieran. El miedo muchas veces es el factor operativo que impulsa dicha instrucción". [Cathy Sherman, *The Mind-Body Connection: Fear Manifests in Many Diseases* (La conexión mente-cuerpo: el miedo se manifiesta en muchas enfermedades)].

Yo debería llamar a esta persona; yo debería pasar más tiempo con aquella persona; yo debería haber regañado a esa persona; yo debería hacer más ejercicio; yo debería haber estudiado; yo debería dejar de comer tanto; yo debería haberlos visitado; realmente debería dejar de preocuparme; yo debería dejar de pensar que debería dejar de preocuparme; yo no debería preocuparme de pensar que debería dejar de preocuparme ¿o sí? Pssst... en lo más profundo de mi interior... realmente no me importa—pero creo que sí me debería importar.

La psicoanalista del siglo veinte, Karen Horney, sentía que estos "debería" interiores evitan que la persona alcance su propia actualización. Se refería a este comportamiento simultáneo de "aparentar ser perfectos y odiarse a sí mismos" como una batalla de la tiranía de los "debería", la cual, si se lleva al extremo, se convierte en un comportamiento neurótico.[198] Este conflicto de los "debería" se suma a la ansiedad—con lo cual se empeoran los síntomas.

Introvertidos, intuitivos, perceptores de sentimientos

La personalidad que más se asemeja al Tipo T sería la INFP—siglas en inglés para una personalidad introvertida, intuitiva, perceptora de sentimientos. Las personas que sufren de TMS pueden ser de cualquier "tipo", pero las que sufren de los síntomas más comúnmente son las INFP—las idealistas. Ellas generalmente:

- son perfeccionistas que se exigen mucho y tienen estándares extremadamente altos.
- no se logran relajar.
- tienden a evitar conflictos.
- muchas veces no se dan cuenta de sus propias necesidades.
- son poco dadas a expresar sus emociones.
- realmente se preocupan por los demás y son buenas para escuchar.
- son excelentes para resolver problemas.
- son amigas leales y confidentes muy comprensivas.
- su meta principal en la vida es lograr que el mundo sea mejor.

Estas personas son idealistas, se sacrifican a sí mismas y son algo frías o reservadas. Se centran mucho en su familia y en su hogar, pero no se pueden relajar. Las encuentra en profesiones como la psicología, la arquitectura y la religión, pero nunca en el comercio.

— Dr. C. George Boeree, PhD[199]

Como mencioné anteriormente, una queja común entre los que sufren de síntomas serios es que difieren sus propias vidas y sueños para propiciar los de las personas que los rodean de una forma silenciosa y controlada. Aquellos que reciben los cuidados sencillamente "cuentan" con que se les cuide—nunca reconocen los sacrificios que se hacen por ellos.

En búsqueda del santo… detalle

Desperdiciamos nuestra vida por los detalles… Simplicidad, simplicidad, simplicidad.

— Henry David Thoreau, transcendentalista,
Where I Lived and What I Lived For (Dónde viví y por qué viví) (1817-1862)

La persona que sufre de TMS, típicamente siente una sed sin paralelo de información. Son adictos a la información. Estarían mucho más felices si pudieran conectarse al Internet por medio de su vena yugular y preguntarle todo a Google. Es una respuesta clásica de supervivencia.

Tomemos a Thomas Jefferson nuevamente como el paragón de la personalidad perfeccionista. Su obsesión por el detalle y su sufrimiento de trastornos de mente-cuerpo que se provocó es historia. Mantuvo siempre una imagen exterior perfecta para todos los que lo veían—lo describen los historiadores como un hombre que caminaba perfectamente erguido, con los brazos cruzados sobre el pecho. No mostraba ninguna emoción y, cuando hablaba, su voz era tan baja que las personas casi no le oían. Era un pelirrojo sumamente sensible con un impedimento del habla que lo podía haber vuelto tímido. Cuando su esposa murió, quemó todas las cartas que se habían escrito uno al otro y así, así borró todo vestigio de su vida privada. A veces, tenía hasta 20 libros abiertos en su escritorio y en el piso, por la omnipresente necesidad de saber y comprender más y, sin embargo, se mantenía oculto y privado. Jefferson fue el padre fundador del perfeccionismo moderno y sufrió muchas manifestaciones psicosomáticas al ocultar su dolor personal detrás de un cúmulo de intelecto y logros. Era estoico, impulsado por sus metas y un ultra triunfador. Aunque solo ayudó a fundar una nación, resultó ser una gran nación.

Thomas Jefferson era un hombre sombra… su carácter fue como los grandes ríos cuyos lechos no podemos ver y no hacen ruido.

— Presidente John Adams, en una carta de familia a Biddle

Aprender a no seguir buscando **todas** las respuestas es una de las muchas claves para la sanación. Demasiada intelectualización es una "declaración de independencia" de las emociones. Por lo tanto, considerando los resultados decrecientes, la constante búsqueda de conocimientos más allá de lo necesario es, de por sí, sufrir de TMS—y demora una mayor comprensión.

Muchas personas tratan de acumular conocimiento y luego, un día pueden darse cuenta que los conocimientos que poseen se vuelven un obstáculo para su comprensión… Si no está preparado para dejar a un lado sus conocimientos, no logrará adentrarse en un conocimiento más profundo de lo que ya sabe.

— Thich Nhat Hanh, *Going Home, Jesus and Buddha as Brothers*[200]

19

Separación y furia a los 26 meses

La vida de un niño es como una hoja de papel en blanco en la que todos dejan una marca.

— Proverbio chino

Ahora veamos—¿dónde se originan la ansiedad, la depresión, la neurosis, la cólera y la perfección? Los patrones más profundos de acondicionamiento se dan desde muy temprano en la vida. El psiquiatra Clancy McKenzie, mediante sus investigaciones exhaustivas sobre el tema ha logrado demostrar que "La separación y el trauma durante la etapa temprana—cuando el niño se encuentra más indefenso—preparan el camino para una tremenda ira en su vida posterior". Sigue diciendo: "Un 99 por ciento del trauma que yo he identificado tiene un denominador común: la separación física o emocional de la madre experimentada por el bebé". La separación (rechazo) a cualquier edad puede tener un profundo impacto, pero cuanto más incipiente es el desarrollo del cerebro, más intensa la ira debido a la impotencia. Conforme a los hallazgos del Dr. McKenzie, la edad pico en la que se originan la autocondenación y la depresión más intensa es la de 26 meses.

La psicoanalista nacida en Alemania, Karen Horney, se enamoró de su hermano a los nueve años. Su rechazo "...le provocó su primer episodio de depresión—un problema que la atormentaría para el resto de su vida"[201] El haber sido rechazada por su hermano la dejó sintiéndose poco atractiva; esto, además de otros problemas personales, la motivó para estudiar psicoanálisis—su enfoque principal, el estudio de las neurosis. A pesar de que luchó contra la depresión durante toda su vida, la cólera de Karen a causa del rechazo la condujo a buscar una carrera provechosa.

Aquellos que creen que nunca se les abandonó deben analizarse más. Nacieron y, por lo tanto, fueron abandonados. En forma más general, conforme a McKenzie, un niño puede interpretar el abandono de muchas formas distintas, pero el resultado siempre es la ansiedad y la culpa. Escribe: "Por lo tanto, el infante humano es muy sensible y puede sentirse aterrado o abrumado por lo que percibe como una amenaza de separación de su madre. No solo las separaciones obvias, como la muerte de su madre, sino que otras más sutiles, como que la familia se traslade a una nueva casa, el nacimiento de un hermano o un niño mayor que se enferma y requiere toda la atención de la madre durante un período de tiempo. Y si hay cinco hermanos mayores, hay cinco veces más oportunidades de que esto suceda. Literalmente, hay miles de sucesos que pueden provocar un trauma de separación y un sentimiento de amenaza en un bebé, a causa de la separación física O emocional".

A un niño, por su avaricia de cariño, no le gusta tener que compartir el afecto de sus padres con sus hermanos y hermanas, y se da cuenta de que todo su afecto se centra en él o ella cuando se enferma y los padres se sienten muy ansiosos. Descubre entonces una forma de atraer el amor de sus padres y lo usará como un medio para hacerlo en cuanto tenga todo el material psíquico necesario a su disposición para provocarse una enfermedad.

— Sigmund Freud, *Dora: An Analysis of a Case of Hysteria* [202]

Un estudio intensivo por el Dr. McKenzie* en 9,000 pacientes que sufrían de algún tipo de esquizofrenia, trastorno por estrés postraumático o trauma por separación. Este estudio reveló que un abandono que se percibe en cualquier momento de la vida causará que la persona regrese, en su mente, a la primera instancia traumática de separación—Y que cuanto más temprano sufrió el primer trauma, mayor será el pánico y la cólera que se genera cuando el abandono percibido vuelve a suceder. En un individuo "normal", un *flashback* traumático puede regresar a un trauma de separación que ocurrió cuando tenía, por ejemplo, de 12 a 20 años; sin embargo, en un paciente con un trastorno más serio, habrá una reflexión sobre la memoria de abandono que podría llegar hasta la época de la primera infancia.

McKenzie comprobó en su extenso estudio que las mismas regiones del cerebro se reactivaban—las mismas células del cerebro se avivaban—conectadas todavía al resto del cuerpo, como estancadas en el pasado.

En pocas palabras—un abandono percibido en una época más tardía de la vida desencadena una reacción en el cerebro que lo regresa al momento en que ocurrió el primer abandono percibido. Por ejemplo, el esposo de una señora la deja o fallece—ella cambia su actividad cerebral a la región de su cerebro que se estaba desarrollando al momento de la separación inicial durante la infancia temprana y la aleja de las estructuras del cerebro que se desarrollan más tarde. Cuánto regresa su cerebro en el tiempo depende de cuándo ocurrió el primer trauma percibido y lo severo de las implicaciones depende de cuán joven e indefensa era al momento de sufrir el primer trauma. Regresa, en su desarrollo, a ser la niñita desvalida otra vez: con los mismos neurotransmisores y todo lo demás. A esto se le denomina el Mecanismo de Dos Traumas de McKenzie. Todos tenemos a un niño interior que nunca madurará y que tiene un conflicto sin resolver por pánico de una separación temprana. Sin embargo, como

---

* El poderoso mecanismo de la ontogenia recapitulando la filogenia.

demostró el Dr. McKenzie, cuanto más temprano ocurra el trauma de la separación, más allana el camino para una enorme rabia más adelante en la vida.

¿Por qué es importante comprender los síntomas del TMS? Yo he notado que las personas que sufren del TMS más serio se separaron muy temprano de sus madres—algunos estaban tan abrumados por el miedo de la siguiente separación que asumían una posición fetal y no podían moverse o hablar. Habían regresado a un estado de desarrollo cerebral preverbal. Casi todos los que sufren de dolor crónico con los que me he comunicado admiten haber pasado por una experiencia de miedo al abandono o rechazo en su vida temprana. Por lo tanto, en las personas que sufren de TMS existe alguna forma de pánico residual que viene desde su infancia—ansiedad de separación durante la niñez, que causa una ansiedad crónica—probablemente debido a la ausencia de la madre porque les ponía atención a los hermanos más pequeños o por una cantidad infinita de otras razones.

Si sufre de TMS, sería prudente hacerse algunas preguntas: ¿Le tenía un miedo espantoso al abandono? ¿Cuántos años se llevan usted y sus hermanos? ¿Dónde estaban sus padres cuando usted tenía entre uno y tres, e inclusive cinco, años de edad y qué estaba pasando en ese momento en su familia? ¿Cuántos hermanos tiene? Si tiene cuatro hermanos, se cuadriplica la posibilidad de sufrir ese temor, ya que la atención de la madre se subdivide continuamente. Si fue hijo o hija única, gozaba de la atención completa de sus padres—necesitaba ser el centro constante—y sentía un pánico constante si no lo era.

20

Neurosis: La necesidad de afecto se descontrola

Cualquier incompatibilidad de carácter puede causar disociación, y una ruptura demasiado grande entre las funciones de pensamiento y sentimiento ya es, de por sí, una ligera neurosis. Cuando no está completamente de acuerdo consigo mismo en un asunto dado, se está acercando a una condición neurótica.
— Carl Jung, *Analytical Psychology, Its Theory and Practice* [203]

La psiquiatra Karen Horney pensaba que el maltrato o el abandono no eran siempre los únicos factores que influían para que una persona desarrollara comportamientos neuróticos más tarde en la vida, sino que había otras causas, como la apatía o la crítica verbal. Estableció tres categorías generales de comportamiento que puede asumir un niño cuando se siente rechazado por la indiferencia o por comentarios crueles e insensibles: **conformidad, agresividad** o **retraimiento**. La falta de afecto constante la percibe el niño como indiferencia.

- **Conformidad:** Esta es la forma de comportamiento más común entre las personas que sufren de TMS. Esta es la "tracordificación" de los demás como resultado de su necesidad abrumadora de lograr su aceptación. Esto incluye: "la solución de pasar desapercibido... la necesidad de cariño y aprobación, que es la necesidad indiscriminada tanto de agradar a los demás como de obtener su aprobación; la necesidad neurótica de contar con una pareja, para que alguien más tome las riendas de nuestras vidas, que incluye la idea de que el amor resolverá todos sus problemas, y la necesidad neurótica de restringir su vida estableciendo límites muy estrechos, que incluyen no ser exigente, satisfacerse con poco y pasar desapercibido" [204]

- **Agresividad:** En ocasiones, he observado la agresividad entre los que sufren de dolor, en la cual "...la primera reacción de los niños a la indiferencia de sus padres es cólera u hostilidad básica".[205] Esto es algo raro porque estas personas son rebeldes, mientras que la mayor parte de las personas con personalidad Tipo T abusan de sí mismas y son conformistas.*

- **Retraimiento:** Si el niño no logra atraer la atención de un padre por medio de la conformidad o la agresividad, o si desea evitar las peleas, el maltrato o la indiferencia, trata de volverse autosuficiente o independiente por medio de logros, con la intención de volverse intocable alcanzando meta tras meta para negar su necesidad de los demás. Se vuelve hacia su interior y se le puede diagnosticar como una persona con Trastorno de Déficit de la Atención (TDA), pero este es solo el mecanismo para enfrentarse a la ansiedad que ha escogido para esconderse de la tensión abrumadora y de sus necesidades.

De aquí se origina el término "tracordificar", la necesidad más básica de reducir el dolor de la separación temprana **conformándose** (volviéndose perfecto, alineándose) o **rebelándose** (volviéndose antagónico para llamar la atención) o **volviéndose autosuficiente** (volviéndose perfecto mediante el deseo ferviente de ser independiente).

La neurosis es, simple y sencillamente, la necesidad de afecto que se descontrola, ya que todos, de alguna manera, necesitamos cariño. La seriedad de la neurosis depende del grado de necesidad de afecto y aprobación. La persona "normal" solo trata de sobrevivir y hacerle frente a la vida, mientras que el neurótico "convierte la necesidad de control en la parte esencial de su existencia."[206] El verdadero neurótico tiene una necesidad mayor de poder, control, explotación, admiración, logro, independencia, perfeccionismo e incontestabilidad. La personalidad Tipo T se podría considerar neurótico fronterizo conforme a esta definición, si la necesidad de control es demasiado esencial. Recuerde, Horney pensaba que la mayoría de estos patrones de comportamiento se originan en la "indiferencia de los padres".

El Dr. McKenzie me escribió contándome que una vez había visto a un hombre con la cabeza hacia abajo, metido en la taza del inodoro, tratando de regresar al vientre de su madre para volver a nacer—una necesidad trágica de afecto. En el otro extremo del espectro de la neurosis están los adolescentes que dicen la palabra "gustar" muchas veces en una oración. "Neurótico" es una caracterización sumamente subjetiva.

---

* La película *El indomable Will Hunting* es un ejemplo perfecto de la rabia por una separación / rechazo en la infancia temprana, utilizando la clasificación de **agresividad** de Horney como mecanismo de enfrentamiento, seguido de una catarsis emocional cuando irrumpe en su vida una persona que escucha compasivamente.

Intelecto versus sentimiento

Si un hombre es perfecto en su pensamiento, seguramente nunca será perfecto en sus sentimientos, porque no se pueden hacer las dos cosas al mismo tiempo; una impide la otra.

— Carl Jung, *Analytical Psychology* (Psicología Analítica)

Pensar y sentir son polos opuestos. Pensar es impersonal, analítico y lógico y su opuesto—sentir—se basa en la empatía, los valores y la armonía. Lógica versus empatía. Si una persona asiste al funeral de una persona a quien quiso mucho y entierra todo su dolor emocional inconsciente, pero sustituye la racionalización al decir: "En fin, así es la vida, todos tenemos que morir", sujeta sus sentimientos a los pensamientos. Piensa, en vez de sentir dolor—racionaliza, en vez de valorar. Así es como prefiere tomar sus decisiones porque se siente abrumada por sus sentimientos—los considera una **función inferior**. Una función inferior es una función que es el polo opuesto de la función dominante de una persona. Si el individuo es, básicamente, un "pensador", su función inferior, como hizo ver Jung, **siempre sería** su función de sentir porque son dicotómicos por naturaleza. Los sentimientos se encuentran sepultados por debajo de nuestro inconsciente y están muy lejos de la consciencia mientras que los pensamientos sean la función dominante. Jung basó este concepto en el Principio de Equivalencia científico, asumiendo que hay una cantidad limitada de energía que se puede repartir. La personalidad entera de una persona depende del dominio o de la inferioridad de una de estas funciones con respecto a la otra. Con cada trauma, cada factor estresante de la vida, cada sentimiento de impotencia en el que debe racionalizar su dolor emocional para que desaparezca, no logra descargar apropiadamente la furia que ha sentido porque sus sentimientos no le parecen adecuados. Luego, busca información para "pensar" en vez de sentir. De esta forma, evita sus emociones porque les teme y no las puede controlar.

Un "pensador" no puede controlar sus sentimientos y lo poseen totalmente. No es que no tenga sentimientos, sino que no tiene un control consciente sobre ellos; son primigenios y poco desarrollados y, por lo tanto, los evita a toda costa. ¿Cómo los evita? Por medio del intelecto—poniendo más energía y concentración en la función de toma de decisiones, con la que se siente más cómodo.

Pero uno puede sentir "correctamente" solo cuando al sentimiento no lo perturba nada más. Nada perturba los sentimientos más que pensar.

— Carl Jung, "Psychological Types"[207]

Las personas que sufren de TMS son intelectuales, grandes represoras de los sentimientos. Atendiendo solo a los asuntos conscientes, sepultan la capacidad para sentir la vida; están demasiado ocupados correteando como robots, racionalizando para evitar más dolor. Si no absorbe la vida por medio de sus intuiciones o sentimientos, sino que vive solo pensando conscientemente, no lo pueden herir más y, como escribió el autor John Lee: "El escape intelectual es nuestro primer refugio consciente de la cólera."[208]

Sentir, más que pensar, lo acercará a la verdad sobre quién es.
— Eckhart Tolle, *The Power of Now: A Guide to Spiritual Enlightenment*[209]

El tipo intelectual teme que los sentimientos lo atraparán porque sus sentimientos tienen una calidad arcaica... es una víctima indefensa de sus emociones. Por esta razón, el hombre primitivo es extraordinariamente educado, muy cuidadoso de no alterar los sentimientos de sus pares porque es muy peligroso hacerlo... Nadie puede atacar sus intelectos. Son fuertes y pueden actuar independientemente, pero sus sentimientos pueden ser influenciados, los pueden atrapar... Por lo tanto, nunca debe forzar a una persona hacia sus sentimientos cuando es una intelectual. Los controla con una mano de hierro porque resultan peligrosos.
— Carl Jung, *CG Jung, Analytical Psychology*[210]

¿El "buenismo" es un comportamiento neurótico?

Muéstreme un hombre cuerdo y se lo curaré.

— Carl Jung

Jung comprendió que la neurosis era un estado reestabilizante—un intento de "autocura"—un estado psíquico autorregulador para restaurar el equilibrio. También sabía que, si lograba estar suficiente tiempo con cualquier persona, podría detectar en ella un problema para el cual tendría que usar su "persona". Por ello, la respuesta al "buenismo" versus neurosis es simplemente el grado en que no se es sincero consigo mismo, lo cual se puede observar mediante la intensidad del TMS—una reflexión de la magnitud del conflicto al tratar de parecer normal. Pero, como escribió la doctora Jean Houston, PhD: "Una persona normal es alguien a quien usted no conoce muy bien".

Todavía hay más—¿El perfeccionismo es un comportamiento neurótico?

Hay otras formas de interpretar el comportamiento neurótico. ¿Alguien se atrevería a decir que Tiger Woods es neurótico? Probablemente no, pero si vida ha sido una de constante repetición—llegar a ser el jugador de golf número uno de toda la historia del golf. Pegarle a millones de bolas de golf y pasarse decenas de miles de horas en las áreas de *chipping* y *putting* de un campo de golf para lograr ser el mejor es ser un neurótico, conforme a muchas definiciones de lo que es la neurosis.

Sin embargo, si una ama de casa limpia el piso de su cocina 100 veces al día, como ocurre con el trastorno obsesivo compulsivo (TOC), se le consideraría neurótica. La gente no percibe récords que valgan la pena, ni éxito en sus acciones. Por lo tanto, el diagnóstico de neurosis puede ser sumamente subjetivo. ¿La meta es racional, en términos sociales? El trastorno obsesivo compulsivo es la necesidad de repetir ciertos actos o varios comportamientos rituales para aliviar las ansiedades. El TOC es una **estrategia de afrontamiento**—un comportamiento repetitivo que se utiliza como mecanismo de evasión. Las personas que tienden a sufrir de TMS muchas veces rebotan las piernas en el aire cuando se sientan o revisan y vuelven a revisar las cerraduras y las ventanas o limpian repetidas veces para poder afrontar el momento. Me recuerdo que una vez mi hermano y yo nos reímos de un hombre que vimos en la ciudad de Nueva York; caminaba hacia atrás y, además, también hablaba al revés cuando pasó caminando a nuestro lado. ¿Esto es un comportamiento neurótico? Sea usted el juez.

¿Y qué tiene que ver todo esto con el dolor y la enfermedad? Hay primeros traumas que ponen la vida en marcha y la mantienen así, desde antes del nacimiento y a partir de él, ya que la ansiedad y la motivación nacen simultáneamente. Los tramas subsiguientes o cambios mayores nos llevan de vuelta a cada separación temprana. Sin embargo, ese trauma inicial que se percibe allana el camino para la forma como nos enfrentaremos a los problemas emocionales subsiguientemente en la vida—dependiendo del desarrollo de nuestro cerebro cuando ocurrió. Con cada nuevo miedo de rechazo o separación, se presenta el intelecto como una forma de enfrentarse, de ayudarnos a enfrentarnos a las emociones abrumadoras que amenazan con atraparnos porque no somos muy buenos para expresar sentimientos—así que—usamos los "hechos" para comunicarnos, evitando lo que tememos más—que nuestras emociones puedan surgir y quitarles las máscaras a nuestras "personas".

La pequeña señorita perfecta

En el primer episodio de la serie especial de la estación The Golf Channel denominada "¡La gran oportunidad III—Solo para damas!" una de las participantes llamó a otra la Señorita Perfecta. El nombre de la Señorita Perfecta era Danielle Amiee. Danielle se preocupaba mucho por su pelo, su ropa, su maquillaje y todo lo relativo a su apariencia y su forma de actuar. Las otras jugadoras se preguntaban si tendrían oportunidad de usar los espejos en el único baño que había ya que, como lo expresó una de ellas: "la Pequeña Señorita Perfecta llegó antes que nosotras". Danielle tenía la maldición de ser muy bonita y se preocupaba obsesivamente con su apariencia.

La ganadora de esta competencia de amateurs tendría la oportunidad de cumplir su preciado sueño de recibir un par de exenciones para jugar con las golfistas de la LPGA en torneos profesionales. Danielle no jugaba a la perfección, pero logró ganar la competencia y la gran oportunidad de jugar en el tour de damas. A llegar el 26 de mayo de 2015, antes del Clásico de Corning, después de que Danielle había ganado la competencia del Golf Channel y se enfrentaba a las grandes ligas, con golfistas profesionales, en condiciones estresantes, apareció el siguiente artículo en golf.about.com.

La ganadora de la competencia "La gran oportunidad III", Danielle Amiee, se retiró en su segunda intervención en el Torneo Clásico Corning de la LPGA el jueves, aduciendo un problema de la espalda.[211]

"Estoy tratando de aflojar un poco; mis músculos están un poco tensos", dijo mientras se encontraba en el campo de práctica el miércoles por la tarde. Desafortunadamente, la jugadora californiana de 29 años no logró solucionar sus problemas antes de la hora de inicio, a la 1:40 p.m., hora del este. Tras retirarse, regresó a su hogar en Newport Beach, California, para consultar con su médico.[212]

Desafortunadamente, Danielle nunca sabrá la verdad sobre su dolor de espalda, a menos que su doctor sea del calibre de los doctores J. Sarno, M. Sopher, E. Miller, A. Weil, D. Schechter, P Gwozdz, P. Zafirides, D. Colbert, N. Brosh, J. Whiting, o A. Leonard-Segal. Danielle se encontraba sobreestimulada debido a la presión que había ejercido sobre sí misma para triunfar—una necesidad de afecto. El dolor apareció para ocultar su ansiedad y controlar una situación en la que podría recibir críticas—estaba reorientando el ojo de su mente en otra dirección para evitar el lado donde reside su pánico, el cual su superego desea mantener oculto.

Criticar es proyectar la Sombra

Muéstrenme la piedra que rechazaron los constructores: esa es la piedra angular.
— Jesús de Nazaret, *Santo Tomás*, 66

Las personas que sufren de algia por tensión reaccionan mal a la crítica—no le hacen frente. Se enojan rápidamente, pero tardan en expresar su cólera de manera apropiada, si es que lo logran hacer. No pueden sentir o expresar del todo su cólera, ya que son "reprimehólicos" que han sido acondicionados desde niños. Paran frustrados y con síntomas. Su dolor puede transformarse—y calmarse—si los que lo sufren comprenden que esas personas que las condenan y las juzgan, que se sienten de alguna forma superiores a los que sufren, están proyectando sus propios defectos en los que sufren, porque los egos de estas personas se ven amenazados por sus propias Sombras.

Por lo tanto, en vez de acoger e integrar nuestros rasgos negativos, los apartamos y los proyectamos, observándolos en todos los demás, menos en nosotros mismos.
— Dr. Ken Wilber, PhD, *Meeting the Shadow,
The Hidden Power of the Dark Side of Human Nature*[213]

Esta proyección es necesaria debido a la relación entre el ego y la Sombra. La Sombra es el **álter ego**. Para mantener este lado oscuro oculto, el individuo debe sacar sus miedos y fallas. En Alcohólicos Anónimos hay un mantra: "Si lo ves en otros, lo tienes tú". Todo lo que dice el que critica o el que proyecta sobre otra persona, lo es o lo tiene él mismo. **Criticar es buscar un chivo expiatorio.** Carl Jung sostenía que la Sombra se encuentra más frecuentemente por medio de estas proyecciones. Cuando usted le dice a alguien que es miedoso o es una gallina o tonto o haragán, está revelando su propia Sombra—sus propios temores de encontrar que esas fallas las tiene usted. No puede reconocer algo en alguien más y no lo comprende y no lo puede entender a menos que usted tenga el mismo rasgo. Criticar a los demás mantiene la Sombra del que critica "fuera"; si no la proyecta en otros, su ego se vería forzado a reconocer que lo que está mal en otros también está mal en sí mismo. La crítica que le arde al ego muchas veces genera una fuerza que anima, una energía motivadora que impulsa las carreras y las elecciones de vida de las personas, como ocurrió con Karen Horney. Impulsa a algunas personas a la acción—y a otras, a la inacción.

Una crítica o una palabra de elogio puede tener un efecto acelerador como una fuerza motivadora que impulsa a la persona en una dirección o en otra. Evidentemente, la persona que se siente sumamente herida por la crítica no es la única que necesita apoyo—la persona que recibe afirmación constante podría ser la más preocupante. El elogio puede ser sumamente dañino (como ocurre con el hijo único que recibe toda la atención); puede crear codependencia y bajar la autoestima.

> Las personas que lo critican lo hacen porque sienten envidia de sus valientes esfuerzos por hacer el intento y se sienten enojadas por su propio miedo a hacer dichos intentos. Están proyectando su propia baja autoestima en usted. Entonces, ¿todo lo que "dirigimos" a los otros siempre es la proyección de nuestras propias fallas? El filósofo Ken Wilber, PhD, sostiene que depende de si lo que percibimos nos interesa o nos proporciona información o si esa "persona o cosa" nos afecta y provoca en nosotros una reacción. Si nos informa y nos interesa, como una observación, es probable que no sea una proyección—si provoca una reacción por parte nuestra, entonces probablemente sí sea una proyección.

21

Personas sumamente sensibles

La sensibilidad inconsciente de un paciente histérico es, en ciertos momentos, hasta cincuenta veces más aguda que la de una persona normal.

— Carl Jung, en Alfred Binet[214]

Un individuo con personalidad tipo T que sufre síntomas crónicos es plenamente consciente o sensible. Lo que muchas personas pueden considerar asuntos sencillos les molestan a las personas sumamente sensibles (HSP por sus siglas en inglés—o somáticamente sensibles). Toman la crítica en forma más personal y se adentran en cuevas más profundas para evitar la confrontación. Yo conozco a personas que tratan de evitar a toda la gente, indiscriminadamente, porque alguna vez una sola persona las criticó. Les dolió lo suficiente como para evitar toda relación social. Si evitar la vida social no es suficiente protección, muchas veces recurren a fuerzas contrarias para insensibilizarse—como tomar antidepresivos y más vasos de "coraje"—para poder enfrentarse a los demás. Exhiben una respuesta excesiva, lo cual les genera más estrés, provocando una mayor rigidez y tensión en sus músculos.

Muchas personas no reconocen que su respuesta es excesiva porque solo conocen sus propias experiencias y no tienen un punto de referencia. Una señora que sufre de dolor crónico me dijo que no se consideraba sensible, pero que no quería que otras personas esperaran cuando iba manejando su vehículo y, por lo tanto, nunca viraba a la izquierda. Un hombre que exhibía síntomas una vez me dijo que evitaba "toda situación que pudiera producir una confrontación". Él también negaba ser sensible. Realmente, a lo que le teme es a su mal genio porque no lo puede controlar—por lo tanto, "evita la situación". Una sensibilidad extrema, por el contrario, puede lograr que las personas parezcan insensibles—frías y distantes y algunas veces hasta arrogantes—al mostrar una "persona" pública agresiva. El animador Howard Stern es, nuevamente, un buen ejemplo. Howard es una persona que se confiesa obsesiva, que ha sufrido mucho con el TMS. Muy pocas personas pueden decir que Howard es introvertido, pero ese, precisamente, es el propósito de una "persona" (o máscara): ocultar el Yo más profundo.

¿Qué realización puede lograr una persona HSP en la vida? ¿Qué los hace sentirse productivos? En su libro *The Highly Sensitive Person* (La persona sumamente sensible), la doctora Elaine N. Aron, PhD, escribe que el tema más candente en los seminarios que efectúa es cómo las personas HSP pueden acertar con la vocación que les sea más apropiada. Ello es completamente comprensible, ya que un gran grupo de las personas que sufren dolor crónico no tienen empleo, trabajan medio tiempo, odian sus trabajos o han tenido que dejar sus empleos recientemente o se han retirado. No saben cómo seguir adelante—se encuentran en un coma de profesión—se sienten que no son productivos y sienten un vacío.

La Dra. Aron explica que a las personas HSP "no les favorece trabajar muchas horas en ambientes de trabajo estresantes y demasiado estimulantes". Su problema para encontrar un proyecto que les satisfaga se basa en "que no aprecian su función, su estilo y lo que podrían contribuir". Estas personas son, muchas veces, artistas, escritores, maestros, asesores u orientadores muy talentosos, con una intuición superlativa, que se encuentran estancados en ambientes mundanos con exigencias exteriores que los consumen. Solo encuentran verdadera satisfacción cuando encuentran la profesión adecuada—solo son verdaderamente felices cuando se sienten "liberados" de la primera mitad de su vida y finalmente empiezan a escuchar sus propias voces. Aron continúa diciendo: "Al sentir ese afán de complacer, no es fácil sentirse liberado. Estamos muy conscientes de lo que necesitan los demás[215]… Muchas veces su intuición les brinda una perspectiva más clara de lo que se debe hacer. Por lo tanto, muchas personas HSP escogen vocaciones de servicio".[216] Cuando leí esta línea en el libro de la Dra. Aron, me recordé de una historia que leí en la revista *Guideposts* en octubre del 2003. El título del artículo era "De nuevo en forma" y la portada decía: "Cómo un problema de espalda propició una gran innovación".

La introducción de la historia en *Guideposts* decía: "Algunas veces el mejor tratamiento para el cuerpo y el alma es el cambio. Una innovación—en actitud y en estilo de vida. Conozca a este joven que perdió su trabajo a causa del dolor de espalda y sobreponiéndose, encontró su verdadera vocación".

Esta es una historia verdadera de un muchacho de 23 años de Oklahoma City, en Oklahoma llamado Marcellous Hurte. Marcellous se encontraba atrapado en un empleo mundano reconstruyendo transmisiones, que le brindaba pocas satisfacciones. Con solo 23 años, se había debilitado completamente y había perdido su empleo cuando el dolor se extendió de su espalda a su brazo izquierdo. Un corsé ortopédico empeoró su dolor (por supuesto). Su doctor le dio el peor consejo posible, por supuesto. Ese consejo era "no haga ninguna actividad física y no levante nada en absoluto". Como resultado de los consejos errados de su doctor, durante los siguientes 2½ años, Marcellous pasó de un estado en el que lograba funcionar parcialmente a estar completamente debilitado.

No fue casualidad que Rick Warren, autor del libro *The Purpose Driven Life* (Una vida con propósito), vendiera casi un millón de libros al mes. Las personas necesitan un sentido y un propósito o vagan sin rumbo, castigándose con depresión o dolor. El tema del propósito podría ser el más importante para lograr la comprensión de la Fase 4 del TMS y vivir una vida saludable. Si usted cree que su propósito es generar la mayor cantidad de dinero posible, no entiende lo grande que es el camello y lo pequeño que es el agujero de la aguja. Lo mejor de la vida no son las cosas, sino las relaciones.

> *El alma necesita un significado tanto como el cuerpo necesita alimento*
> — Richard Rohr, OFM, La búsqueda del Santo Grial

El dolor funciona como un mensaje. Fue el mensajero quien le hizo saber a Marcellous que no era feliz. Empezó a reflexionar sobre su vida y decidió empezar de nuevo, un pasito a la vez. Se volvió reflexivo—más consciente en el sentido espiritual. También hizo lo que el Dr. Sarno dice que es probablemente lo más importante de todo—se volvió más activo. Después de un año o un poco más, **sucedió**, como lo explica Marcellous en *Guideposts:* "Desperté un domingo en la mañana con una sensación sumamente extraña—¡no me dolía nada! Había desaparecido mi dolor de espalda. Lo mismo pasaba con mi pierna derecha, mi mano izquierda". Hoy, Marcellous es un entrenador personal para el acondicionamiento físico que ayuda a otras personas a recuperar la forma de su cuerpo y de su vida.

> *No hubiera podido soñar con un mejor trabajo. Debieran escuchar cómo presiono a mis clientes… No se trata del dolor, les digo… Se trata de acondicionar nuevamente su cuerpo. Reacondicionar su salud. Reacondicionar su vida. ¡Es posible hacerlo! Yo lo sé. De cierta manera, mi dolor de espalda fue lo mejor que me pudo haber pasado.*
> — Marcellous Hurte, *Guideposts*, octubre 2003[217]

Cuando se trata de seguir adelante con su carrera, todo está en la forma cómo reacciona a su sensibilidad. Escuché lo que dijo la joven golfista tan talentosa, Michelle Wie, con relación a su reconocimiento de la importancia de las críticas que se le hacían, "Si solo me elogiaran, sencillamente me sentaría y me relajaría". Aunque todavía era muy joven, Michelle sabía que uno no aprende si lo alaban constantemente. Como se dijo anteriormente—el elogio puede ser un detrimento para la salud de un niño. Lo vuelve dependiente de las opiniones de otros para poder sentirse bien consigo mismo. Michelle, sin embargo, convirtió la energía negativa de los críticos en acción positiva.

Michelle Wie podría ser una persona sumamente sensible; solo ella sabe porque su "persona" pública es todo lo que logramos ver. La paciencia tiene sus límites, sin embargo; Michelle luego dijo que espera que los críticos se den cuenta de que hay una persona al otro extremo de la crítica. Mientras que la mayoría de las personas son sensibles a la crítica, las verdaderamente grandes saben cómo usarla y cuando ignorarla. La golfista más renombrada de la historia es Annika Sorenstam de Suecia. Annika era tan tímida y tan extremadamente sensible cuando empezó a jugar golf que al final de los torneos le pegaba mal a la pelota, a propósito, para perder—y así evitar el discurso de victoria. Pero Annika había encontrado su vocación, su verdadero amor era el golf, y ahora es la mujer más famosa de la historia de la LPGA. Frank Nobilo, un analista del canal de televisión Golf Channel y exjugador de golf, dijo en agosto del 2008 que Annika "había convertido su miedo en motivación... utilizando el miedo que había sentido de niña para lograr triunfar". Una tremenda intuición por parte de Nobilo. Annika usó su Sombra (miedo) para permitirse crecer—descubriendo el oro que llevaba dentro de sí para poder brillar.

Las personas que son sumamente sensibles muchas veces me dicen que temen escuchar sobre cierta enfermedad porque "les da miedo que podrían contraerla". De hecho, las enfermedades pueden ser inducidas por el miedo a ellas, a medida que la Atracción se vuelve la Ley. Sin embargo, el miedo se puede convertir en una vía para alcanzar el éxito, como lo pueden comprobar algunos de los más grandes.

> *Estoy aquí para decirles que el temor al fracaso es el motor que me ha impulsado durante toda mi vida... Las personas siempre se sorprenden de lo inseguro que era... No era el receptor mejor acondicionado ni el más rápido de la NFL, pero nunca me cronometraron el tiempo cuando corría hacia la zona de anotación. La razón por la que nadie me podía atrapar es que corría de puro miedo. El famoso temor al fracaso otra vez.*
>
> — Jerry Rice, en su inducción al Salón de la Fama del Fútbol Profesional como el mejor receptor de la historia en 7/8/2010

Formas en que sus rasgos de HSP pueden afectar su atención médica:

- *Es más sensible a las señales y los síntomas de su cuerpo.*
- Si no lleva una vida que se adecua a su rasgo, sufrirá de más enfermedades relacionadas con el estrés y/o "enfermedades psicosomáticas".
- Es más sensible a los medicamentos.
- Es más sensible al dolor
- Se sentirá más estimulado, generalmente demasiado estimulado, por los ambientes, procedimientos, exámenes y tratamientos médicos.
- En los ambientes de "atención sanitaria", su intuición profunda no puede ignorar la presencia de la sombra del sufrimiento y la muerte, la condición humana.
- Dado todo lo anterior, y dado el hecho de que la mayor parte de los profesionales de la medicina convencional no son HSP, su relación con ellos es, generalmente, más problemática.

> — Dra. Elaine Aron, PhD, The Highly Sensitive Person[218]

Uno de los factores principales del dolor crónico se deriva de no sentirse productivo y si los verdaderos talentos de la persona no son coherentes con su vocación o su propósito, sufre—y la sociedad pierde un valioso recurso.

22

Síndrome de fatiga crónica: CFS

Hay un camino largo y peligroso que me separa de mi meta, ¿cómo puedo viajar solo?
¿Cómo puedo disipar esta niebla que solo me deja comprender a medias, que me
impide orientarme?
        — Dr. Hans Selye, *From Dream to Discovery: On Being a Scientist*
                    (De los sueños al descubrimiento: ser un científico)

Tensión: del latín *tensio* ("extender")

A Hans Selye (se pronuncia SELL-yay), un endocrinólogo nacido en Hungría, se le considera el "padre del estrés". No es que creara el estrés, sino que pasó toda su vida estudiándolo y escribiendo sobre el tema; inclusive inventó el término "estrés".

El Dr. Selye comprendió que el estrés era una respuesta no específica de mente-cuerpo a las exigencias que se le imponen. Al comunicarme con personas que sufren del síndrome de fatiga crónica (CFS por sus siglas en inglés), me queda claro que la fatiga crónica es, verdaderamente, una respuesta a las exigencias que se les imponen—y que ellos se cargan sobre sí. Las investigaciones del Dr. Selye se relacionan con la comprensión de lo que ocurre en momentos de estrés y que cataliza los ataques de fatiga crónica—que es el TMS con esteroides. La CFS es un equivalente del TMS; comparten el mismo mecanismo de desviación emocional. CFS = TMS + una represión más continua (adaptación).

El Dr. Selye identificó una respuesta de mente-cuerpo al estrés que conlleva tres etapas. A la primera etapa de la respuesta al estrés la denominó **alarma**. La alarma es el reconocimiento inicial de un evento estresante que evoca una respuesta de lucha o huida. La percepción es la característica más importante en esta etapa. La percepción de peligro prepara al cuerpo para luchar o huir—y segrega las hormonas apropiadas. Recuerden, el evento que se percibe provoca el mismo efecto de mente-cuerpo que provoca el verdadero evento; mente-cuerpo no distingue entre lo real o lo imaginario, y hasta libera los mismos neurotransmisores.

A la segunda etapa de la respuesta al estrés le llamó **resistencia**. Si no se da la lucha o huida, sino que ocurre una parálisis y la situación continúa en forma crónica, mente-cuerpo se enfrenta a la posibilidad de consecuencias fisiológicas y psicológicas, al luchar para mantener la homeostasis. Estas consecuencias son equivalentes al TMS—el Dr. Selye se refería a ellas como "enfermedades de adaptación". Los efectos físicos incluyen trastornos estomacales/intestinales, dolores de cabeza, hipertensión, dolor de espalda, dolor de músculos, etc. Entre los efectos psicológicos que se derivan de esta resistencia están el resentimiento, la depresión y la cólera. Lo irónico es que no hay necesidad de resistencia, ya que es muy común que la percepción de peligro sea falsa.

La tercera etapa, según el Dr. Selye, es el **agotamiento** o fatiga. Si la persona siente una presión autoimpuesta y sin fin de hacer el bien, ser buena o parecer buena, con el tiempo sufrirá de los efectos de la fatiga a largo plazo. Los efectos a largo plazo de esto sólo pueden describirse como fatiga crónica.

Me quedé fascinado al descubrir que, en la mayoría de las personas, su fatiga se incrementaba a medida que su dolor disminuía y que su dolor aumentaba cuando su fatiga disminuía (el imperativo del síntoma). Su percepción y sus expectativas de los eventos futuros los paralizaba y los dejaba postrados; se encontraban atrapados entre la lucha y la huida. Estar personas sufrían de un hiper TMS—el resultado de una sobrecarga de energía (cólera) debido a su superego opresivo. El superego ahora debe contener este incremento constante de energía sin expresar—y exige aún más energía. Se ha hecho una analogía con el esfuerzo que se hace para mantener una pelota de playa debajo del agua— energía que necesita más energía para tratar, inútilmente, de no dejar que algo salga a la superficie (pista: ese "algo" es la cólera). Esta sobrecarga de energía deja al cuerpo en un estado de parálisis cuasi-mental-física. Tome nota de que, aparte de los estresores obvios, como la crítica o el trabajo o la salud, la condición social también se considera un estresor. Evidentemente, las preocupaciones de tipo financiero son un factor importante de la fatiga y el dolor.

Como ocurre con un interruptor de circuito que se dispara cuando hay una sobrecarga de electricidad, este interruptor se activa para proteger a todo el sistema cuando ya no logra contener la sobrecarga de cólera-energía—o mantener la pelota de playa debajo del agua. El circuito que se interrumpe es el hipotálamo, no porque haya una deficiencia de energía, sino por el TMS—una sobrecarga de energía. Por lo tanto, una vez más, el TMS se vuelve controversial porque pone a prueba las creencias sobre la CFS que existen en la actualidad. Es la represión de energía, la falta de equilibrio, lo que dispara la reacción del hipotálamo, no una deficiencia energética—es completamente lo contrario. Hay otros factores importantes incluidos en el proceso de la CFS también, como lo son la nutrición y la irregularidad del sueño delta, ya que el hipotálamo también controla el ciclo del sueño—todo lo cual se relaciona con la represión de las emociones. La CFS es TMS—el rechazo de nuestra Sombra-Yo.

La CFS es la típica parálisis como mecanismo de supervivencia, y debe tratarse como que si fuera TMS. Si no puede renunciar a su trabajo o pagar sus cuentas o discutir con su pareja y no puede evitar a sus colegas o compañeros de clase o vecinos—no hay forma de que pueda escapar de su situación actual, por lo que llega a un estado de parálisis—o fatiga. Cada vez que se enfrenta a una situación similar, se siente impotente, entra en un "modo de suspensión", como lo haría una computadora—distanciándose de la situación. Inconscientemente, empieza a utilizar esa parálisis cuando en realidad pudiera luchar o huir, porque se convierte en su manera de enfrentar los problemas—impresa en su memoria.

Un ejemplo de este concepto se puede observar en la película "Despertares". En ella, Malcolm Sayer, protagonizado por Robin Williams, descubre que sus pacientes se encuentran atrapados en un estado de parálisis física porque sus mentes-cuerpos en realidad se movían tan rápido que se convirtieron en un tipo de estatuas con encefalitis letárgica (también conocida como "la enfermedad del sueño", pero no la clase que transmite la mosca tsé-tsé). El Dr. Sayer, cuyo verdadero nombre es Oliver Sacks, los logró sacar de su parálisis administrándoles L-dopa, con el fin de desacelerar su actividad mental—logrando que salieran de sus estados de letargo. Con esto trato de ilustrar un proceso similar, pero no es el proceso de la CFS.

La CFS es un síndrome, en el sentido de que también se manifiesta de varias formas. Algunos estudios recientes muestran que existe una implicación cardíaca en la fatiga crónica, sin duda por la falta de regulación de cerebro-corazón—la interrupción del flujo de señales, a medida que el sistema autónomo lucha para adaptarse a los estresores como las amenazas al espacio proxémico, un sentido de responsabilidad demasiado desarrollado, preocupaciones de tipo financiero y, por supuesto, preocupaciones por las relaciones interpersonales. Por lo tanto, un agente calmante probablemente produciría más energía en la persona que sufre de CFS crónica, ralentizando el ánimo sensorial y de mejoría. Varias personas que anteriormente sufrían de CFS me contaron que los sedantes incrementaban sus niveles de energía.

Conozco a gente con este síndrome que han logrado aminorar y acortar sus síntomas al darse cuenta de que el estrés y la sobrecarga emocional eran los que la producían. Elaine ha logrado acortar la frecuencia y la duración de sus ataques aplicando los conocimientos del Dr. Sarno para sanar el TMS. Su mente-cuerpo algunas veces se rebela en contra de los retos de la CFS, pero en general, ha mejorado mucho. El dolor de Elaine desaparece al momento en que "la niebla de la CFS" la invade. Cuanto más seria es su fatiga, menor su dolor y viceversa (El imperativo del síntoma nuevamente—vea el Apéndice A, en el que se enumeran los síntomas más comunes), mientras su mente-cuerpo lucha por atender dos distracciones simultáneas. Otros me han dicho que su dolor por TMS permanece más o menos igual durante los episodios de CFS. Por lo tanto, el CFS es algo confuso y complejo y, por ende, un síndrome. Lo bueno es que las personas están empezando a comprender la causa emocional que existe detrás de la CFS, y que es un desequilibrio de mente-cuerpo, por lo que la mitad de la batalla ya se ganó.

Estoy firmemente convencido de que la CFS es un trastorno psicosomático y este convencimiento lo respalda mi éxito en el tratamiento de un número considerable de casos. Una indicación más de que tenemos razón es que hay mucha gente que sufre de CFS que se han recuperado con solo el hecho de leer uno de mis libros.
— Dr. John E. Sarno, *The Divided Mind* [219]

Queda claro y se ha logrado comprobar que la fatiga y el dolor cumplen el mismo propósito. Cuando nos sentimos abrumados o enojados porque no podemos escaparnos de una situación, nos provocamos síntomas—siendo la fatiga uno muy común entre una variedad infinita. Por lo tanto, la CFS es, sin duda, una distracción de la mente en momentos de estrés, ansiedad y deseos reprimidos que abruman al individuo (el retraso de gratificación inmediata). Freud muchas veces se refería a la fatiga crónica como neurastenia, una palabra inventada por el neurólogo estadounidense, GM Beard, a finales del siglo XIX. Hoy, a la neurastenia se le denomina disautonomía—"desregularización autónoma" del sistema nervioso autónomo o TMS. A pesar de que los términos CFS y fibromialgia se utilizan indistintamente, la fibromialgia es, en realidad, la CFS con múltiples sitios de dolor. Son todas parte del síndrome de mente-cuerpo.

El Centro para el Control y Prevención de las Enfermedades de los Estados Unidos (CDC por sus siglas en inglés) acaba de anunciar que el síndrome de la fatiga crónica no es psicológico, sino más bien "una enfermedad". Esta declaración sólo puede traer consecuencias negativas, ya que su nueva clasificación como "enfermedad" literalmente le cerrará la puerta a toda comprensión subsiguiente de cómo detenerlo. **La CFS es un síntoma—NO es una enfermedad**. A causa del anuncio del CDC, las personas que lo sufren se inclinarán a descartar el componente psicológico que impulsa este trastorno—la verdad ahora se puede ignorar "oficialmente"—como se hace con los discos herniados.

Ahora, considerándola como una "enfermedad oficial", los científicos tratarán de diseccionarla biológicamente, como todavía están tratando de hacer con las úlceras. Encontrarán todo tipo de cosas fascinantes al hacer sus investigaciones: cambios en las células, implicación cardíaca, inflamación del cerebro, niveles anormales de cortisol, deficiencias de potasio, mal funcionamiento suprarrenal, todo... menos la causa. Por lo tanto, la nueva clasificación del CDC posiblemente retrase la sanación durante décadas, ya que el síndrome se trasladará ahora del ámbito psicológico al ámbito físico, porque mucha gente prefiere no enfrentar su propia responsabilidad (un meme cultural). Sería mejor que denominaran estos síndromes como "trastornos" en vez de "enfermedades". La palabra "enfermedad" es, en sí, una profecía que se cumple por sí sola. Denota un sentido de impotencia que no se puede superar—algo que debe corregirse desde el exterior.

El origen del síndrome de fatiga es psicológico, aunque de ninguna manera es imaginario. Es muy real. El proceso se inicia en la mente y se extiende por todo el cuerpo. Entiendo perfectamente que las personas que sufren de CFS muchas veces se sienten frustradas porque hay gente que cree que se están imaginando o que inventan su fatiga. La CFS, como el TMS, tiene un propósito específico— retirarse del estrés, adaptarse (como ha dicho Selye), recargar, escapar y reagruparse para poder enfrentar nuevamente la vida. Este proceso, naturalmente, ocurre fuera de la consciencia. La pregunta es: ¿Por qué se da esa reacción exagerada de mente-cuerpo? La respuesta sencilla es que percibe que hay una sobrecarga y, por lo tanto, así es. Hay respuestas más detalladas sobre este fenómeno psicológico que se refieren a las experiencias de pensamiento/emoción y, por supuesto, a los grandes lastres de tipo sensorial-genético y condicionantes—es decir, todo lo que hemos aprendido "mal" relativo al comportamiento y a lo que somos exageradamente sensibles debido a nuestra constitución genética.

Cuanta más energía invertimos en detener estas energías, mayor es nuestro vacío físico y psíquico... El agotamiento y la fatiga, en la mayoría de los casos, son una función de instintos muy fuertes que se ignoran... (una paciente) descubrió que habían ignorado de tal manera su cólera que cuando su esposo la irritaba demasiado, no sentía cólera, sino que un deseo apremiante de dormir. Cuando comprendió que su somnolencia era un sustituto de su agresión natural, empezó a buscar la cólera que se ocultaba debajo de su agobiante fatiga. En cuanto se dio cuenta de su furia y se enteró de cuál era su propósito, desapareció su somnolencia.

— Dr. Hal Stone, PhD, y Dra. Sidra Winkleman, PhD,
Meeting the Shadow, The Hidden Power of the Dark Side of Human Nature[220]

23

Ansiedad, depresión y metanoia

Mi padre murió a los 102 años. Siempre que le preguntaba qué lo ayudaba a seguir
adelante me contestaba: "Nunca me preocupo."
— Jerry Stiller, *Married To Laughter (Casado con la risa)*

Cuando hay dolor y fatiga, hay ansiedad y, muchas veces, depresión. El dolor da a conocer su existencia al que sufre, quien hasta entonces no se había percatado de su intensidad. Freud pensaba que la ansiedad era una señal de peligro inminente—resultado de una emoción sin expresar. Sin importar el mecanismo, si hay una opción, muchas personas prefieren el dolor a la ansiedad, por lo que, inconscientemente, se entregan al dolor para lograr perseverar.

La depresión se manifiesta luego de una separación traumática o de un sentimiento de aislamiento. La depresión—al igual que el dolor de espalda—es sumamente común durante lo que Jung denominó "la crisis de la mediana edad". En su mediana edad, la persona experimenta una transición entre la preocupación por el mundo exterior, que predomina durante la primera mitad de su vida y que Jung denomina "la fase natural", a otra fase en la que invierte más energía en comprender su mundo interior, conocida como "la fase cultural".* En este período de transición comienza, normalmente, la trascendencia del ego.

En medio de estas etapas, puede ocurrir una crisis, en la cual el individuo se siente aislado y se encuentra tan perdido y confundido que se vuelca hacia lo más profundo dentro de sí—sin contar con un medio para expresarse a sí mismo. Si tiene acceso a la consejería, a un familiar que lo escuche, a amigos y a un medio para expresar abiertamente su aislamiento, la depresión no tiene donde crecer. Sin embargo, las personas más aisladas sienten que no tienen a dónde acudir y sus egos no les permiten admitir que tienen necesidades, por lo que la adaptación se vuelve crónica y el aislamiento se aumenta. La necesidad de expresarse y de compartir los elude al caer la noche. Pero esto puede cambiarse si se comprende la propia valía. Tan irracional como pueda parecer, la depresión tiene un propósito evolucionario: inhibir el comportamiento agresivo. La depresión es un mecanismo de supervivencia cuando una persona no puede luchar para salir o

---

* Jung utilizó la palabra **individuación** para denominar el acto de la fase cultural por medio del cual un individuo supera su complejo ego desprendiendo las capas de su "persona" (máscara) en búsqueda de lo que él llamó "el verdadero individuo".

escapar de su vida—dejándola totalmente sin autoestima. El resultado de inhibir el comportamiento expresivo es la depresión y la ansiedad.

Ansiedad

La ansiedad nunca debe verse como una debilidad inherente, más bien se debe considerar como una fortaleza fuera de control. Se necesita una tremenda fortaleza para nunca actuar con ira; tomar esa energía, reprimirla hacia adentro, donde se convierte en ansiedad—para no dañar a ninguno. La ansiedad luego deja al individuo discapacitado, al no poder funcionar debido a su deseo inflexible de mantener una imagen constante. Requiere de aún más fuerza explorar este proceso y obviarlo.

Alrededor del año 1994, el artista Donny Osmond empezó a sentir una ansiedad que nunca antes había experimentado en toda su vida artística. La opresión del superego a través del tiempo puede abrumar a una persona, transformándose en ansiedad social—y aún pánico. Donny comentó: "Siempre estaba tratando de ser perfecto. Estaba paralizado por la fobia social". En una entrevista, admitió que estaba tan inmerso en el complejo de la perfección y el acoso resultante de ser juzgado constantemente por los demás que no podía decidir qué camisa comprar en una tienda y se quedaba paralizado por el parloteo de su mente. La ansiedad lo había incapacitado hasta el punto de sufrir de paranoia—sin poder moverse o funcionar. Entonces, Donny empezó a trabajar con la terapeuta Jerilyn Ross, quien le enseñó a enfrentarse a su miedo y hacerlo tangible—asignarle un rostro o nombre o color—y nunca escapar de él. Donny sufría de lo que se conoce como trastorno de ansiedad social, o sea el efecto de siempre sentir la necesidad de ser → perfecto. Hoy, por medio de la terapia cognitivo conductual, se encuentra mucho mejor desde que aprendió que cometerá algunos errores, y que está bien cometerlos. Debemos empezar, con el tiempo, a trascender el ego y vivir más allá de nuestras inquietudes causadas por los que nos observan desde fuera.

> *Desde que me inicié en el negocio, supe que siempre, al menos alguien del público me estaba viendo... Por lo tanto, tenía que ser perfecto.*
> — Donny Osmond, cadena CBS de televisión, *48 Hours*, 10 de agosto de 2000

Al pasar del tiempo, a las personas las agotan los que los observan desde fuera. El actor Laurence Olivier, después de estar actuando durante 40 años, le empezó a dar pánico escénico cuando interpretaba a Otelo en una función de teatro. La famosa actriz Jean Arthur también empezó a sentir pánico escénico en los últimos años de su vida. La gente solo puede expulsar energía para mantener sus "personas" durante un tiempo determinado, luego empiezan a experimentar crisis nerviosas.

Primero empieza la ansiedad, luego le sigue el dolor. Si el dolor nunca se llega a manifestar, a la ansiedad se le da carta blanca para desbocarse. Por lo tanto, los síntomas corporales sirven para controlar la ansiedad, manteniéndola en una celda de contención. Cuando la ansiedad llega a lo más alto del umbral, las personas muchas veces sienten que se están volviendo locas o que están perdiendo la razón. Aunque es un sentimiento muy común, nunca es cierto. Si una persona está perdiendo la razón, nunca se dará cuenta. Así que no se preocupe.

La ansiedad va **por delante de la luz**—sin la fe necesaria para esperar que la luz se manifieste en tiempo real—un intento por impedir un posible desastre en el futuro, alistándose y preocupándose con anterioridad y entrando en un modo de supervivencia. La planificación podría impedir el desastre, pero generalmente lo que sucede es que fomenta la preocupación porque se basa en las expectativas—y causa la contracción de los músculos. Las preocupaciones sobre la salud destruyen la salud porque el enfoque sigue estando en la salud. Si vivimos solo para el hoy, nuestras preocupaciones sencillamente desaparecerán.

Depresión

> *No se escoge el suicidio; ocurre cuando el dolor sobrepasa los recursos para enfrentarse al dolor.*
>
> — Metanoia.org

La ansiedad y la depresión son caras de la misma persona; la ansiedad es el lado más claro de la cólera, mientras que la depresión es su lado más oscuro. La depresión es **la ausencia de claridad, la condición opuesta a la vitalidad.** La persona ve solo lo malo—y con el tiempo abandona sus intentos por ver alguna luz. Su luz se ha extinguido a causa de la ansiedad—sucumbe ante la obscuridad. Si la oscuridad es lo suficientemente negra durante el tiempo suficiente, al individuo lo invaden ideas irracionales—el ego empieza a detestar al superego.

> *Solo hay una explicación para el miedo a la muerte cuando se sufre de melancolía: el ego se rinde porque se siente odiado y perseguido por el superego, en vez de sentirse amado… es la misma situación que la que subyace en la primera gran ansiedad—el nacimiento y el estado de anhelo infantil—la ansiedad debida a la separación de la madre protectora.*
>
> — Sigmund Freud, *The Ego and the Id*[221]

El suicidio es la necesidad más desesperada que existe de ser escuchado—el instinto creativo que sucumbe al instinto destructivo. Cuando no sabe cómo expresarse o a quién acudir, la persona expresa su tristeza por medio de sus acciones. El suicidio es esa expresión final del Yo sin expresar y es la acción que la persona percibe como el final de todo su dolor. Sin embargo, sabemos que gracias a la sanación del TMS, puede sanar y ser mucho más feliz. Las señales de depresión generalmente resultan evidentes para una persona que observa desde el exterior, pero para el individuo que está deprimido, generalmente se quedan en la oscuridad. Podrá sentir esperanza y amor otra vez si tan solo aguanta—solo un poquito más. No está solo. Junto con muchos otros que han pasado por el TMS—usted lo superará y saldrá de ello como una persona mucho más feliz. En todas partes, en línea, hay personas que alguna vez sufrieron de TMS y lo superaron; están allí para prestarle ayuda.

La depresión profunda no es siempre racional. De hecho, hay tasas altas de depresión entre la gente que aparentemente lo tiene todo, porque el propósito se disipa cuando se acaba la motivación. Se dan cuenta de que el dinero y las cosas materiales no les brindan felicidad—una vez que las obtienen ya no les dan más ilusión. Las personas deprimidas necesitan un propósito, un sentido de conectividad, para devolverles ese destello de luz—una motivación. Si usted está leyendo este libro para aplicarlo a alguien que usted quiere y que se encuentra deprimido o tiene dolor crónico, intervenga en su vida ahora mismo. Si los ama, tome el control y escúchelos antes de que sea muy tarde. Si usted mismo ha contemplado la idea de dejar este mundo, ¡PARE! El conocer lo que es el TMS le dará una esperanza para que su mañana sea más prometedor. El dolor desaparecerá—si usted cree.

¿El pollo deprimido o el huevo ansioso?

Conforme a mi experiencia, la ansiedad siempre aparece primero, antes de que surja la depresión. Cuando la expectativa superflua de eventos futuros se convierte en una instancia crónica, no se puede mantener una respuesta de adaptación continua. La lucha, con el tiempo, empieza a disminuir, a medida que hay más malas percepciones de los resultados que se enfocan en lo malo y, finalmente, se abandona toda posibilidad de esperanza. Cuando la oscuridad se instala, su dolor se intensifica para evitar que **lo impensable** surja de su inconsciencia. También agrava el problema el hecho de que los perfeccionistas siempre estén ligeramente deprimidos porque la vida nunca es perfecta.

Vi una entrevista con Mel Gibson y Diane Sawyer en la que Mel hablaba de sus penas y tribulaciones y dudas de si seguir con su vida o dejarla, suicidándose, lo cual él denominaba "lo máximo de la bancarrota espiritual". En sus palabras: "…cuando escucho sobre un suicidio, solo quiero morir, quiero llorar… porque encontrarán algo mejor si tan solo aguantaran un poquito más".

El valor es el miedo que se aguanta un minuto más.
— General George Patton (1885-1945)

Al estar escribiendo este libro, conocí a dos personas que me confesaron haber hecho planes para suicidarse, pero que no pudieron "apretar el gatillo". Ellas también aguantaron ese minuto más y ha valido la pena más de mil veces, ya que ambas viven muy felices. Su dolor también desaparecerá.

> La depresión y la ansiedad surgen PRIMERO y luego llega el dolor. No funciona al revés. Hay gente que me dice: "Si el dolor desapareciera, no estaría tan deprimido". ¡¡NO!! El proceso del TMS es diametralmente opuesto. Usted no se mejora emocionalmente y LUEGO se vuelve activo. Se trata de tener valor y esperanza. Debe brincar y montarse otra vez al caballo, y el dolor eventualmente disminuirá y se incrementará su productividad—el montarse otra vez al caballo es la parte más difícil.

Metanoia

Metanoia: del griego, "cambio de la mente". La organización Metanoia la define así:

Imagínese que está parado en un círculo de personas. Al centro del círculo hay una fuente de luz. En vez de ver hacia el centro y la luz, usted está parado de espaldas hacia la luz, viendo hacia afuera.

Cuando se para de esa forma, sin ver la luz, lo único que ve es su propia sombra. No puede ver la luz. Solo puede mirar dentro de su Sombra. No puede ver a los otros que están en el círculo con usted. Por lo que puede ver, usted está desconectado y solo en la obscuridad.

Ahora, imagine que se da la vuelta con la cara hacia la luz que está en el centro del círculo. Cuando da la cara a la luz, su sombra queda detrás de usted. Cuando se vuelve hacia la luz, puede ver a las otras personas que están paradas con usted. Puede ver que la luz brilla sobre todos y que todos están conectados en su brillo. Tomar la decisión de darse la vuelta, de dar la espalda a la sombra, de ver hacia la luz—eso es metanoia.

— Metanoia.org

Por eso es que los amigos, la consejería y los grupos de apoyo generalmente son de mucha ayuda, ya que les permiten a las personas darse cuenta de que hay otros que están parados con ellos—conectados—mientras que la depresión se disipa lentamente y la luz vuelve a invadir el cuerpo.

Análisis de una situación hipotética—¿Y si…?

Las penas más grandes son las que nos causamos nosotros mismos.

— Sófocles, *Edipo Rey*

La edad de un árbol se calcula por el número de anillos que contiene, exactamente igual que la personalidad de un individuo se puede medir por el número de ramas que tiene su **árbol de decisiones**. Las ramas aumentan a medida que la persona escoge entre varias vías de acción. Los árboles de decisiones se usan en un proceso denominado "análisis de situaciones hipotéticas", que se conoce más comúnmente como el pensamiento contrafáctico: "¿Y si…" Esta clase de pensamiento es la maldición de los que sufren de tensión. Explícitamente, el proceso del árbol de decisiones le sirve a la persona como una herramienta para luchar o huir. "El análisis de situaciones hipotéticas es un proceso para analizar los eventos que pueden darse en el futuro, considerando los resultados (situaciones hipotéticas) que podrían darse… permitiendo así sopesar mejor los resultados y sus implicaciones."[222] Los expertos en meditación muchas veces se refieren al pensamiento contrafáctico como **charla negativa**. Es sencillamente un ruido en el "coco" que se asemeja a las ramas de un árbol, a medida que todos los resultados malos que hubieran podido darse se viven de nuevo y se repasan, sacando más ramas e incrementando la tensión—es la antítesis de la **presencia**.

Conceptualmente:
Un árbol de decisiones—la mente tomando una decisión.

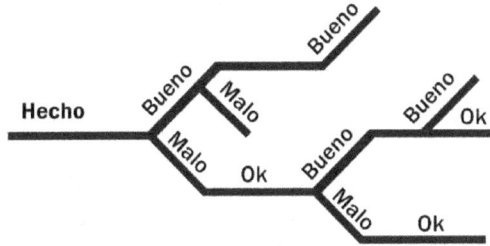

Un individuo que no es ansioso:
Tiene menos dudas y deja que pasen rápido.

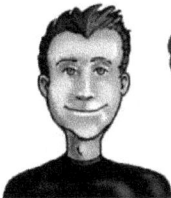

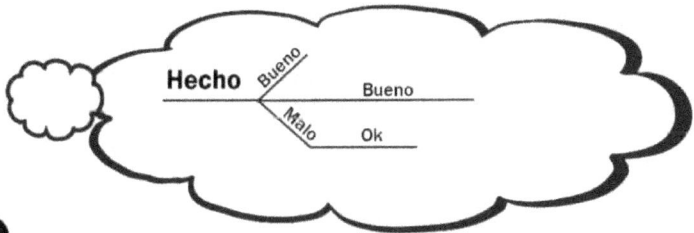

Un individuo ansioso:
Tiene unas cuantas dudas más, pero funciona bien en su rutina diaria.

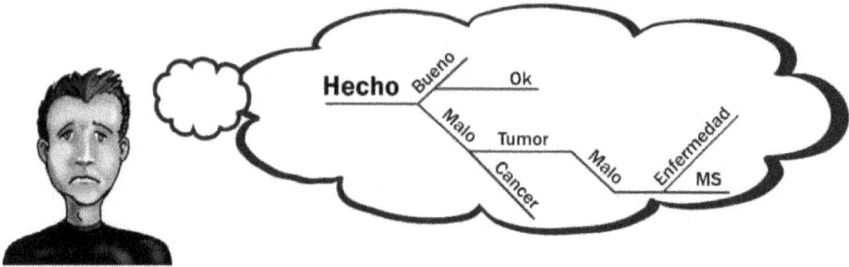

Un individuo muy ansioso:
No puede deshacerse de sus dudas—provocan un estancamiento en su esfuerzo por lograr sus metas y paralizan su toma de decisiones. Se convierte en su propia maldición.

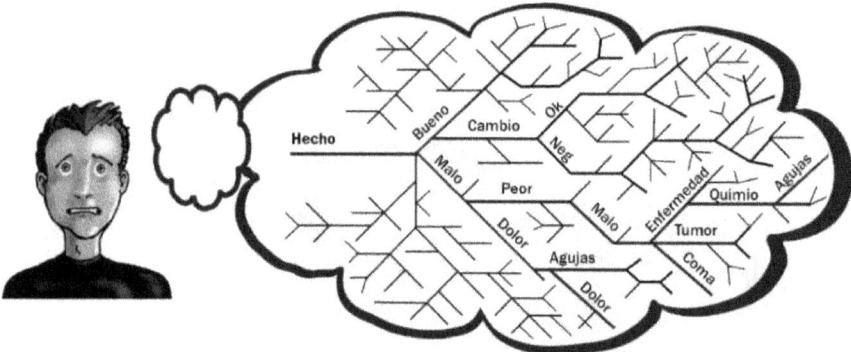

El crecimiento de las ramas es efecto del TMS por medio de "malos pensamientos"—haciendo a un lado los sentimientos, distrayendo al individuo de su base emocional.

La manera de impedir que crezcan las ramas "¿Y si…?" es cambiarlo a "¡¡¡Y QUÉ!!!" Podar el árbol requiere valor y fe.

El día de hoy es el mañana por el cual se preocupó una vez y, sin embargo, el hoy llegó de todas formas. Los eventos de la vida no causan estrés. Es el apego emocional al hecho el que causa estrés—y la reacción a él. Los que más se preocupan usan el pensamiento contrafáctico como un arma para desviar cualquier mal resultado en el futuro. Pero nadie ha mejorado un hecho futuro con el hecho de preocuparse por ello.

¿Quién de ustedes con preocuparse puede agregar tan siquiera una hora a su vida?
— Jesús, *Mateo*, 6:27

La **navaja de Ockham** es una mitigante en cuando al proceso de la preocupación. El principio de Guillermo de Ockham dice que "una persona no debe hacer más suposiciones que las mínimas necesarias para explicar algo". A esto se le llama algunas veces el "Principio de la parsimonia"—y también es conocido como el principio de "que sea bien sencillo, bobo".

Yo siempre le digo a la gente que no se atormente a sí misma cuando está sanando, porque ya hay suficiente caos en el proceso de duda y prueba, duda y prueba, el tamaño del árbol de la ansiedad es tal que no se logra nada. Sencillamente: ¡Hágalo! La persona se preocupa hasta llegar a un estado de parálisis por medio de tácticas dilatorias. Aquí, soñando con estar allá, y allá, soñando con estar aquí. Las ramas de la preocupación incapacitan al que se preocupa demasiado—y el problema es solo un problema si uno lo percibe como problema. Cuando uno sobreanaliza la vida, solo la hace más compleja, agregando nuevas exigencias a su Yo, que ya se encuentra acorralado. ¡No sea tan duro consigo mismo!

Yo—"Yo mismo e Irene"

Algunas veces, las personas le ponen nombre a su dolor por TMS para darle un sentido de identidad y así controlar el síndrome.* Cuando al fin comprendí cómo ocurre el dolor, empecé a referirme a mi dolor como Hank. La idea la tomé de una película de Jim Carrey, *I, Myself and Irene* ("Yo, yo mismo e Irene"). Estoy casi seguro de que no sufría de esquizofrenia paranoide con ira narcisista involuntaria, pero sí creo que Hank personificaba como me sentía yo sobre la forma en la que me había tratado la vida. Un hombre que llegué a conocer muy bien le dio el nombre de Nancy a su dolor por TMS, por ser una niña narcisista. Y una mujer con la que hablé, y que me pidió permanecer anónima, llamó a su dolor Mamá. Luego comprendí que esto pudo haber sido la razón por la cual mi dolor se prolongó tanto. Su personificación puede brindarle vida y significado. El concepto de sanación es lograr que el dolor sea insignificante y que no sea tangible. Nunca hable de sus enfermedades por su nombre.

El dolor financiero

No me importa perder todo el dinero. Lo que me duele es perder todas las cosas.
— Marie Kimble Johnson, *The Jerk* (El imbécil), 1979

Muchas personas sienten dolor físico cuando están al borde de una crisis financiera. El instinto nos dice que el dinero nos mantendrá seguros y que nos garantizará nuestro prestigio. La amenaza de perder el efectivo es una amenaza a

---

* Esto no es lo mismo que ocurre con una fobia, en la cual el sentido de identidad es importante. Con el dolor, es más importante no darle ninguna forma; se trata de volverlo inútil—inocuo.

la propia supervivencia y a la imagen. No son las finanzas, en sí, las que dan lugar a la cólera que genera el dolor, sino que es más bien la amenaza a la seguridad, la supervivencia y el estatus. A esto se le está denominando **estrés por deuda**. En una encuesta efectuada por AP-AOL en el 2008 en 1,002 adultos se constató que los que viven con grandes deudas tenían tasas más altas de ataques cardíacos que aquellos con pocas deudas. También sufrían cinco veces más de depresión severa y siete veces más de ansiedad severa; tenían tres veces más episodios de migrañas (y otros dolores de cabeza); triplicaban el número de problemas digestivos, y "Más de la mitad, un 51 por ciento, sufrían de tensión muscular, incluyendo dolor en la parte baja de la espalda. Ello, comparado con el 31 por ciento de los que sufrían estrés por deuda."[223]

Invasores del espacio proxémico

Cuando la aglomeración es demasiada... se intensifican las interacciones, lo cual causa más y más estrés.

— Edward Twitchell Hall, *The Hidden Dimension*[224]

Es fácil sentir el efecto sensorial que otros ejercen sobre usted cuando invaden su **espacio proxémico**, cuando se contraen su espalda, cuello, colon o pecho. Los síntomas del TMS se intensifican cuando se invade su espacio—y se magnifican si existen fobias. Su lenguaje es distinto del que usa con sus amigos o al ministro o a un miembro del sexo opuesto. La ira más odiosa se expresa hoy en día por el internet, ya que brinda una anonimidad completa de la Sombra. Estos insultos en contra de los autores en internet y los ataques *ad hominem* contra las personas que figuran en los artículos es una muestra de la Sombra que surge, debido al "espacio" ilimitado entre el que critica y el objeto de las críticas. Las personas se vuelven demasiado violentas al sentirse anónimas, mostrando sus lados más oscuros. A medida que este vasto territorio se comprime, sin embargo, y otros se acercan a sus cuerpos físicos, alteran su proceso mental tratando de ser amables y respetuosos y el cuerpo reacciona apropiadamente tensándose como consecuencia de estar fingiendo (no quieren ser amables—requiere más energía). Cuando un individuo mantiene una distancia prudencial se permite un sentimiento de libertad, de estar solo, pero si la percepción es que se ha invadido su espacio, tensa su cuello, espalda, hombros, rodillas y corazón como defensa. Muchas personas me cuentan que les da dolor en el pecho, migrañas y dolor de articulaciones cuando salen a cenar y se mezclan con el público.

El invasor del espacio que causa TMS es generalmente un familiar, amigo, jefe o cliente, pero también podría ser un trabajo o proyecto. Cuando la gente viola el espacio **íntimo, personal o social**, los sentidos empiezan el parloteo, estimulados por la información que ingresa y estimula el sistema nervioso simpático, atenuando la plena conciencia debido al aumento de la actividad de las ondas cerebrales. Para una persona con plena consciencia, el espacio social o íntimo es un territorio preciado. Un problema que se relata comúnmente es que, al estar con más gente, se incrementa el dolor o se sufre de mareos, al potenciarse los sentidos debido a la ansiedad social—el agotamiento debido a los observadores de fuera (el superego monitor siempre a la defensiva).

Los grandes profetas siempre se recluían para liberarse del agotamiento que producen los otros. En su reclusión pueden ahondar en su propia humanidad— para descubrir lo que los sostiene, más allá del ojo avizor del ego. A medida que se estrecha el espacio proxémico, nuestro superego exige más energía, nuestros sentidos se abruman más, nuestra respiración se acorta, surge la cólera y la tensión se intensifica—una reacción de supervivencia clásica.

> *Como lo expresa Tao Te Ching, el agua fangosa que se deja reposar se aclara, el lodo se va al fondo y podemos vivir en un ambiente limpio. Pero si estamos tan agobiados por una avalancha de distracciones y exigencias y obligaciones, muchas de las cuales nos imponemos nosotros mismos, no hay tiempo para conocerse a sí mismo... y finalmente deja que se escape el ego, ese ego clamoroso con sus exigencias.*
> — Huston Smith, en *Portrait of a Radical*[225]

Perdido en el espacio

El espacio personal permite que se aclaren las aguas lodosas—disminuyendo la cólera-ansiedad. Las personas que satisfacen las necesidades de los demás libremente utilizan poca energía porque no tienen que presentar falsas apariencias. El sistema nervioso simpático se tranquiliza cuando nos sentimos seguros y no aparentamos—relajados, confiados, conscientes y más sanos.

La cólera y la frustración se basan, la mayoría de las veces, en las relaciones interpersonales. Cuando aparece un dolor, la causa debe buscarse primero en la pareja, los padres o los hijos. Se incrementa la presión sanguínea, aumenta el colesterol y se incrementa el dolor de pecho a medida que aumentan los síntomas debido a la sensación de aprisionamiento proxémico. Si la persona percibe que está atrapada debido a sus circunstancias, su cuerpo revela el precio que paga por su conformidad silenciosa. A un amigo mío que se estaba divorciando se le subió la presión sanguínea a 190. A los tres días de haber firmado el divorcio, le había bajado 60 puntos, a 130. La hipertensión también puede ser producto de la cólera por envejecer, una crisis de vida, la dieta y la genética.

> *Una buena relación es aquella en que cada persona logra ser más de lo que es.*
> — Deborah L. Schuster, Instructora para buscar empleo,
> Escritora Profesional de CV

24

Medicinas

El deseo de tomar medicinas es tal vez la característica principal que distingue al hombre de los animales.

— Doctor Sir William Osler (1849–1919)

Los medicamentos que alteran el estado de ánimo adormecen las emociones. Los analgésicos, el alcohol y los antidepresivos pueden ocultar la necesidad insatisfecha que subyace al propósito de la medicina. Los antidepresivos se pueden considerar como "curitas" que impiden el sangrado emocional. Pero, como ha dicho el Dr. Sarno, el aliviar los síntomas mediante medios artificiales (medicinas, cirugías, etc.) muchas veces obliga al TMS a surgir por otro lado, desencadenando dolor sostenido, ansiedad o depresión. Las drogas obligan a que el TMS se manifieste mediante otro tipo de síntoma; no acaban con los problemas.

Si se alterna entre fumar, beber, tomar analgésicos y tomar antidepresivos, sencillamente se cambia una adicción por otra. No hay una ganancia neta. La ausencia de un propósito—un anhelo espiritual—subyace a la adicción a los agentes anestésicos y generalmente se presenta en forma de dolor o trastornos relacionados con la ansiedad. No use drogas para tratar de eliminar el dolor por TMS. Ello podría ocasionar la permanencia de su dolor, a largo plazo.

Todas las drogas **son veneno** para mente-cuerpo. Siempre habrá un precio que pagar en el futuro por sentirse mejor ahora, ya que un alivio aparente se paga con un interés sumamente alto. Cuando la desesperación disminuye su capacidad para manejar los problemas de la vida, los medicamentos pueden ser necesarios a corto plazo, pero nunca son una solución a largo plazo. Las medicinas no solventan el problema, solo lo cambian. El problema permanece y el que sufre necesitará aún más medicinas (como ocurre con las cirugías de espalda) para no lidiar con las emociones fuertes. La ganancia neta, nuevamente, es cero.

Una de las principales obligaciones de un médico es educar a las masas para que no tomen medicinas.
— Doctor Sir William Osler, *Aphorisms from his Bedside Teachings (Aforismos de sus enseñanzas de cabecera)* (1849-1919)

Los Estados Unidos se ha convertido en una nación de hipocondríacos. Si sufre de acidez constante usted sufre de estrés; no es que tenga enfermedad por reflujo gástrico. Busque la razón detrás del síntoma y elimine esa razón, no la esconda. Si sufre de migrañas, busque la razón; no empiece a agregar medicamentos cada vez que tienen un síntoma. La dependencia crea codependencia, a medida que las drogas, por sí mismas, se convierten en profecías recetadas.

Esto es los que más desea **la maquinaria fármaco-médica**. En el libro *Selling Sickness: How the World's Biggest Pharmaceutical Companies Are Turning Us All into Patients* (La venta de las enfermedades: cómo las compañías farmacéuticas más grandes del mundo nos están convirtiendo a todos en pacientes), sus autores Ray Moynihan y Alan Cassels describen muy bien el negocio. Muchos de los médicos a cargo de establecer los estándares sanitarios también forman parte de la Junta Directiva de las principales compañías farmacéuticas.

> *Ocho de cada nueve expertos que escribieron las últimas directrices relativas al colesterol también fungieron como portavoces, consultores o investigadores a sueldo en las principales compañías farmacéuticas—Pfizer, Merck, Bristol-Myers-Squibb, Novartis, Bayer, Abbott, AstraZeneca y GlaxoSmithKline.*
> — Ray Moynihan y Alan Cassels, *La venta de las enfermedades*[226]

Moynihan y Cassels revelan que las directrices relativas al colesterol son solo un ejemplo y que aproximadamente el 90 por ciento de los médicos que establecen las directrices que siguen los demás médicos tienen conflictos de interés o lazos financieros con la industria farmacéutica. Nos preguntamos por qué quieren bajar los umbrales para el colesterol tan seguido. Si logran convencer a las personas que deben bajar su colesterol 20 puntos más, digamos, de 180 a 160, ¿a cuantos millones más lograrán atraer hacia el círculo del miedo? ¿Cuánta más ganancia se generará? Moynihan y Cassels les recuerdan a los lectores la entrevista del anterior Director General de Merck, Henry Gadsen, que apareció en la revista *Fortune*. En ella, expresaba su frustración con el hecho de que su compañía le estuviera vendiendo medicinas solo a las personas enfermas y que su "sueño" era poder venderles medicinas a las personas sanas; entonces, podrían venderle "a todos".[227]

Después de leer esto, no crea que de repente va a poder dejar de tomar su medicina, porque la razón para necesitarla probablemente todavía subsista.

El Dr. Mehmet Oz, subdirector de cirugía y profesor de cirugía cardiotorácica en Columbia University ha escrito que algunas personas mayores con altos niveles de bloqueo arterial no tienen problemas cardíacos y, sin embargo, hay gente más joven con el mismo nivel de bloqueo que tiene dolor de pecho. El Dr. Oz escribe en su libro *Healing from the Heart* (Sanación del corazón) que no se conoce la razón para que dos personas distintas reaccionen de manera diferente a la misma situación hipotética,* y que "todo depende de qué tan maleable sean—cuánta tendencia al espasmo tienen—las paredes de los vasos sanguíneos de un paciente". Pero el Dr. Oz agrega un nexo muy necesario que revela que los ataques cardíacos muchas veces son el resultado de episodios de algia por tensión, al afirmar en una conferencia sobre la conexión mente-cuerpo en el año 2000 que: "según sus observaciones (las del Dr. Oz), se pueden rastrear los orígenes de muchos ataques cardíacos a un hecho estresante en su vida que ocurrió en los cuatro a siete días anteriores". Esto es algia por tensión después de la tormenta, o la Fase 4 del TMS... más allá del campo de batalla.

El cazador se vuelve la presa, Invirtamos los papeles de los mitos de salud

Mi vida está en manos de cualquier sinvergüenza que decide molestarme o burlarse de mí.

— John Hunter, anatomista, personalidad Tipo A por admisión propia,
Padre de la cirugía moderna

Como bien sabía Hunter, hasta su muerte abrupta (le dio un ataque cardíaco durante una discusión a los sesenta y tantos años), nuestros egos son la causa de muchas de nuestras enfermedades y, como bien sabe el Dr. Oz, el colesterol alto no es la causa principal de los ataques cardíacos. Las causas son la cólera, la frustración y el resentimiento, así como una predisposición con respecto al lugar donde las personas almacenan su cólera dentro de sus cuerpos.

El Dr. Paul Rosch, profesor clínico de medicina y psiquiatría en el New York Medical College y presidente del Instituto Americano para el Estrés, declaró en una conferencia sobre el colesterol: "A cualquiera que tenga dudas sobre el colesterol generalmente se le corta el financiamiento... El estrés tiene efectos más perjudiciales en el corazón que el colesterol".[228] En la misma conferencia, el médico danés, Uffe Ravnskov, mostró informes sobre la ineficacia de bajar el colesterol con el fin de disminuir los ataques cardíacos e indicó: "Los índices de mortalidad cardiovascular fueron más bajos en hombres y nulos en mujeres".[229] El Dr. Ravnskov sostiene que el problema empezó con el Estudio sobre el corazón de Framingham en los años 50, en el que se efectúa un correlación falsa entre el colesterol alto y los ataques cardíacos—dado que el colesterol era el único factor, entre más de 200 factores de riesgo, con el cual se podía predecir un ataque cardíaco. Podrían haber seleccionado cualquiera de los más de 240 indicadores que podrían causar problemas cardíacos, pero se centraron en el colesterol—y allí

---

* La mayoría de los síntomas físicos en los que la etiología se describe como "desconocida" es, generalmente TMS.

sigue—un miedo enorme. Esto es similar a la correlación inexistente entre las protuberancias de los discos intervertebrales y el dolor de espalda.

La cólera oculta activa el sistema autónomo y este responde con el constreñimiento de los vasos sanguíneos cuando la persona se siente abrumada. El mensaje ya no es un aviso—es un ataque. Si su colesterol está alto, sencillamente empeora el problema, pero no lo crea. Si el colesterol está alto, no se necesita mucha cólera para dañar el corazón. Por lo tanto, es importante vigilar estos niveles—hasta cierto punto. Más de la mitad de las personas que fallecen a causa de un ataque cardíaco no exhiben los factores predictores principales, como colesterol alto o presión sanguínea alta. Como lo estableció el Dr. Deepak Chopra, el factor predictor #1 de los ataques cardíacos es la falta de satisfacción con su trabajo, y el día y hora más común para sufrir un ataque del corazón es el lunes a las 9 am.: el nuevo día de un nuevo conflicto.

Los intentos anteriores de Rosenman y Friedman para comprender el metabolismo del colesterol y su vinculación con las enfermedades coronarias se centraron rápidamente en las características de la personalidad, a medida que hablaban con sus pacientes—muy parecido a lo que hizo el Dr. Sarno con el dolor de espalda. Estos pacientes raras veces atribuyeron sus ataques cardíacos al colesterol y "colocaron el estrés causado por el trabajo al inicio" [230] de la lista de las razones para haberlos sufrido. Sus estudios también corroboraron sus propias sospechas con respecto a los vínculos que faltaban entre los niveles de colesterol, la presión sanguínea y los ataques cardíacos.

Cada vez quedaba más claro que los factores de riesgo eran sencillamente marcadores que podían predecir un evento cardíaco, pero no eran su causa.
— Dr. Ray H. Rosenman[231]

Los ataques del corazón, el colesterol alto y la alta presión arterial provienen de la ira inconsciente (y de factores de estrés y dieta). Los ataques del corazón son reacciones de mente-cuerpo al estrés y la cólera. Si no cuenta con las herramientas (comprensión o deseo) para sanar, necesitará medicamentos.

Nunca me alivié del dolor con medicinas antiinflamatorias como los inhibidores COX-2—Vioxx, Celebrex y Bextra—o cualquiera de los AINE, entre otros. El 30/09/04 el Vioxx se retiró del mercado y el medicamento para remplazarlo, Prexige, se ha retirado de muchos mercados extranjeros y su lanzamiento todavía no ha sido aprobado por la FDA por su potencial de causar efectos secundarios muy serios. A esta medicina se le aclama como la **súper aspirina**, pero los efectos de los inhibidores Cox-2 son muchas veces más letales que las enfermedades para la que se receta. Esto ocurre con muchas súper medicinas que resultan más peligrosas que casarse con Ben Cartwright (un personaje del viejo oeste que enviudó tres veces). La medicina Bextra se ha mencionado como la posible causa del síndrome Stevens-Johnson (una reacción severa a los químicos). Al momento de este escrito, se han presentado objeciones al uso de estas súper medicinas, ya que está comprobado que ocasionan daños y muy pocas veces producen beneficios. Al hacer mis investigaciones me encontré con una persona que me contó que el Celebrex siempre le ayudaba. Me dijo: "Steve, a mí me funciona". Le contesté que yo realmente creía que le servía, pero no por la razón que él pensaba. Era efectiva únicamente porque él creía que le servía y, por lo tanto, así era (¿o no?). Los placebos pueden constituir fuerzas sanadoras muy poderosas.

Creer profundamente en algo es como una llave maestra

Esto nos lleva a la mismísima pregunta que el Dr. Georg Groddeck hizo a principios de 1900, sobre por qué una medicina le funcionaba a una persona, pero no le funcionaba a otra, a pesar de que tenían los mismos síntomas, enfermedad y pronóstico. Puede muy bien haber sido porque una persona que sufría había cimentado su confianza con respecto a la medicina y/o porque tenía un buen día cuando la tomó o por una serie de otras posibles causas inconscientes. Una vez que funciona, tiende a funcionar repetidas veces, ya que el acondicionamiento se fija inmediatamente.

El hecho de que una fe profunda es un componente clave quedó comprobado mediante un estudio realizado por University of Michigan.[232] Esto se da mayormente si el síntoma se alivió o no la primera vez que se utilizó el medicamento (o la cirugía). Ese primer corte siempre será el más influyente porque crea una nueva experiencia y deja la cicatriz más profunda.

Hay quienes podrían sostener que los antiinflamatorios no alivian el dolor por TMS porque no hay hinchazón. Pero esto no siempre es cierto. Yo sí tuve hinchazón causada por la tensión, el Dr. Sopher me dice que también él la tuvo y hay muchos otros que también la han sufrido. Puede presentarse la hinchazón cuando se sufre de TMS y si se trata de aliviar los síntomas, las medicinas podrían ser la respuesta a corto plazo—y algunas veces son necesarias.

Las hemorroides son un proceso inflamatorio, muchas veces inducido por el estrés. La tensión puede producir hinchazón de diversos tipos. Muchas veces yo salía de una reunión estresante con las encías hinchadas por la tensión. Aunque las encías y las hemorroides están en los extremos opuestos del cuerpo (dependiendo de dónde se encuentra su cabeza), el concepto sigue siendo el mismo. Hay una razón para que se dé el síntoma y la medicina no alivia la razón. Solo los efectos soporíficos de los analgésicos más potentes me ayudaban en los momentos de dolor intenso y sus efectos desaparecían al rato, cuando mi mente-cuerpo se aclimataba a sus efectos bioquímicos. Luego siempre debía pagar el precio por el alivio "prestado", cuando la abstinencia de los analgésicos me resultaba tan doloroso como el dolor en sí.

Las personas sienten dolor y se sienten deprimidas por una razón. ¿Por qué una persona prefiere tomarse una píldora que encontrar el fondo del problema? John Lee responde: "La adicción a los químicos incapacita la mente." Para poder confrontar y vencer la cólera se necesitan, "las dos mitades de nuestro complejo mente-cuerpo." [233] La cólera permanece en el cuerpo y la medicina vincula la cólera al cuerpo. Muchas veces, mientras que se toma la medicina para el dolor, permanece el dolor, ya que la medicina perpetúa la **respuesta de asociación al dolor**. Hay varias personas que se sometieron a múltiples cirugías y decidieron dejar de tomar medicinas para el dolor después de la operación. Su dolor desapareció abruptamente. La medicina los había atado a su dolor—actuando como un detonante. Al interrumpir la medicina analgésica se puede aliviar el dolor evitando que la medicina desencadene el dolor por medio de la asociación.

Altere mi estado de ánimo—alguien o algo, por favor, haga que me sienta feliz

¿Qué efectos fisiológicos tienen los medicamentos que alteran el estado de ánimo—los antidepresivos, por ejemplo—dentro del cerebro? Su efecto general es el resultado del incremento en el flujo de los **neurotransmisores**. Algunas medicinas se pueden sincronizar con las neuronas y tienen un efecto amplificador, liberando grandes cantidades de neurotransmisores. Otros medicamentos, como los IRSR, que inhiben la reabsorción de los neurotransmisores presentes en nuestro cerebro, pueden inundar el sistema con ellos. Otros medicamentos que producen sentimientos de placer permiten al sistema límbico liberar dopamina, un neurotransmisor que aumenta el sentimiento del placer (¡Ahhh! al id le encanta el placer). Es así como las medicinas pueden eliminar ciertos transmisores o ralentizar la absorción de los neurotransmisores, lo cual magnifica su efecto. Nos sentimos mucho mejor cuando contamos con una amplia variedad de neurotransmisores disponibles en el cerebro y, por lo tanto, las medicinas nos hacer sentir bien sin haber tenido la experiencia en la vida real. *La salida más sencilla.* Y, como el que fue entrenador de fútbol americano de Ohio State University, Woody Hayes, decía: "Todo lo que es fácil no vale un pito".

El doctor Sidney Wolfe, Director en Funciones de *Public Citizen* sostiene: "Muchos problemas se han medicalizado, como el insomnio. Hay muchas razones por las cuales las personas no pueden dormir, pero deberían enfrentarse a esas razones en vez de tomarse una pastilla de dormir". La gente está dependiendo muchísimo de las nuevas súper medicinas para solventar los mismos problemas que siempre ha tenido, cuando muchas veces "la respuesta es no tomar ninguna medicina". Los antidepresivos también inhiben la integración de TMS y deberían interrumpirse, si es posible. Pero la industria sigue alentando a la gente para que sientan que deben medicarse para sentirse bien—y, por lo tanto, la gente sigue queriendo medicarse.

Somos la gente que puede encontrar, todo lo que usted pueda necesitar
Si tiene el dinero, nosotros tenemos su enfermedad.
                    — Grupo musical Guns N' Roses, album "Welcome to the Jungle"

Hablemos de alternativas...

En un artículo de la AP escrito por Lindsey Tanner en 2006 sobre la industria de medicina alternativa, que alcanza los 20 mil millones de dólares al año, se cita un estudio financiado por los National Institutes of Health (Institutos Nacionales para la Salud) sobre la eficacia de la glucosamina y el condroitín sulfato. En el artículo "A pesar de las pruebas, muchos consumidores están completamente convencidos de los remedios" se revela que la glucosamina y el condroitín sulfato "tienen el mismo efecto que las píldoras 'de mentiras' para aliviar el dolor moderado causado por la artritis". [234] Hay otros estudios efectuados recientemente que han demostrado la falta de beneficios similares a este en la equinácea, la hierba de San Juan, la serenoa y el cartílago de tiburón en polvo.

Una persona que sufre de artritis creía inocentemente que se estaba beneficiando con la glucosamina y el condroitín sulfato decía: "Retaré a luchar conmigo a cualquiera que diga que no sirve". El coautor del estudio, el doctor Stephen Straus, exdirector del National Center of Complementary and Alternative Medicine (Centro Nacional de Medicina Complementaria y Alternativa) de National Institutes of Health (imagínese el tamaño de las tarjetas de visitas de este hombre) ya había estudiado los cambios en el funcionamiento del cerebro de las personas que usan un placebo. Straus escribe: "Sus ilusiones vanas de que se van a mejorar las está aprovechando el mecanismo de su cuerpo para aliviar el dolor". Su fe genera y prende la propia sanación, ya que los mecanismos que se necesitan para sanar ya se encuentran dentro de cada individuo.

Pero Oz nunca le dio nada al Hombre de Hojalata que él no tuviera ya.
                              — Canción "Tin Man", Banda de Rock America

Hay personas que sufren de dolor que me han confiado que se sienten mejor tan pronto como el doctor escribe la receta para sus analgésicos. Me han dicho muchos que se sienten mejor solo con saber que ya tienen el medicamento en su casa. El Dr. Martin Rossman, cofundador de The Academy for Guided Imagery (La Academia para la Visualización Dirigida), escribe: "¡...muchas veces la gente se empezaba a sentir mejor en cuanto les escribía sus recetas!"[235] El doctor Emmett Miller también ha dicho que la mano que da la píldora muchas veces es una fuerza más poderosa que la píldora en sí. Las medicinas son redes de seguridad emocional para estas personas. No temen caer una vez que tienen los medicamentos en su poder porque las medicinas les dan un sentido de confianza en sí mismos para soportar otro día. La posesión es lo que cuenta en la ley… y en la confianza.

La sanación empieza con creer y cada creencia se aumenta cuando la persona toma la medicina y, por casualidad, le va bien ese día o si la persona que se la receta convence al paciente verbalmente de lo buena que es. Luego, asocian la medicina con este nuevo sentimiento de salud—acondicionamiento inmediato. Después de todo, Pavlov no solo sonaba la campana y los perros venían corriendo. Primero los tenía que alimentar.

Por último, la única razón para tomar drogas, sean legales o ilegales, tradicionales o alternativas, es sentirse mejor, para llenar el vacío que deja el aislamiento. Se debe comprender siempre, sin embargo, que no es la droga o medicina la que lo hace sentirse mejor, es su creencia inicial de que la medicina lo haría. ¡Y lo hizo usted mismo! Solo necesitaba el arranque y la medicina era el cable de puente que unía al fabricante con su cerebro.

> Una fe total o "fe positiva y expectante"[236] en la medicina o el procedimiento es la fuerza detrás de la sanación. Lo que se debería decir al entrar a la clínica del doctor es "Necesito algo para aliviar mis síntomas hasta que logre superar estos momentos emocionales tan difíciles por los que estoy pasando". Las medicinas alivian los síntomas, no las causas. Unas cuantas personas me han dicho: "No quiero saber cuál es el problema, Steve, solo quiero las medicinas".

El Yin y el yang

Cuando es esto, es aquello.
Del surgimiento de esto, viene el surgimiento de aquello.
Cuando eso no es, aquello no es.
Del cese de esto, viene el cese de aquello.
　— Noble Verdad de la Cesación del Sufrimiento, discernimiento del dukkha

Este es un buen momento para dilucidar el misterio de lo que quiere decir "el yin persigue al yang" (ya que no encontré dónde más ponerlo en el libro). Sencillamente quiere decir que exactamente lo mismo, si se lleva a un extremo, se vuelve otra vez lo mismo, a medida que la vida se dobla sobre sí misma para mantener un equilibrio. Toda experiencia de vida y toda creatividad es el resultado de fuerzas opuestas—el choque de la energía de polos opuestos. Es saludable reír y es saludable llorar—las estrellas más brillantes con el tiempo se vuelven hoyos negros—la persona buena sin obligación de rendir cuentas se vuelve una persona mala.* Los esteroides eliminan lo rojo de la piel, pero si se usan durante mucho tiempo, enrojecen la piel. La persona que sufre de germofobia se lava las manos para evitar gérmenes, pero la limpieza exagerada destruye los anticuerpos y permite las infecciones. Acostarse cuando se tiene dolor de cabeza le ayuda, pero si se queda acostado mucho tiempo, le da dolor de cabeza. El deseo de un control total da lugar a la pérdida de todo control. Cuanto mayor amor se siente, más será el dolor por la pérdida. Si ayuda a su hijo, aprende; si le hace todo, nunca aprenderá… todo llega a ser lo mismo—todo opuesto es su propio opuesto.

---

* "El poder tiende a corromper, el poder absoluto corrompe absolutamente—los grandes hombres son casi siempre hombres malos". [John Emerich Edward Dalberg Acton (Lord Acton), Carta al Obispo Mandell Creighton, 1887]

25

Passus ("haber sufrido" en latín)

Las personas que parecen avanzar hacia mayores niveles de iluminación y luz sufren la oscuridad en forma más dramática y, muchas veces, más trágica que las personas que viven seguras en la zona media; esas personas que se sienten cómodas siendo amables. En el teatro griego se le llamaba a esto una falla trágica… se decía que toda gran persona siempre tiene un lado trágico, una historia trágica, una herida trágica que se transforma en un agujero en el alma… las personas realmente geniales que he conocido, cuando empiezan a contar su historia (ya tarde en la noche) siempre revelan una gran herida aquí o un gran error o un lado oscuro que nunca le han contado a nadie… y no puedes evitar pensar que ese cuadrilátero de boxeo en el que viven es parte de lo que los ha hecho tan geniales.

— Richard Rohr, OFM, *Quest for the Grail (La búsqueda del grial)*

El aforismo dice: *La experiencia es lo que obtenemos cuando todo no resulta como se ha planeado.* Cuando las cosas no van como uno las ha planeado, se da una comprensión más profunda y empieza la transformación. Will Rogers dijo: "El buen juicio es el resultado de la experiencia y mucho se da como consecuencia de las malas decisiones". Ya sea un enorme error o una experiencia traumática, una comprensión más profunda muchas veces se logra a través del sufrimiento, a medida que el ego se disuelve en la luz de la consciencia. El conocimiento se puede comprar en cualquier librería, pero no se puede comprar la comprensión. La comprensión se logra por medio de la experiencia, relacionando el conocimiento con esa experiencia. Son los valles los que hacen que las montañas se vean tan imponentes; el sufrimiento es el que se pliega a la compasión; la muerte es lo que torna la vida tan preciosa.

Está oscuro dentro del estómago de esta ballena… ¿Alguien tiene una luz?

Todo problema, por lo tanto, conlleva la posibilidad de una consciencia que se amplía, pero también la necesidad de decirle adiós a la inconsciencia propia de un niño….

— Carl Jung, *The Stages of Life*[237]

La historia nos demuestra que hay un patrón de narcisismo maligno en las personas que nunca se han sentido derrotadas. El único camino hacia la expansión espiritual es experimentar la vida de muchas formas—cuanto más dramática, más profunda la comprensión. ¿Cómo puede existir una alta energía en las vibraciones si no existe una baja energía de las vibraciones? ¿Dónde está el punto de referencia? La iluminación solo puede ser iluminación porque primero existe la oscuridad—cada uno apoyándose en la existencia del otro. Aun la flor más bella necesita tierra para crecer.

El actor Michael J. Fox comprende muy bien el concepto. Hace más de una década, Michael comenzó a sentir los primeros síntomas del mal de Parkinson, una enfermedad neurológica degenerativa. Esto destruiría a muchos. Sin embargo, por medio de la apertura de su corazón y su mente, la ayuda de su familia y un psicoanalista junguiano, Michael encontró la luz donde generalmente prosperan el aislamiento y la desesperanza.

> *Si usted entrara de repente en esta habitación y anunciara que había llegado a un acuerdo—con Dios, Alá, Buda, Cristo, Krishna, Bill Gates, o quién sabe con quién—para que me borraran mágicamente los diez años que han pasado desde que me diagnosticaron, y me los cambiaran por diez años de vida como la persona que era anteriormente—le diría, sin vacilar, que se fuera a freír espárragos... No quisiera regresar nunca más a esa vida—una existencia protegida impulsada por el miedo y protegida y vivible gracias a la protección, el aislamiento y la autocomplacencia. Era una vida dentro de una burbuja....*
>
> — Michael J. Fox, *Lucky Man*[238]

Michael reconoce que su enfermedad ha sido una bendición para su esclarecimiento. Parece ser que se estaba castigando a sí mismo inconscientemente para mitigar el placer de haber tenido tanto, recubierto con asuntos mucho más profundos de su pasado. Michael es una especie rara—que percibe luz donde muchos solo perciben oscuridad. Se está reconectado saliendo de su burbuja personal y entrando al cuadrilátero de boxeo que es la vida, con el propósito en su esquina, ayudando a otros mediante la concienciación sobre el mal de Parkinson.

El dolor por TMS puede ser una bendición, ya que brinda un catalítico para los cambios que se necesitan. El sufrimiento también descubre el deseo profundo de alcanzar un equilibrio espiritual porque le revela al individuo que no es feliz— no en su propio camino—que está fuera de equilibrio. Preocuparse, esforzarse demasiado y quejarse no resuelven los problemas. El crecimiento no se da solucionando los problemas, sino que remontándose por encima de ellos. El sufrimiento no es una meta en la vida: es una parte integral de la vida que nos brinda la oportunidad para la creatividad y el crecimiento, ya que insiste en los cambios que se necesitan. Cuando no cambiamos, no crecemos—estamos estancados en el sufrimiento—dirigiéndonos hacia un mayor sufrimiento.

> *Si sigue en el camino en el que va, llegará a donde se dirige.*
>
> — Proverbio chino

El sufrimiento tiene un propósito, aunque tal vez se desconozca

En su libro *Getting Well Again* (Recobrando la salud), O. Carl Simonton, con su esposa Stephanie Simonton y su colega James Creighton, les pidieron a sus pacientes con cáncer que enumeraran los beneficios de tener cáncer. Los cinco beneficios se consolidan así:

1. Tener permiso para no tener que solucionar un problema o una situación fastidiosa.

2. Recibir la atención, los cuidados, el apoyo y el cariño por parte de las personas que los rodean.

3. Tener la oportunidad de reagrupar su energía psicológica para enfrentarse a un problema o para lograr una nueva perspectiva.

4. Tener un incentivo para lograr el crecimiento personal o para modificar sus hábitos no deseables.

5. No tener que llenar las grandes expectativas propias o de los demás.

> — L. Creighton y O. Simonton y S. Simonton-Matthews,
> *Getting Well Again*[239]

Si una persona quiere comprender por qué sufre de dolor crónico, debería leer el libro *Getting Well Again* y sustituir la palabra "cáncer" con la palabra "dolor". Mente-cuerpo se encuentra en el estado en que está precisamente como resultado de la información que guarda en los lugares con sombra dentro de las células de su cuerpo. Le decimos a nuestro cuerpo qué hacer y cuándo hacerlo— inconscientemente—para escapar o reconectarnos con los demás.

> *Una célula es como un chip de computadora. Un chip es un pedacito de información y también la célula lo es... Bruce Lipton se burla de la suposición de que "hay antecedentes de cáncer en la familia". No hay ningún gen de cáncer, insiste. Las células se vuelven cancerosas cuando se les ordena que lo hagan.*
> — Dra. Anna Spencer, PhD,
> "Cell Consciousness—Proves Mind Over Matter"[240]

El TMS sigue siendo un tutor, ya que la vida se puede convertir en un maestro estricto que primero pasa el examen y luego da la lección. Carl Jung escribió: "No hay una toma de consciencia sin dolor"[241] y por medio del sufrimiento, el inconsciente se remonta hacia la consciencia. Aprendemos, o crecemos, como consecuencia del sufrimiento; muy probablemente porque todavía no hemos evolucionado lo suficiente como para tener la capacidad de crecer sin sufrimiento.

El Dr. Martin Rossman escribe sobre los beneficios que obtuvo con su propio sufrimiento mientras estudiaba medicina. Una vez, sentado en una mesa de conferencias después de hacer las rondas con otros médicos de la sala de pediatría, el residente en jefe de pediatría rompió en llanto con lo que Rossman describió como "sollozos desde lo más hondo". Colocando las manos sobre la cara prorrumpió: "Ya no aguanto más... Ya no aguanto ver que otro niño más muera"[242] Al día siguiente el residente en jefe renunció, y el día después, el Dr. Rossman se enfermó con náuseas, fiebre y una debilidad extrema. Como escribí anteriormente, compartimos la pena y el dolor que muchas veces desencadenan las penas y el dolor de otros. Los resultados de los exámenes de laboratorio de Rossman mostraron enzimas hepáticas anormales, así como un hígado agrandado con signos de fatiga. Sus enzimas hepáticas permanecieron elevadas durante meses, como él mismo escribe: "Los primeros resultados salieron normales en las pruebas clínicas que me hicieron el fin de semana después de que terminé mi rotación de pediatría".[243] El Dr. Rossman sabe que muchas veces es difícil darse cuenta de los beneficios del sufrimiento cuando se está sufriendo. Escribe: "Mirando hacia atrás, no tengo ninguna duda de que esta enfermedad cumplió una función importante en mí[244]...puedo ver que me liberó de una responsabilidad que no quería asumir y me dio tiempo para pensar mucho sobre si quería o no seguir en el campo de la medicina".[245]

Ese fuego infernal por el que pasa la gente puede hacer estallar sus burbujas y a menudo salva sus vidas a través de la reflexión y luego—la reconstrucción.

La Ley de la Atracción sostiene que recibimos lo que sentimos. Todas las etiquetas del mundo no tienen sentido; lo único que importa es cómo son nuestras vibraciones. Si realmente no somos quienes queremos ser—atraemos hacia nosotros algo que nos lleva hasta nuestro destino, aunque no sea en la forma como lo habíamos planeado. Al igual que el cáncer, el dolor no es el enemigo—lo podemos crear si lo necesitamos. La enfermedad es una retroalimentación a nuestras necesidades más profundas sin satisfacer.

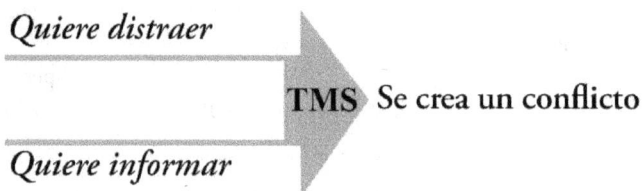

Quiere distraer

TMS Se crea un conflicto

Quiere informar

Sufrimos cuando nos sentimos que estamos aislados, que no se nos aprecia, que estamos solos—sin conexión. El sufrimiento nos impulsa hacia el crecimiento hasta que alcanzamos un cierto nivel de consciencia y luego, de repente, nos jalan hacia nuestro camino predeterminado—hacia nuestro Yo último—la Verdad. Es una parte intrínseca de la condición humana. Las Cuatro Nobles Verdades de Buda se refieren al sufrimiento, su función en la vida y la forma de salir de él.

El monje muy reverenciado, Thich Nhat Hanh, describe la Primera Noble Verdad: "La Primera Verdad es la verdad sobre el sufrimiento y nadie puede ver el camino a menos que él o ella vea el sufrimiento".[246] La Cuarta Noble Verdad es el camino que conduce fuera del sufrimiento. Nadie puede comprender cómo se sale del sufrimiento a menos que se dé cuenta de cómo llegó a ese sufrimiento. El capullo es el sufrimiento; la mariposa que nace del sufrimiento es la felicidad, el proceso de transformación es vida.

> *Si no tenemos contacto con el dolor, no podemos saber lo que es la verdadera felicidad.*
> — Thich Nhat Hanh, *Anger, Wisdom for Cooling the Flames*[247]

El sufrimiento abre la puerta a los distintos niveles de consciencia. La condición humana del sufrimiento es una parte esencial de la vida, como había llegado a comprender el Buda Gautama y como Cristo personificó en Su Pasión. Sin sufrimiento no puede haber compasión por el sufrimiento de los demás porque, como Parzival, no puede saber qué preguntas debe hacer para aliviar a otros de su propio sufrimiento. Las heridas crean experiencia a partir del potencial y reconectan a la humanidad.

> *Parece que solo es el mundo de la oscuridad, fracaso, desilusión el que nos enseña lo esencial: paciencia, abandono, entrega, compasión. Uno no aprende esto en un mundo lleno de luz. Si no siente el dolor de otros o su propio dolor, cuando los heridos llegan a su vida, no tiene paciencia con ellos porque usted cree que todo es luz.*
> — Richard Rohr, OFM, *Quest for the Grail*

Nacemos sabiendo la Verdad—que existe dentro de todos. La Verdad también está afuera, en dimensiones que no se conocen. Solo el cuerpo se interpone. El cuerpo es una pared de miedo y duda que separa las dos mitades de la verdad que desean estar íntegras y unificadas, ya que el Yo más profundo sabe exactamente a qué desea conectarse. El dolor nos impulsa hacia la verdad interna—más satisfechos y conscientes.

> *El sufrimiento tiene un noble propósito: la evolución de la conciencia y la eliminación del ego. El hombre en la cruz es una imagen arquetípica. Él es cada hombre y cada mujer. Si te resistes al sufrimiento, el proceso será más lento porque la resistencia crea más ego que eliminar. Cuando aceptas el sufrimiento, sin embargo, hay una aceleración de ese proceso que se produce por el hecho de que sufres conscientemente… En medio del sufrimiento consciente ya existe la transmutación. El fuego del sufrimiento se convierte en la luz de la conciencia.*
> — Eckhart Tolle, *A New Earth: Awakening to Your Life's Purpose*[248]

Tommy y Abe

En su vida, Thomas Jefferson perdió a todos sus hijos, menos uno—también perdió a su esposa. Perdió a casi todos los que quería y, sin embargo, ayudó a fundar una nación libre. Abraham Lincoln perdió a todos sus hijos, menos uno, y, sin embargo, ayudó a ratificar o unificar a esa nación. La grandeza puede tener su origen en la tragedia—pero siempre hay héroes silenciosos quienes ya tarde en la noche, y solo entonces, hablan de sus grandes pérdidas. La experiencia de la oscuridad produce compasión y, por medio de la compasión se da el perdón—y por medio del perdón, el conflicto se desvanece ante la luz. Con cada nueva cicatriz viene un nuevo renacer y cuantas más cicatrices, más renaceres. No hay muerte sin nacimiento y no hay nacimiento sin sufrimiento—no hay vida sin muerte.

Sabes que tienes que pasar por el infierno para llegar al cielo.
— Banda de Steve Miller, "Jet Airliner", 1977

26

Cuando nos aferramos a la cólera

Es como un hombre que quiere dañar a otro y recoge una brasa ardiente—solo se quema a sí mismo.

— Buddhaghosa, Visuddhimagga, *The Path of Purification*
(Camino de la purificación)

La última pieza del rompecabezas de la sanación para mí fue comprender la función de la cólera en el dolor. No era que no comprendiera la cólera; nunca supe que existía en mí. Sencillamente, nunca la sentí. El ego se había plegado al superego. Esta última barricada que impedía la sanación se parece a la comprensión de que los discos herniados no provocan dolor de espalda o de cuello, y que muy pocas veces es necesaria la artroscopia en los hombros y las rodillas para aliviar el dolor.

Muchas personas con dolor me dicen que no están enojadas. Muchas veces se sonríen y son apacibles, educados, responsables, controlados y tranquilos. Esta imagen oculta un infierno que subyace debajo de su consciencia—aunque muy dentro, lo saben. Deben negarlo—O deben reconocerlo—lo cual no pasará porque su ego no lo permitirá. Yo creo que el problema está en el hecho de que la mayoría de las personas no comprenden el concepto de una actividad subconsciente. Es difícil creer lo que no podemos ver; el escepticismo es más fácil que buscar la verdad, como lo pone de manifiesto el ateísmo. Es más fácil decir que algo no existe que invertir la energía y el tiempo que se necesita para comprender y buscar su esencia.

La cólera que se siente o se reconoce es cólera aceptable. No es parte de su Sombra personal o dolor, porque esta cólera es consciente. La cólera inconsciente es la que causa síntomas y es de una magnitud tal que se relega a la Sombra. Si tiene un problema de cólera—le cuesta sentir esa cólera, le cuesta expresarla, lo cual conduce a expresiones de conflicto en el cuerpo.

La epifanía que me condujo a mi propia sanación fue el discernimiento de que yo estaba furioso por dentro, pero que nunca había sentido esa furia; únicamente sentía la multitud y severidad de mis síntomas. Tuve un momento de luz cuando compré el vídeo del Dr. Sarno en el cual enfatizaba: "Jamás sentirá la ira que está provocando su dolor". Aunque él escribía, escribía y volvía a escribir sobre la represión, que yo comprendía a un nivel intelectual, no me recordaba que él hubiera dicho esas palabras exactas: que la ira no se siente. Expresó: "Toda cólera que usted reconozca no tiene nada que ver con el TMS". Y, por lo tanto, yo verdaderamente no comprendía la represión a un nivel elemental. Represión significa que ha paralizado su sentir de esa emoción asociada con un evento. Mi propia manera de pensar era—bueno, OK, está reprimida, pero todavía no la siento". Fue un momento "¡DAH!" (obvio) para mí. Pero ahora ya no me siento tan tonto tras haber platicado con más y más personas que sufren de dolor y que tampoco lo comprenden. Nada me irrita más al tratar de ayudar a las personas que escucharlas cuando dicen algo como: "Bueeeeno, no estoy de acuerdo con usted en eso, SteveO, yo soy una persona muy calmada" … mientras usan su inhalador para el asma—O—"Noooo, está muuuuy equivocado, hermano, yo soy una persona muy calmada, le tengo que decir un gran NO a eso, SteveO" …mientras que el dolor les invade las piernas y sufren ataques de ansiedad. Están lívidos por dentro; sencillamente no lo saben porque no comprenden cómo funciona el inconsciente en silencio. Yo al principio no lo entendía y ellos tampoco. La represión funciona fuera de la consciencia.

La noción de una causa estructural para el dolor crónico está pasada de moda. Si la persona no puede superar la idea de que su dolor episódico se debe a esos discos fastidiosos o a la rasgadura del manguito rotador, siempre tendrá dolor… a veces sí, a veces no. O, si encuentra a un cirujano, tal vez más lejos, quien le dice que él puede solucionar su problema—uno al que le tenga mucha fe—el efecto placebo podría hacer su aparición. Cuando le dicen que tiene un problema que se puede reparar físicamente, su autoimagen puede permanecer intacta. Ahora—si la persona es lo suficientemente perceptiva como para comprender que es ella misma la que genera sus propios síntomas, por una razón que solo su Sombra conoce, entonces solo le hace falta comprender la función de la cólera—ira—vil energía.

La "persona" (máscara) es como la punta de un iceberg. La punta es esa parte del individuo que él permite que se vea—mientras que la mayor parte de su Yo emocional está sumergido por debajo de la superficie de sus aguas inconscientes. Si la punta del iceberg es muy pequeña, entonces muestra muy poco de sí mismo y podría haber mucha cólera oculta debajo. Por lo tanto, si se sonríe mucho o si es muy callado, educado, no agresivo, un "buenista"—sumamente aislado— tenga cuidado. Trágicamente, esto se pudo observar en la masacre de Virginia Tech del 2007. Los compañeros de clase de Seung Hui Cho, todos, manifestaron que nunca hablaba y pocas veces los saludaba. Continuamente lo reprimía todo y todo lo que no le gustaba—o sea, su vida. La cólera solo está a un pasito del peligro—si no se logra soltar adecuadamente.

La razón por la que mucha gente se guarda la ira es que, cuando eran niños, aprendieron que mostrar su cólera era malo—casi como un pecado. Y así se inicia la represión. Este patrón se convierte en todo lo que sabe el individuo—se convierte en parte de su naturaleza. Queda condicionado para nunca soltar, nunca llorar y nunca expresar sus verdaderos sentimientos. La vida se convierte en un juego de béisbol y todos saben que el béisbol no se llora.

La gente está enojada porque está enojada. Y están enojados porque el dolor no se alivia, aun cuando creen en el proceso del TMS y lo comprenden. Esta impaciencia produce aún más cólera—una noria de la que no se pueden bajar. Luego, esta gente proyecta su propia cólera a otros para poder culpar a cualquiera menos a ellos mismos. Pero la gente se enoja con los que ganan, porque las personas con las que están enojadas son las que controlan su comportamiento. Los más enojados con los que he hablado son los que fueron abandonados, abusados o ignorados cuando eran niños o aquellos a los que se les forzó a aceptar creencias religiosas que no podían comprender.

Los que sufren de dolor muchas veces me preguntan cómo pueden soltar su cólera cuando se les critica. Muchos me confiesan que no pueden olvidar el rechazo que perciben cuando alguien hiere sus egos. Conservan estas críticas todas sus vidas. Es fácil decir "¡Libérese!", pero puede resultar difícil hacerlo cuando el ego lo domina.

El gurú de la cólera, John Lee, sostiene que la cólera debe sentirse (sacarla a la consciencia) antes de que se pueda liberar. Mientras que el dolor esté presente, no se ha producido la depuración de las memorias específicas de rechazo, aislamiento o, específicamente, de abandono. Lee advierte que debemos estar atentos a la adicción al abandono: pensar erradamente que ser maltratados es bueno para nosotros o es una forma de amor que, de alguna manera, merecemos. Esto se debe, escribe, a que "Nos acostumbramos a que no podemos contar con nadie, hasta tal punto que sentimos que así debe ser. El abandono se llega a sentir como que fuera amor".[249] Lee sigue diciendo: "Nueve de diez veces, los que tuvimos una madre fría o un padre distante escogimos una esposa fría o un esposo distante".[250] Un número muy reducido de personas que sufren dolor me han dicho que sus padres fueron cálidos y cariñosos; sin embargo, muchos de ellos sentían miedo de que sus padres se separaran.

A muchos, de niños, se les obligó a seguir rituales religiosos antes de que pudieran comprender la vida; se les obligó a sentirse culpables y se les dijo que eran pecadores por gozar o inclusive por solo pensar en gozar. Entonces, sienten siempre que tienen defectos y piensan que deben ser perfectos o sufrirán el fuego del infierno. Se sienten extremadamente enojados con la vida—y con la religión. El TMS funciona entonces como una herramienta para su autocastigo por cosas que, inconscientemente, creen haber hecho mal o pensaron que estaban mal a los ojos de su cultura. Asesinar, herir a otro, mentir, ser infiel, robar, suicidarse y no tener compasión son tabús culturales—pensamientos inefables; pero todos tienen esas imágenes del lado oscuro de la Sombra, en lo que Jung llamó "dinamismo positivamente demoníaco"*— y cuando empiezan a surgir a la superficie, debemos actuar según ellas o castigarnos por pensar en ellas. Con el TMS nos castigamos— algunas veces muy severamente. Cuanto más impensable y más represible es el pensamiento, más autocastigo nos debemos imponer para aplacar la culpa que la sociedad nos ha inculcado por tener esas imágenes tan condenables. Por ejemplo, muy dentro, usted no quiere cuidar a sus padres enfermos. No es tan bueno como usted cree que es. En el exterior, parece que le importa—o le gusta pensar que sí le importa—pero muy dentro de su Sombra, no le importa tanto, porque su Sombra tiene otros intereses que cambian constantemente. Por eso, cuando un ser querido se enferma, muchas veces vemos que nuestra propia salud sufre, debido a la tiranía del "debería"—dividiendo nuestras mentes en conflicto entre el "debería" y el "qué me importa".

>   ...deben [el dolor y la enfermedad] ser el castigo por un pecado en contra de un mandamiento.
>
>   — Dr. Georg Groddeck, *The Book of the It*[251]

Todos los padres, incluyéndome a mí mismo, dañan a sus hijos de alguna manera. La mayoría no lo hacemos a propósito, pero siempre ocurre como una parte natural de la vida. Los que sienten que sus padres no les hicieron daño, se están negando a admitirlo; como escribe Lee: "La negación los salva de tener que pasar por la pena y la ira que siempre sigue a la admisión de la verdad. La negación los protege de perder su niñez idealizada y de lamentarse por el Yo en el que no se convirtieron y en tener que odiar a sus padres, y luego aprenden a quererlos en una forma nueva, más triste, sin embargo, auténtica y adulta". [252] Lee continúa con su ejemplo con un cliente a quien le dijo: "Si no es feliz con su vida… quiere decir que se le abandonó cuando era un niño". [253] También me di cuenta de que los padres con buenas intenciones pueden encauzar a sus hijos hacia la culpa y el perfeccionismo diciéndoles que son taaaaan buenos, que nunca cometen errores—alabándolos a los demás, con lo cual les infunden el miedo a fallar, apoyándose en la aprobación de los demás para sentirse bien con ellos mismos.

¿Esto quiere decir que todo el dolor en la vida se debe a los padres? No—por supuesto que no. Los padres, muchas veces sin intención, mediante sus críticas o amabilidad les crean patrones de comportamiento problemáticos a sus hijos. Estos niños muchas veces crecen y se convierten en padres que les transmiten los

---

* Jung también se refería a nuestro aspecto más oscuro como "un monstruo feroz" en su ensayo *On the Psychology of the Unconscious* (Psicología de lo inconsciente), (1912). [CW 7: *Two Essays on Analytical Psychology* (Dos ensayos sobre psicología analítica), pág. 35]

mismos patrones a sus propios hijos. Yo no soy partidario de culpar a los padres. Mis padres eran magníficas personas, me querían a mí y a mis hermanos—perseveraron, trataron de hacer lo mejor con lo que tenían y sabían—y lo lograron. Como adultos con voluntad propia, ya es decisión del adulto si quiere aprender y sanar cualquier daño que se les causó sin ninguna intención.

Por supuesto, existen padres que son abusadores con toda intención. Las personas que sufren dolor por esta razón tienen dentro de sí enormes cantidades de ira por haber sido abandonados y tienden a sufrir más problemas de salud. El abandono en estos casos, aunque es doloroso, se puede manejar de la misma manera que se sugiere en la tercera tríada que aparece más adelante, enfrentándolo, sintiéndolo y soltando lo que una vez fue.

En mi programa para curar el dolor crónico me di cuenta de que el denominador común era el abuso infantil—en todas estas personas—era absolutamente predecible.

— Dr. Robert Scaer

Una tríada para enfrentarse a la cólera—el primer paso hacia la admisión

A veces, creo que no hay suficientes piedras.
— Forrest Gump, *Forrest Gump*

Una vez que una persona comprende que el origen de su manifestación física es la cólera que no siente y no un defecto de su cuerpo, la pregunta siempre será: "¿Cómo dejo de sentirme enojado?" La respuesta no es siempre tan sencilla, ya que la cólera es un comportamiento apasionado que algunas veces necesita descargarse por medio de una expresión apropiada. Si podemos tomar la energía de la cólera y convertirla en una motivación para el cambio, podemos desviar la energía hacia un propósito y hacia la creatividad y alejarla de la autodestrucción. A continuación, enumero tres categorías de amplias bases para enfrentarse a su cólera:*

Quémela—Esta es una solución temporal, pero en el día al día es una herramienta valiosa y saludable que puede usarse en el corto plazo. Se puede considerar una catarsis física. Trotar, caminar, jugar ping-pong, nadar y muchas otras formas de **movimiento físico continuo** descargan la tensión de manera temporal. Sin embargo, el problema de raíz permanece y las semillas del descontento vuelven a germinar.

Afróntela—La consejería o introspección analítica o una serie de otras terapias orientadas hacia la percepción, incluyendo el trabajo para la liberación de

---

* La cólera que subyace al TMS proviene, como lo describía el Dr. Sarno, de tres posibles fuentes o una combinación de ellas: un conflicto del id-superego, ira residual de la niñez y estresantes diarios. La enfermedad o el dolor solo empeora la ira existente.

emociones, puede suprimir el conflicto. Sentir y hablar de su cólera pueden ser dos de las mejores formas de deshacerse de la energía sin expresar, pero esquiva el perdón. Comprender la razón por la cual alguien nos hizo algo no necesariamente significa que lo perdonemos.

Una compañía francesa, Stop Stress, les ofrecía a sus clientes el uso de un depósito de chatarra de autos por 40 Euros, para que pudieran destrozar vehículos viejos y así deshacerse de su estrés y furia. A esto se le considera una forma de liberación emocional. Sin embargo, el venerable monje budista, Thich Nhat Hanh no estaría de acuerdo con esta metodología para enfrentarse a la cólera, con toda razón. Ello nos lleva al tercer método, más espiritual, de enfrentarse a la cólera.

Transfórmela—En su libro *Anger: Wisdom for Cooling the Flames*, Hanh escribe que la cólera es un veneno para el corazón—y si permanece, no puede haber felicidad porque la felicidad es una libertad que la conservación de la cólera nunca permitirá. Hanh recomienda la práctica de **escuchar compasivamente** para disolver la ira. Su premisa es que ingerimos cólera todos los días. Comemos cólera porque debemos matar lo que comeremos. Vemos ira en la televisión y leemos sobre ira en los periódicos y el Internet. La ira está dentro de todos nosotros en lo que él llama las **semillas de la ira** (es decir, hay dos perros en todo hombre, el yin y el yang, Eros y Tánatos, instintos creativos y destructivos—la mente dividida). Si se riegan las semillas de la ira, crecen y se extienden por todo el cuerpo, ya que la ira no es de naturaleza psicológica, sino que orgánica; es decir, sentimos y conservamos ira en nuestros cuerpos.

La experiencia de Hanh ha demostrado que la mejor manera de manejar la cólera es transformar su energía en energía compasiva y positiva, acogiéndola. La cólera, como el dolor, no es la enemiga; es parte de usted que necesita reconocer y ponerle atención. ¿Quién no ha estado enojado con alguien, se ha atrevido a hablarle, lo ha solucionado y ha sentido que le quitan una carga de encima? Luego, la sensación estimulante es indescriptible, al desaparecer la carga. Sin embargo, debe comprender por qué siente cólera primero—y entonces, y solo entonces, puede abordar su cólera con los demás.

Esto se correlaciona con la experiencia del Dr. Weil con respecto a que sus pacientes con cáncer les iba mucho mejor cuando se trataba su cáncer como parte de ellos mismos en vez de tratarlo como un invasor. En su libro *Spontaneous Healing*, el Dr. Weil se pregunta si la noción de "voy a luchar contra esto" es una buena idea cuando se trata de sanar del dolor y la enfermedad. *Sic vis pacem para bellum.* Un hombre dividido en contra de sí mismo no puede vencer y es sencillamente dos hombres en eterno conflicto.

La cólera solo se puede transformar por medio de la atención plena. La atención plena es la práctica de estar presente y consciente de lo que pasa, sin juzgar, sencillamente observando lo que es: "Cuerpo y mente unidos".[254] Con la presencia no puede suprimir o negar su cólera. Resolviendo su cólera, la puede transformar de energía negativa a energía positiva. Resolverla significa no luchar contra ella, sino que comprender por qué existe y cuándo usar la energía de la cólera para transformarla en algo positivo o útil. El monje Hanh indica que negar la cólera es una muestra de orgullo. Esta es la razón por la que muchas personas que sufren dolor aseguran que no están enojadas Su orgullo no las deja admitir esta debilidad cultural. Sin embargo, la cólera es una semilla que nace dentro de todos—no solo nacemos con ella, sino que también la consumimos a diario y debemos solventarla con compasión.

Como se mencionó anteriormente, el Doctor en Filosofía James Pennebaker ha demostrado que confiar y escuchar son factores muy importantes para sanar y manejar la cólera. Además de perdonarse y mostrar compasión y bondad hacia los demás, la persona siente una necesidad imperiosa de saber que alguien la comprende.

La compasión aplaca la ira y nos protege, ya que todos somos parte de flujos de consciencia—Un corazón, Una mente. Cuando una persona sufre—todos sufrimos. Cuando usted sufre, otros sufren: cuando yo sufro, me voy a asegurar de que usted sufra.

Mediante la respiración consciente, nos conectamos a nosotros mismos y sentimos y soltamos nuestra cólera. Es imposible estar enojado y respirar calmadamente al mismo tiempo. La cólera acorta la respiración a medida que el cuerpo reacciona a la tensión. Esta es la razón por la cual los que sufren de TMS sostienen la respiración—están enojados constantemente.

El maestro Hanh no recomienda pegarles a las almohadas o gritarles a las fotografías o cualquier otro medio de desahogarse. Hay muchos estudios que hoy demuestran que esto no es útil en el largo plazo y que, de hecho, es peligroso porque fortalece las raíces de la ira. Desahogarse es simplemente volver a vivir o practicar su furia. Tirar objetos o pegarle a algo solo lo agota y lo engaña, para que piense que ya desapareció su cólera cuando, de hecho, solo lo agota tanto que ya no la puede sentir. Las raíces de su cólera permanecen enterradas. Desahogarse solo aumenta su furia y la próxima vez que vea a una persona con la que está enojada, puede hacer lo que ha estado practicando: pegarle o gritarle. **El desahogo es un acondicionamiento.** El maestro Hanh no pretende que se interprete la compasión y la comprensión como dejar que la gente pase encima de usted. Si tratan de hacerlo, aléjese—respire—y trate de comprender por qué están sufriendo.

La mayor parte de nuestro sufrimiento proviene de nuestra falta de comprensión y percepción de que no hay un Yo separado. La otra persona es usted; usted es la otra persona.

—Thich Nhat Hanh, Anger, *Wisdom for Cooling the Flames*[255]

Por lo tanto, la respuesta para calmar las llamas, como el maestro Hanh lo ha experimentado, es reconocer que está enojado y luego "encargarse bien de ello". También debe reconocer que cuando los demás se enojan con ustedes es porque están sufriendo. Primero, haga las paces consigo mismo y, luego, podrá reconciliarse con los demás. El maestro Hanh aconsejaría que cuando sienta dolor en la espalda, le transmita su cariño.

Una filosofía de vida: Actuar con nuevos conocimientos y sanar

27

Médico, sánate a ti mismo— Cómo puede liberarse del dolor usted mismo

El hombre que insiste en ver con perfecta claridad antes de decidirse nunca se decide.
Acepte la vida, y al hacerlo, debe aceptar el arrepentimiento.
— Henri-Frederic Amiel, *Journal in Time* (Diario en el tiempo)

Sométase a un examen físico (eh—con un doctor…¿debí aclararlo?)

Aunque la gran mayoría de trastornos son el efecto de una represión emocional (con excepción de las instancias en que existen factores externos abrumadores, como una exposición prolongada a los rayos UV o haber fumado durante años), primero necesita ayuda externa (ciencia) para recuperar el equilibrio. **Primero busque ayuda profesional para descartar la necesidad de una asistencia externa.** Si el diagnóstico es que su dolor se debe a el envejecimiento normal de la columna y las articulaciones (o lo que sea) alégrese con el hecho de que su vida está en sus manos y de que puede sanar. Si cumple con el perfil de lo que se ha descrito en este libro, usted se encuentra en condiciones de poder sanar del TMS y no hay más necesidad de asistencia médica. Estas son las buenas noticias que le darán los buenos doctores. Tenga cuidado con los profesionales que exigen pruebas y exámenes innecesarios, reemplazo de articulaciones, seudoterapias, medicinas y cirugías.

Si usted está leyendo esto y sufre de dolor muy fuerte o crónico o si tiene síntomas equivalentes al dolor—su sanación puede empezar hoy mismo, con una comprensión mayor y más profunda de lo que significa la buena salud. La última parte de este libro se trata de la vida y vivir—es práctico y filosófico, inmediato y conciso—una perspectiva sobre la sanación, desde el punto de vista de muchos que han sanado, incluyéndome a mí. Fíjese más en la forma en que usted reacciona ante la vida y cómo su lado más oscuro lo motiva a hacer buenas obras—y cosas malas, y descubrirá un nuevo camino. No hay una sola dirección. La sanación se trata de comprenderse **a sí mismo**—sus características conductuales (la forma como responde a los estímulos) y su biografía.

Podría pensar que sería más fácil seguir el camino en el que la mala hierba ya se ha pisoteado—un camino más fácil que se abre ante usted. Pero así no aprenderá nada nuevo sobre usted mismo—sobre sus fortalezas y habilidades—si sigue mi camino. Sin embargo, sí lo puedo guiar. Si desea sanar, debe caminar hacia la ventana, abrirla y tirar por ella todo lo que usted sabe en estos momentos sobre el dolor. También debe tratar de llegar más lejos y esperar menos. No se trata de disminuir sus expectativas—todos tenemos derecho a lograr y alcanzar. Se trata de comprender y luego creer.

Cuente sus problemas actuales—no hable sobre su salud

Confiar en una persona que se preocupa por usted puede ser un mejor medio de sanar que escribir en un diario, lo cual genera mucha sanación en sí. Como se mencionó en los capítulos uno a catorce, James W. Pennebaker comprobó que negar el dolor mental causa dolor físico y enfermedad. Encontrar a la persona idónea o el confidente puede conllevar efectos sanadores tremendos. Mientras trabajaba en esta sección de este libro, recibí un mensaje de voz de una amiga (lo transcribo con su permiso):

Hola, SteveO… el dolor de cuello me tenía desesperada, dolor, dolor, dolor. Era porque mi madre y yo tuvimos un problema, así que pensé "bueno, la voy a llamar hoy en la noche y (ehm) se derritió como mantequilla. El dolor desapareció, ¿no es increíble? Imagínate, a los cinco minutos de haber hablado con mi mamá, todo estaba bien, todo estaba perfecto… había desaparecido, el dolor había desaparecido, qué extraño ¿verdad?

—Sra. Olda Na'bohr

El Dr. Pennebaker sostiene que la clave para las buenas confidencias está en escoger bien en quien confiar y el factor más importante es la **confianza**. Es más, encontrar alguien que no juzgue ni que lo critique o alguien que es una persona que escucha segura y anónima. Hablar con otros que comprenden porque han tenido las mismas experiencias es un mecanismo profundamente sanador. Yo me di cuenta de que esto es así cuando compartí en los foros para el dolor ya al final de mi sanación. Las personas se sinceran con los que las escuchan en medios virtuales y dicen cosas que no les confesarían normalmente a los miembros de su familia, porque la familia puede juzgar y ponerse a la defensiva. La gente que interactúa por el Internet es anónima y, por lo tanto, segura en términos generales. Pennebaker también sostiene que "la divulgación voluntaria cambiará la naturaleza de su amistad".[256] A medida que estrechaba mi amistad con otros por medio de la sanación, la ayuda y la comunicación, con el tiempo dejamos de hablar de nuestro dolor y solo hablamos sobre la vida. Fue así que empecé a aprender las razones más profundas por las que se da el TMS.

Otro valioso método es acudir a un profesional que nos escuche. Otro es—si no quiere ofender a una persona específica—escribir todo lo que le preocupa y lo enoja, y luego, tirarlo a la basura. Escribir es hablarse a sí mismo, lo cual es bueno, pero confiar en otra persona brinda una sanación más profunda. El mismo Pennebaker se muestra algo ambivalente sobre si es necesario hablarle a otra persona para sanar. Sugiere que hablarle a una grabadora podría ser igual de efectivo, especialmente si una persona no se sincera fácilmente o si la aquejan las inhibiciones. Afirma que escribir también es muy valioso para sanar y que el tema no siempre tiene que ser de su pasado.

No es necesario escribir sobre la experiencia más traumática de su vida. Es más importante enfocarse en los problemas que tiene actualmente.
— Dr. James Pennebaker, PhD, *Opening Up: The Healing Power of Confiding in Others*[257]

Aprenda un nuevo lenguaje

Primero, deje de aplacar su dolor—tenga más confianza. Tire todos los dispositivos auxiliares y de apoyo. Deshágase de los cojines, corsés ortopédicos, bastones, apoyos para el arco del pie, muletas, sillas cómodas, terapia, cremas, medicinas, alzas para los zapatos, imanes, colchones especiales y autocompasión. Es hora de volverse fuerte y de recuperar su vida. ¡¡Lo puede hacer!! Yo no estaba muy seguro de que lo pudiera lograr y, sin embargo, lo logré. Sané luego de sufrir dolor durante casi 30 años y a medida que mi lenguaje interno cambió—también cambiaron mis creencias.

Cambie su lenguaje interno de "yo no puedo" … a "yo soy"… El día para sanar no es mañana, el día es hoy. Al hecho de posponer el esfuerzo lo llaman los psiquiatras **resistencia** y esta impide la sanación. Sin embargo, las ansias por lograr un cambio inmediato también es demasiado esperar—solo siga tratando*— ¡la sanación del TMS sí funciona! Lo sutil está en el nivel de sus expectativas. Un nivel dice "estoy sanando" y el otro dice "debo sanar". Un pensamiento de tipo "deber" detiene la sanación porque agrega factores estresores, "estoy sanando" es una confianza relajada.

Cuando le da dolor, háblele a su **Yo** o piense psicológicamente—usando una reflexión profunda; nunca busque la razón en lo físico. Lo que esto significa es revivir mentalmente todos los eventos que han ocurrido recientemente y que condujeron a la arremetida de su dolor (refiérase al Capítulo 13). Uno o unos cuantos de estos eventos son la causa de sus síntomas—pero su ego lo pudo haber

---

* "Habrá recaídas de falta de fe, pero esas recaídas se volverán más y más cortas. Una vez se empodere a sí mismo y tome control de su vida, todo se vuelve más rápido hasta que finalmente usted se convierte en su propio sanador". [Dr. Bruce Lipton, PhD]

echado dentro de su cuerpo silenciosamente, eludiendo su consciencia. Se ha estimado que solo estamos conscientes de aproximadamente el 5 por ciento de nuestros alrededores. Así que es importante ver más adentro, para transformar al otro 95 por ciento con una necia determinación.

Un nuevo lenguaje de confianza acorta el tiempo **en cada una de las etapas de la sanación del TMS.** No tendrá que pensar que tiene TMS; ¡lo SABRÁ! La primera etapa es tener la esperanza de que tiene TMS, la segunda etapa es querer pensar que lo tiene y la siguiente etapa es tener esperanza de que espera lo correcto. La siguiente etapa es pensar que podría ser así, la siguiente etapa es pensar que así es, la siguiente etapa es pensar que cometió un error cuando pensó que lo tenía, para empezar, la siguiente etapa es preocuparse por la siguiente etapa, la siguiente etapa es estar seguro que tiene TMS, la siguiente etapa es—cuando aumenta su dolor—ya no estar seguro, la siguiente etapa es la certeza de que sufre de TMS y la etapa final es **saber** que, en efecto, lo tiene. Habrá un momento en que lo sepa—la duda desaparecerá y el dolor, de repente… se… irá.

Hablar consigo mismo: Lavarse el cerebro con jabón

Por ello, es vital que ponga atención al lenguaje interno que usted usa cuando se refiere a sí mismo. Hasta las personas que han sanado completamente después de leer al doctor Sarno me dirán, sin darse cuenta: "Steve, la espalda ya no me falló para nada". Su espalda nunca "le falló"; ese tipo de lenguaje se debe eliminar. Cambie su diálogo interno a un lenguaje de mejora porque si usted dice algo durante el tiempo suficiente y lo suficientemente seguido, se empieza a reforzar las creencias inactivas que se encuentran hasta dentro, como que si cebara una bomba. ¿Siempre usa un lenguaje negativo? Una vez le pregunté a una persona que solía sufrir de dolor crónico que si podía contar cuántos pensamientos negativos tenía al día. Me escribió de vuelta diciéndome que estaba asombrado de lo negativo que era. Se hablaba en un solo idioma a sí mismo y no era precisamente inglés—era negatinglés. Años y años de castigarse a sí mismo por cada detalle deriva en un ambiente negativo que propicia el sufrimiento. Lo negativo se debe convertir en positivo, aun cuando lo positivo todavía no se cree del todo. El nuevo lenguaje se filtrará hasta las profundidades del inconsciente. Es difícil encontrar lo positivo en todo—pero sí es posible encontrar un punto medio. Nunca podrá llegar a ser tan bueno como usted cree que es y nunca será tan malo como usted cree que es. El lenguaje interno es el filtro que lo impulsa a actuar. Los que sufren de TMS no son tan malos como piensan, pero se han convencido a sí mismos de que lo son, y concuerdan consigo mismos constantemente por medio de un refuerzo negativo. Me comuniqué con una mujer que sufre de dolor crónico y, de repente, me mandó una nota que decía cómo se sentía sobre sí misma:

Eres haragana

Estás en malas condiciones físicas

Te pareces a tu mamá y eres una matrona desaliñada

Oooh, las lágrimas ruedan…

Estás deshecha

Eres inservible

No haces lo suficiente para ser una buena madre

Eres muy mala como ama de casa

Nunca te planteas retos sociales o intelectuales

No mereces lo que tienes: tu casa, no tener que salir a trabajar

No aprecias lo que tienes

Nunca te has esforzado por lograr algo en tu vida

Eres descuidada

Eres patética

Eres débil

Eres inútil

Eres una decepción

Nunca terminas lo que empiezas

No eres productiva

Eres desidiosa

— Melanie Cawlie [Transcrita con su permiso]

El Dr. Sarno se refiere a esta percepción general del Yo como un "Yo acosado". Mucha gente siente que no se merecen ser felices o vivir sin dolor. Yo creo que la mayoría de las personas que sufren de dolor crónico podrían hacer las mismas descripciones de sí mismas. Los que sufren de dolor tienden a ver el lado malo, pero solo muestran el lado bueno, y de allí, el conflicto. El galán de la autoayuda, Tony Robbins, ha dicho que la gente podría obtener todo lo que quieren de la vida si tan solo se dejara de enfocar en lo que puede ir mal y centrarse solo en la meta. DEBE hacerse notar que "pensar positivamente" no es una solución para sanar. El pensamiento positivo está a un paso de la reversión, un cambio de dirección que permite el génesis de nuevas creencias. La sanación del TMS no proviene de una actitud positiva—solo surge cuando hay una **fe** total.

Felicidad y enfermedad—lados de una misma moneda vibrante

Cuando se piensa: "Creo que estoy enfermo; por lo tanto, estoy enfermo" envía una baja energía a nuestras vibraciones y atrae hacia nosotros lo que no queremos. Les dice a las células que están enfermas. El Dr. Bruce Lipton, PhD, ha aprendido, mediante su extenso trabajo en el campo de la función de las células que "los organismos siempre se acomodan a su ambiente y, a medida que cambian los ambientes, cambian los organismos para adaptarse a ellos (sus genes se adaptan a sus creencias").[258] Al verse a sí mismo como inservible, viejo, enfermo e incapaz—sin control sobre su salud—su cuerpo responde fisiológicamente para adaptarse a esas creencias—y "hacer que así sea" como diría el Capitán Jean-Luc Picard (de la serie de televisión Star Trek). Usted se convertirá en lo que usted percibe que es. La medicina moderna, en su deseo ferviente de alterar el cuerpo mecánicamente, le dice que está en una gran necesidad de esto o aquello. Sus creencias controlan su salud y si esas creencias se basan en percepciones falsas, como que tiene rodillas, pies, hombros, piel, aparato digestivo y espalda defectuosos, su anatomía se desmoronará—se ajustará —y se adaptará a su percepción. Regresamos a la influencia arquetípica de los médicos nuevamente— y el poder de la fe. Si su doctor le dice que el doctor Sarno está equivocado, allí se acaba todo—la fe que ha puesto en un proceso que se ha comprobado repetidas veces que sí funciona cesa de repente. Su fe errada le ha fallado.

Con respecto al TMS, debería haber un cambio en la energía de nuestras vibraciones para elevarlas a una frecuencia más alta de energía. Busque la felicidad en más resultados, situaciones y oportunidades de la vida. Un cambio de pensamiento es el precursor de la respuesta a la sanación. Las ideas como "**no puedo**" o "**nunca**" deben remplazarse con "**yo lo haré**" o "**yo soy**". Yo estaré bien, por lo tanto, estoy bien—con ello se alterará la estructura y la fisiología de las células.

Una de las afirmaciones más comunes que utilizan las personas para incrementar sus vibraciones y sanar es la expresada por Émile Coué: "Todos los días, de todas las formas, estoy mejorando cada vez más". También es muy común la frase "Merezco ser feliz". Estas son todas buenas medidas y pueden encender la chispa que ya tiene usted dentro para vibrar con nueva vida. Sin embargo, el Dr. Weil tiene razón al decir que la experiencia ha demostrado que el pensamiento positivo logra muy poco, si es que logra algo. Es mucho más importante conectarse con alguien que ha experimentado la sanación—leer sobre alguien que ha sanado del mismo padecimiento que usted tiene en la actualidad, o comunicarse con esa persona. El inconsciente es más susceptible a la alteración de sus creencias si ve la sanación—en vez de tratar de convencerse de algo que no logra comprender. Las afirmaciones, a veces, pueden ser tan poco útiles como usar los kombolói (pulsera de cuentas similar a un rosario, pero sin fines religiosos) para calmar los nervios o darse con la cabeza contra la pared o repetir frases hechas—si no se cree completamente en el ritual, sino que solo se hace por el hecho de hacerlo. Si el individuo afirma constantemente algo en lo que no cree con todos su Ser, está constantemente reafirmando lo negativo—arraigando más profundamente su fracaso. **Las afirmaciones muchas veces esconden el**

negativismo. Por eso, las oraciones no siempre funcionan. La persona no cree del todo que lo que pide sucederá. Con el tiempo, debe creer en sus nuevas palabras o estas serán inútiles. "Manejar el dolor" es afirmar lo negativo—confirmando que es algo que no se puede arreglar.

Construya algunas cercas

Sí, las personas se llegan a sentir abrumadas, deshechas o atrapadas o sienten que se están aprovechando de ellas, y como resultado, se sienten infelices o molestas consigo mismas.

— Dra. Susan Newman, PhD, *The Book of NO*[259]

Usted debe establecer límites personales que otros puedan comprender y respetar—o como dijo la Dra. Newman: "¡Usted se enojará consigo mismo!" Esto se puede lograr fácilmente diciéndoles cómo se siente verdaderamente. Yo conozco a personas a las que les dan migrañas cada vez que salen con sus amigos porque se sienten enojadas consigo mismas, inconscientemente, porque no quieren ir, pero no pueden decir que no. Susan Newman establece los aspectos básicos para adentrarse en el NO:

- *Haga una lista de todas las veces que dijo que sí durante una semana*
- *Ponga atención a cómo reparte su tiempo*
- *Establezca sus prioridades*
- *Conozca sus límites—empiece a definirlos si todavía no sabe cuáles son*
- *Páseles el control a otros para aligerar sus responsabilidades.*

— Dra. Susan Newman, PhD, *The Book of NO*[260]

La Dra. Newman luego proporciona situaciones hipotéticas, una tras otra para ilustrar la forma de establecer límites—cómo decir que no. ¿Qué tiene que ver el dolor con decir que no? Solo lo saben los que sufren de dolor. Cuando alguien le pide que haga algo, están pidiéndole que dé parte de su vida—le roba su privacidad, su energía y su tiempo. Tenga cuidado cuando usted le pide a alguien que haga algo por usted, porque podría estar pidiéndole más de lo que piensa.

En una entrevista realizada en el año 2008, Randy Owen, el cantante principal del conjunto de rock country, Alabama, respondió a una pregunta con respecto a su "período oscuro" de ansiedad y profunda depresión por el que había pasado, exclamando: "Sí—¡eso fue el resultado de tratar de resolver los problemas de todos! Aprenda a decir que no.

El ejercicio y las buenas condiciones físicas

Citius, Altius, Fortius *(más rápido, más alto, más fuerte)*

— El lema olímpico

Uno de los propósitos del dolor es que las personas tengan miedo de moverse y no deberían empezar a hacerlo hasta que tengan la suficiente confianza en su diagnóstico de TMS. La actividad empieza a revertir las nociones falsas del estructuralismo.* Luego de tantas décadas creyendo falsedades sobre que los nervios de la espalda están pellizcados, puede dar mucho miedo pensar en hacer un esfuerzo físico. Cuanto más miedo acompañe al dolor, más poder se le dará, evitando el movimiento. Esta es la razón por la cual **la actividad es el aspecto más importante en la sanación.** Sin embargo, el miedo al dolor debe reducirse gradualmente. Muchas veces, las personas temen incrementar su actividad física—y no las culpo. A través del tiempo, han germinado las semillas de la duda sobre la actividad física y cómo esta daña aún más la columna y las articulaciones. Esto no es cierto.

...en los últimos diecisiete años, he aconsejado a un número considerable de pacientes que resuman su actividad física normal. No me puedo recordar de una sola persona que me haya dicho después que este consejo le causó más problemas con la espalda.
— Dr. John E. Sarno, *Healing Back Pain*[261]

En el otro extremo del espectro físico, he podido ver a gente que empeora considerablemente con la falta de actividad y el reposo. Un hombre me contó que, tras un diagnóstico del llamado "codo de tenista", había tenido inmovilizado el codo durante meses, pero que no se le mejoró hasta que lo volvió a usar. Otros me han dicho que sus codos de tenista se empeoraron cuando los mantuvieron inmóviles. Yo siento empatía con ellos, ya que mis dolores de espalda y de codo se incrementaron con el descanso.

El cuerpo, los huesos, los músculos, el músculo del corazón... todos necesitan algún estrés físico. Los sistemas vasculares y neurológicos deben estimularse por medio de un movimiento saludable y divertido. El cuerpo pide a gritos que lo usen. Disminuya la actividad de la mente e incremente la actividad del cuerpo... **encuentre el equilibrio....**

Volverse, aunque sea un poquito más activa puede resultar difícil para una persona que ha estado inactiva durante mucho tiempo; pueden darse problemas de coordinación, ya que entra en juego la torpeza—un estado de deficiencia de la propiocepción. La propiocepción es la capacidad que tienen la mente y el cuerpo para funcionar conjuntamente. Un largo período de descanso produce una disminución en los resultados y, con el tiempo, se vuelve incongruente con la sanación. Con la propiocepción, el funcionamiento interno de mente-cuerpo tampoco es coherente y mente-cuerpo no puede determinar del todo dónde debe

---

* Estructuralismo es un término que he usado para denominar la noción de que no tenemos control sobre nuestra salud—una impotencia—y de que nuestros cuerpos fallan "porque sí" y no por una razón o con un propósito subyacente.

estar cada parte del cuerpo cuando el cuerpo está en movimiento. Este letargo que conlleva la atrofia de mente-cuerpo ocurre rápidamente cuando cesa el movimiento. Somos seres destinados a estar en un movimiento casi continuo, vibrando en una vida plena, impulsados por un propósito.

La pérdida propioceptiva de los sentidos produce ansiedad en los individuos, pero se puede invertir fácilmente. Los métodos más comunes para recuperar el control del movimiento son correr o caminar en forma de ochos. Otro método es caminar poniendo primero el talón y luego los dedos del pie—volviendo a entrenar a la mente y al cuerpo para que funcionen juntos como una unidad nuevamente.

El siguiente paso después de lograr un cambio en las creencias y el movimiento inicial es lograr el mejor acondicionamiento físico que pueda para su edad y para las condiciones de su salud. Incluya actividades tanto aeróbicas como anaeróbicas, así como una dieta saludable.

Su dolor puede incrementarse a medida que se vuelve más activo. El incremento da miedo e inmediatamente disminuye la confianza en el diagnóstico de TMS. A lo largo del tiempo, empecé a apreciar el aumento en mi dolor porque sabía que indicaba que mi cerebro se resistía a los cambios—estaba sintiendo más desesperación porque necesitaba una distracción, ya que moviéndome estaba desestimando los factores estructurales como causa de mis síntomas. Empecé a vislumbrar la victoria a medida que se intensificaba mi dolor. Empezaba a comprender el concepto de la **liminalidad**—el tiempo y el espacio donde suceden todos los cambios. Elimine la tensión de su sistema moviéndose y realizando actividad física de una manera repetitiva, hasta que su cerebro elimine su arma de dolor obsesivo. ¿Por qué es importante esto para tratar el dolor crónico? Cuando desafía reiteradamente su cuerpo, disminuye el miedo de lesionarse, a medida que día a día, semana a semana, mes a mes, la persona se da cuenta que su dolor no empeorará. De hecho, empezará a ceder. Si el dolor se empieza a mover de un lugar a otro, usted habrá ganado la batalla. Dado que la armonía de mente-cuerpo es un proceso que debe mantenerse, es sumamente importante hacer lo que sea necesario y se requiera. El cuerpo pide que se le presione y la mente está de acuerdo.

> *Tal vez lo más importante (pero lo más difícil) que deben hacer los pacientes es reiniciar toda su actividad física, inclusive la más extenuante.*
> — Dr. John E. Sarno, *Healing Back Pain*[262]

Cuando traté de incrementar mi actividad la primera vez, sentía que el dolor me invadía por completo. Ni siquiera podía agacharme lo suficiente como para tocarme las rodillas—el dolor era demasiado intenso. Por lo tanto, para cambiar la forma en que mi mente interpretaba el dolor, codificaba mi patrón de pensamiento obligando a mi mente a no pensar en el dolor. Muchas veces traté de deletrear una palabra al revés. Este es el mismo proceso que usé anteriormente al correr, cuando me obligué a pensar en una parte de mi espalda que se encontraba muy bien—reorientando el ojo de mi mente, apartándolo del dolor y centrándolo en una parte de mi cuerpo que no me dolía para nada. Consideré este proceso como transversal cognitivo, pero sencillamente estaba reorganizando mis moléculas de emoción, cambiando la consciencia, la percepción, el razonamiento y el criterio a otro punto donde la mente se cruza con otra parte del cuerpo. Esta interrupción del enfoque es vital porque la mente obsesiva se aferra a la sugestión.

El Dr. Sarno llegó a la conclusión que no es necesario hacer algo para sanar, excepto integrar a lo más profundo el hecho de que el dolor proviene de una ira inconsciente. Sin embargo, esto no siempre surte efecto en todas las personas y, por lo tanto, incluí el acondicionamiento físico. El Dr. Sarno también sugiere reiniciar la actividad física, cuanto más agresiva, mejor. Haga ejercicio y entrene como que el dolor no existiera. No piense en el dolor antes de empezar a hacer ejercicio. Tampoco ejercite intencionalmente el área que le duele. Si lo hace, será un tipo de terapia física otra vez, lo cual impide la sanación. Entrene con el ánimo de lograr una buena salud y un sentimiento de bienestar. Si hay un ejercicio que afecta mucho el área donde siente dolor, siga haciendo el ejercicio (siempre que tenga el permiso del médico para entrenar). Supere el dolor y enfóquese en el ejercicio o en otra parte de su cuerpo o en una parte del cuerpo de alguien más—nunca se centre en el dolor. Siga el movimiento hasta que desaparezcan el miedo y el dolor. Nunca he visto que el dolor se mueva tan rápidamente como cuando se le confronta con una mayor actividad y se le ignora. La parte adolorida también puede requerir que se fortalezca, pero no porque haya una lesión en ella, sino porque se puede haber debilitado debido a la falta de flujo sanguíneo durante un tiempo muy prologado. Si el espasmo es lo suficientemente fuerte, el nervio o el tejido puede estar falto de oxígeno, lo cual conduce a la debilidad de los músculos. El incremento de la fuerza y la resistencia aeróbica se logra rápidamente y es una herramienta sumamente efectiva para la sanación. El cambio requiere mucho valor. Tome nuevamente el control de su vida. ¡Vale la pena!

Le es difícil a la tensión ocultarse en un cuerpo que está equilibrado y que funciona saludable y eficientemente. El ejercicio también disminuye esos niveles de cortisol que son persistente y dañinos.

Lleve una vida social relativamente activa

El dolor crónico, la ansiedad y la depresión pueden ser signos de que el individuo perdió el gusto por las actividades sociales, no lleva una vida social lo suficientemente activa o tal vez nunca la tuvo. El primer instinto es desaparecer, lo cual lo conduce de nuevo a las garras del dolor y la depresión. Mantenga una vida social activa o la depresión lo podría invadir. La actividad social nos permite compartir nuestros problemas, nos recuerda que nunca estamos solo y, además, agrega un estímulo contrapuesto al dolor. Muchas personas me han escrito que, cuando el dolor los acomete, se van a la casa de un buen amigo para conversar y beber una copa de vino (por cierto, el vino es un depresor, pero también es un relajante)…mientras el yin sobrio persigue al yang borracho… Invariablemente dicen haberse sentido mejor después de hacerlo, ya que el intercambio social desvía la concentración en el dolor y los problemas—por un momento. Es muy importante vivir el momento.

Alabar al todopoderoso… dólar, claro

¿Cuánto significa el dinero para usted? ¿Vale lo que su vida? Para sanar del dolor muchas veces es necesario dejar de preocuparse de cuánto posee. Busque una profesión más tranquila pero más satisfactoria; una vida más relajada. Es difícil gastarse el dinero si ya está muerto (aunque los bancos todavía aceptarán sus cheques). Algunos empleos no son apropiados para todas las personas debido a que algunas personalidades tienden a preocuparse demasiado. Conocí a un hombre que era doctor y que sufría de un dolor intenso por TMS. Con el tiempo, dejó su profesión y se dedicó a una carrera que le permitía llevar una vida sin demasiados estímulos y, luego de leer los libros del Dr. Sarno, ahora se encuentra libre de dolor. Que conste que los perfeccionistas pueden dedicarse a un trabajo mediocre y convertirlo en un empleo estresante como resultado de la presión que se autoimponen. Asimismo, la gente muchas veces se dedica a profesiones para agradar a sus padres y, haciéndolo, se desencantan y se deprimen. Deshágase del empleo que detesta antes de que pierda su valiosa vida.

Relaciones

Al parecer, las personas más sanas son aquellas almas generosas que ríen con facilidad, se olvidan de los hechos desagradables rápidamente y son rápidas para perdonar, aun las ofensas más graves. Esta clase de naturaleza infantil le permite a una persona mantenerse libre de responsabilidades emocionales y espirituales y, ultimadamente, libres también en el sentido físico.

— Dr. Don Colbert, *Deadly Emotions*[263]

Desde el principio, el sufrir de TMS es el efecto del conflicto en las relaciones interpersonales que no se han resuelto, inclusive la relación con nuestro Yo, la pérdida emocional que nunca se ha solventado expresándola— por medio de la cual el miedo de un abandono permanece como una memoria omnipresente. Recientemente recibí una invitación del Chopra Center for Wellbeing (Centro Chopra para el Bienestar. El boletín/invitación empezaba diciendo lo siguiente: "Como humanos, compartimos un conjunto de emociones en común; todos nos podemos identificar con sentimientos de cólera, pena, orgullo y felicidad. Nuestra capacidad para sentir estas emociones y sentir empatía con otros cuando las experimentan nos mantiene conectados con el universo y con nosotros mismos". Las relaciones completas—sanas—y tolerantes son otro conjunto de claves para una relación saludable y libre de dolor. Nos sentimos seguros y animados cuando estamos conectados con otros.

Brennen

[Transcrito con su permiso]

Hola a todos… He sufrido de TMS desde que era niño. He aquí algunos antecedentes:

Mis padres se divorciaron cuando tenía cinco años y sufría terriblemente pensando que me quedaría solo. Me apareció un dolor horrible en la pierna (dolores del crecimiento) cuando llegué a la preadolescencia y me duró toda la adolescencia. Sufrí de un acné MUY serio, a pesar de que tomaba medicinas. Mi acné mejoró después de cumplir los veinte años, pero siempre lo seguí padeciendo con intensidades diversas.

Hace como tres años no tenía empleo y recién habíamos adquirido una hipoteca. Nos íbamos de vacaciones porque ya teníamos todo pagado. Estaba ayudando a mi madre a terminar un proyecto antes de irnos cuando empecé a sentir un dolor de espalda bastante fuerte. Nunca lo había tenido, así que tomé un Advil y me fui de vacaciones. Al siguiente día, no me podía mover y el resto de las vacaciones las pasé en cama. Tenía un dolor de ciática tan fuerte que me daban ganas de cortarme la pierna. Durante 14 meses visité a un quiropráctico, tomé analgésicos y relajantes musculares, me hice masajes y estiramientos, etc… Ya saben, probablemente todos han pasado por eso.

Las segundas vacaciones sufriendo de dolor de espalda llegaron y pasaron. El doctor me dijo que necesitaba cirugía, aunque todavía no me había mandado a hacer una resonancia magnética. El quiropráctico me dijo lo mismo. No me iba a dejar operar, así que comencé a buscar opciones y me encontré el libro del Dr. Sarno. Lo leí y me demostró que yo era un perfeccionista clásico y que era mi peor crítico. Fue como que si leyera mi biografía. Apliqué los conocimientos y mi dolor disminuyó. Sin saber

> exactamente qué más hacer para aliviarme, compré el libro de Fred y me
> recuperé totalmente en más o menos 3-4 meses.

Me alegra mucho contarles que Brennen me escribió hace poco: "No tengo síntomas y estoy completamente libre del dolor". Su historia es bastante típica entre los que sufren de dolor—sumamente bien redactada y concisa. Básicamente, resumió este libro. Le pregunté que si podía reimprimir su sinopsis biográfica porque contiene muchos de los detonantes en la vida y sus efectos subsiguientes. Su padecimiento era, en esencia, **una "tormenta perfecta" de TMS.** Como suele ocurrir, experimentó el divorcio de sus padres y el miedo al abandono que sembraron las semillas del perfeccionismo. Luego, le empezó el dolor de ciática en las piernas, las erupciones de la piel, el desempleo, el síndrome de la vacación (Enfermedad del Descanso), la búsqueda de curas externas, la depresión, el encuentro con el Dr. Sarno, la búsqueda de factores psicológicos, el enfrentamiento contra el dolor, el éxito al sentir que el dolor se movía para otras partes, las preocupaciones financieras y, por último, se cerró el círculo completo, cuando se volvió a reducir el flujo sanguíneo al elevarse nuevamente la tensión. Brennen es una prueba más de que todos podemos sanar, sin importar que nuestra biografía nos trate de atrapar. Me dijo que él también se había encontrado resistencia a aceptar que existe el TMS. Lo que más me impresionó fue que su(s) doctor(es) le dijeron que "necesitaba" una operación antes de tomarle una re$onan$ia magnética.

Conexiones sanadoras—El contacto humano está a un paso del "ay"

En *Body, Mind & Soul* (Cuerpo, mente y alma), el Dr. Deepak Chopra describe el estudio efectuado en conejos en Ohio State University para detectar su metabolización del colesterol. A todos los grupos de conejos se les alimentó con una dieta extremadamente alta en colesterol. Sin embargo, los investigadores se quedaron asombrados al comprobar que un grupo de conejos tenía un 60 por ciento menos de hiperlipidemia (una elevada cantidad de moléculas grasas en la sangre), a pesar de que sus dietas eran idénticas. Esto siguió siendo un misterio para los investigadores hasta que se descubrió que uno de los técnicos estaba cargando y acariciando a este grupo específico de conejos. Su conectividad y la ausencia de temor al abandono había, como lo describió el Dr. Chopra, "transformado el colesterol en una ruta metabólica totalmente diferente". El contacto humano sana el cuerpo porque revierte el sentido de aislamiento y nos mantiene conectados a la vida. Como mencioné en el Capítulo 9, varias personas me han dicho que su dolor se detiene de inmediato cuando alguien los toca (similar al fenómeno quiropráctico)

Al eliminar el miedo al aislamiento se reduce el nivel de hormonas del estrés en el cuerpo y se liberan todo tipo de buenos químicos, afectando profundamente la capacidad que tiene el cuerpo para sanar del dolor y la enfermedad. Esto lo reiteró el profesor de biología y neurología en Stanford University, Robert Sapolsky. En una conferencia que dio en el Auditorio Memorial de Ohio University y en su libro *Why Zebras Don't Get Ulcers: Stress, Disease and Coping* (¿Por qué a las cebras no les dan úlceras?: estrés, enfermedad y afrontamiento), Sapolsky analizó como el retardo en el crecimiento o, para ser más exacto, el enanismo psicogénico, lo causa el estrés. Explica que tener la hormona del estrés ENCENDIDA todo el tiempo daña el cuerpo porque le quita la energía "a otros procesos importantes, como la digestión, el crecimiento, la reparación de los tejidos, la reproducción y la respuesta inmune". El enanismo psicogénico lo causa una "privación emocional extrema" y supone un sistema nervioso simpático hiperactivo.[264] La privación emocional conduce a la privación física por medio de la desregularización del sistema nervioso simpático que se asocia con el dolor crónico.

Todos (inclusive los conejos) necesitan atención cariñosa y el toque humano—que lo escuchen—y al ser escuchado, cada corazón se reconecta con otro, ya que las funciones metabólicas se estabilizan y se restauran. Estos síntomas físicos representan la distancia emocional que mantenemos entre unos y otros. Sufrimos debido a las presiones que nos imponemos para lograr el triunfo, hacerlo solos—ser independientes—y en el camino, nos olvidamos de que necesitamos estar conectados, queridos y seguros. El Dr. Weil ha dicho que ha visto cómo desaparece el dolor de espalda de varias personas luego de que se enamoran—y ya no se sienten solos.

¿Por qué es tan importante este concepto para sanar del dolor? La sanación no se trata de deshacerse del dolor; se trata de deshacerse de la tensión acumulada que proviene de la culpa y el miedo, consecuencia del aislamiento y el abandono. El dolor es un síntoma de una mayor necesidad de sentirse conectado y comprendido. La cólera es el cuchillo que parte los corazones y el ego es la pared que impide que los corazones se reconcilien.

Influencia del papi

> *No hay nada que tenga un efecto psíquico mayor en el ambiente humano, y especialmente en los niños, que la vida que los padres no han vivido.*
> — Carl Jung, en *Paracelsus*

En la edición de febrero de 2004 del Reader's Digest, el comediante Ray Romano afirmó: "Yo solía decir que, si mi padre me hubiera abrazado una sola vez, yo sería un contador; no necesitaría la comedia. Nos quería, pero no podía mostrar su afecto en forma alguna".[265] Ray necesitaba saber si la relación entre su padre y él estaba bien, necesitaba algún tipo de aprobación no tácita y la aceptación de su padre—aunque fuera una sola vez—pero como no las tenía, buscaba la atención de los demás—en ámbitos mayores. A los padres les es sumamente difícil mostrar afecto a sus padres porque sus propios padres estuvieron ausentes o no eran afectuosos. La falta de elogios le sigue a la falta de elogios, hasta que **el hombre** tiene el valor de romper el ciclo.

En el año 2003, W. Singleton escribió en su tesis: "El arquetipo del padre y el mito del hijo sin padre" que "la Naturaleza odia un vacío. La ausencia del padre o el abandono emocional por parte del padre dejan un vacío".[266] El problema reside en que ese vacío lo llena una ira externa (infringir las leyes) o una ira interna (una enfermedad crónica). La orientación de la ira depende del tipo de personalidad y el primer método de lucha/huída utilizado para la supervivencia.

Un hombre que conozco bien tenía una relación conflictiva con su padre. Cuando su padre falleció de repente, no lloró ni una sola lágrima. Durante el funeral, se le tachó de "el fuerte" porque parecía sobrellevar la pena tan bien— inclusive sonreía. Era un paragón de represión. Unos cuantos años después de la muerte de su padre, le dio esclerosis múltiple. Al reprimir las lágrimas y las emociones, se evita que la respuesta de parálisis se libere porque nunca se permite que el estado de impotencia y trauma se termine. Esos lazos rotos entre padre e hijo muchas veces se manifiestan en el ámbito físico y psicológico.

Carl Jung describía la historia de un hijo de 20 años de un banquero de Hungría. El hijo enfermó muy poco después de que su padre enfermara. A causa de su enfermedad, el padre perdió el uso de su lado derecho y, al poco tiempo, el hijo también quedó paralizado de su lado derecho. Así que al hijo lo mandaron a Zurich, donde el Dr. Jung le practicó el psicoanálisis. Durante ese análisis se descubrió que el hijo sufría de un fuerte complejo de padre-hijo. El hijo reveló un sueño al Dr. Jung, en el cual estaba dentro de un ataúd al lado de su padre y trataba, sin éxito de abrir la tapa del ataúd. Jung le explicó al muchacho que se había identificado demasiado con su padre y que la invalidez de él se estaba convirtiendo en su propia invalidez. Una vez que se lo explicó (¿terapia del conocimiento?...¡Sí!), el hijo mejoró después de unas cuantas semanas y se le mandó a casa. Jung se dio cuenta de que la clave para la sanación del muchacho fue que expresó sus sentimientos a Jung y el hecho de que "su pesada carga se le había quitado de los hombros".[267] El hijo había hecho suyos los síntomas del padre debido a su amor y su fuerte necesidad de "tracordificar" con su padre.

Si un hijo o hija se enferma o sufre de dolor crónico, una de las primeras relaciones que deben analizarse son las que tiene con su padre o con su madre—

la otra es la relación entre esposos. ¿Hay falta de afecto en estas relaciones—o se agobian con el elogio?*

> Si usted ama a sus hijos, manténgase alegre, comparta su alegría con ellos y valore sus opiniones. Los niños quieren que sus padres sean felices y quieren saber que ellos son parte de esa felicidad. Si es negativo y crítico y se mantiene tenso y peleando o ausente—ellos actuarán igual—con el tiempo.

---

* "Nuestra capacidad para criar a los hijos se ve influenciada por nuestra propia concepción, nacimiento, niñez y experiencias de vida. Cuando no estamos conscientes de que tenemos necesidades sin satisfacer que vienen desde nuestra niñez, podemos lastimar a los niños sin siquiera darnos cuenta. Cuando lo comprendemos, y solventamos las necesidades emocionales y físicas de nuestros primeros años, podemos cubrir las necesidades de nuestros propios hijos, aun cuando el comportamiento de un niño sea retador o provocativo—y así rompemos el ciclo de abuso que, de otra forma, pasará de generación a generación". *Blueprint for Transforming the Lives of Children.* (Un plano para transformar las vidas de los niños) [aTLC.org]

28

Aspire…. Y no se olvide de expirar

Entonces el Señor Dios formó al hombre del polvo de la tierra, y sopló en su nariz el aliento de vida, y fue el hombre un ser viviente.

— Genesis, 2:7

No hay vida si no se respira. Los que sufren de algia por tensión necesitan respirar conscientemente. La meta debería ser respirar para alcanzar un estado de actividad cerebral alfa. Podemos llegar a este estado de paz y consciencia por medio de la respiración honda y relajada. Como se mencionó anteriormente— las personas con personalidad tipo T toman aire con aspiraciones cortas, respirando con la parte superior de los pulmones e ignorando la parte inferior, que es tan importante. La respiración diafragmática en el proceso de la respiración no solo permite que se libere el aire, sino que también la tensión.

Como sugiere el título del CD de Andrew Weil: *Breathing: the Master Key to Self Healing* (La respiración: la llave maestra a la autosanación), la respiración consciente es clave para vivir saludablemente. El Dr. Weil también ha dicho que la respiración es "el portal para controlar el sistema nervioso autónomo". Algunas personas que sufren dolor me han comentado que, al exhalar, se detienen en un punto específico antes de soltar el aire. Pero el último aire que debe expelerse es importante. Esta última parte de la exhalación arrastra con ella la sobreactividad del sistema nervioso autónomo. Baja la tensión cuando los pulmones se quedan vacíos y el cuerpo accede—al ritmo.

Cuando troto, no considero que simplemente estoy corriendo. Pienso en esta actividad como una oxigenación de mente-cuerpo. Al igual que el Dr. Sarno, el doctor Majid Ali, fundador y profesor de medicina en la ahora desaparecida Capital University of Integrative Medicine, descubrió que el dolor es el resultado de una privación de oxígeno, producto de un "metabolismo disfuncional del oxígeno"[268] en la actividad intracelular.

El patrón natural de nuestra respiración probablemente se establezca al nacer. La primera respuesta condicionada en la vida es respirar. El doctor Robert Fulford creía que la causa de muchos problemas de salud era la falta de profundidad de la **primera respiración** al nacer. La segunda respuesta condicionada es llorar, cuando el bebé rápidamente se da cuenta de que, al llorar, vienen los demás hacia él para satisfacer sus necesidades, y así es como nace el id. Más adelante en la vida— cuando la gente necesita mucho de los demás—pueden sencilla e inconscientemente provocarse síntomas (como sustitutos aceptables del llanto) para satisfacer esas mismas necesidades primigenias.

El Dr. Fulford pensaba que el trauma de la primera respiración era una de las razones principales por las que las personas se enfermaban y sufrían de dolor. Si la primera respiración al momento de nacer no es completa, "los ritmos cranianos se ven restringidos desde el principio.[269] El término usado por el Dr. Ali para la insuficiencia del metabolismo del oxígeno en las células es "disoxigenosis"* Cualquiera que sea(n) la(s) razones, el metabolismo del oxígeno anormal, la oxidosis y la disoxigenosis son factores que promueven el dolor y la fatiga—los cuales son un resultado directo de las respuestas emocionales que dieron lugar a ellas. Cuando ocurre una tragedia o un trauma y cuando se acumula el estrés, el mecanismo de la respiración se altera.

Una respiración superficial significa que hay una renuencia a ceder, relajarse, soltar y seguir adelante—a liberar el espíritu para que se eleve hasta donde desee y para sanar. La palabra espíritu viene del latín *spiritus* y este del verbo *spirare* que significa "espirar".

Evalúe la posibilidad de buscar ayuda psicológica

Cualquiera que necesite de la psiquiatría está mal de la cabeza.
— Mayor Frank Burns, del programa de televisión M*A*S*H

La asistencia psicológica personal es altamente recomendable antes de que el dolor se vuelva intolerable. El dolor nunca debería alcanzar el punto de intolerancia si se acude a un psicólogo al principio. Las mujeres son mucho más propensas que los hombres a buscar apoyo emocional en otros—lo cual constituye un meme de la cultura occidental. Para muchos hombres, la necesidad de buscar que alguien más los escuche es una señal de debilidad, pero esta es una falacia pasada de moda, apoyada por la presencia del ego masculino en la cultura. Los hombres saben instintivamente que si empiezan a sacar sus emociones pueden derrumbarse del todo, lo cual está mal visto, según ellos. La ayuda psicológica lanza una luz sanadora hacia la Sombra—el aspecto más negro y denso de un individuo— y esa luz contiene todas las respuestas necesarias para sanar. Pero la gente le teme a la dolorosa verdad, por esto la terapia psicológica podría ser una perspectiva aterradora. Una consejería efectiva le permite al individuo quitarse la máscara ("persona") lentamente. La mayor parte de la gente no puede reconocer

---

* "La oxidosis causa un metabolismo disfuncional del oxígeno, el cual constituye la base para todos los síntomas de la fibromialgia y el síndrome de fatiga crónica. Es la base molecular del dolor, la fatiga y las lagunas mentales en esos síndromes. La disoxigenosis es el término que yo uso para denominar el metabolismo disfuncional del oxígeno". Dr. Majid Ali.

las máscaras que llevan puestas porque nunca se han visto al espejo objetivamente—por lo que solo ven un reflejo de lo que quieren ver.

Sin importar qué clase de consejería se escoge, no logrará la sanación si el nexo entre lo psicológico y lo físico no se establece. Ahondar más profundamente en su pasado podría resultar útil y satisfactorio, pero no le aliviará el dolor a menos que usted comprenda de qué manera su proceso mental está creando el problema físico.

29

Fíjese metas—La vision de conjunto con letra pequeña

…Las personas que ignoran constantemente sus necesidades emocionales pagan el precio físicamente. Por el contrario, la buena salud es el resultado de atender a sus necesidades—mentales, físicas y emocionales—y luego traducir esta toma de conciencia en acciones… La herramienta más efectiva que hemos encontrado para que nuestros pacientes emprendan acciones positivas es pedirles que se impongan nuevas metas de vida.

— Dr. O. Carl Simonton, et. al., *Getting Well Again*[270]

Para sanar del dolor, muchas veces es necesario establecer nuevas metas o redefinir las anteriores. Hay dos tipos de metas, las metas de vida nuevas a largo plazo y las **metas físicas** a corto plazo. Para las metas a largo plazo es necesario que un individuo reflexione profundamente y encuentre una visión nueva del futuro donde se visualiza a sí mismo en paz. ¿A dónde quiere llegar en la vida y cómo quiere sentirse? ¿Qué quiere hacer con su vida?

Las metas a corto plazo son las más fáciles de emprender. Son sencillas—buscan que la persona se mueva. Las metas a corto plazo que se describen aquí son metas de movimiento, no son metas mentales o metas de vida. Casi todas las personas que he conocido entre los que han sanado se han impuesto metas a corto plazo para sobreponerse a su dolor debilitante. Un amigo que se hallaba incapacitado por el dolor por TMS y no podía subir gradas, encontró el libro del Dr. Sarno y luego encontró el libro *Rapid Recovery* (Recuperación rápida) por Fred Amir. Siguió el consejo de Amir sobre el establecimiento de metas y empezó a fijarse metas para subir las gradas. Empezó subiendo una grada y después otra y, con el tiempo, pudo subir todas las gradas. De estar prácticamente lisiado en el primer piso, logró subir hasta arriba sin dolor, empezando con un primer paso. Tiene 84 años, así que no hay un límite de edad para sanar. No importa su edad o cuántas cirugías haya tenido, puede desaparecer su dolor si usted quiere que así sea. Fijándose metas, usted forzará al niño rebelde a que lo escuche y no al revés. El movimiento y el establecimiento de metas le dice al id que el "Yo maduro" está al mando y que con llorar (dolor) ya no atraerá a nadie. Pronto, el niño empezará a escuchar y cambiar, **pero** no se comprometerá fácilmente a menos que lo recompense por su consentimiento. Si el niño comprende que el movimiento será recompensado, lo más probable es que deje de hacer berrinches (síntomas). Esto produce calma, lo cual está contrapuesto a la ira, y altera las respuestas conductuales y condicionantes. En su libro *Rapid Recovery from Neck and Back Pain* (Recuperación rápida del dolor de cuello y espalda), el doctor Amir describe con mucho acierto cómo se debe "asociar la recompensa con la meta" y "cómo debe recompensarse a sí mismo tan pronto como logre sus metas".[271] El cerebro necesita crear nexos entre el movimiento y la recompensa—si no se recibe la recompensa inmediatamente después del movimiento, se da un **reforzamiento retardado**; esta asociación puede ser menos fuerte y puede que el cambio no se dé.

Al aceptar su placer-recompensa, visualícese continuamente moviéndose sin dolor y con facilidad. Con ello le recordará al cerebro que debe asociar el placer con el movimiento—revirtiendo el acondicionamiento actual que asocia el dolor con el movimiento. El proceso podrá tomar algún tiempo, ¡pero funciona! El comportamiento del cerebro se está alterando, lo cual puede o no conducir a una cura permanente, pero con seguridad aliviará el dolor y colocará a la persona en la ruta hacia la confianza—más allá de la psicofobia.

> Asegúrese de que la reducción del dolor no sea la meta. Este es otro ejemplo más del monitoreo de los avances. Lo único que buscamos al imponernos una meta es recompensar la actividad—nada más. El dolor se irá finalmente como un producto secundario de una mayor actividad y confianza. Alcance la meta, ya sea que tenga dolor o no. ¡Hágalo!

Si todavía lo inundan los temores de un daño estructural, apóyese por medio de un movimiento incremental. Si le duelen los pies y no puede pararse sin dolor, ¡siéntese! Luego, ponga sus pies en el piso lentamente y, día a día, haga más fuerza en ellos, poquito a poco. Luego, empiece a pararse mientras que se apoya en algo: día a día. Luego, trate de pararse durante treinta segundos, luego cuarenta, cincuenta y, finalmente, párese solo, sin apoyo. Después, empiece a dar unos cuantos pasos, yendo un poco más lejos cada día, siempre recompensándose con algo que le causa bienestar, algo que alivie su id-Yo. Con el tiempo, debería caminar y correr sin sentir ningún dolor, todo empezando con una meta; un primer paso. Yo nunca he visto a ninguno que se haya impuesto metas y **haya perseverado para alcanzarlas** que no haya sanado. Si las personas no sanan es porque se fijan metas, empiezan a tratar de alcanzarlas, pero no perseveran. No llevan adelante la creación de nuevos patrones o el reacondicionamiento. Todavía no están listas para sanar; necesitan la distracción física. Conscientemente, están decididas, pero inconscientemente, se resisten.

Si le duelen las plantas de los pies y tiene miedo de caminar, su meta debería ser caminar o correr. Digamos que escoge caminar como meta, empezando unos cuantos metros por día. Hágalo diariamente hasta que ya no piense en caminar, o dar pasos, hasta que se vuelve secundario, mecánico. Obligue a su mente a pensar en una parte de su cuerpo que no le duela y, como siempre, dé una recompensa inmediata a su mente-cuerpo por la actividad, a la vez que reflexiona sobre ella. Al terminar de caminar, tenga a la mano una recompensa placentera. Algunas personas utilizan algo de comer como premio, otras usan el sexo, otras más (principalmente las mujeres) se premian con un baño largo y caliente, ambientado con velas, y aún hay otras que escogen escuchar cintas con mensajes relajantes y sanadores y música.

También puede establecer un ritual personal que le llegue al corazón. Haga algo que le guste o algo que lo exalte todos los días. Utilice grabaciones para meditar, música suave, yoga o un masaje para ayudarlo a sentirse tranquilo, para que un sentido de armonía entre en su espíritu y su cuerpo físico.
— Dra. Caroline Myss, PhD, *Why People Don't Heal, And How They Can* [272]

Yo creo que la gente que no puede seguir en sus intentos el tiempo suficiente para alcanzar siquiera las metas a corto plazo (la fobia de resolución de Jefferson) tienen temor de lograr alcanzar sus metas—y así destruir todas las excusas para sanar. De esto estoy seguro, les da miedo a su niños-primitivos porque necesitan su dolor debido a razones inconscientes—saboteando la meta inconscientemente. Estas personas son las que **tienen problemas para sanar**.

Por lo tanto, usted puede abordar la sanación desde un punto de vista físico o desde un punto de vista psicológico o, mejor aún, desde los dos puntos de vista simultáneamente. También existen los dichosos, que constituyen el 20 por ciento o más, que sanan tan pronto como se les dice lo que está sucediendo dentro de sus mentes-cuerpos, ¡sin tener que hacer nada! Estas personas son las que más envidian las personas que tienen problemas para sanar.

30

¡Visualice! Imagine que ha sanado— y sane

Las imágenes le dan oportunidad al lado derecho del cerebro, que permanece en silencio, para que aporte sus cualidades especiales al proceso de sanación
— Dr. Martin Rossman, *Guided Imagery for Self-Healing*[273]

Quizás no haya un mecanismo más significativo para la sanación que las imágenes o **visualización dirigida**, ya que comprueba que tenemos un gran control sobre nuestra salud. El misterio es cómo permitir que surjan las respuestas sanadoras—cómo atraer a lo que está en las sombras para que salga a la consciencia.

Imagine que el cerebro tiene dos funciones distintas; digo "dos" solo para poner un ejemplo, porque la mente es increíblemente compleja. Por ahora, piense en la "primera" parte del cerebro como la que controla las actividades conscientes, como levantar los brazos, pararse, dar vuelta a la cabeza o hablar. El misterio del dolor y la enfermedad es que se originan de una "segunda" parte del cerebro, el cual no parece estar directamente bajo un control consciente. El problema es que no hay rutas sinápticas directas al mundo inconsciente, por lo que debemos encontrar una ruta alternativa. La ruta para entrar a esta esfera autónoma/inconsciente es usando la visualización dirigida—o imágenes.

El Dr. Martin Rossman llama a esta ruta de entrada el "Consejero Interno". Sabe cuál es la causa del problema, pero se muestra reacio a dejar de reprimir lo que no quiere que se sepa. No se comunica muy bien verbalmente, solo siente y existe en tiempo real y solo se expresa a sí mismo de manera física. Como una persona muda no puede decirle directamente por qué está enojado, el Consejero Interno revela su descontento mediante "un lenguaje de signos" que son el dolor y la enfermedad. Para llegar a saber lo que causó que el niño hiciera el berrinche, primero debe aprender cómo mirar y cómo preguntar. Las técnicas se pueden aprender fácilmente si se practican. Esto es exactamente lo que hacía el psíquico y sanador Edgar Cayce. Él también podía asomarse al Consejero Interno de la otra persona (su subconsciente). El señor Cayce decía que cualquiera lo podía hacer si lo practicaba. Aprender este arte de encontrar el origen de la infelicidad y la falta de equilibrio, con tan solo preguntar, ha salvado muchas vidas. Cuanto más avanza el individuo en este arte, más capaz es de controlar su sistema inmunológico, sus funciones autónomas y su salud en general.

Todo el cuerpo está en la mente, pero no toda la mente está en el cuerpo.

— Swami Rama[274]

Podría preguntarse por qué escogí esta cita de Swami Rama. Es por la misma razón que mencioné a Edward Cayce, Paracelso, Peggy Kessler, Jesús de Nazareth y el Reverendo Henry Melvill. Estamos conectados por fuerzas dentro y fuera de nosotros—por medio de la mente—que se extiende mucho más allá de la esfera física. Esta es la razón por la que, si su médico no cree que usted sanará, muchas veces no lo hará. Cuando le dice que está maltrecho—indefenso—está creando una condena que su inconsciente integra y acepta de inmediato. Tiene que ver con las neuronas en espejo—las cuales conectan sus emociones, pensamientos y sentimientos metafísicamente con las personas que se encuentran a su alrededor.

En 1969, durante una visita a la Menninger Foundation en Topeka, Kansas y en condiciones de "pruebas de laboratorio controladas", Swami Rama logró demostrar que podía elevar, conscientemente, la temperatura de ciertas partes de la palma de su mano hasta 11 grados. Inclusive, bajó su ritmo cardíaco de 74 pulsos por minuto a 52 en menos de un minuto—hasta llegar a parar su corazón. También generó ciertos patrones de ondas cerebrales a voluntad—produciendo deliberadamente, y en forma sistemática, ondas theta y/o delta. Con el cuerpo entero envuelto para evitar el movimiento y llevando puesta una máscara para evitar que el aire saliera por su nariz y su boca, el señor Rama logró que girara una aguja de tejer de 14 pulgadas situada a 5 pies. Había probado su capacidad para controlar voluntariamente lo que se considera como un sistema involuntario—comprobando que no es cierto que las funciones automáticas sean totalmente involuntarias. Las demostraciones del señor Rama prueban que tenemos control sobre nuestros cuerpos y también que hay mucho más en nuestras vidas que lo que podemos ver. Sanamos si nos comunicamos con nuestro mundo interno y escuchamos.

> La visualización es el lenguaje virtual entre
> la mente consciente y la mente inconsciente.
> **El dolor es el lenguaje físico de la mente inconsciente.**

Cómo escuchar a los mudos

El primer paso, y el más importante, en la sanación por medio de la visualización dirigida es la relajación para acallar nuestra charla mental. Como la relajación es un concepto totalmente desconocido para un individuo resuelto y motivado, los primeros intentos pueden resultar muy poco relajantes. Sin embargo, sin ella, la visualización tiene poco—o ningún—efecto. Su mente-cuerpo debe estar en completo silencio para escuchar a un mudo. Aprenda a relajarse. Yo acudí directamente a los expertos en el campo—busqué sus CD, libros y vídeos. Hay muchas técnicas de relajación y es muy importante encontrar una que le funcione a usted. El método de relajación que es el más popular y ha perdurado más es el de la **relajación progresiva**, cuyo pionero fue el psicólogo Edmund Jacobson en los años 30. Este método lo conduce por todas las partes del cuerpo, una a la vez, relajando cada una hasta que todo el cuerpo se encuentra relajado.

La mente inconsciente es más susceptible a la sugestión cuando la persona está relajada o se le ha privado de sueño. El primer paso para interrogar a los prisioneros es impedirles dormir para poder persuadirlos. Por lo tanto, es importante llevar a cabo la visualización dirigida en la noche, antes de dormir, como se hace en la **programación de los sueños,** en la cual es más posible convencer a la mente inconsciente para "hacerse escuchar", a medida que la charla del día se desvanece. La relajación compensa el agotamiento adrenal permitiendo que las capacidades naturales para la sanación del cuerpo tomen el control y aumente la serotonina para el sueño mientras que se reducen los niveles de cortisol. Una vez se alcanza la relajación y una enfermedad no se ha aliviado satisfactoriamente, será necesario ahondar más en el lado derecho del cerebro. Todo el concepto de la sanación por visualización consiste en incrementar el conocimiento de sí mismo con respecto a lo que está detrás del problema físico—escuchar a su Yo interno. El proceso funciona tan bien que es difícil creer que la gente no lo ponga en práctica. Con frecuencia, las personas buscan ayuda externa para obtener respuestas porque sienten que los demás saben más de ellos que ellas mismas. Una vez se encuentre relajado, las imágenes aparecerán en forma de pistas. Trate de dilucidarlas. ¡Escúchese a sí mismo!

No salgas fuera, vuélvete a ti mismo; la verdad habita en el interior del hombre.

— San Agustín

Como funciona la visualización

Cada vez que se concentra en la imagen, se intensifica y, en cuestión de unas cuantas semanas, se imprime en la mente inconsciente.
— Dr. Martin Rossman, *Guided Imagery for Self-Healing*[275]

La visualización me ayudó a aliviarme del dolor después de 27 años. Cuando al fin comprendí que mis discos herniados, mi artritis y mi estenosis no eran las causas de mi dolor de espalda—me di cuenta de que tenía que aclarar la imagen errada de mi espalda que había tenido por casi 30 años. Empecé a imaginarme que mi columna estaba perfecta, con discos intervertebrales anatómicamente perfectos y enormes agujeros para que los extremos de los nervios flotaran en ellos. Me imaginaba cómo mis discos acolchaban perfectamente mi columna con cada paso que daba. Después de practicarlo durante algunas semanas, mi dolor cesaba unos segundos. Con el tiempo, el dolor se trasladó a otros lugares como mis rodillas y las plantas de mis pies. El dolor de pie es algo nuevo para mí, así que me di cuenta de que tenía que visualizar algo que contrarrestara las imágenes de mis pies golpeando el pavimento cuando corría. La idea de que trotar daña los pies y las rodillas es una vieja superstición. Logré mi gran descubrimiento un día nevado en el que unas dos pulgadas de nieve en polvo cubrían el suelo. Tomé esta imagen y corrí con ella. Me imaginaba que iba corriendo en algodón y que éste me acolchaba las rodillas y los tobillos, los pies y la espalda. En unos cuantos segundos, desapareció mi dolor de pie, cuando mi mente inconsciente empezó a creer mi imagen visual que iba corriendo sobre algodón. En ese momento me di cuenta del poder de la fe—y nunca he vuelto a ver hacia atrás. Tampoco dejé de imaginarme que mucha sangre fluía al área de la espalda donde sentía dolor, como que si fuera una gran catarata. "Escuchaba el sonido que hacía la cascada al caer sobre lo que ahora era mi dolor inconstante, llenando todo de sangre y oxígeno. En unos meses, de veras empezó a funcionar. El dolor me empezaba cuando empezaba a correr, pero cuando me dedicaba activamente a imaginar, el dolor se aliviaba. Con el tiempo, corría sin dolor y, hasta el día de hoy, nunca más he tenido dolor al correr. Logré reacondicionar mi cerebro y alejarlo de las advertencias descabelladas sobre correr y levantar peso y hacer ejercicio. Nunca ponga atención a las personas que le dicen que correr es malo para las rodillas o la espalda o los pies. No somos tan frágiles (creo que es la tercera vez que lo he dicho y será la tercera vez que mucha gente no lo creerá). Nos convertimos en nuestros pensamientos más persistentes y si esos pensamientos están destinados a mantener a las personas abatidas, lo lograrán. La gente que realmente no quiere gastar su energía en correr siempre podrá recurrir a la vieja excusa que correr o caminar le hará daño a sus rodillas y sus pies—pero no es cierto. Correr fortalece increíblemente sus articulaciones, huesos y músculos.

La visualización dirigida no es poca cosa

Un equipo de investigadores suizos dirigidos por el psicoterapeuta Wolf Langewitz, PhD, efectuó un estudio sobre los efectos de la visualización en las alergias al polen—durante dos temporadas consecutivas de polen. En este estudio participaron personas que sufrían a causa del polen de los árboles y la grama. Se solicitó a los voluntarios que visualizaran un lugar donde se sintieran libres de sus alergias. El propósito era determinar si los que sufrían de alergias se podían inducir un estado hipnótico a sí mismos, en el cual sus cerebros pudieran reducir los síntomas tan solo con imaginar una condición sin síntomas. Utilizando datos de los resultados sobre "flujo nasal bajo hipnosis, síntomas de polinosis tomados de diarios y evaluaciones retrospectivas, restricciones en el bienestar y el uso de medicamentos contra las alergias", con el estudio se llegó a la conclusión de que los síntomas disminuían en aproximadamente un 33 por ciento.[276] Debe hacerse notar que la visualización y la autohipnosis no causan efectos secundarios. Varias personas que solían tener dolor han comentado que las alergias que habían sufrido toda su vida desaparecieron luego de haber sanado del TMS. Las alergias son una sobrerreacción del sistema inmunológico a un desencadenante de polen o una sustancia extraña.

Nuestros cuerpos pueden sentir y reaccionar a cualquier cosa que podamos visualizar, a medida que la cadena de neuropéptidos correspondiente a esa emoción se envía al torrente sanguíneo, y de allí, hacia las células receptoras adecuadas—creando esa experiencia particular o experiencia repetida. Por medio de las imágenes creamos o recreamos respuestas fisiológicas anteriores, permitiéndole al cuerpo que iguale la experiencia. El ejemplo más común es la experiencia de limón o la naranja. Cerrando los ojos, imaginamos que estamos comiendo una naranja fresca, recién cortada y jugosa, las glándulas salivales segregan saliva. Aunque la naranja nunca fue real, el proceso mente-cuerpo nunca capta la diferencia.

Piense en la imagen de su madre. ¿La ve? Esa imagen proviene de cada célula de su cuerpo que retiene su memoria. Si nunca hubiera visto o hubiera escuchado a su madre, no tendría la experiencia en la cual apoyarse para dibujar su retrato. ¿Su imagen lo puso tenso o feliz? La experiencia que usted haya tenido con ella será el estado emocional que usted le ha asignado inconscientemente a su memoria. Ahora, imagínese una columna que se desmorona, una escoliosis, una anquilosis, unas rodillas con artritis, una estenosis, articulaciones y huesos que se degeneran, y nervios pellizcados con hernias rojas, hinchadas, y dolorosas. Tras haber escuchado que estas son cosas malas—que causan dolor—la experiencia sensorial de temor se guarda dentro de cada célula del cuerpo como una mala experiencia, como victimización, enfermedad o temor. Estas imágenes ahora se vuelven su nueva realidad y el cuerpo vuelve a experimentar estos estados dolorosos con cualquier detonante. Al visualizar un cuerpo saludable se revierten o se interrumpen las falsas experiencias anteriores, rompiendo las relaciones neurales a largo plazo. Funciona, y ha estado funcionando durante miles de años, y es una herramienta invaluable para la sanación. No puede sanar hasta que usted se imagine que está "bien" y que está sano y feliz y sin dolor. Si no lo puede visualizar inmediatamente, finja hacerlo hasta que lo logre. Presione su imaginación hasta alcanzar su potencial sin límites, hasta que finalmente se vuelva lo que visualice.

La imaginación lo es todo. Es un anticipo de las próximas atracciones de la vida.

— Albert Einstein

> El concepto tras la visualización dirigida es relajarse y permitir que los símbolos e imágenes surjan hasta alcanzar algún tipo de consciencia— especialmente antes del sueño—para mitigar la razón del dolor implantando imágenes más saludables. Esa noche podría soñar o ver una imagen de que su cuerpo, o un poder más alto, le brinda una respuesta. Estas imágenes y símbolos son las razones que subyacen al síntoma. La visualización dirigida también tiene otro propósito igualmente importante, que es enviar buenas imágenes a mente-cuerpo para cambiar las imágenes de experiencias anteriores: la visualización es una ruta de dos vías.

El poder de visualización de un Super Hombre

En el año 1997, el actor Christopher D'Olier Reeve se le presentó una infección en el tobillo como complicación de su cuadriplejia. Su infección era tan serie que se volvió una herida abierta que Chris decía que le llegaba "hasta el hueso". Sus doctores le dieron los más poderosos antibióticos, pero resultó alérgico y tuvo que dejarlos de tomar. Los médicos, por último, le dijeron a Chris que tendrían que amputarle la pierna para salvarle la vida.

Me recuerdo haber pasado la mayor parte de ese verano sentado en la terraza de nuestra casa en el campo, viendo las montañas y visualizando mi tobillo como era antes y recordándome que el cuerpo desea estar completo. Y, ciertamente, después de seis meses, empezó a cerrarse la herida y luego de ochos meses, sanó y hoy ni siquiera parece que haya habido una herida en ese lugar—visualicé mi tobillo como era antes, el tobillo normal—como quiere ser. No quiere ser esta herida abierta en la que literalmente se ve el hueso, no quiere ser así.

— Christopher Reeve, PBS[277]

Esto es precisamente lo que quiero decir con Tracordificación… "como era antes"—la mónada de la díada, querer ser—**Uno**—nuevamente. Christopher agregó que resultó tan fácil que no podía entender por qué la gente no probaba la visualización. Esta es la razón. Muchas personas solo creen lo que pueden ver. Pero hay mucho más, como Max Planck, el padre de la teoría cuántica, comprendió cuando expresó: "Hay realidades aparte de nuestras percepciones sensoriales", o como el doctor Bruce H. Lipton, PhD, diría: Chris le envió una señal a sus células para que sanaran.

El miedo a la salud y a los síntomas también son imágenes dirigidas. Las imágenes persistentes de columnas que se derrumban, articulaciones, sistemas digestivos, ulceraciones, quistes, etc. Le provocarán síntomas, a medida que la imagen se convierte en una realidad orgánica. El Dr. Rossman señala: La forma más común de visualización que afecta nuestra salud es la preocupación".[278]

Los mejores atletas utilizan rutinariamente técnicas de visualización para mejorar su rendimiento. Todos los grandes atletas y las personas exitosas hacen esto naturalmente—es una de las razones por las que son tan exitosos. Cuando empecé con la visualización, me sentía tonto. No me parecía que fuera muy práctico. Pero lo hacían los atletas olímpicos, así que decidí probarlo. Me tomó algún tiempo, pero el dolor se iba aliviando paulatinamente, cada vez más y, a la vez, desaparecían todos mis síntomas.

El dolor es un mensaje con su propio idioma, hace preguntas y esconde las respuestas. Al enviar y buscar imágenes, el cuerpo puede alterarse, ya que cada célula del cuerpo tiene sitios receptores de los neuropéptidos. El neuropéptido correcto es la clave, y la célula es el cerrojo que debe abrirse. Las emociones alteran las células cuando la cadena de neuropéptidos se adhiere a ellas. Por lo tanto, la visualización puede cambiar el estado de existencia del cuerpo con solo imaginar. Un amigo que tenía un quiste recurrente en el mismo lugar de su cuerpo—que le quitaban quirúrgicamente—probó la sanación por visualización dirigida y nunca más volvió a tener un quiste.

31

Comuníquese

En el capítulo anterior sobre visualización, se explicó la importancia de la comunicación con el Yo para lograr la sanación. Este capítulo se trata de la sanación por medio de la comunicación con los demás—a sabiendas de que no hay diferencia entre las dos. Hay una consciencia universal que comparten todos los seres humanos y la vida en todas partes, en momentos diversos, como lo han demostrado personas como Edgar Cayce, Swami Rama y Jill Bolte Taylor. Las acciones y pensamientos de uno afectan los pensamientos y acciones de otros a niveles nunca vistos. Cuanto más cercana sea la relación, más se comparte. La red de la vida pesca a todos juntos, ya que la comunicación con el corazón abierto es vital para la buena salud porque afecta las vidas de todos, por medio de su salud.

No pueden vivir aislados dentro de ustedes mismos; miles de fibras los conectan con sus semejantes, y a través de estas fibras, como sucede con los encadenamientos cordiales, sus acciones constituyen causas y les regresan como efectos.
— Reverendo Henry Melvill, sermón,
Iglesia de St. Margaret, Lothbury, Inglaterra (1798–1871)

En su libro, *Opening Up: The Healing Power of Confiding in Others* (La apertura: El arte de confiar en los demás) Pennebaker describe un estudio que efectuó sobre el poder sanador de la catarsis por expresión. Se pidió a los estudiantes que escribieran sus ideas más profundas sobre algún trauma que hubieran experimentado. Pennebaker admitió que él y los otros que diseñaron el estudio se "sorprendieron y se deprimieron con los relatos".[279] Un estudiante escribió que, cuando tenía 9 años, su padre lo llevó al patio trasero y le dijo, despreocupadamente, que su madre y él se iban a divorciar. El muchacho describe la explicación de su padre para el divorcio: "Hijo, el problema que tuvimos tu madre y yo fue tener hijos, para empezar. Las cosas no han sido igual desde que tú y tu hermana nacieron". Muchas veces, el niño se culpa a sí mismo cuando se da un problema en la relación entre su padre y su madre. Pero este padre no dejó ninguna duda, diciéndole al muchacho que, básicamente, era su culpa—por haber nacido. Otro estudiante escribió que, cuando tenía 10 años, su mamá le pidió que recogiera sus juguetes porque su abuela iba a llegar de visita. No recogió los juguetes—su abuela llegó de visita esa noche—se tropezó con los juguetes, se quebró la cadera y falleció tras una cirugía de cadera una semana después. "Hoy, ocho años después", escribe Pennebaker, "la muchacha (entonces niña) todavía se culpa a sí misma todos los días".[280] Los adultos deben perdonarse por su pasado—ya pasó.

La vasta mayoría de los seres humanos vive vidas de una desesperación silenciosa.

— Henry David Thoreau

Todo el tiempo hay personas que viven con una profunda culpa debida a sus relaciones. Ello muchas veces conduce a abrir fuego contra las personas porque vemos en ellas características que no nos gustan en nosotros mismos, proyectando nuestras culpas a ellos. La mujer que critica a otra por la ropa atrevida que lleva puesta lo hace porque, muy dentro, ella también quisiera vestirse de la misma forma, y esto le provoca una imagen de sí misma que le gusta (id) y no le puede gustar (superego). Debe condenar las acciones de la otra porque ponen en peligro sus propias percepciones. Las personas critican porque ellas también odian que las critiquen. La gente odia a los intolerantes porque odian la misma intolerancia que ven dentro de sí y tienen miedo de que pueda salir a la superficie. La Proposición de Groddeck sigue siendo cierta—condenamos en otros lo que ya sabemos que está dentro de nosotros mismos. La comunicación efectiva empieza con la comprensión de que las cosas que usted odia en otros son características que detesta de sí mismo. Cuando más cerca está de su propio sentir, más profundo será el dolor que cause en otros… y **continúa el ciclo vicioso… ocultar el Yo… apuntando hacia ellos**…. Esta es precisamente la razón por la que la gente se enoja cuando se le dice que su dolor proviene de emociones ocultas. A cierto nivel de consciencia—saben que es cierto y, por lo tanto, lo deben condenar y buscar una causa física para sepultar una imagen indeseada de ellos mismos. Cuanto más intensa sea su censura del TMS, más saben que es cierto.

Lo importante no es el mensaje que se transmite, sino que el mensaje que se recibe. Si los dos no son iguales, es porque la comunicación del mensaje no fue adecuada o alguien no estaba escuchando. Dos no pueden si uno no quiere.

Conectarse con otros—Sanar la comunicación

El libro *Rapid Recovery from Neck and Back Pain* (Recuperación rápida del dolor de cuello y espalda) constituyó una herramienta muy importante para mi recuperación. Más que nada, me hizo ver que no me estaba muriendo, pero también me conectó a otra persona al escuchar las penas por las que pasó Fred, que fueron casi las mismas que las mías. Una porción de ese libro está dedicada a la buena comunicación—un componente necesario para el proceso de sanación porque casi siempre hay problemas de relaciones interpersonales detrás de nuestras enfermedades. La sanación es un despertar; puede ocurrir de forma instantánea y es siempre allí y en ese momento–pero la vida es una travesía y la comunicación es la ruta por la que viajamos cuando buscamos una buena relación. Cuando hablo de una nueva relación, no significa necesariamente que sea con personas distintas, más bien es una nueva relación con las mismas personas y, por supuesto, consigo mismo. Los que sufren de dolor deben encontrar una palabra aquí, una palabra allá, para edificar su propio templo de sanación… sobre un ego que disminuye. La sanación nunca será duradera sin tener una maravillosa comunicación. …y el yin persigue al yang… cuando se vuelven usted….

Los anuncios de las medicinas contra el cáncer empiezan con afirmaciones como: "Estoy listo para luchar contra este cáncer". Luchar contra lo que sea—mental o físicamente—le concede poder al objeto de nuestra resistencia. Las células cancerosas reclutan a otras células cancerosas para luchar con ellas cuando se les ataca con quimioterapia. La idea detrás de sanar es empezar a comprender por qué ocurrió el desequilibrio y empezar a aceptar los trastornos como un producto de la propia expresión de algo que nunca se ha expresado. Mi rutina personalizada para la sanación empezó cuando leí las palabras del Dr. Sarno: "debemos enfrentarnos al TMS, luchar contra él". Sin embargo, pasé por alto el mensaje a un nivel más sutil. Ahora veo su afirmación como: "no debe dejar que lo desanime" y que "¡debe persistir!" Malinterpreté el comunicado y lo ataqué como si fuera un invasor externo, lo cual prologó mi tarea equilibradora para la sanación. Aunque lo entendí mal, fue **lo más valioso** que obtuve del Dr. Sarno. El Yo necesita que se le escuche—debe estar conectado—para evitar que las emociones indeseadas se releguen dentro del cuerpo. Con esa comunicación franca se da una sensación de paz que elimina la culpa del cuerpo y la culpa es la fuente principal del conflicto que genera el dolor.

En el año 2005 leí lo siguiente sobre el tema del TMS:

"Como seguimiento de esta mañana a mi entrada anterior, anoche platicamos con mi esposa sobre nuestras finanzas. Justo antes de acostarme, me di cuenta de que mi dolor de espalda prácticamente había desaparecido".

El alivio del algia por tensión que sintió este hombre fue el resultado de expresar sus sentimientos francamente a su esposa y, supuestamente, también él la escuchó. No era solamente el pavor de enfrentarse a sus finanzas lo que le estaba causando tensión, sino que también su necesidad de comunicar sus preocupaciones y escuchar las de ella. La comunicación calma la tensión. ¿Cuáles relaciones rotas son las más culpables del dolor y la enfermedad crónica? Son las más cercanas, por supuesto— miembros de nuestra familia o amigos muy queridos. Cuando la enfermedad o el dolor de repente aparecen, estos vínculos son los nudos que se encuentran por detrás de la tensión. Raras veces se dan los conflictos como resultado de algo más que no sea la dinámica familiar—tanto pasada como presente.

Todas las relaciones familiares conllevan una carga emocional muy grande. Es una de las primeras cosas que debe considerarse cuando alguien sufre un ataque de TMS que parece salir de la nada.

— Dr. John E. Sarno, *Healing Back Pain*[281]

Nana i ke kumu

Las civilizaciones antiguas sabían el valor que tiene la comunicación familiar para sanar, pero el concepto se perdió en la sanación moderna, ya que la tecnomedicina hizo su aparición proveniente de la cultura europea. Muchos historiadores sostienen que, en un momento dado—hace miles de años—había solo un método para sanar en el mundo. En la actualidad, solo quedan algunos residuos en las prácticas culturales de Hawái, protegidas, sin duda, hasta hace poco por su relativo aislamiento. Estas prácticas se pueden rastrear directamente a los hawaianos antiguos—los huna. En 1972, el concepto antiguo se volvió a introducir al público en un libro llamado *Nana i ke kumu* por la kumu ("maestra) Mary Kawena Pukui. *Nana i ke kumu* significa "busca la fuente". Como esta fuente es casi siempre la familia o la familia extendida, los antiguos utilizaron un proceso denominado **ho'oponopono**, que se traduce, en términos generales como "enderezar las cosas" o "corregir las cosas". En pocas palabras, ho'oponopono es que la familia o la familia extendida aúne esfuerzos para descubrir qué pasó, encontrar el origen de la enfermedad (falta de armonía psíquica) y devolver la armonía a las fuerzas entrelazadas de "Dios, naturaleza y hombre".[282] Cuando exista un problema, busque el origen para sanar—no busque las curas en los desenlaces (síntomas).

El proceso ho'oponopono está diseñado para restaurar la armonía y es bastante intuitivo y variado. Generalmente, este proceso **muy formal** se desarrolla así:

- Se reúne a todos los miembros de la familia que podrían estar involucrados en la discordia. E. Victoria Shook escribe en su libro, *Ho'oponopono*, que *"La familia es una red compleja de relaciones y toda perturbación en una parte de la red jalará a las otras partes. Esta metáfora refuerza la filosofía hawaiana sobre la interrelación entre todas las cosas"*.[283]

- Luego sigue una oración o **pule** que se ofrece para que se les brinde la orientación Divina y también para darle fortaleza al "compromiso emocional".[284] Todo este proceso puede estar dirigido por un miembro mayor de la familia a quienes todos respeten o por un sanador de fuera o Kahuna.

- Se identifica el problema. Luego de identificarlo, a cada individuo se le brinda la oportunidad de exponer sus quejas y, durante este tiempo, no se permite que ninguno más hable, con excepción del kahuna. Se le pide a cada persona que está presente que sea honesta, abierta y justa al expresar sus verdaderos sentimientos, pero se les advierte que no culpen a nadie ni se enojen.

- Una vez que se hayan expuesto las quejas, a cada persona se le pide que perdone, que admita sinceramente toda mala acción. Si es necesario un resarcimiento, el individuo o individuos deben prometer que tratarán de resolver las acciones que dieron lugar a cualquier desequilibrio.

- La parte más importante del proceso es la "liberación mutua", en la que todos deben ponerse de acuerdo sobre el problema, su fuente o fuentes y acordar que se debe perdonar sinceramente a los que hayan confesado y que los que hayan errado deben haber confesado sinceramente. Si toda la unidad familiar no está en armonía, el proceso no está completo. Esto puede tomar 20 minutos o puede tomar días, si es difícil "aclarar las cosas" o si no están todos en completo acuerdo de perdonar o si no ha habido una confesión completa.

No puedo más que pensar en todo el dolor y todas las enfermedades que podrían evitarse si las familias todavía siguieran el camino del ho'oponopono hoy en día. Se derramarían muchas lágrimas y se sanarían muchos corazones si las familias pudieran ser así de abiertas y honestas. El dolor muy probablemente desaparecería de la memoria a medida que la comunicación profunda, abierta y honesta trajera una sanación profunda. Sin embargo, la familia, tal como la conocemos, se encuentra muy fragmentada, es excluyente, recalcitrante, orgullosa, aislada y se encuentra en vías de desaparecer en un mundo secular, impersonal y egocéntrico.

Cuando le dice a alguien cómo se siente, puede sentir el alivio.
— James Taylor, "Shower the People You Love with Love"
(Colme de amor a las personas que ama)

Los enfrentamientos en las relaciones, sin embargo, nos muestran un lado nuestro que, de otra manera, no podríamos ver. Debemos ser y tener opuestos, el otro polarizador. En el libro *Jung on Evil* (La realidad del mal), aparece lo siguiente: "sin la experiencia de los opuestos, no hay una experiencia de la integridad".[285] Estos otros pueden observarse mejor en la familia. De no ser por la familia, la gente evitaría a cualquiera que no estuviera de acuerdo con ellos, así que la familia obliga a que las personas, que de otra manera se evitarían, se junten. Este el único fin de una familia, el obligarse, por medio de una proximidad forzada, a vivir, luchar y crecer juntos en una expansión espiritual. Con el tiempo, sin embargo, la persona debe aprender a vivir sola (diferenciarse) antes de que pueda vivir con otros nuevamente, pasando de la fase natural a la fase cultural y, por último, regresando nuevamente a casa. La familia es la base de la relación que genera todas las demás relaciones. La familia es la respuesta, es tanto el factor estresante y el factor sanador.

> ¿Qué tiene que ver la comunicación con el dolor? Todo. Si pudiéramos sentarnos y hablar con los que nos dejaron o nos hicieron daño y pudiéramos eliminar todo el dolor del pasado, habría menos sufrimiento. Pero el ego, el tiempo y las circunstancias no siempre permiten que haya una comunicación abierta y, por lo tanto, se nos da el don del perdón para llenar los vacíos dejados por el rechazo—así como el don de la comprensión.

32

Terapias poderosas

Las "terapias poderosas" son nuevos abordajes y una alternativa para las técnicas psicológicas conductuales convencionales. Su fin es interrumpir la atención de los efectos debilitantes del estrés y el trauma—reduciendo el miedo por medio de hábitos de reacondicionamiento. OK, me lo puede decir en español ahora ¿por favor? Las terapias poderosas son técnicas que se usan para sanar los corazones rotos, donde la psicología falla o no está disponible. Muchas veces utilizan los puntos de los meridianos o chi, o sea, campos energéticos, y su fin es superar o reorientar el dolor de la mente. Se les llama terapias poderosas debido a la velocidad y el efecto que supuestamente tienen en reducir o disipar el miedo y la cólera producidos por traumas pasados.

Las terapias poderosas más comunes:
ISTDP (por sus siglas en inglés) Psicoterapia Dinámica Breve e Intensiva
PNL Programación Neurolingüística
TIR (por sus siglas en inglés) Reducción de Incidentes Traumáticos
EFT (por sus siglas en inglés) Técnica de Liberación Emocional
EMDR (por sus siglas en inglés) Desensibilización y Reprocesamiento por Movimientos Oculares
THCP Terapia Holística del Campo del Pensamiento
V/KD (por sus siglas en inglés) Disociación Viso-Kinestésica

Sueños programados

El sueño programado puede superar inclusive a las terapias poderosas. Puede encontrar el origen de cualquier problema y su cura en una sola noche.
— Dr. Clancy McKenzie,
autor de *Babies Need Mothers* (Los bebés necesitan madres)

Es muy interesante que la sanación profunda también se pueda encontrar programando los sueños—los cuales los denominó Freud como "El camino real al inconsciente". En un correo electrónico relacionado con esto, el psiquiatra Clancy McKenzie me comunicó la siguiente experiencia:

"Atendí a una mujer con dolor crónico severo y múltiples cirugías. Cuando mencionaba a su madre—quien había muerto hacía 10 años, rompía a llorar. Logré que se programara para tener un sueño sobre su madre que no fuera inquietante, y la programación del sueño, en sí, resolvió todos los sentimientos perturbadores. Al siguiente mes le pregunté sobre su madre. Por primera vez en diez años, ya no lloró. Con toda naturalidad me contó que el sueño se trataba de que salían de compras juntas, y que habían desaparecido todos los sentimientos que la perturbaban. Al mes siguientes, el dolor crónico y hasta los problemas médicos y quirúrgicos se estaban resolviendo. Todo se había relacionado con su culpa inconsciente por la muerte de su madre".

Las palabras clave aquí son "culpa inconsciente" y el concepto clave es la autoculpa cuando ocurre una separación o perdura la ambigüedad luego de la pérdida de una persona amada.

Con esta cita del Dr. McKenzie cerramos el círculo de separación, culpa, autocastigo y sufrimiento. Por lo tanto, si todas las respuestas están siempre presentes en la mente inconsciente, luego los sueños programados podrían ser un mapa de ruta para la travesía, pasando por el psicoanálisis y yendo más allá del proceso inconsciente. El sueño programado va más allá de la mente inconsciente. Es la misma técnica que Daniel usó para interpretar los sueños del rey Nabucodonosor. El Dr. McKenzie me dice que no ha conocido a ninguno que obtenga una respuesta incorrecta con un sueño programado, el cual él asemejó a una oración. La programación—o pedir antes de dormir—podría provocar una "visita de la fuente más alta" durante la noche, con las respuestas a voluntad.

> *Su mente subjetiva (inconsciente) lleva a cabo sus funciones más altas cuando sus sentidos objetivos (conscientes) no están funcionando. En otras palabras, la inteligencia se hace presente cuando la mente objetiva está suspendida (durmiendo) o en un estado somnoliento o aletargado.*
> — Dr. Joseph Murphy, PhD, *The Power of Your Subconscious Mind*[286]

Las historias de la sanación de los pacientes del Dr. McKenzie son sorprendentes, ya que la sanación emana de incitar a la mente a que funcione por medio de "estados alterados de conciencia" para permitir que las respuestas surjan hacia la consciencia. A la señora que soñó con una carretera con muchas curvas y que cruzaba a la izquierda y luego a la derecha, para atrás y para adelante, luego se le diagnosticó con una obstrucción intestinal y se le programó una cirugía. El Dr. McKenzie le pidió que programara un sueño para eliminar la obstrucción y, de repente, desapareció. Las personas con el fenómeno de Raynaud han soñado las respuestas a la interrupción de su flujo sanguíneo a las manos, lo cual McKenzie describió como "una necesidad extrema de una parte de la mente de controlar un impulso extremadamente censurable que pertenecía a otra parte de la mente". Con esto se confirma la labor del Dr. Sarno con relación a que, cuando la mente está en conflicto, el suministro de sangre se reduce para crear un síntoma.

Ha habido tantas personas que me han contado sobre cómo han logrado aliviar su dolor usando las terapias poderosas que pensé que era importante mencionarlas aquí. Enumero las terapias más populares que pueden ayudar a aliviar el dolor, aunque sea solo por medio de un efecto de placebo.

33

¡Ríase, caray! En serio

La vida sería trágica si no fuera tan divertida.
— Dr. Stephen Hawking, PhD, astrofísico

No habría necesidad de terapias si hubiera más risa; risa auténtica. Las terapias poderosas conducen al individuo por su trauma para que descargue una respuesta de parálisis que nunca liberó. Las personas se afanan tanto en tratar de hacer el bien o ser buenas, mientras sufren de autocompasión y victimización, que se olvidan de ver lo absurdo de la vida—su lado divertido—el lado que no pueden controlar. Las personas más furiosas, controladoras y críticas son las que tienen el peor sentido del humor y los superegos más dominantes. Tampoco encontrará gente con un TMS grave que se ría. Sin embargo, el buen humor sana.

La risa aumenta dramáticamente el denominador de la relación furia/calma—ayudando a sanar. En un momento dado, en los días más oscuros de su presidencia durante la Guerra Civil, Lincoln les pidió a los miembros de su gabinete que rieran, diciéndoles: "Caballeros, ¿por qué no se ríen? Con la tensión tan temida que me invade día y noche, si no me riera, me moriría. Ustedes necesitan esta medicina tanto como yo".

La risa reprime la liberación de la hormona del estrés y el supresor del sistema inmunológico, cortisol, con lo cual se estimula el poder del sistema inmunológico. La risa también libera endorfinas y analgésicos naturales al conducto vertebral. Las endorfinas producen un sentimiento de paz y felicidad y placer—un efecto analgésico que altera el estado de ánimo—aliviando la depresión y potenciando los mecanismos que combaten las enfermedades. Todo esto es muy bueno. La risa es la antítesis de la cólera y las preocupaciones. Las preocupaciones exigen control y, al reír, se pierde el control. No se puede estar a cargo y sin control a la vez—la risa une los extremos, por su medio sacamos paradojas como pensar y sentir, héroe y ladrón, tristeza y felicidad. Algo es divertido si comprendemos su lado opuesto, eso es lo que lo torna tan divertido. Así que, en su búsqueda de la perfección y su necesidad de estar al mando, se olvida de reír para llenar los vacíos de los opuestos.

La **International Society for Humor Studies** (Sociedad Internacional para el Estudio del Humor—ISHS por sus siglas en inglés) imparte conferencias y talleres sobre los efectos del humor y la salud. Gran parte de la investigación es sobre el efecto que el humor tiene en las ciencias biológicas y la anatomía humana. El humor terapéutico se utiliza como un tratamiento complementario para tratar el dolor y la enfermedad. De nuevo, Norman Cousins se convierte en el paragón de la efectividad de este tipo de tratamiento, ya que su trabajo es sinónimo de la risa como una herramienta para sanar. El estudio del profesor Sven Svebak sobre el humor y sus efectos sanadores en la enfermedad renal llegaron a la conclusión de que las personas se recuperaban de su enfermedad renal mucho más rápido cuando se encontraban en un estado lúdico y reían.

Aprender a reír es tan sencillo como ver lo absurdo de una circunstancia y relacionarlo con su propia experiencia. La persona que sufre de TMS comprende que necesita reír, pero no logra dilucidar los detalles porque está muy ocupada analizando. Jerry Seinfeld ha dicho que no se puede explicar por qué algo le parece divertido a alguien—o lo hace reír o no. Al explicarlo, pierde su atractivo porque se intelectualiza y pierde su espontaneidad. La gente olvida cómo reír porque deja que la atrape el mundo de los adultos; se olvida de cómo ser niño. Como el gran sabio Homero Simpson dijo, al hablar de un niñito: "me recuerda a mí mismo, antes de que el peso del mundo me doblegara los hombros".

> *Empezamos siendo ingenuos, eso sí es ser un verdadero tonto, no sabemos nada, pero luego, al final de la jornada, llegamos a lo que yo suelo llamar una segunda ingenuidad, regresar a otra clase de inocencia, tal vez no estábamos equivocados cuando hablábamos de una segunda niñez, un tipo de no-necesidad para impresionar a las personas, una clase de no-necesidad de ser importante, una libertad de decir las cosas más tontas porque ya no existe la competencia—eso es una gran libertad.*
>
> — Richard Rohr, OFM, *Quest for the Grail* (La búsqueda del grial)

Cuando se detiene la risa, empieza el dolor. ¿Cuándo fue la última vez que se rio con toda libertad hasta que se le salió la leche por la nariz? Un superego controlador, en constante vigilancia, no permitirá las tonterías. Si sufre de TMS, convulsiones, infecciones constantes, fibromialgia, fatiga crónica, artritis psoriásica, etc., debe detener su vehículo, mirar las flores y respirar. Viva con más boberías. La risa vive en el momento y rompe la tensión. Es la expresión más honesta de un individuo libre y la expresión sana.

Algunos "homerismos" para romper la tensión del intelecto

- *¿Cómo se supone que la educación me volverá más listo? Además, cada vez que aprendo algo nuevo, me saca algo viejo del cerebro. ¿Se recuerdan cuando tomé ese curso sobre cómo hacer vino y se me olvidó cómo manejar?*
- *Ahh, todo se ve mal si lo recuerda.*

- *No es fácil compaginar una esposa embarazada y un hijo con problemas, pero de alguna manera, logré hacer lugar para ver ocho horas de televisión al día.*

Homero: *Hijo, solo quiero que sepas que tengo fe completa en ti*
Bart: *¿Desde cuándo?*
Homero: *Desde que tu madre me gritó.*

Los escritores de comedia son los más hábiles para ver las causas y efectos en la vida—no se encuentran abrumados por títulos médicos, son libres para observar la vida e informar sobre ella. No me sorprendió cuando escuché a Homero decir lo siguiente en el episodio "Pokey Mom"—que se transmitió en mi cumpleaños:

> *Oh, Dios mío, ¡mi espalda! ¡Me duele tanto! ¡Y estoy tan frustrado con mi trabajo!*
> — The Simpsons, "Pokey Mom," 14 de enero de 2001

¿Por qué es esto tan importante para sanar del dolor? La risa "destraba" las relaciones a largo plazo que las neuronas tienen entre sí. La autocompasión, la culpa, la cólera y la victimización fortalecen el conjunto neural y forman la **identidad de la célula nerviosa**. La risa rompe estos conjuntos neurales y empieza a configurar nuevas relaciones neurales con cadenas de péptidos más divertidas y placenteras. La risa cambia la bioquímica de mala a buena. Encuentre el buen humor que hay a su alrededor y sane.

34

Proporcionar asistencia y consuelo al enemigo

He visto a los enemigos y ellos son nosotros mismos.

— *Walt Kelly,* Pogo Possum

Una vez más—el dolor no es realmente el enemigo. Es un mensaje de usted a usted mismo. Aceptar el dolor no quiere decir acogerlo, o sea, darle asistencia y consuelo. Puede darle la bienvenida a un invitado a su casa y hablar con él, pero no lo tiene que dejar que duerma en su cama o use su tarjeta del cajero automático. Agacharse más despacio, sentarse o caminar de lado, favorecer un lado por otro son todas acciones físicas para acogerlo, adaptándose. Caminar como robot para protegerse también es una forma de acogerlo. Tire a la basura los cojines (no solo los lance) y las ayudas y los dispositivos ingeniosos diseñados para ganar dinero basándose en el miedo. Empiece a caminar erguido y con la cabeza en alto. No tema a ningún tipo de movimiento. ¡¡Sea implacable!!

¿Y qué pasa con Bob?

En un artículo que apareció en la revista *Health Magazine* en marzo del 2004, Linda Marsa escribe sobre una mujer llamada Kim Chester, quien se había golpeado la espalda en el verano de 1999. Decía:

"Durante los siguientes meses, los fisioterapeutas trataron a la señora Chester con compresas calientes, estimulación eléctrica, estiramientos mediante ejercicios especiales muy suaves, ejercicios aeróbicos acuáticos de bajo impacto y caminatas suaves. Sin embargo, el dolor nunca desapareció del todo. La señora Chester temía que pudiera agravarse, así que se consentía la espalda constantemente. Hasta dejó su trabajo vendiendo software porque le era muy difícil viajar. Vivió así durante tres largos años. Ya desesperada, se inscribió en un programa especial para el dolor de espalda en el Centro para Columna del New England Baptist Hospital en Boston. Al principio, no lo podía creer cuando los doctores le dijeron que hiciera todos los que los fisioterapeutas le habían dicho que no hiciera, como correr en una máquina de caminar o pedalear en una bicicleta estacionaria. Sin embargo, a los tres meses, la señora Chester se sentía mejor de lo que se había sentido en años".[287]

Eso es lo que el Dr. Sarno ha estado recomendando por décadas: una actividad renovada muy agresiva, con **una sola excepción**—descubrió que atacar la espalda específicamente no funciona tan rápido o tan permanentemente en el proceso de sanación como lo hace el suspender todo tratamiento para el dolor de espalda. La acción de atacar la espalda específicamente, a estilo de un campo de entrenamiento militar, es una acción de acogida—e integra las creencias estructurales atacando el síntoma equivocadamente. ¡NO haga estiramientos o ejercicios para la espalda! Estírese porque le sienta bien—haga ejercicio para quemar la tensión y para mejorar su salud—nunca para aliviar el dolor.

> *Conceptualmente, recetar psicoterapia contradice lo que hemos establecido como la única manera racional de tratar el problema; es decir, enseñando, y así invalidar el proceso en el lugar donde empieza—en la mente.*
>
> — Dr. John E. Sarno, *Healing Back Pain*[288]

Ahora—atacando la espalda o el hombro o la rodilla o lo que sea que le duela—usted podría obtener buenos resultados porque tendrá menos miedo de lesionarse. También se enviará más sangre hacia el área afectada; además se sacarán las toxinas del área y se ampliará el rango de movimiento. Todo ello le da más confianza a la persona que le teme al dolor, pero solo es un **pasito muy corto** en la dirección adecuada.

35

Repetición Repetición Repetición...

La locura es hacer lo mismo una y otra vez y esperar que los resultados sean diferentes.
— Anónimo

A los elefantes salvajes que se capturan en Asia (especialmente en India y Tailandia) se les ata a largas cadenas que se fijan a postes de metal muy pesados. Luego de varios días de tratar de liberarse sin éxito, al elefante se le cambia el sistema de cautiverio de uno fuerte a uno más suave, con un lazo o una pita y una estaca pequeña. Con su fuerza tan descomunal, el elefante podría liberarse fácilmente, pero ahora deja de probar, ya que su memoria lo aprisiona para siempre. Aun cuando podría fácilmente soltarse de la estaca, no se opondrá más a su sistema aprisionamiento porque, en su mente, ya está prisionero, conforme lo dicta su primera experiencia. Se ve restringido por su conocimiento actual porque trató varias veces de liberarse y no pudo—así que dejó de probar—aprisionándose sin ayuda de los demás. Es imperativo que deje atrás todo lo que ha aprendido sobre la espalda, el cuerpo y el dolor crónico. Deje atrás todo lo que no le sirve, o terminará sirviendo usted. Debe cambiar la dirección de su pensamiento de atrás para adelante.

Muchas veces son necesarias muchas repeticiones para interrumpir todos los patrones de conducta y esto no puede lograrse apegándose a una mente cerrada. Muy dentro, la gente todavía confía en las creencias antiguas y les teme a las nuevas, ya que el cambio da miedo; muchas veces, da más miedo que el dolor. La mente inconsciente es muy lenta para responder a ciertos cambios—lo cual es muy bueno, ya que, de no ser así, seríamos esos "animales sumamente inestables" de los cuales habló el Dr. Sarno.

El córtex prefrontal del cerebro contiene nuestra autoconciencia

No se conoce el mecanismo preciso de sanación—¡pero sí funciona! Las personas pueden sanar en unos cuantos minutos o pueden tardar bastante más tiempo si la nueva información no la acepta su cerebro primigenio a un nivel más profundo. La sanación puede requerir mucha repetición o relectura del material sobre el TMS—una aceptación y una confianza más profunda, y una reducción del miedo. Aunque el mecanismo exacto no se comprende, la sanación empieza en el córtex prefrontal del cerebro, también conocido como la parte de "asociación frontal", y su influencia específica sobre la amígdala.* Tanta gente me ha preguntado cómo funciona la terapia del conocimiento que decidí investigarlo más a fondo poniéndome en contacto con el doctor Robert Sapolsky, PhD, ganador de la beca Genius Fellowship Award de la Fundación MacArthur y le envié mi explicación de cavernícola para que me diera su retroalimentación. Su respuesta a mi explicación de la terapia del conocimiento-sanación fue que, a pesar de que el campo está a años luz del tipo de problemas regulatorios del cerebro que trataba de explicar, sí dijo: "Creo que la situación hipotética que usted describe [con respecto a la interacción del córtex prefrontal con la amígdala y la terapia del conocimiento para sanar] es, probablemente, la conjetura mejor fundamentada que uno podría desarrollar". No sabemos exactamente por qué funciona la terapia del conocimiento, solo podemos observar que sí funciona. Lo único que sabemos de seguro es que la sanación finalmente ocurre cuando el cerebro empieza a perder el control del miedo.

La amígdala es responsable por el procesamiento emocional y la expresión de las emociones. Regula nuestra cólera, miedo y placer—componentes del id. Cuando le tememos a algo, como a que nuestros cuerpos están defectuosos y que fallan—o que nuestra salud se está deteriorando, reacciona la amígdala por el miedo, debido a las **memorias emocionales** del miedo que se encuentran almacenadas dentro de ella.

La amígdala probablemente funcione alterando la actividad autonómica durante las respuestas a los estímulos amenazantes o que provocan ansiedad.
— Biological Psychiatry, *Volumen 1*[289]

La amígdala rige la cólera. Cuando se extrae de los cerebros de los animales, pierden su respuesta a la furia y su respuesta sexual—y se vuelven indiferentes a los estímulos externos.

La sanación del TMS por repetición revierte el dolor entrenando a la amígdala para que crea "que está seguro"—está bien, no tenga miedo; estará bien, su síntoma proviene de una fuente inocua—con lo que reemplaza el miedo con sentimientos de seguridad. Una vez que siente que "todo está seguro"—la amígdala calma el sistema nervioso autónomo y, por otra parte, el SNA empieza

---

* La amígdala envía señales al hipotálamo (mencionado en el Capítulo 2) para que se encienda el sistema nervioso simpático—el sistema que causa todos los problemas de salud si se encuentra tenso en forma crónica como resultado de pensar obsesivamente. Por esta razón, el Dr. Sarno llamó al hipotálamo "una estación de paso esencial en el proceso (TMS)". Responde a la información aportada por el sistema nervioso autonómico: el sueño, la sed, la fatiga, el hambre, el estrés, la temperatura corporal, los ritmos circadianos y la presión sanguínea. Puede considerar el hipotálamo sencillamente como algo que introduce los dedos del pie en "las aguas de la vida" para probar si el agua está caliente o fría y ajustar los niveles de SNA conforme a ello.

a reequilibrarse y tranquilizarse—deja de reaccionar tan exageradamente, y los síntomas se alivian.

Así que importamos los símbolos de sanación y nuevas imágenes mentales por medio del córtex prefrontal, que produce las respuestas condicionadas y no condicionadas en el cuerpo físico. Nuestros cuerpos se adaptan a lo que imaginamos. Cuando se nos dice que nuestros cuerpos están defectuosos— mediante consejos médicos errados—nuestras mentes-cuerpos se adaptan a esa imagen. La nueva información sobre TMS, o terapia del conocimiento, es un reescribir mental.

El córtex prefrontral es el centro de la acción y la actividad conscientes que está a cargo de los pensamientos, la planificación, el autocontrol, la empatía, el razonamiento, el criterio, la expresión de la personalidad y el control social. Más específicamente, el córtex prefrontal genera sentimientos positivos y el córtex izquierdo también inhibe las emociones negativas de la amígdala (por lo que es muy importante para la sanación).

El córtex prefrontal también nos ayuda a enfocarnos en la tarea en cuestión— lo que estamos haciendo en ese momento—y es el actor principal en el dolor y la salud. Vertemos nueva información sanadora en este córtex prefrontal consciente—un portal, si se quiere ver así—al Yo completo. Esta "sección consciente", que constituye un 5 por ciento del cerebro es el pasaje hacia el 95 por ciento de la inconsciencia donde finalmente sanamos—reduciendo el miedo. En aquellas personas que son más felices, hay una mayor actividad del córtex prefrontal y en las personas que están sumamente deprimidas, el córtex se encuentra disminuido en tamaño y actividad. No es de extrañar que el córtex logre su mayor desarrollo en los primeros tres años—como ha demostrado el psiquiatra Clancy McKenzie, los primeros tres años de vida son los más críticos para determinar nuestro desarrollo mental, para bien o para mal.

El Dr. Sapolsky, un neuroendocrinólogo ha dicho: "El córtex frontal es lo más cercano que existe a la base neural del superego". Retrasa nuestra gratificación si lo cree necesario. Se le ha descrito como el conductor de nuestras metas y deseos más profundos—un regulador de nuestras emociones responsables del control cognitivo de nuestras emociones. En otras palabras, el córtex frontal mantiene nuestros impulsos y deseos más oscuros y profundos bajo control—y también envía mensajes a la parte más profunda del cerebro para que sea "bueno". Tratar de ser buenos nos enfurece si no queremos ser buenos, si TENEMOS que ser buenos.

Aquí es donde empieza la sanación del TMS. Repitiendo la verdad al córtex frontal se filtra poco a poco al Yo más profundo—el centro límbico—donde no hay inhibiciones y donde reside la impulsividad. Los científicos pueden observar cuando ocurre un colapso del córtex prefrontal porque las personas se vuelven más agresivas y primigenias, más extrovertidas, menos preocupadas por el ojo público. Ya no puede evaluar tan bien los pensamientos oscuros más profundos— ya no logra contener los impulsos primigenios.

Lo más importante de esto es que esta porción más profunda del cerebro no detecta los "tal vez"; solo ve sí o no. El córtex prefrontal es el que planifica— sopesa todas las posibilidades, a veces confundiendo y estancando al individuo. Si la información correcta—en este caso, el TMS—se filtra del córtex prefrontal a la porción más profunda del cerebro donde residen las emociones, alterará la parte más profunda del cerebro y cambiará el no a sí o el sí a no, dependiendo de la información que se esté brindando y qué información se está deteniendo. Una vez que la porción más profunda acepta la nueva información, el cuerpo se relaja y altera su fisiología. Ultimadamente, la verdad lo libera—pero algunas veces debe luchar por liberarse a sí mismo, y el arma es la persistencia.

> *La mente consciente se puede entrenar como se entrena a un loro, pero la mente inconsciente no—por lo cual San Agustín le agradecía a Dios por no responsabilizarlo por sus sueños.*
>
> — Carl Jung, *Psychology and Alchemy*[290]

Hay algunas personas con dolor que sanan bastante rápido. Muchos cuentan que sanaron después de una o dos reuniones con el Dr. Sarno. Pero por lo que yo he visto, es necesaria mucha repetición o mucha reversión de las viejas ideas y los patrones arraigados. Yo **repetí a propósito** muchos temas importantes en este libro. Muchas veces, es necesario integrar o reintroducir la luz a mente-cuerpo. Es frecuente que las personas que relaten el factor que les ayudó a "prender" el foco en sus cabezas fue la relectura del material. No deje que una estaca y un lazo lo retengan (como a los elefantes); siga poniendo a prueba su propia habilidad hasta que finalmente se libere. Destruya todas las referencias con esperanza y persistencia—¡usted puede lograrlo! Si imita con persistencia lo que desea, con el tiempo se convertirá en su estado de existencia.

Hay muchos momentos en que se "prende el foco" en muchas personas. Encontré algunos puntos en cada uno de los primeros libros del Dr. Sarno que me sirvieron para escapar de mi sistema personal de autocontención. Cuando al fin "me di cuenta", la bombilla que brillaba encima de mi cabeza brillaba tanto que mi cuenta de la luz subió. Las siguientes son las conexiones primarias que se realizaron en mí y que me ayudaron a sanar. Tal vez se pueda identificar con una o con unas cuantas.

Del primer libro del Dr. Sarno, *Mind over Back Pain*:
- el dolor es el resultado de una ligera privación de oxígeno
- la tiranía de los "debería"

- la terapia del conocimiento

Del segundo libro del Dr. Sarno, *Healing Back Pain*:

- uno debe hacerle frente al TMS, luchar contra él, o los síntomas continuarán
- no puede lesionarse a sí mismo
- la idea de que tiene un nervio pellizcado es una fantasía
- interrumpa toda terapia
- un barómetro emocional

Del tercer libro del Dr. Sarno, *The Mindbody Prescription*:

- la relación entre furia y calma

Si el inconsciente todavía duda y teme (aferrándose a pequeñas estacas de desinformación), el cambio y la readaptación de la verdad podría resultar sumamente lento. Podría ser que las heridas sean tan profundas y el miedo tan grande, que realmente deba moverse lentamente para lograr la salud psicológica de todo su Yo. Inunde su vida con apreciación y pensamientos sin temor y sanará, a su propio tiempo y no conforme a nadie o a nada más. Tratar de sanar rápidamente es atarse a la estaca de alguien más. La biografía emocional de cada uno es distinta. Sepa que estará bien—deje de presionarse tanto para seguir los métodos y los plazos de otros. ¡Relájese y que tenga buena suerte! Con la información contenida en este libro tiene las herramientas necesarias para sanar.

Estilos distintos de aprendizaje— ¿Usa más el lado izquierdo o el lado derecho del cerebro?

La sanación puede ser el resultado del conocimiento sencillo, pero podría no ser así. Podría provenir de un bombardeo que se hace constantemente al lado derecho del cerebro sobre lo que está ocurriendo, hasta que "la perspectiva completa" se ve de repente y entonces: ¡Ajá! el cerebro finalmente se da cuenta y el dolor desaparece. Esto me recuerda a mi amiga Georgina, quien leía, leía y leía todo el material sobre el TMS que existía. Me hacía una y mil preguntas a mí y a las personas que habían sanado. La velocidad con que podía reunir toda la información posible no era suficiente y su impaciencia hacía que pasara de largo por las respuestas y regresara a sus propias preguntas. Y entonces—mientras iba en un avión—volvía a leer el libro del Dr. Sopher, y su dolor de espalda de repente desapareció. A veces está predestinado que lo logrará o que no, todo depende de la realidad que elija aceptar, y de la manera en que haya aprendido a aprender.

Tras comunicarme con miles de personas que han sufrido de dolor crónico durante décadas, me inclino a creer que cada uno sana de la misma forma en que aprende. Esto me parece lógico. Como los conocimientos son los que sanan, la forma como usted adquiere esos conocimientos tiene que ser un factor importante de cómo sana. Ahora me doy cuenta de que esa era otra razón por la cual sané más lentamente. Soy una persona que utiliza el lado derecho del cerebro: en mí domina ese lado.

Con el hemisferio izquierdo del cerebro se piensa en forma secuencial, línea por línea. En los que domina el lado izquierdo pueden leer libros y comprenderlos en su orden, línea por línea, y pueden sanar más rápido—muy pronto después de leer los libros. Si se utiliza el hemisferio derecho del cerebro, se piensa en forma holística. En los que domina el lado derecho ven el libro como un todo y pueden sanar más lentamente por las razones que se explicarán más adelante. Sin embargo, funcionamos mejor cuando usamos las dos "mitades" para crear un contrapeso... el yin y el yang juntos, en equilibrio.

El doctor Martin Rossman analiza los avances revolucionarios que logró el ganador del Premio Nobel, Dr. Roger Sperry, PhD, y sus colegas con respecto al cerebro, sus dos hemisferios y cómo son capaces de generar "pensamientos independientes en forma simultánea".[291] También pudimos ver la experiencia de Jill Bolte Taylor cuando el hemisferio izquierdo de su cerebro perdió la comunicación con el hemisferio derecho—lo cual ilustra la aseveración de Sperry. Rossman describe los dos hemisferios:

> **El hemisferio izquierdo: secuencial**
>   Lógico
>   Analítico
>   Todo lo separa
>   Se interesa por el mundo exterior, los negocios y el tiempo
> **El hemisferio derecho: simultáneo**
>   Emocional
>   Reflexivo
>   Sintetiza, agrupa todo
>   Se interesa por el mundo interior, las percepciones, la fisiología y la forma[292]

El doctor Rossman utiliza este ejemplo: el hemisferio izquierdo ve un tren que viene por la vía; uno por uno, mientras pasa cada vagón. "Puede ver solo una pequeña parte de los vagones delante y detrás del vagón que ve".[293] Esta es la **integración secuencial**.

El hemisferio derecho, sin embargo, ve al tren como si fuera un globo aerostático que pasa por encima. Ve el tren, su dirección, las vías y el pueblo de donde acaba de salir y el pueblo a donde va a llegar. Cuando leí esto, inmediatamente caí en la cuenta. Siempre he podido ver el panorama completo, lo cual ayuda al buen humor, pero muchas veces me ha costado apreciar la sucesión de eventos. El aprendizaje secuencial me fue difícil porque quería saber el propósito antes de trabajar como esclavo para aprender los detalles; ¿por qué, dónde, durante cuánto tiempo, cuánto, a qué se debe? Mis fortalezas residen en poder juntar grandes cantidades de información, percibir el panorama general y comprender el funcionamiento interno. Los detalles son necesidades secundarias para mí. Tiendo a pensar en materia de imágenes y sensaciones y, por lo tanto, mi sanación siguió su propio curso. Yo necesitaba cuestionar la visión general, pero por error, cuestionaba los detalles, lo cual me resultaba inútil.

> *Esta capacidad que tiene el hemisferio derecho de captar el contexto más amplio de los eventos es una de sus funciones especializadas que lo tornan invaluable para nuestra sanación.*
>
> — Dr. Martin Rossman, *Guided Imagery for Self-Healing*[294]

Como persona en la que prevalece el hemisferio derecho y que aprende en forma visual y espacial, necesitaba abandonar toda la información que había acumulado—para buscar la forma de aprovechar las fortalezas de mi tipo de aprendizaje.

> *Las personas con inteligencia visual-espacial que se enfrentan a problemas de aprendizaje tienen una mayor consciencia sensorial a los estímulos, como una sensibilidad extrema a los olores, una audición aguda y reacciones intensas a los ruidos fuertes. Se les bombardea con estímulos; consiguen tanta información que tienen problemas para filtrarla... estos niños son sumamente perfeccionistas, lo que quiere decir que no pueden manejar el fracaso.*
>
> — Dra. Linda Silverman, PhD, Jeffrey N. Freed, MAT[295]

¿Por lo menos está cuerdo? (aunque es cuestión de opiniones, claro)

A las personas con inteligencia visual-espacial se les ha descrito como perfeccionistas. Tienen otras características que describen los expertos en este campo, Silverman y Freed:

- Aprenden holísticamente.
- Al aprender, realizan varias tareas a la vez; ven todo el panorama; su aprendizaje no es lineal.
- Son extremadamente sensibles a los estímulos externos.
- Su estilo de aprendizaje es de "todo o nada"—"Ven la solución correcta a un problema de inmediato o no lo encuentran jamás, en cuyo caso pueden observar en silencio (sin que parezca que lo están haciendo) o evitan la situación del todo, ya que amenaza su ego".
- Las personas con inteligencia visual-espacial tienen capacidades asombrosas para "leer" a la gente, ya que no pueden confiar en su audición para recabar información.

- Son tan hábiles para leer los signos y observar a las personas, que pueden detectar lo que una persona está pensando casi palabra por palabra. Muchas veces, cuando están en la escuela, perciben las ansiedades del profesor y sus sentimientos ambivalentes hacia ellos y reaccionan con afirmaciones como: "Ese profesor me odia".

- Son pensadores de sistemas—deben ver el panorama completo antes de tratar de comprender las partes.

- Están muy conscientes del espacio, pero ponen poca atención al tiempo.

- Son inventivos y tienen la capacidad de ver las relaciones entre un número considerable de variables.[296]

Si usted tiene inteligencia visual-espacial—una vez que ya tenga el concepto general del TMS, puede que la repetición ya no le sea necesaria; puede ser el momento de apoyarse en el segundo pilar del Dr. Sarno y actuar conforme a ese conocimiento. Ya no repase la misma información esperando encontrar resultados distintos. Si su estrategia para sanar no le está funcionando, cambie la estrategia para adecuarla a su naturaleza.

36

Personas que tienen problemas para sanar: resistencia inconsciente al cambio

Me he dado cuenta que asumir que todos quieren sanar es erróneo y, posiblemente, hasta peligroso… Dado que el cambio es uno de los aspectos de la vida que da más temor, puede temer al cambio más intensamente que a las enfermedades y adoptar un patrón de posponer los cambios que debe hacer.
— Dra. Caroline Myss, PhD, *Why People Don't Heal, And How They Can*[297]

CS Lewis dijo una vez: "Debe burlar los dragones vigilantes de la autoconsciencia". Si está pensando en sanar—quiere decir que ya no está sanando—solo está pensando en sanar. Un bajo porcentaje de personas no sana o sana más despacio de los trastornos de mente-cuerpo. La razón más obvia es el trauma de separación emocional extrema ocurrido a una temprana edad— ansiedad intensa—que no puede superarse por medio de los simples conocimientos, sino que requiere consejería intensiva, trabajo con la Sombra o sueños programados. Aquí quiero dirigirme a las personas que tienen problema para sanar—un grupo interesante y frustrado.

Cuando Jesús lo vio postrado y supo que había estado así durante mucho tiempo, le preguntó: ¿Quieres sanar?

— Juan 5:6, NVI

Me recuerdo muy bien que cuando era un niño pequeño escuché la afirmación anterior. "¿Por qué le preguntaría Jesús que si se quería sentir mejor?" ¿No es una pregunta algo tonta? Fue necesario que transcurrieran 40 años más para comprender la profundidad de esa pregunta. Muy dentro, algunas personas todavía necesitan su dolor, aunque no lo deseen conscientemente.

Me recordé del verso de la biblia mientras miraba una película llamada El detective cantante", con los actores Robert Downey, Jr. y Mel Gibson. El personaje principal de la historia, Dan Dark, protagonizado por Downey era un escritor muy perturbado que sufría de artropatía psoriásica, un tipo de soriasis muy dolorosa* que puede afectar las articulaciones—provocada, en su caso, por un trauma de la niñez que no había logrado resolver. Esta película muestra la forma como un trauma ocurrido en la niñez puede acechar a la persona y convertirse en una cólera generalizada contra el mundo, y cómo la enfermedad se escoge y se cosecha en el momento adecuado—aunque no sea precisamente el momento más lógico.

Mel Gibson protagoniza al psicoanalista, el doctor Gibbon, quien trabajaba con Dan Dark, un hombre furioso y extremadamente amargado. El personal médico le había dicho a Dark que debía "reinventarse" y que "los venenos de su mente de alguna manera le habían salido a la superficie de su piel"—que no podría superar su condición hasta que abordara su "amargura". Una conversación de la película:

Dr. Gibbon: Sr. Dark, ¿tiene planes para mejorar?

Dan Dark: ¿Hmmm? (en tono sarcástico, sin ganas de sanar)

Dr. Gibbon: La enfermedad crónica es un refugio. Si… una cueva en la roca en la cual un espíritu herido puede meterse con seguridad.

He aprendido, por medio de mi experiencia personal y muchas conversaciones con personas que sufren de TMS, que hay múltiples razones por las cuales algunas personas sanan más lentamente que otras y, de hecho, unas pocas no sanan nunca. El dolor y la enfermedad le permiten a la gente escapar de situaciones en las que no quieren estar sencillamente porque se sienten atrapadas, inconscientemente, por observadores externos o porque sencillamente no pueden decir que no. La enfermedad les permite a las personas pedir ayuda cuando normalmente no la pedirían porque, inconscientemente, se sienten culpables de saber que también otras personas tienen sus mismos problemas y necesidades. El dolor y la enfermedad también les da un estrado desde donde se les escucha—un medio por medio del cual se pueden expresar cuando, normalmente, sus egos no lo permitirían.

---

* Como el Dr. Sarno escribe en su libro *The Mindbody Prescription*, "No todos están de acuerdo sobre que estos sean trastornos de mente-cuerpo (soriasis, et. al), pero he logrado establecer que sí lo son durante mi práctica profesional." Los hallazgos del Dr. Sarno se apoyan en los estudios del Departamento de Dermatología de la Facultad de Medicina de Pennsylvania University, que vincula los factores cerebrales a "la respuesta inflamatoria de las células que se observan en una variedad de trastornos dermatológicos", que incluyen el eczema, el acné y la soriasis. "Dicho vínculo podría ser importante, clínicamente hablando, en cuanto a la agravación de muchas dermatitis, como la soriasis y las enfermedades atópicas debidas al estrés emocional". Otros estudios también apoyan los hallazgos de que la soriasis tiene una causa emocional. En 1994, la publicación *The British Journal of Dermatology* publicó un estudio denominado "La relación entre el estrés y la aparición y agravamiento de la soriasis". Por lo tanto, el estrés no solo empeora la soriasis, la puede iniciar.

La verdadera sanación es una de las travesías más aterradoras que puede emprender una persona. En algunas personas, la enfermedad les puede brindar un sentimiento de seguridad física que algunas veces les permite bajar la velocidad a la que se desplazan o cambian sus vidas. La enfermedad también les puede ofrecer la seguridad de no tener que enfrentarse a sus asuntos internos o cambiarse a sí mismo… cuando se enferma gravemente, puede experimentar un nivel de preocupación y atención de los demás que, de otra manera, no recibiría.

— Dr. Caroline Myss, PhD, *Why People Don't Heal, And How They Can*[298]

La aceptación de que las partes de su cuerpo se están desmoronando puede ser un mecanismo para guardar las apariencias cuando los conflictos no se pueden solucionar. Hay personas que, inconscientemente, no quieren sanar porque podrían verse forzadas a regresar a su ámbito personal nuevamente para enfrentarse a más rechazo, a una responsabilidad que no quiere asumir, a un trabajo que no le agrada o a una pareja que no quiere. Esas personas que se sabotean a sí mismas son las más furiosas—muchas veces son muy amables y calladas—a veces son muy pesadas y gritonas. Conscientemente, quieren mejorarse—PERO—inconscientemente, se resisten. Inventan excusas para explicar por qué no sanan; se aferran a viejas creencias por su propia seguridad; hablan constantemente sobre sus síntomas e identifican en forma rutinaria "otras" causas de su dolor y fatiga, fuera del TMS. Este es el proceso del TMS funcionando como lo diseñó el cerebro, para mantenerlos en busca de problemas físicos "reales"—cuando no los tienen. Algunos tienen una autoestima tan baja que de veras sienten que se merecen sufrir. Las múltiples ocasiones en que los han abandonado, el miedo al abandono o los recuerdos de su miedo al abandono los han convertido en colectores de dolor. Los han abatido desde que eran niños y ahora sienten que son menos de lo que verdaderamente son y que tienen más de lo que verdaderamente se merecen.

Por último, también he conocido a gente que se rehúsa a abandonar su dolor porque cree que es un castigo justificado por algo que ha hecho.

— Dr. David E. Bresler, PhD, *Free Yourself From Pain*[299]

Un bajo porcentaje de personas impiden su sanación resistiendo repetida e inconscientemente cualquier tratamiento. Un ejemplo común de esto es la persona que come en exceso. Su Yo consciente trata de ponerse a dieta, pero de repente, un día se atiborra de postres. Inconscientemente, ha rechazado la noción de perder peso. Su autoimagen actual la conforta porque la conoce. Puede que tema convertirse en su verdadero Yo por miedo a que tendrá éxito. Si triunfa, será el "foco" de atención. Una vez que su Sombra salga a la luz, es más probable que la atrapen y que sus debilidades se revelen—su incapacidad para restringir su Yo inferior vulnerable la asusta. Por lo tanto, el conflicto interno sigue adelante porque sus motivaciones se encuentran luchando, instintivamente.

Jessica

Jessica tenía un dolor de pies tan intenso que le costaba caminar. Por medio de motivación y autodeterminación, pasó de caminar con dolor a trotar distancias cortas. Poco tiempo después, me mandó esta nota con relación a un sueño que había tenido (transcrito con su autorización). "Ya iba tarde, así que corría de regreso a casa tan pronto como podía. Mi expresión mostraba determinación y corría tan rápido que usaba los brazos para poder correr aún más velozmente. De repente, vi a mi madre que estaba colgando ropa a secar y me detuve abruptamente, pensando: 'No puedo permitir que mi mamá vea que puedo correr' y fue entonces que desperté… todavía me puedo recordar lo bien y normal que me sentía corriendo, hasta que vi a mi madre. Me entró el pánico, ¿pero por qué? Tal vez es que todavía me estoy deteniendo y no me permito ser y actuar normalmente. Mi cuerpo quiere correr y ser normal, pero algo me detiene— ¿todavía quiero que mi madre me ponga atención?"

Jessica sabe que su dolor es emocional y que lo somatiza. Comprendió e implementó muy rápido el concepto del TMS—y aún así, permaneció su dolor. Inconscientemente, tenía miedo de los cambios que serían necesarios para sanar y así lo comprendió. Dice mucho a su favor que se prometió a sí misma que cambiaría, lo cual no es fácil, ya que las personas no siempre desean convertirse en lo que verdaderamente son; de hecho, puede ser "lo más difícil que se puede hacer", como ha dicho Richard Rohr. En ese momento, la motivación inconsciente de Jessica para cambiar podría no haber compensado la atención que su dolor le atraía.

El camino hacia la recuperación podría tener muchos baches y las personas a veces temen doblarse el tobillo si caen en uno, así que evitan el camino hacia la recuperación del todo. La mayoría de las personas con dolor con las que he hablado, me han dicho que sienten, de veras, que el TMS es un aviso de que deben cambiar. En su libro *The Purpose Driven Life* (Una vida con propósito), Rick Warren afirma: "El crecimiento muchas veces es doloroso y aterrador. No hay crecimiento sin cambio… Deben abandonarse las costumbres antiguas para experimentar las nuevas." El crecimiento requiere un valor sin paralelos—y ultimadamente, solo usted se puede liberar.

La Mamá Migraña

Un tremendo obstáculo para mi propia sanación fue que mi dolor de espalda ya se había convertido en parte de quién yo era—de cómo me identificaba. "Hola, me llamo Steve y sufro de la espalda, mucho gusto de conocerlo…" Me había convertido en Tomás el Tullido o María Migraña o Harry Hemorroide. Pero yo era más que mi dolor. Me estaba limitando debido a la aceptación inconsciente de un meme falso. Es muy sencillo: las personas empiezan a verse a sí mismas como las ven los demás y, con el tiempo, se acomodan a esa percepción. La muleta se vuelve parte del brazo del hombre—la tos seca se convierte en su lenguaje, la cojera en parte de su propia autocompasión, a medida que retiene sus traumas, miedos y separaciones dentro de su cuerpo. El individuo con una lesión antigua de cadera o de rodilla no se da cuenta que sanó hace años—sino que sigue cojeando. Sin embargo, debido al bombardeo de información falsa por parte del complejo médico-industrial, la tradición familiar y su resistencia a sentirse completo otra vez, sigue recreando los mismos neurotransmisores que lo victimizan. Siente que está discapacitado para siempre, pero no lo está. Ha optado por aceptar la noción de que está defectuoso y así será.

> *Tan pronto como empieza a decirse, en su percepción, que ya no puede hacer algo, su sistema biológico se ajustará para comprobar que usted tiene razón... no hará más lo que usted cree que no puede hacer.*
>
> — Dr. Bruce Lipton, PhD, Biólogo Celular[300]

Por último, he descubierto que mucha gente no sana debido a la arrogancia absoluta, sumamente pretenciosa y pomposa de su Yo. Nadie les dirá que hacer nunca. A ellos les digo: ¡Buena suerte!

Puntos problemáticos en la sanación

La doctora Caroline Myss, PhD, ha observado que existe una línea muy tenue entre los que sanan y los que no sanan. La doctora Myss escribe en su libro, *Why People Don't Heal: And How They Can* (Por qué la gente no sana y cómo puede llegar a hacerlo): "...debido a que tememos el cambio, la mayoría de nosotros permanece en los lugares antiguos y familiares, aferrándose a situaciones y a relaciones que, en esencia, ya han terminado".[301] Sigue diciendo: "El miedo de renunciar a un trabajo o enfrentarse al hecho de que su matrimonio está deteriorado es realmente el miedo a tomar las riendas de su propia vida".[302] El resultado final, escribe, es que "no alcanza el potencial de su espiritualidad y de su vida".[303]

Esto no quiere decir que cada vez que le da dolor de espalda—o cualquier trastorno—se debe divorciar o renunciar a su trabajo. Sin embargo, cuando la sanación no ocurre y sigue sin ocurrir, debe ahondar en su situación y en sus relaciones del momento y en la gravedad del síntoma—como un cáncer. Un dolor de espalda leve no amerita un divorcio o una separación, pero un dolor o una enfermedad incapacitante podría requerir un trabajo intenso con la Sombra—tal vez un cambio permanente en sus relaciones interpersonales. Habiendo escrito esto—es importante agregar que las estadísticas muestran que el divorcio es más peligroso para la salud que tratar de solucionar los problemas, así que debería ir tanteando a medida que se desarrolla el proceso. El equilibrio siempre está el meollo de la sanación por medio de una buena comunicación, así como saber cuándo debe dar lugar al cambio. Caroline Myss formula las siguientes preguntas para una autoevaluación que pueden hacerse las personas que tardan en sanar:

¿Tiene miedo de que si sana su grupo de apoyo lo abandonará?

¿Considera las heridas emocionales como un medio para crear lazos con otra persona y su sanación conllevaría separarse de esa persona?[304]

Estas son preguntas muy importantes. ¿Su dolor le da la sensación de que no lo cuidarán si desaparece? ¿O de que no tendrá un medio de que lo escuchen o lo reconozcan? Como dijo una vez un hombre muy sabio: "La vida es una relación", así que: ¿alguna de sus relaciones interpersonales cambiará si llega a sanar? ¿Tendrá que enfrentarse a una relación que fracasó? ¿Su sanación requeriría que le haga frente a una nueva vida o que redefina su postura en la relación con alguien cercano a usted? ¿Se colapsará su nido o burbuja privada que lo aísla del resto del mundo si usted sana? ¿Tendrá por fin que enfrentarse al mundo para hacer las cosas por sí solo?

Corazón púrpura

En ciertos momentos, pensaba en los soldados heridos con envidia. Concebía que las personas con cuerpos desechos eran personas felices. Él deseaba tener también una herida, un rojo emblema de valor.

— *The Red Badge of Courage* (El rojo emblema del valor)

Las heridas de honor nos conducen al concepto que la doctora Myss denomina "**heridalogía**". Esto se da cuando alguien tiene no solo una razón inconsciente para no sanar, sino que aprovecha las circunstancias usando el valor "de curso legal" o la moneda social de su herida—es decir, el valor manipulador de la herida".[305] La "heridalogía" es la advertencia que hace la Dra. Myss para que no se queden atrapados con respecto a su sanación. Esto es similar a la noción de John Stossel sobre la "**enfermedad jurosomática**". Si a las personas se les puede compensar, ya sea emocional o financieramente, tienen a tener más molestias y quejas. Si está establecido un sistema de salud para manejar un cierto trastorno— a la gente la atrae inconscientemente este trastorno. Por eso es que las personas que no tienen seguro médico tienden a ser personas más sanas— comparativamente. Los emblemas de valor también tienen un valor social— darles a los individuos una plataforma para que se les escuche y también se les honre.

La Dra. Myss describe el compartir una herida como un posible atajo para desarrollar confianza y comprensión".[306] Las personas pueden utilizar el dolor o la enfermedad para manipular a otros, asegurar su confianza y competir con otras personas para lograr que les pongan atención—una atención que nunca recibieron o que una vez se les dio y ahora echan mucho de menos. En una conversación que sostuvo con una persona que sufría de dolor, la Dra. Myss le preguntó a la mujer que cuánto tiempo pensaba que duraría el nivel de apoyo que estaba recibiendo de su grupo de apoyo. La mujer respondió: "(Mi sanación) puede durar años y, si es así, yo espero que mi sistema de apoyo me dure todo ese tiempo".[307]

Yo pasé solo todo el tiempo que sufrí de mis terribles dolores—criticado en forma rutinaria por sentir dolor, ya que era una molestia para todos los que estaban a mi alrededor. La mayoría de las personas con las que he hablado, sin embargo, sí tenían apoyo de una persona o de un sistema que les ayudaba a lograr la integración del concepto del TMS. Paradójicamente, sin embargo, el "que lo cuiden" también puede inhibir la sanación al eliminar la motivación de la persona que quiere sanar... un yin persigue a un yang... ¿correcto?

Un hombre le escribió a un grupo de ayuda de mente-cuerpo: "Quisiera hablar con otras personas sobre el dolor". Algunas veces necesitamos enumerar nuestras enfermedades a otros para calmar el dolor—para ser escuchados—porque no sentimos que los demás estén escuchando o que siquiera les importe. Si el sistema de apoyo está allí, y si el escenario está listo, encienda las luces y deje que empiece la función. Sin embargo, descubrí que hablar sobre mi dolor solo lo prolongaba. Es mejor hablar sobre frustraciones, decepciones y miedos; nunca sobre el cuerpo. Al hablar del dolor, puede haber camaradería y comparaciones y manipulación, todo bajo el rótulo de **necesidades de la Sombra**.

Trabajo de la Sombra y necesidades resguardadas

Para aquellos que tienen problema para sanar, es importante comprender el trabajo de la Sombra y cómo el Yo-Sombra puede "surgir como un comportamiento que se sabotee a sí mismo y que sea incontrolable",[308] cuando se trata de dolor y enfermedades crónicos, porque el trabajo de la Sombra establece una relación consciente con las fuerzas inconscientes que se encuentran ocultas. La doctora Connie Zweig, PhD y el doctor Steve Wolf, PhD, escribieron en su libro *Romancing the Shadow* (Cortejando a la Sombra), con respecto a establecer esta relación consciente, "De esta manera,* podemos lograr directamente lo que la

---

* "De esta manera" se refiere al **trabajo de la Sombra** que incluye intentar "identificar las figuras de la Sombra" y las "pistas corporales y emocionales", todo con el propósito de "descubrir sus necesidades más profundas". [*Romancing The Shadow*, pág. 12]

Sombra trata de lograr indirectamente".[309] La sanación se amplía rastreando la raíz de los problemas hasta llegar a las necesidades más profundas, seduciendo a la Sombra para que revele lo que ya sabe. Andrew Weil afirmó en la entrevista de *Frontline*: "El arreglo alternativo: los pros y contras de la medicina integral" que cuando la gente no está sanando se detiene y se hace la pregunta: "Bueno, ¿qué es lo que está evitando mi sanación? ¿Qué la está bloqueando? ¿Qué puedo hacer yo, como médico para facilitar la sanación?" Las barreras residen en el Yo resguardado y debe hacerse notar que los psiquiatras que se especializan en el trabajo de la Sombra junguiana creen, como lo hace el Dr. Sarno, que la terapia conductual no necesariamente soluciona los problemas. Es necesario ver hacia adentro y encontrar las razones, no tratar de alterar el comportamiento y los síntomas, ya que los síntomas y el comportamiento son solo efectos.

Una advertencia final: si alguien con quien tiene una relación siente dolor o sufre de una enfermedad crónica, mírese bien a sí mismo. Usted podría ser la fuente de su extrema tensión y sus problemas físicos. Usted podría ser el mecanismo detonador que lo/la obliga a reprimir sus emociones. ¿Lo/la escucha? O, por el contrario: ¿Lo/la consiente demasiado? Al decirle a la persona que sufre "no, espera, yo te lo recojo, no quiero que te duela la espalda", usted está reforzando aún más la idea que está quebrantada. ¿Le satisface sus necesidades emocionales a esta persona o la sofoca haciendo demasiado o muy poco por ella?

37

¿Ya se fue? Uh… ¿Todavía estás aquí?

La atención puesta en la salud es el mayor estorbo para la vida

— Platón (427-347) a.C.

Se levanta por la mañana ansiosa por ver cómo estará su dolor ese día. ¿Estará mejor? Sería mejor que se levantara y se centrara en lo agradecida que está por todo lo que podrá hacer ese día y también porque tiene cosas que hacer. Yo todavía no me puedo recordar el día exacto en que desapareció mi dolor. Fue como "Oye, no he tenido dolor desde hace unas cuantas semanas". Ya había dejado de revisar mi avance del todo. Una olla que uno vigila nunca hierve, y un cuerpo que se está vigilando nunca sana. Al final de cuentas—el tiempo le tiende una trampa. En palabras de una persona que antes sufría: "Yo creo que una persona que sufre de TMS en los estados en que todavía tiene dolor o siente un dolor que disminuye, realiza una "revisión de los sistemas" frecuentemente. Sí— y debe dejar de hacerlo.

No les ponga atención a los avances en su sanación—¡Vaya y viva!

Comprenda las innumerables posibilidades y cómo el que usted esté pendiente algunas veces lo altera.* Por medio de la **sanación cuántica** podemos ver cómo al observar conscientemente nuestra salud podemos alterar los resultados que deseamos en ella. Cuando comprenda perfectamente que el dolor es el resultado de un proceso emocional oculto, que no siente, no conoce y no reconoce, no haga nada al respecto; relájese ya sabiendo, diviértase, vuélvase más activo, imagínese como una persona sana y sencillamente permita que empiece su sanación. No trate de ir más rápido de lo que su luz le permita.

Cualquier sombra de duda que tenga sobre el proceso del TMS permitirá que el dolor permanezca o regrese. Toda la voluntad del mundo no puede vencer a una sombra de duda. Sobre la Ley de Atracción, nuevamente: "Si tiene muchos deseos, pero tiene muchas dudas, sus deseos nunca se cumplirán".[310]

Si está pensando sobre su sanación, ya no está sanando, y solo está pensando en la sanación (los dragones vigilantes de la autoconsciencia de CS Lewis). El ojo

---

* Vea este vídeo "Dr. Quantum en 5 minutos—Experimento de la doble rendija" sobre cómo cuando se observa algo, cambia; lo mismo sucede con la sanación: www.youtube.com/watch?v=NvzSLByrw4Q

consciente que vigila es un ladrón del presente porque exige energía e intelecto para las expectativas y los retira del sentir, sanar y gozar.

En el proceso de mi propia sanación aprendí, ya al final, que sencillamente debería permitir el dolor. Cuando siente que le va a dar un calambre, ¿se tensa y aprieta—lo combate—o se relaja y permite que pase, respirando? (por cierto, los calambres musculares son TMS.) Con el tiempo, yo le permití al dolor hacer lo que quisiera, mientras que yo vivía y me movía en forma normal, quitándole toda importancia, aceptándolo, así como mi amiga virtual y rapera, Tractor-D, escribía sobre su dolor: "Dejo que me invada". También me ayudó dejar de sentir el dolor como si fuera un nervio pellizcado—que realmente no era. Empecé a visualizar el dolor como una sensación que me jalaba; una forma distinta de considerar y comprender la información que me enviaba el dolor. El dolor es un calambre del infierno. Si los que sufren no pueden dejar de pensar que los problemas estructurales son las razones que están detrás de su dolor crónico (y muchas veces agudo), está resistiendo inconscientemente los cambios que son necesarios para su sanación.

La paradoja de esforzarse demasiado

Cuando deje de tratar de comprender, sabrá, sin comprender.
— Kwai Chang Caine, "A Praying Mantis Kills" (Una Mantis Religiosa mata)

Todos los seres funcionan con mayor eficiencia cuando no están abrumados o presionados. Al exentrenador de fútbol de Ohio State University, Jim Ressel, se le preguntó una vez sobre su estilo tan tranquilo para entrenar—¿por qué no les gritaba o reprendía a sus jugadores como otros entrenadores? Él contestó que no quería que tuvieran que preocuparse de sus gritos y regaños además de todas sus demás preocupaciones. La presión adicional dificulta aún más las tareas sencillas y confunde los mensajes sutiles. El cambio se da mucho más rápido cuando se está relajado y tranquilo y cuando se tiene confianza, Así que la decisión de hacer que la sanación sea divertida es importante—a mí me aceleró la recuperación. Las personas sanan más rápido cuando "dejan que los problemas de la vida se resuelvan por sí solos". Haga algo que siempre ha querido hacer, con entusiasmo—y no se atormente.

Un dolor que se agrava—Los bordes de la verdad

Tome nota—el dolor podría agravarse durante las diversas etapas de su sanación, sin una razón obvia. A medida que la emoción sale a la superficie—y así será si está sanando—el dolor deberá aumentar para evitar la expresión o el reconocimiento de lo que no se quiere. El dolor nos avisa que estamos al borde del cambio—a punto de enfrentarnos cara a cara con lo que sabemos que es la verdad en lo más profundo de nuestro ser, pero que no queremos admitir. Entonces la fe es necesaria para poder seguir adelante, a pesar de que aún no puede verse la otra orilla—ni se puede comprender del todo. El TMS es un **efecto liminar** (del latín *liminaris*, umbral o entrada). El espacio liminar es ese espacio en el que la primera puerta se abre, pero aún no se entra en la segunda. Es el espacio entre saber y no saber—el umbral de la comprensión... *el espacio entre el yin y el yang.*...

El antropólogo Victor Turner fue el primero en utilizar el término "espacio liminar", que se ha llegado a describir como "ni esto ni aquello". Lo liminar se utiliza para describir la transformación de un estado a otro: el borde de un estado que desaparece sin que se haya aproximado el borde del otro. **Toda transformación sucede dentro del espacio liminar.** El teórico de la India poscolonial, Homi K. Bhabha, ha descrito lo liminar como "lo intersticial", que se deriva de la palabra "intersticio". Este término se usa para describir una apertura muy pequeña o una ranura en algo de la naturaleza que aparenta ser continuo. También se puede referir a una pausa en un evento o en el tiempo. El sufrimiento es, ciertamente, una pausa o un espacio en la vida de una persona. La enfermedad y el dolor la derribaron, así que PUEDE detenerse. El paso a través de la siguiente puerta es un renacimiento—un esclarecimiento, o como lo denominaba Buda: "cruzar a la otra orilla".

Oliver Wendell Holmes escribió: "De vez en cuando la mente de un hombre se 'estira' con una nueva idea o sensación y nunca vuelve a 'encogerse' a como estaba antes". Luego de la sanación por TMS, no puede regresar para pasar por la primera puerta del TMS. Podría tratar de abrir la cerradura anterior varias veces, ya que las viejas costumbres son difíciles de abandonar, pero no puede revertir los conocimientos adquiridos. El dolor, en sí mismo, está al borde de la transformación. Las personas que se sobreponen al dolor invariablemente se convierten en personas distintas.

El paciente que se recupera del TMS se vuelve una persona más feliz, más cómoda y más apacible; una que ve nuevos caminos hacia una mayor realización personal.
— Dra. Andrea Leonard-Segal, *The Divided Mind*[311]

Groddeck—*das Es*—¿La fuerza del Ello que controla todas las enfermedades?

...el hombre crea sus propias enfermedades con un propósito definido, usando el mundo exterior únicamente como un instrumento y encontrando allí un suministro inagotable de material que puede usar para ese fin, hoy una cáscara de naranja, mañana espiroquetas de sífilis; el día después, un chiflón o cualquier cosa que le ayude a acumular sus penas. Y siempre con el fin de obtener placer, por más improbable que parezca. Todo ser humano siente cierto placer con el sufrimiento; todo ser humano tiene un sentimiento de culpa y trata de deshacerse de él por medio del autocastigo.

— Dr. Georg Groddeck, *The Book of the It*[312]

La afirmación de Groddeck nos lleva al pináculo—y reafirma mis nociones anteriores de que la siguiente forma de sufrir que estará de moda será la que cualquiera que está cerca de usted esté sufriendo. Hoy están de moda la espalda, los pies y las manos, las que están fallando en forma colectiva. "...hoy una cáscara de naranja; mañana, la espiroqueta de la sífilis; al día siguiente, un chiflón". Lo que está en boga actualmente como sufrimiento será lo que la gente pescará o usará a un nivel inconsciente para autocastigarse por el **placer más oscuro**.

El doctor George Walther Groddeck fue uno de los sanadores más prolíficos de los tiempos modernos. Puede que no haya escuchado hablar de él—esto se debe, sencillamente, a que a él no le importaba dejar plasmada su reputación para la posteridad; sencillamente sanaba a la gente, mucha gente; sobre todo, aquellos que presentaban enfermedades crónicas. Aunque consideraba que Freud era un genio (y viceversa) por sus descubrimientos sobre el ego, la transcendencia y la resistencia, etc., se apartó de Freud en cuanto a su filosofía sobre las enfermedades, la salud y la sanación. Groddeck opinaba que había algo mucho más grande—una fuerza que ocurre dentro del organismo humano que no se puede definir dentro de la psique humana, como trató de hacer Freud. Groddeck denominó esta fuerza que no se conoce, pero que anima a los seres humanos—**el Ello** (Groddeck hablaba alemán, así que el término extranjero sería **das Es**). De aquí se origina el id: das Es = el Ello = el id. Groddeck siempre sostuvo que Freud le robó el término "id" y Freud, por su parte, siempre afirmó que Groddeck le había robado el término "id" a Nietzsche. Nadie sabe la verdadera fuente debido a los muchos grandes egos que estaban involucrados en ese entonces. No obstante, Freud sí le reconoció a Groddeck su denominación del "id" en su libro *The Ego and the Id* (El ego y el id).

La **hipótesis del Ello**, como la concibió Groddeck, es "La suma total de un ser humano". Determina lo que hacemos y lo que experimentamos. Groddeck fue más allá del ego como el componente que nos define, haciendo ver que el ego no determina cuántas veces late nuestro corazón cada minuto, ni tampoco la estructura de nuestras células, nuestra necesidad de oxígeno o el hecho de que somos seres orgánicos—hay algo más que lo determina: nuestro **Ello**. El hecho de que estemos vivos, opinaba Groddeck, era solo una "parte superficial de la experiencia total del **Ello**".

> *Yo doy por sentado que al hombre lo anima el Ello, que dirige lo que hace y por lo que pasa... El hombre, entonces, es, en sí, una función de esta fuerza misteriosa que se expresa por medio de él, por medio de su enfermedad al igual que por medio de su salud.*
> — Dr. Georg Groddeck, pionero de la medicina psicosomática (1866-1934)[313]

Las experiencias del doctor Groddeck como médico lo llevaron a la conclusión de que había algo más allá de lo que podíamos comprender en las enfermedades, ya que las personas con la misma enfermedad y el mismo pronóstico muchas veces mostraban distintos resultados. Por lo tanto, llegó a la conclusión de que las causas de una enfermedad son desconocidas, que "la enfermedad, como una entidad, no existe, excepto como una expresión de la personalidad total de una persona, su **Ello**, experimentada por su medio"—entonces, la enfermedad es, según la afirmación de Groddeck, una forma de autoexpresión del Yo completo.

Por medio de su comprensión del **Ello**, los métodos de sanación de Groddeck cambiaron drásticamente; abandonó la mayor parte de su formación y experiencia médica y se dedicó al psicoanálisis, el cual opinaba que podía ayudarle al paciente en toda enfermedad y todo problema físico. Para Groddeck, la medicina moderna simplemente estaba llevando a cabo prácticas rituales—no importaba cuál se usaba, dado que lo único importante era cómo el **Ello** del que sufría percibía "la receta". Por lo tanto, la pericia tecnológica y médica del doctor no lograba mucho con el paciente. La sanación la determinaba la forma como respondía el **Ello**. El doctor podía curar una herida, aplicar una pomada, colocar un yeso o amputar—pero el **Ello** controlaba el resultado final.

Groddeck opinaba que el doctor podía influir en el **Ello** por medio del psicoanálisis—desde allí, el **Ello** podía aprender de sus errores y corregirlos. El **Ello** causaba el cáncer y el accidente automovilístico, quebraba la pierna al caerse, infectaba los pulmones y cegaba los ojos. El **Ello** es el arquitecto de la raza humana—metafísico por naturaleza—más allá de las causas y efectos freudianos. El **Ello** es la causa que debe comprenderse para poder sanar. Groddeck sabía que la ciencia estaba trabajando con ahínco en los efectos, por sí solos—pero para él, no era posible detener los efectos (síntomas) de la enfermedad hasta que se comprendiera mejor la causa. En este punto es donde Groddeck y Sarno coinciden en su éxito, porque Groddeck sentía que la sanación ocurría por medio de la comprensión. Groddeck no se inmiscuía en la enfermedad—trataba de comprender lo que el **Ello** trataba de expresar por medio de ella, tratando de influenciar al **Ello** por medio del psicoanálisis, enseñándole a expresarse de una manera menos dolorosa.

El **Ello** de Groddeck confirma la idea de que usaremos todo lo que esté a nuestro alcance para nuestro autocastigo—cualquier síntoma nuevo, curado mediante cualquier nueva moda pasajera. Hoy, esos colchones suaves, teclados de computadoras que quiebran muñecas, zapatos devastadores de $150, sillones súper cómodos y mañana, podría ser una cáscara de naranja—cualquier cosa para impedir que la obscuridad se vuelva luz. La gente encontrará lo que necesita para castigarse por sus deseos de placer, acumulando sus penas mediante un "suministro inextinguible de material" para esconder su culpa y su vergüenza.

Con Groddeck se ha ido uno de los hombres más extraordinarios que jamás haya conocido. Es, realmente, el único hombre que he conocido que me recuerda a Lao Tzu; su falta de acción tenía el mismo efecto mágico. Sostenía que el doctor realmente no sabe nada y que no puede hacer nada; que, por lo tanto, debería interferir lo menos posible, ya que su presencia [por sí sola] puede invocar los poderes de sanación del mismo paciente… De esa manera, Groddeck me curó en menos de una semana de una flebitis recurrente que otros doctores me habían advertido que me mantendría inválido durante años si no es que para el resto de mi vida.

— Hermann Graf Keyserling, filósofo (1880-1946)[314]

38

Soltar

Solo hay una forma de lograr la felicidad y es dejar de preocuparse sobre cosas que nuestra voluntad no puede controlar.

— Epicteto, filósofo estoico (55 dC-135 d.C.)

Eustrés versus distrés

Los eventos en la vida no causan tensión; sí la causan las emociones destructivas asignadas a los eventos—el temor no causa TMS; la reacción para sobrepasar la fuente del miedo sí lo causa. La tensión es la reacción físico-fisiológica a la interpretación de un evento. La mayor parte de la gente estaba furibunda cuando se declaró a OJ Simpson inocente de un doble asesinato, mientras que otros con un interés particular de su ego se alegraron mucho de que hubiera salido libre. El mismo evento—con dos respuestas conductuales o vínculos emocionales distintos: uno de cólera y uno de alegría. Cuando uno no se aferra a una interpretación de un evento—la imaginería médica o los diagnósticos médicos—el cuerpo no responde tan rotundamente. El dolor por TMS empieza a disminuir cuando ya no se les otorga ningún significado a los cambios estructurales—o cuando suelta todas esas cosas que le arden a su ego.

En su libro, *Deadly Emotions* (Emociones letales), el Dr. Colbert escribe sobre una paciente de mediana edad que desarrolló artritis reumatoide por su incapacidad de soltar su vínculo a una relación. Se quejaba de que su esposo la había dejado por una mujer más joven y de que su estilo de vida había cambiado de vivir con lujo a tener lo mínimo para sobrevivir. Su interpretación del evento se manifestaba como una tremenda ira hacia su exmarido. Le admitió abiertamente al Dr. Colbert que odiaba a su exmarido y quería verlo muerto. No solo lo quería muerto, quería que sufriera una agonía terrible y dolorosa. Su enfermedad se empeoraba a medida que transcurrían los años. El doctor Colbert la describió como una mujer que una vez había sido "linda, amable y cortés".[315] Llegó un punto en que le preguntó que si alguna vez podría perdonar a su exmarido, a lo que ella respondió: "No. Pienso llevarme este sentimiento hasta la tumba".[316] El doctor Colbert relata que, al pasar de los años, la señora se fue "agachando, torciendo y desfigurando".[317] Nunca pudo soltar su resentimiento hacia su exmarido—hasta el día en que murió. Su propia incapacidad para perdonar solo la quemó, avivando el fuego de su ego; nunca le hizo ningún daño a él.

Aferrarse a todo aquello que no beneficie al Yo puede ser una forma de proceder letal. La gente, en general, no comprende lo que es el cáncer. Una célula cancerosa es una célula que no muere—no vive en armonía con su comunidad de células. Es una célula—la base de toda la consciencia—que se rehúsa a cambiar, a rendirse, a soltar. En su afán de rehusarse, puede matar al ser entero. Al mantenernos aferrados a cualquier cosa, a todo, podemos estarnos matando.

39

El TMS brinda esperanza
"La esperanza es el pilar,
la Esperanza lo es todo."

Gracias por los recuerdos... "Soy tan viejo que ya cancelaron mi tipo de sangre".

— Bob Hope

**Cinco llaves de oro para acceder a la salud y la felicidad—
empezando con la esperanza**

El ícono de la comedia, Bob Hope, fue un excelente ejemplo de cómo vivir una vida plena, llena de satisfacciones, productiva, feliz y saludable. Yo creo que Bob hizo cinco cosas bien para lograr vivir saludable y felizmente hasta su muerte a los cien años. Lo más importante que hizo Bob fue hacer lo que más le gustaba. No hizo lo que otros querían que hiciera, no hizo lo que pensó que debería hacer, hizo lo que le satisfacía a ÉL. Se convirtió en su Yo, lo que Jung creía que era la meta en la vida—su propia realización por medio de la individuación. La risa sana y a Bob le encantaba hacer reír a la gente. Gozaba con su profesión, generando risa—una llave de oro para acceder a la felicidad, ya que es imposible sentir cólera y risa al mismo tiempo.

Lo segundo que Bob hizo bien fue hacer una larga caminata todos los días. Su hija Linda cuenta que, en dondequiera que estuviera, se le podía ver caminando con un palo de golf en la mano—ampliando su espacio proxémico. Es una gran oportunidad para meditar cuando se sale solo y también se acalla todo el parloteo del día. Los beneficios de caminar para la salud física son tan importantes como sus beneficios meditativos. Somos bípedos—estamos destinados a caminar, caminar, caminar.

Lo tercero que Bob hizo bien fue que le dieron siempre un masaje diario. El masaje es una forma muy buena para calmar el sistema nervioso simpático. La tensión desaparece y la razón de la cólera muchas veces desaparece con ella. Georg Groddeck—un médico y filósofo natural, abandonó su formación médica y recurrió a la combinación de dos cosas: el **psicoanálisis** y el **masaje**.

Lo cuarto que Bob hizo bien fue usar su poder y su fama para hacer obras benéficas. No hay ningún individuo que haya dado más a aquellos que luchan por su libertad que Bob Hope. Durante 60 años les llevó diversión a miles de soldados. Esto, indudablemente, le debe haber ayudado a aplacar cualquier culpa que sintiera por vivir lujosamente en una nación libre. El dar puede calmar la culpa profunda de tener cuando otros no tienen.

Lo quinto que Bob hizo bien fue cultivar una relación amorosa y saludable. Una pareja que se apoya uno a otro tienden a ser más felices y más saludables. Estuvo casado con Dolores durante casi 70 años. Cuando ella le preguntó dónde quería que se le enterrara, supuestamente le dijo: "Sorpréndeme".

No es un misterio por qué Bob Hope vivió feliz y saludable durante todo un siglo. Yo leí su libro sobre golf, *Confessions of a Hooker: My Lifelong Love Affair with Golf* (Confesiones de un adicto: mi relación amorosa de por vida con el golf), en el cual afirmó que solo había estado en el hospital una vez en su vida. Bob nos da esperanza—una guía para la felicidad. La felicidad es el sentimiento de conexión, alegría, amor y serenidad. Es vivir libre y con un propósito; sentir la autovalía agregando valor al mundo.

40

Más allá del TMS

Los eventos más trágicos son de gran beneficio para la humanidad y, por lo tanto, son necesarios.

— Chuang Tzu

Lo que aprendí: El camino hacia mi hogar

Vi un ángel en el mármol y solo esculpí hasta dejarlo libre.

— Miguel Ángel

- Aprendí que había una parte de mí, escondida por mí—de mí mismo, por razones que me son desconocidas—que me hace lo que soy, que nunca supe que existía—eso es lo que causa todos mis efectos físicos.
- Aprendí a pasar de exigir la perfección a brindar y sentir compasión natural.
- Aprendí a perdonarme a mí mismo por todo lo que sentía que había hecho mal, había dejado de hacer, o podría haber hecho mejor.
- Aprendí a enfocarme en la vida en vez de enfocarme en la muerte—en amar en vez de temer.
- Aprendí que el amor es inmensamente más grande que la emoción que sentimos y llamamos amor.
- Aprendí que muchas creencias falsas que aceptamos hoy se basan en las acciones egocéntricas y egoístas de otros en el pasado.
- Aprendí que lo que vi en mí mismo como debilidades eran mis mayores fortalezas—tal como la naturaleza lo había dispuesto.
- Aprendí que la intimidad es lo que más temen los que aman más profundamente.
- Aprendí que los obstáculos que se me presentaron en mi vida fortalecieron mi cuerpo y ampliaron mi mente—hasta llegar a una mayor consciencia.

Cuando mi esposa quedó incapacitada, se me partió el corazón en dos. Mi corazón anhelaba volver a palpitar nuevamente al ritmo de Uno solo. Luego me empezó un gran dolor que tenía dentro de sí el potencial para la transformación—pero que, sin embargo, me llenó el corazón con autocastigo. Con el tiempo y la gracia, empecé a darme cuenta de mi error y, de la tragedia, desperté a un plano más alto de consciencia—moviéndome más allá de mi ego y hacia las profundidades de mi Yo.

Haya sido por la Divina Providencia o por haber cruzado hacia la otra orilla, la canción es la misma. Mi aprendizaje provino de una fuente más elevada, de un maestro muy sabio, un plan Maestro tan infinitamente inteligente que solo sé que nunca lograré comprenderlo—y, sin embargo, veo sus efectos todos los días. Cada revés me abre más la mente porque me obliga a la introspección, creando ondas hacia adentro, para reflexionar sobre ellas como una reconciliación con los dobleces indeseados. Por medio de la pena, descubrimos lo que nos sostiene— dada la oportunidad de buscar hacia adentro, al principio, descubriendo las verdades y maravillándose con los misterios de la vida al pasar.

> *La más bella experiencia que podemos tener se relaciona con lo misterioso. Es la emoción fundamental que se ubica en la cuna del verdadero arte y la verdadera ciencia. Aquel que no lo sabe y que ya no se puede maravillar es como si estuviera muerto y tiene los ojos totalmente nublados.*
>
> — Albert Einstein, 1931

El concepto de sanación detrás de todo el trabajo del ego y la Sombra—y la introspección—es experimentar la plenitud por medio de la felicidad. La verdadera tragedia de la tragedia es no aprender nada y permitir que sigan los antiguos patrones. Si la escuela del Dr. Sarno hubiera ofrecido un título en los estudios del dolor y la conducta inconsciente—yo me hubiera graduado con honores. Y sé—sin ninguna duda—que usted también puede lograrlo.

Cómo desarrollar nuestra cadena de plena consciencia—empezando con el perdón

> *Hay dos cosas a las que hay que aspirar en la vida: primero conseguir lo que se quiere y, después, disfrutarlo. Sólo los más sabios logran la segunda.*
>
> — Logan Pearsall Smith, *Life and Human Nature* (La vida y la naturaleza humana). Perfeccionista literario (1865-1946)

Cuando somos niños tenemos una conexión genética permanente con ciertas realidades—imágenes falsas de nosotros mismos con respecto al rechazo. Vemos lo que pensamos que debemos ver, actuamos como creemos que deberíamos actuar—sepultando toda imagen obscura de nosotros mismos con una porción de luz—y así nace nuestra personalidad. Cada personalidad autodesarrollada reacciona a la vida en una forma muy propia. Pero si esa personalidad se fundamenta en un superego exigente, la verdadera felicidad se pierde en el conflicto de los egos. La persona ahora queda atrapada por sus emociones— pensando que ella es lo que son esas emociones—sin poder sobrepasarlas, sin poder perdonarse, sin poder ir más allá de sus recuerdos, sin poder sentir la verdadera felicidad.

Los recuerdos se almacenan dentro de cada célula de mente-cuerpo. Mente-cuerpo es un almacén de memorias que reaccionan a las emociones vinculadas con esos recuerdos. En su libro, *Anatomy of the Spirit* (Anatomía del Espíritu), Caroline Myss escribe que: "Su biografía se convierte en su biología". En el prólogo del libro que usted está leyendo, el Dr. Sopher afirmaba que su "psicología afecta su fisiología" y yo he escrito: "su biología sigue sus creencias". Los conceptos son los mismos. El cuerpo físico revela el contenido de la psique en cualquier momento, en forma de dolor, enfermedad o buena salud.

Aprendemos sobre el autocastigo durante el trauma de una separación temprana (el doctor Robert Scaer define el trauma como "un estado de impotencia frente a un peligro de muerte"). Para lograr sobrevivir, usamos las respuestas de huir (retraimiento/capitulación), luchar (reafirmación agresiva) o parálisis (evitar el trauma del dolor)—cualquiera que haya funcionado originalmente para nuestra supervivencia será el método que utilizaremos toda la vida. Si se escoge la parálisis—sobreviene el génesis del TMS. Los síntomas físicos que son el resultado de la respuesta de parálisis son los síntomas del TMS que se mencionan en este libro. Estos síntomas son el resultado de no descargar la energía acumulada por la respuesta de huir o luchar que nunca se llevó a cabo— expresiones de conflicto que desean salir a flote y, a pesar de ello, por razones personales, no pueden exteriorizarse.

> Las personas que se ponen máscaras tratan de ocultar sus caras. Se necesita energía para diseñar y elaborar una máscara. Se necesita energía pare asegurarse de que la máscara esté en su lugar todos los días. Se necesita mucho valor para reconocer que es una máscara. Se necesita aún más valor para quitarse la máscara… y revelar la cara que se encuentra debajo… a medida que el amor reemplaza al temor y el Yo surge a la consciencia.

El dolor emocional es un tabú cultural y, en su lugar, se usan máscaras de dolor físico. En este libro se tratan de revelar las ideas erróneas de los seres humanos. Si usted cree que está fallando, fallará por medio de acciones inconscientes, cuando su Sombra trate de ocultar un lado de usted mismo al que usted le teme. Si tiene esperanza, no hay luz que alcance para iluminar todas las posibilidades que tiene para sanar. Con la esperanza viene la calma—y con la calma, la paz.

Cuando empecé a leer la obra del Dr. Sarno, pensé que solo era un tipo extraño medio loco que trataba de vender sus libros. Cometí el gran error de juzgar algo que estaba más allá de mi comprensión en ese momento. Mi dolor físico era tan fuerte, tan profundo y alteraba tanto mi vida, que no podía creer que pudiera tener un origen emocional. Sencillamente no lo podía creer, y sin embargo, así era. Estaba equivocado—el buen doctor tenía razón.

Ya que estaba por terminar de escribir este libro, me puse en contacto con el psiquiatra Clancy McKenzie para verificar unas cuantas cosas que me había explicado anteriormente y para clarificar otras que me había escrito, ya que hay tanto sufrimiento que empieza con la separación, el aislamiento, el rechazo y el abandono emocional que se percibe en los primeros años de vida. En esos momentos no estaba seguro de cómo sería el final de este libro. Tenía que parar en algún momento o el manuscrito sería tan largo que La guerra y la paz de Tolstoi parecería un menú del restaurante Denny's. No estaba muy seguro de cómo terminarlo—pero eso no se lo dije al Dr. McKenzie. Luego, de la nada, me contestó con estas palabras de consejo para mi libro: "No se olvide de mencionar el perdón." ¡Y allí estaba! Me había proporcionado el final y el principio que había estado buscando. El perdón es el principio que acaba con el sufrimiento autoinducido. Yo ya sabía que la felicidad era el antídoto para el veneno del TMS. No se puede ser feliz si se tiene miedo. No se puede ser feliz sin esperanza o amor. El temor es la obscuridad—un intersticio—una breve pausa en la consciencia de la continuidad del amor, cuando uno debe decir si se da por vencido y cree que solo esto existe o pasar al siguiente nivel de profundidad de la consciencia. No podrá existir el amor, la esperanza ni la felicidad sin primero perdonar a su Yo. ¿Pero cómo les explica la felicidad a las personas que no se sienten merecedoras de ella? De hecho, hay decenas de ellas que me han preguntado cómo pueden ser más felices. Es el resultado de soltar el miedo—y convertirse en usted mismo— lo que la naturaleza pretendió que fuera. Una vez se enfrenta a su temor—la cólera proveniente del conflicto desaparece. La única forma de ser verdaderamente feliz es amar profundamente, reír libremente—perdonar genuinamente.

Hace muchos años, el Dr. Gerald Jampolsky ya lo había descifrado, por lo que no me sorprendió cuando, en la primavera del 2007, leí lo siguiente en su libro:

Durante muchos años me había molestado un dolor de espalda que me tenía incapacitado. Durante todos esos años no había podido jugar tenis, trabajar en el jardín o hacer un sinnúmero de cosas que me gustaba hacer. Me hospitalizaron varias veces, y en un momento dado, el neurocirujano me quería operar para corregir lo que él llamaba una enfermedad orgánica de la espalda—un disco degenerativo. Opté por no someterme a la cirugía... Pensaba que estaba enojado debido al dolor y la angustia que este me causaba. Luego, un día, me pareció escuchar una vocecita dentro de mí que me decía que, aunque tuviera el síndrome de la espalda orgánica, yo mismo me estaba causando mi propio dolor. Me quedó claro que la condición de mi espalda se agravaba cuando me encontraba bajo estrés emocional, especialmente cuando tenía miedo y cuando me disgustaba con alguien. Yo no estaba molesto por la razón que pensaba... A medida que soltaba los agravios mediante el perdón, desaparecía mi dolor. Ahora no tengo nada que me impida llevar a cabo mis actividades... Yo me sentía enojado por mis relaciones interpersonales que nunca había logrado solventar.

— Dr. Gerald Jampolsky, *Love Is Letting Go Of Fear*[318]

El Dr. Jampolsky había visto la luz en los años 70. Yo pasé por el mismo proceso y he visto cómo muchos otros han pasado por lo mismo. Me sería difícil ver hacia atrás y encontrar a alguien que haya sentido dolor que no hubiera experimentado un cambio trascendental reciente en su vida, tuviera exigencias abrumadoras o guardara un gran rencor que necesitaran represión y que hubieran causado sus síntomas.

La mayoría sentía que, a un nivel extraño, se estaban castigando ellos mismos vinculándose con trastornos que no existían—que no tenían por qué padecer. Todos sabían, por debajo de las aguas turbulentas de su consciencia que, de alguna manera, tenían conflictos—y también sabían que estaban ocultando esos conflictos en sus cuerpos. No eran felices—y, por lo tanto, sus mentes se concentraban en sus cuerpos. Quise que este libro fuera sobre la salud integral, en vez de centrarme en el dolor. Deambulé entre lo psicológico y lo físico—de uno a otro—sabiendo que nunca se les podría separar.

El dolor es parte de la vida y parte de la filosofía en la que se basa esa vida, y por eso este libro trata de clarificar la vida, en su sentido más amplio—es decir, los orígenes del dolor, no solo sus características. Este libro no es sobre lo que es el TMS. Es, sobre todo "**el porqué**" se da el TMS. Mi intención es proporcionar un mapa que muestre los múltiples caminos para salir del conflicto; depende de la persona que sufre la decisión de cuál ruta tomará al llegar a la bifurcación del camino hacia la sanación—en su tenaz búsqueda de la verdad, lejos de los problemas causados por el hombre.

Los mortales solo obtienen armonía en su salud cuando abandonan la discordia, reconocen la supremacía de la Mente divina y abandonan sus creencias mortales. Erradique la imagen de enfermedad de los pensamientos perturbados antes de que tome una forma tangible en los pensamientos conscientes... y evitará que se desarrollen las enfermedades. Esta tarea se vuelve más fácil si usted comprende que toda enfermedad es un error y no tiene ningún carácter o tipo, con excepción de los que la mente mortal les asigna. Elevando el pensamiento por encima del error o la enfermedad y luchando constantemente por encontrar la verdad, usted destruye el error. Cuando eliminamos la enfermedad abordando los trastornos de la mente, sin atender al cuerpo, comprobamos que el pensamiento, por sí solo, crea el sufrimiento.
                                    — Mary Baker Eddy, *Science and Health*, 1875[319]

Muchas veces me preguntan si puedo resumir el TMS en una sola palabra. Aunque la tensión se da principalmente por el conflicto entre el id y el superego, si yo tuviera que ponerle una etiqueta emocional a la causa del dolor, sería **culpa** (o vergüenza—la culpa es una reacción personal y la vergüenza es una reacción social). No nos podemos concentrar simultáneamente en preocuparnos por los demás y en lograr nuestra propia felicidad; por lo tanto, sufrimos cuando sentimos muy dentro lo que quisiéramos estar haciendo en vez de cuidarlos. La culpa es el conflicto residual que surge de tratar de ser bueno o correcto a la vez que no se quiere ser bueno o correcto. Entre el conflicto de tratar de que todos los demás sean felices simultáneamente, se queda en el olvido la capacidad de gozar con lo que ya existe—no se da la presencia—y la culpa elimina la felicidad si el autocastigo es el mecanismo para hacerle frente. Los demás no pueden lograr que usted sea feliz—solo usted puede lograrlo: usted es dueño de su propia vida. Se debe perdonar o soltar el pasado para seguir adelante.

Muy dentro de sí mismas, las personas saben dónde deben estar y lo que necesitan ver para ser felices; solo les hace falta la fe necesaria para emprender la travesía y, por lo tanto, el dolor y la enfermedad son los mensajeros que los impulsan hacia la plenitud del amor y la verdad. Una vez se escoge la felicidad por encima del miedo y el conflicto, los problemas se borran de la memoria—el cuerpo ya no es la prisión donde permanecen las heridas emocionales y se convierte en un navío para emprender trayectos espirituales.

La felicidad llega primero, y la buena salud seguramente vendrá después...

Apéndice A
Equivalentes del TMS—
Cumplen el mismo propósito que el dolor

Su cuerpo es el que siente por usted. Cada sentimiento—desde el placer hasta el dolor y todo lo que está en medio—lo sentimos primero en nuestros cuerpos y solo de forma secundaria por medio de nuestras mentes.

— John Lee, *Facing the Fire*[320]

En esta sección se incluye una lista sencilla de síntomas de mente-cuerpo inducidas por la tensión—equivalentes al algia por tensión por TMS— manifestaciones físicas de una respuesta emocional. La siguiente lista es un conjunto de síntomas inducidos por la tensión que yo mismo logré vencer por medio de la sanación del TMS; que he logrado conocer, leyendo sobre ellos, o que he visto que otros padecen y sanan. Las manifestaciones que se enumeran más adelante también podrían dividirse en categorías de TMS como trastornos gastrointestinales, trastornos cutáneos, trastornos genitourinarios, trastornos cardio pulmonares, trastornos autoinmunes, trastornos circulatorios, trastornos distímicos, y deficiencias autoinmunes, entre otros. Se los presento como una fuente de referencia fácil. ¡Adelante!

Acné—Los barros son furia y ansiedad; son erupciones que afloran por la piel. Las personas muchas veces se sorprenden por el hecho de que justo antes de su cita importante o de un gran evento, les sale un barro en el centro de la frente o en la cara. Lo que no se dan cuenta es que fue la ansiedad que sienten por el próximo evento la que precipitó un brote de emoción por la piel— revelando su nivel elevado de ansiedad y su actividad hormonal.

Adicción al juego (crónica)—Saca al individuo de su mundo cotidiano y lo aleja de su vida. Es una manera de fantasear para alejarse de su estado emocional y financiero del momento.

Adicciones—Las drogas, el alcohol, el sexo, los juegos de azar, los juegos de vídeo, etc.: todos son distracciones que le permiten a la mente centrarse en otras cosas y alejarse de las emociones indeseadas y la ansiedad; los problemas del día.

Afta bucal o "fuego en la boca"—Inducidas por la tensión o la ansiedad, estas erupciones cutáneas de tipo viral son las primas segundas (más atractivas) de las verrugas.

Alcoholismo—El alcohol entumece las emociones—se abusa de él tratando de llenar un vacío dejado por la separación. El alcohol es una droga legalizada que se consume en lugar de tratar de satisfacer un ansia espiritual y/o aliviar la cólera de una separación ocurrida anteriormente.

Alergias—Varias personas que conozco se han deshecho de las alergias que sufrieron durante toda su vida gracias a la sanación del TMS. Entre ellas se incluyen alergias a los alimentos y al polen. Una alergia es la sobrereacción del sistema inmunológico a los detonantes externos.

Aleteo auricular—Esta es una sensación de que el corazón se salta latidos. Yo siempre presenté este síntoma cuando estaba físicamente exhausto. Siempre me asustaba mucho, pero desaparecía cuando me relajaba. Sentía como que me quedaba sin aliento. Se da a causa de la demanda de energía que se impone en el cuerpo, es la cólera-ansiedad que interfiere con el ritmo cardíaco.

Angina de pecho—Este es el dolor de pecho causado porque no le llega suficiente sangre al corazón. Los factores psicológicos desempeñan un papel muy importante, pero puede existir una razón física subyacente. Averigüe por qué no le está llegando suficiente sangre a su corazón; primero hágase un examen del corazón antes de probar la sanación de algia por tensión. Las personas pueden sufrir de dolor de pecho a causa del TMS, cuando ellas mismas contraen los músculos del pecho, provocando en ellos la sensación de que sufren un ataque cardíaco.

Ansiedad—Cuando existe la opción de ansiedad o dolor, el cerebro generalmente escoge el dolor debido a su superego. Por lo tanto, sufren de dolor crónico hasta que se dan cuenta de cuál es el propósito de este.

Arritmia—Esto describe la irregularidad del ritmo natural del corazón. Hágase un chequeo médico antes de probar la sanación del algia por tensión.

Asma—A veces, a la gente le da tanto miedo que no volverá a respirar que entra en pánico. Se adelantan a la luz con un miedo sin fe, sin permitir que sencillamente ocurra. El ejercicio es un detonante del pánico del asma y la cólera es otro.

Ataque de pánico—El pánico es una cólera reprimida que se desencadena; un control externo que reprime una turbulencia interior. El superego tiene al id en su mano de hierro.

Bochornos—Se sienten rubores y oscilaciones en el sistema autónomo. Con el TMS causado por la sobrecarga y el estrés son comunes las oscilaciones descontroladas en la función termorreguladora, tanto en hombres como en mujeres.

Bostezos—Los bostezos son una forma de pandiculación[321], parecido a desperezarse, y es contagioso, al igual que el dolor y muchos otros síntomas. Los bostezos no desaparecen al sanar del TMS y, de hecho, son de mucho beneficio para usted. Solo quería usar la palabra "pandiculación" en alguna parte. Los bostezos reajustan mente-cuerpo y realinean la mente, el cuerpo y la consciencia—aumentan la autoconsciencia incrementando la estimulación.

Bursitis—Este es un término que se usa de manera muy imprecisa. La mayor parte de los casos que se atribuyen a la bursitis son TMS. Esto se refiere a la hinchazón de la bursa, pero muchas veces, no se presenta hinchazón. Muchos de los dolores por TMS que los médicos no pueden identificar se les denomina equivocadamente como bursitis o tendinitis… o cualquier variedad de "itis".

Caída del pelo (alopecia)—Hay muchas razones por las que se cae el pelo y la tensión es una de esas razones. Hágase un examen antes de probar la sanación del algia por tensión.

Calambres (espasmos)—Es frecuente que los que sufren de TMS padezcan de calambres de piernas y pies por las noches, cuando el flujo sanguíneo disminuye aún más debido al descanso y la actividad inconsciente. Los sistemas inconscientes y autónomos nunca duermen; si fuera así, se quedaría uno dormido para siempre.

Caspa—Las escamas son otra prueba de la implicación del sistema autonómico, ya que la secreción de la piel es parte de la función termorreguladora del SNA. Durante los períodos de estrés, el SNA puede aumentar o reducir la sudoración–secando la piel.

Cistitis intersticial (síndrome de vejiga dolorosa)—Se afirma que la cistitis intersticial es una vejiga inflamada. Aproximadamente el 15 por ciento de las personas con TMS que yo he visto también sufren de este tipo de dolor de vejiga. No se conoce su etiología, aunque hay muchos cirujanos que se precipitan a extirpar la vejiga (cistectomía). Luego, se dan cuenta de que era solo dolor por TMS y ya se quedaron sin vejiga, sin ninguna razón. La cistitis común, también conocida como infección del tracto urinario, la causa una bacteria y generalmente se cura con antibióticos. A diferencia de la cistitis común, se cree que la cistitis intersticial no la causa una bacteria y, por lo tanto, no responde a la terapia común con antibióticos. En el sitio web sobre cistitis intersticial, se establece claramente que no es un trastorno psicosomático y que no lo causa el estrés. Sin embargo, en la sección de autoayuda sobre "lo que usted puede hacer" para aliviar los síntomas de la cistitis intersticial, se recomienda la "reducción del estrés"[322]. Si el estrés puede agravarla, el estrés la puede causar. Hay suficientes personas que han padecido de este tipo de cistitis y que han sanado como para constituir un testimonio viviente de que la cistitis intersticial es realmente un trastorno de estrés de mente-cuerpo.

Colitis ulcerativa (Enfermedad intestinal inflamatoria)—Es la inflamación del revestimiento del colon, generalmente acompañada de sangrado e infección. Las personas se han curado de ella por medio de la relajación y la introspección. Es un efecto de la tensión inconsciente, que muchas veces es el resultado de tratar de mantener a todos contentos y de mantener el control bajo estrés. El Dr. Andrew Weil, en su libro *Spontaneous Healing*, dice: "Las enfermedades de la piel (y del aparato gastrointestinal) deben considerarse como emocionales, a menos que se compruebe lo contrario, ya que estos sistemas son los sitios más frecuentes de expresión de los desequilibrios inducidos por el estrés".

Colon espástico—Yo me recuerdo de la última semana de exámenes finales en la universidad, cuando muchos de mis compañeros de estudios me comentaban que sufrían de síntomas de colon espástico. Supuestamente se siente como que el proctólogo estuviera sufriendo una convulsión cuando le está efectuando un examen del recto, pero sencillamente es TMS.

Condromalacia rotuliana (el supuesto desgaste por debajo de la rótula)—Este es el TMS en la rodilla y se asocia incorrectamente con un desgaste de la rodilla.

Consumo de alcohol compulsivo—Estos son episodios sostenidos de un consumo excesivo de licor; también se conoce como recaer en la adicción (vea Alcoholismo).

Contracciones auriculares prematuras, CAP, (sensación de "tener el corazón en la boca"—Primero hágase un examen del corazón antes de probar la sanación de algia por tensión

Coxidinia—Este dolor se localiza en la parte más profunda de la "colita", en el pliegue de las nalgas. Este también desaparece con la sanación del TMS (el dolor, pues—no el pliegue).

DCM (Disfunción craniomandibular o dolor de mandíbulas)—Es causada por la tensión en la mandíbula, que muchas veces es el resultado de la sobreextensión de la mandíbula (pero no siempre). También lo puede provocar el rechinido de dientes a causa de ansiedad y cólera inconsciente, pero no siempre. De repente empieza, como la Fase 1 del TMS.

Depósitos de calcio—La presencia de depósitos de calcio muchas veces se diagnostican equivocadamente como causas de dolor, y luego le sigue una cirugía innecesaria—pero muchas veces son TMS.

Depresión—Es raro que se dé el dolor crónico sin antes sufrir de depresión, ya sea ligera o severa (la depresión no precede un dolor agudo, sino que más bien por una sobreestimulación). Se manifiesta como la pérdida de todo propósito.

Dermatitis seborreica—Esta es una inflamación de la piel que se caracteriza por parches rojos y grasosos. En los bebés se denomina "costra láctea". La ansiedad y la cólera alteran todas y cualesquiera funciones autonómicas que afectan la piel. La cólera muchas veces se manifiesta por la epidermis—hasta en los bebés asustados.

Desmayos—Los desmayos pueden tener causas diversas; sin embargo, el miedo, la sobreestimulación y la batalla por el control externo (superego) son las causas principales.

Dificultad para respirar—La falta de capacidad para tomar aire de manera satisfactoria y el dolor al aspirar está ocasionado muchas veces por la ira. Hay muchas razones para que la respiración sea insatisfactoria o dolorosa y la tensión es una de las más comunes. Hay otras razones además del TMS, por supuesto, como el enfisema pulmonar. La respiración es una de las funciones autónomas y, por lo tanto, es susceptible a la influencia emocional.

Disfonía espasmódica (laringitis, del músculo aductor o el músculo abductor)—Es común que la gente diga que se "quedan sin voz" cuando están bajo estrés, como ocurre antes de pronunciar un discurso. Las cuerdas vocales son un blanco común de la tensión, ya que la voz es un mecanismo del Yo para expresarse.

Dispepsia (indigestión)—El General Stonewall Jackson, que peleó en la Guerra Civil, era famoso por sufrir de este trastorno. También era un ejemplo perfecto de personalidad Tipo T. Era ansioso e inquieto, muy aprensivo y algo paranoico. También era un planificador excelente.

Distensión del tendón de la corva—Aunque se siente con un jalón de músculo, es muy común que se trate de una disminución del flujo sanguíneo hacia la parte trasera de la pierna—un calambre por tensión.

Dolor de cadera—Tanto el dolor de la articulación (acetábulo) de la cadera como la bursitis trocantérica, que es el dolor de parte de afuera de la cadera, son síntomas que desaparecen cuando se sana del TMS.

Dolor de cuello—También conocido como "dolor de nuca", que es sencillamente dolor de espalda: "el Norte de la espalda".

Dolor de espalda—¡Huy! (Vea el libro que antecede)

Dolor de espinillas—El golpe de los pies en el pavimento se considera, equivocadamente, como la causa del dolor de espinillas. La vieja superstición es que el músculo se separó de la espinilla. Luego, de alguna forma milagrosa, se vuelve a conectar en unos cuantos días o semanas, cuando el dolor desaparece de repente. El pie que pega contra el pavimento es solo el detonante para la fase 2 del TMS. El Yo interior no quiere correr (lo cual exige energía). El Dr. Sarno llama al dolor de espinillas "tendinitis de TMS".

Dolor de estómago—El plexo solar es un conjunto de nervios localizados detrás del estómago y es el grupo más numeroso de nervios autónomos en el abdomen. El miedo o la preocupación, así como el amor, siempre se sienten en el estómago, no en el cerebro. El cerebro es la materia gris que piensa, pero el plexo solar tiene una capa exterior de color blanco que siempre le permite sentir. De aquí proviene el término "sensación visceral" o sea un presentimiento. El estómago se traga y digiere la ansiedad, el estrés y la cólera.

Dolor de garganta (agudo o crónico)—Las infecciones son, muchas veces, hallazgos incidentales. La mayoría de los dolores de garganta son consecuencia del estrés y la ansiedad; las infecciones que aparecen después son eventos secundarios. Muchos encontrarán que esto es difícil de tragar, pero los dolores de garganta no los provoca una infección—las infecciones provienen del dolor de garganta, que a su vez procede de una sobreestimulación.

Dolores de crecimiento—No existen los dolores de crecimiento. El crecimiento sana el dolor, no lo causa. Para un niño, el mundo es mucho más grande y más temible que para los adultos. El universo de un niño es abrumador, y esto muchas veces se manifiesta en forma de una ansiedad extrema y TMS. A los niños con frecuencia les dan dolores de piernas, caderas y tobillos y cualquier otro síntoma de TMS, como dolores de estómago, erupciones de la piel, etc., como consecuencia de una sobreestimulación.

Eczema (o dermatitis)—Esto incluye erupciones cutáneas de varias clases. Estas también desaparecen o se mejoran mucho con la sanación del TMS.

Emetofobia—Este miedo al vómito es una distracción común.

Enfermedad de Lyme—Solo porque hay títulos de anticuerpos de esta enfermedad en la sangre no quiere decir que los síntomas provienen de la Enfermedad de Lyme. Como logró demostrar el Dr. Sarno, los llamados síntomas de la Enfermedad de Lyme se mitigan mediante la sanación del TMS.

Enfermedades de arterias coronarias—(Vea angina de pecho) Desde el Tipo A al Tipo Z, el corazón es el que sufre más por la cólera reprimida.

Entumecimiento (cara, manos, pies, dedos de los pies, etc.)—Como siempre, ¡deben descartarse los trastornos más serios! El entumecimiento podría ser un síntoma serio o inocuo, tal como me pasó a mí.

Epicondilitis—Dolor de codo. Si es lateral, se le denomina **codo de tenista**, si es en medio, es **codo de golfista**.

Escalofríos (frío)—La sensación de que le echan agua helada en la cabeza o cuerpo es un síntoma que desaparece al sanar del TMS.

Escoliosis—La curvatura anormal de la columna vertebral es una condición que, en sí, no es psicosomática, pero el dolor que provoca muchas veces sí lo es. En su libro *Healing Back Pain*, el doctor Sarno afirma: "Muy pocas veces causa dolor en los adolescentes, pero muchas veces se le culpa por el dolor de espalda de los adultos".[323] Las espaldas no se tuercen y duelen de repente, pero la tensión sí provoca dolor.

Escotoma centellante—Es la pérdida del campo de visión, algunas veces acompañado de colores zigzagueantes que se desplazan por el campo de visión—estos síntomas desaparecen con la sanación del TMS.

Espasmos pilóricos—Esta es la sensación de que ha recibido un puntapié en el estómago y de que le "sacaron el aire", cuando las manos y las piernas se sienten débiles y temblorosas. Luego de un espasmo del píloro, siempre me sentí como si acabara de tener una convulsión: exhausto y agotado. Era como si el músculo del esfínter pilórico se hubiera acalambrado, a medida que la tensión encuentra la manera de llegar al área superior del sistema digestivo.

Espolón de talón o dolor en el talón—Como ocurre con los depósitos de calcio, la mayoría de los dolores de talón se atribuyen a los espolones. Sin embargo, como han demostrado los doctores Sarno y Sopher, la mente ingeniosa sencillamente encuentra estos sitios para mantener el ojo de la mente lejos de la cólera inconsciente. El dolor generalmente desaparece con la sanación del TMS, aun cuando existan los espolones.

Espondilitis anquilosante—Este trastorno salió a la luz gracias a Norman Cousins, quien lo venció por medio de relajación, risa, y la ingesta de grandes cantidades de ácido ascórbico. En última instancia, fue su capacidad para hacerse cargo de su propia salud lo que curó el trastorno.

Estigmas—Consiste en el enrojecimiento de ciertas partes del cuerpo que vuelve a ocurrir con algún factor que lo desencadena. La primera vez que sentí la rosácea (un efecto del estigma) fue inmediatamente después de que mi esposa quedó paralítica—indudablemente fue el resultado de una ira profunda. Ahora, vuelve a aparecer algunas veces como un reflejo condicionado cuando estoy enojado o cuando estoy bajo estrés.

Estreñimiento—Cuando se sufre de mucho estrés y ansiedad, algunas personas no pueden "ir al baño". Cuando el cuerpo entra en una condición de lucha/huída, los procesos digestivos se seleccionan de inmediato como una necesidad secundaria.

Fasciculación—Es un espasmo o contracción muscular por debajo de la piel que no es suficiente para mover una extremidad, pero que sí se puede ver. La mayoría de las personas pueden identificar las contracciones de la cara, los tríceps, los párpados, etc. como un fenómeno causado por el estrés. La mayor parte de ellas son algias benignas por tensión de mente-cuerpo. Sin embargo, hay afecciones mucho más serias que pueden estar causando estos síntomas y, como siempre, se recomienda hacerse exámenes, exámenes, exámenes (por favor no se haga tres exámenes; es solo un mantra que pedí prestado). En su mayoría, estas molestias menores son furia que emerge o ansiedad oculta que se empuja hacia adentro a las profundidades, hasta que salen por la piel. Hay personas que dicen haber tenido fasciculaciones por todo el cuerpo cuando sufren estrés durante las vacaciones, antes de una boda, antes de un gran evento, etc.

Fascitis plantar—El dolor se siente en la planta del pie, en el arco. Los síntomas desaparecen al sanar del TMS.

Fenómeno de Raynaud (ataques vasoespásticos)—Es la restricción del flujo sanguíneo a las manos y los pies cuyo origen es el mismo que la sobrerreacción a los estímulos externos que abarca el TMS. Hace que las manos o los pies se pongan blancos o azules con el frío, mientras que el SNA cierra los vasos sanguíneos para preservar el calor para los sistemas esenciales. Es inocuo.

Fibromialgia (también conocida como fibromiositis, fibrositis o miofascitis)—Este es el TMS tomando esteroides. La fibromialgia = TMS = furia inconsciente. Este es un ejemplo común de médicos que se juntan y establecen un trastorno que ni siquiera existía (pasó en 1971). Las mujeres sufren de este efecto emocional y afecta a las mujeres en una proporción de 10 a 1 con respecto a los hombres; o sea, un 90 por ciento de las personas que sufren de fibromialgia no son hombres. En la actualidad, hay un anuncio de televisión de la medicina Lyrica en el cual la actriz asegura que su doctor le ha dicho que la fibromialgia que sufre la causan sus "nervios demasiado activos". Esto no es cierto. El dolor siempre es el resultado de la falta de oxígeno.

Fiebre del heno—También se le conoce como rinitis alérgica o alergia al polen. En mucha gente, las alergias desaparecen cuando se alivia su dolor. Como se mencionó anteriormente en el Capítulo Treinta, en el estudio realizado por Wolf Langewitz, las técnicas de visualización dirigida y las técnicas de relajación reducen considerablemente los síntomas de la fiebre del heno.

Flotadores—Muchos de los que sufren de tensión informan que tienen un número considerable de estas distorsiones en los ojos. Son sombras causadas por la degeneración del vítreo gelatinoso en el ojo. Las personas que sufren de dolor crónico aparentemente tienen más. También me han escrito personas diciéndome que han logrado reducirlos relajándose y reduciendo su tensión.

Fobias—Son miedos irracionales muy profundos causados por el temor o trauma por separación. La gente con fobias desea más control y tiene más probabilidades de sufrir de TMS.

Fumar—La ansiedad debe calmarse y fumar es, desafortunadamente, un método que las personas escogen para afrontar y calmarla. Tendrán mucha más ansiedad después, cuando les aparezca una enfermedad mortal debido a las toxinas que incesantemente están inhalando hacia sus pulmones.

Ganglios inflamados—Hay muchas razones para que se inflamen los ganglios (glándulas) y todas deben descartarse por medio de exámenes. A mí me hicieron muchos exámenes porque tenía ganglios inflamados en el cuello, sin que hubiera una causa aparente. Si no logran encontrar nada malo, es probable que el TMS sea el culpable.

Gases—La presión autoimpuesta causa presiones autoimpuestas. El dolor y los calambres causados por gases abdominales son equivalentes al dolor inducido por la tensión, a medida que se aumenta la presión de lucha/huída.

Gastritis (inflamación del revestimiento estomacal)—Esto puede producir sangrado causado por períodos prolongados de estrés y cólera reprimidos. Es una respuesta emocional.

Gastroparesia—Mi padre sufrió este trastorno y es bastante alarmante. El estómago sencillamente deja de digerir los alimentos. Cuanto más sólidos los alimentos, más incómodos y más indigestibles se vuelven. Me comuniqué con otro hombre que había tenido este equivalente de TMS; él leyó a Sarno y también sanó. Mi padre bajó 54 libras, cuando el síntoma apareció de la nada y desapareció misteriosamente. El TMS puede causar estragos en cualquier sistema que controla el SNA y la digestión es una de sus funciones principales.

Globo faríngeo—Si se analiza palabra por palabra tenemos "globo" (bola) y faríngeo (relacionado con la garganta): una bola en la garganta o "nudo en la garganta" como se le conoce popularmente. Es la sensación de querer llorar, pero no hay lágrimas. Es una señal de depresión y de mucha tensión. A mí me dio un poco después de que mi esposa quedó paralítica; también desapareció cuando sané del TMS y es un equivalente del dolor por TMS. Los estudios sobre este síntoma han determinado que su inicio se relaciona con no contar con un confidente cercano con quien compartir los sentimientos personales; soledad.

Glosodinia (síndrome de boca ardiente)—La sensación de quemazón en la lengua y las membranas mucosas se puede eliminar con la sanación del TMS.

Gota—Yo conozco a mucha gente a la que le da gota cada vez que están con "estensión" (estrés-tensión) y tan pronto como desaparece la tensión, también desaparece la gota, con hinchazón y todo. Algo, de alguna manera, altera la bioquímica por estrés que produce la inflamación de las articulaciones. Muchas veces, a la gente se le hinchan y se le enrojecen las rodillas cuando están tensas, y eso también desaparece cuando desaparece la tensión.

Hemorroides—Piensen en ellas como venas várices en el ano. Muchas veces, cuando las personas sufren de estrés, presentan hinchazón alrededor del ano. La vida, literalmente, se ha convertido en un "dolor de trasero" y se manifiesta en forma de una imagen mental.

Hernia de hiato—Parte del estómago se sale por el hiato (apertura en el diafragma) e invade la cavidad pectoral, permitiendo el reflujo gástrico hacia el esófago, lo que causa acidez. Los síntomas desaparecen con la sanación del TMS.

Hiperacusia—Esta sensibilidad al sonido desaparece con la sanación de TMS y la relajación.

Hipertensión arterial (presión alta crónica)—En su forma más aguda se le denomina presión alta transitoria y es un evento a corto plazo, ya que se eleva y se baja con el estrés y el cansancio, lo cual es normal. En su forma crónica, se le denomina hipertensión arterial y muchas veces es un trastorno de mente-cuerpo. Lea *The Divided Mind,* Capítulo 5, La conexión entre hipertensión arterial y mente-cuerpo: Un nuevo paradigma, con el Dr. Samuel Mann. Esta es una excelente explicación del TMS como la causa principal de la hipertensión arterial. Según el Dr. Mann, alrededor del 20 al 25 por ciento de la hipertensión se debe al TMS.

Hipo—Tengo una cura para el hipo que nunca me ha fallado. Deme un dólar y le enseñaré como deshacerse de ellos. El hipo cumple la misma función que la bronquitis y todos los demás equivalentes del TMS: ser distractores.

Hombro congelado (también conocida como capsulitis adhesiva)—Este es un equivalente muy común del TMS, en el cual la articulación del hombro se siente inmovilizada o agarrotada y algunas veces provoca dolor. Los síntomas desaparecen con la sanación del TMS.

Impotencia sexual (no mental)—El estrés puede reducir dramáticamente la capacidad de desempeñarse sexualmente. Así me han dicho....

Infecciones (frecuentes)—Entre las infecciones se incluyen las infecciones de las vías respiratorias altas, las urinarias, las genitales (que no son ITS), las bronquiales, etc. La tensión disminuye la capacidad del sistema inmunológico para protegerse en contra de los invasores internos y externos.

Infecciones por cándida—Como ocurre con la mayor parte de las infecciones crónicas, muchas veces se originan en una conmoción emocional.

Infecciones urinarias (IU)—Las infecciones urinarias son las que ocupan el segundo lugar en frecuencia entre las infecciones de mente-cuerpo. Las infecciones de las vías respiratorias altas son las "número uno".

Inflamación de las encías (gengivitis)—Este es un buen ejemplo de la existencia de la hinchazón en el TMS. La inflamación de las encías desaparece cuando baja la tensión.

Latido ventricular prematuro (LPV)—Esta es la causa de la mayor parte de las palpitaciones (ritmo cardíaco alterado, pulso irregular). La ansiedad puede atacar el corazón de muchas maneras inocuas, pero no se arriesgue, busque a un médico y que le haga un examen.

Latigazo cervical (crónico)—Se puede observar en las fases 2, 3 y 4 del TMS. El Dr. Robert Scaer las caracterizó como "lesiones relacionadas con la velocidad". El latigazo cervical muchas veces puede generar un trastorno por estrés postraumático (TEPT) que desconcierta a médicos y pacientes debido a su longevidad y severidad. El Dr. Scaer cita la publicación de Gay y Abbott del año 1953: "Típicamente, estos pacientes se encontraban más incapacitados por períodos más largos de lo que se esperaba, considerando lo leve del accidente". La controversia estriba en la discrepancia de los síntomas comparados con el nivel del trauma sufrido. Una vez más, con TMS, no se debe a la imaginación ni a la exageración de la gente. Los síntomas son reales, pero las fuerzas inconscientes y las motivaciones son las que mantienen vigentes el dolor—no un problema estructural.

> *Las personas, inconscientemente, escogen los síntomas que están de moda y que sus doctores consideran trastornos físicos legítimos, por lo cual los síndromes de dolor de cuello y espalda son de proporciones epidémicas en el mundo occidental hoy en día.*
> — Dr. John E. Sarno, *The Mindbody Prescription*[324]

Lesiones por estrés repetitivo (LER)—Esta es una nueva etiqueta para el TMS con el ánimo de hacer dinero.

Manguito rotador (ruptura)—Muchas de las llamadas "rupturas del manguito rotador" ya existían, pero al ver las imágenes médicas, el cirujano muchas veces recomienda una cirugía que no es necesaria. Pronto después de la cirugía, el dolor se pasa al otro hombro, lo cual comprueba que la cirugía era innecesaria y que la tensión necesitaba un receptáculo similar para mantener la atención del individuo. Las rupturas parciales normalmente son hallazgos incidentales y casi siempre se pueden ignorar.

Mareos (desvanecimientos)—A medida que la cólera trata de aflorar a la superficie, los mareos detienen la cólera al querer surgir el conflicto. La acumulación de energía al tratar de mantener baja la ansiedad y la cólera marea a la persona.

Metatarsalgia—Este dolor e inflamación ocurre en la planta del pie. Los síntomas desaparecen con la sanación del TMS.

Micción (frecuente)—La ansiedad y la tensión a causa de los deseos perfeccionistas muchas veces se manifiestan en forma de necesidad de orinar frecuentemente como una distracción cuando el sistema se encuentra estimulado por la ansiedad, lo cual aumenta el gasto urinario de los riñones. Es un equivalente del TMS, cuando la concentración se cambia de cólera a vejiga. Tal como ocurre con todas las funciones del SNA y mente-cuerpo, el proceso también se puede revertir. Las personas también han contado que no pueden orinar cuando están ansiosas, ya que la mente se centra en el miedo de no poder "ir al baño": este el síndrome de la vejiga congelada.

Migrañas—Se ha comprobado que la mayoría de los dolores de cabeza son psicosomáticos, a menos que exista un proceso de enfermedad. Pueden aliviarse con el conocimiento del TMS y la sanación profunda. La vasoconstricción genera un dolor profundo dentro de la cabeza, como mensaje y/o distracción. Yo sentí los síntomas anteriores al dolor de cabeza antes de leer al Dr. Sarno, pero nunca sufrí el dolor en sí.

Náuseas—Frecuentemente son el resultado del TMS y son una distracción.

Neuralgia del trigémino (NT o prosopalgia o dolor del nervio facial)—Se caracteriza por dolor en el área facial, incluyendo los dientes, la mandíbula, la nariz, la frente, etc. Causa shocks eléctricos cuando se toca la cara durante actividades como lavarse los dientes, comer, dormir, maquillarse, etc. Como sucede con muchos "itis" o "algias", es frecuente que se haga un diagnóstico equivocado cuando es, sencillamente, TMS. Generalmente ocurre cuando se es mayor y, nuevamente, es más frecuente en las mujeres.

Neuroma de Morton (dolor del metatarso)—Se le conoce comúnmente como dolor de la bola del pie, en la región del metatarso. Se relaciona con la tensión y se disipa con la sanación del TMS. Por años, yo también tuve este dolor y también desapareció junto con el dolor de espalda y nunca regresó.

Neuropatía periférica (una condición de los nervios que afecta las extremidades, especialmente los pies)—Esto se atribuye a varios procesos, pero es una afección puramente idiopática. Muchas personas que sufren de dolor de pies no se dan cuenta de que es el resultado de una respuesta emocional. Un amigo,

Bart La Dose, lo llamaba el "síndrome de los calcetines arrugados". Desaparece con la sanación del TMS.

Nosofobia—Es el miedo a enfermar. En raras ocasiones, las personas ni siquiera tienen que presentar síntomas para estar sufriendo de TMS. El mero temor de enfermarse puede captar la atención y enfocarla en otra cosa que no sean sus problemas.

Ojos secos—Los ojos secos muchas veces tienen el mismo propósito de distracción que tiene el dolor, y este síntoma también se puede detener adquiriendo mayores conocimientos. Como escribió la doctora Andrea Leonard-Segal en su libro *The Divided Mind* (La mente dividida), los ojos secos son sencillamente una distracción que escoge el cerebro y son TMS. Le preguntó a uno de sus pacientes si alguna vez había llorado, y él le respondió que sí. Curó al paciente mediante el conocimiento de TMS y ha logrado éxitos también con otros al demostrarles que los ojos secos son, sencillamente, una distracción causada por un conflicto emocional oculto.

Orzuelo—Hay mucha gente que dice haber tenido orzuelos luego de pelear con alguien. Louise L. Hay escribe en su libro *You Can Heal Your Life* que un orzuelo indica que "está enojado con alguien".

Palpitaciones—Un ritmo cardíaco acelerado o un golpeteo son síntomas que desaparecen con la sanación del TMS.

Parálisis de Bell—Como lo describió el Dr. Sarno, si se reduce el flujo sanguíneo inconsciente en la parte baja del cráneo, los nervios no se regeneran y puede ocurrir un daño permanente. Los nervios que están recubiertos por hueso, como los del cráneo y la columna no se regeneran. La pérdida de oxígeno en este tipo de nervios durante más de 24 horas causa parálisis permanente.

Parestesia—Un cosquilleo en las piernas o las extremidades que puede resultar muy alarmante y que se debe consultar. Desaparece con la sanación del TMS. Esta sensación de hormigueo puede ocurrir en cualquier parte del cuerpo, inclusive en la cara y los brazos. Proviene de una falta de oxígeno a los nervios.

Pie pendular—Con el TMS, cuando los músculos y los nervios que controlan el pie no reciben la sangre que necesitan (oxígeno), el pie empieza a caerse a causa de la debilidad.

Proctalgia fugax (síndrome del músculo elevador del ano)—Un trastorno de TMS en el cual las personas sufren de un dolor rectal severo. Es común y es "curable" con la sanación de TMS.

Prolapso de válvula mitral (síndrome del chasquido mitral o soplo del corazón—MVP en inglés)—No me sorprendió saber cuántas personas que sufren de dolor también tienen MVP, al igual que yo. A dos personas que conozco les desaparecieron sus soplos del corazón luego que haber sanado del

TMS. El doctor Sarno, que también sufría de TMS, tenía MVP. Luego de 45 años de sufrir MVP, mi amigo Allan Masison dejó atrás su chasquido mitral cuando desapareció su dolor de TMS.

Promiscuidad—Se debe atender la necesidad de reproducirse con rapidez, porque esta forma de hacerle frente a la situación induce a error.

Prostatitis (prostatitis bacteriana aguda, prostatitis bacteriana crónica, prostatitis abacteriana y prostatodinia)—He visto a personas curarse de uno de estos cuatro tipos, la prostatitis abacteriana. En su libro *Healing Back Pain*, el Dr. Sarno dice: "un urólogo académico que conozco ha dicho que más del 90 por ciento de sus casos de prostatitis se deben a la tensión".[325]

Punto seco en la garganta—Puede sentir que tiene un punto seco, pero generalmente ocurre cuando está en una situación tensa, como cuando debe comunicar algo que es difícil. El Yo interior no quiere hablar, por lo que se rebela el id.

Rechinamiento de dientes (bruxismo)—Si son sus propios dientes que está rechinando, está relacionado con la tensión. Si está rechinando los dientes de alguien más, puede tener problemas más graves.

Reflujo gástrico (reflujo gastroesofágico o acidez o ERGE)—Es frustrante escuchar los anuncios por televisión que aseguran que esto es una "enfermedad". El reflujo gástrico es un síntoma de estrés, ansiedad y, algunas veces, malas condiciones físicas. No es una enfermedad. Sin embargo, todo lo que se vuelve crónico puede ser peligroso. Hay posibilidades de que se vuelva Síndrome de Barrett.* Como ocurre con todos los síntomas, se debe eliminar la razón.

Rodillas (rojas e hinchadas)—(Vea estigma) A veces veo a gente con este síntoma. A algunos se les ponen las orejas rojas cuando están cansados. El cuerpo revela, por medio de las rodillas, todas aquellas profundas emociones internas que no se han resuelto, que son un símbolo de apoyo.

Rosácea—Se refiere al enrojecimiento de la cara que algunas veces se denomina "máscara roja". Es el proceso opuesto al fenómeno de Raynaud. En vez de que los vasos sanguíneos se cierren y se estrechen, con la rosácea se expanden (dilatan). Este síntoma revela un nivel de tensión oculta que hasta ese momento, no se había reconocido. Es simbólico de "colorado de la furia". Ronald Reagan lo padecía, así como Bill Clinton.

Salpullido—La mayor parte de las erupciones cutáneas que no se logran diagnosticar como una condición común de la piel son debidas al TMS.

---

* El Síndrome de Barrett o el Esófago de Barrett ocurre cuando el revestimiento de la parte baja del esófago forma nuevos tipos de células parecidas a las células intestinales. Se sospecha que el ERGE es el causante de esta anomalía.

Sangrado de nariz—Cuando las personas están bajo tensión con frecuencia les sangra la nariz, al irritarse su recubrimiento y se romperse los vasos sanguíneos. Los episodios de hemorragias nasales se pueden detener con la sanación de TMS.

Sed—Si usted siente una sed insaciable durante un período de estrés autoimpuesto, primero hágase un chequeo médico para descartar la diabetes. Si no es diabético, probablemente sea una distracción del sistema nervioso autónomo relacionado con la distracción.

Sensación de aleteo en el oído (dolor agudo súbito o golpeteo)—Durante períodos de un estrés abrumador, el cerebro muchas veces escoge los oídos como una salida de la cólera reprimida. Algunas veces suena como un aleteo, y puede ir acompañado de un dolor agudo para captar nuestra atención. Después del episodio puede ocurrir una pérdida de equilibrio.

Sensibilidad de dientes—Una sensación pulsátil en los dientes o la sensibilidad a lo frío y lo caliente muchas veces son estrategias de distracción del cerebro.

Seudogota aguda (gota falsa)—Hay tipos de lo que se llama "gota" que son causados por factores emocionales. Esta es la Fase 2 del TMS, ya que muchas veces la provoca la deshidratación, el estrés o un golpe o torcedura de una articulación y no un nivel elevado de ácido úrico.

Síndrome Crónico de Epstein-Barr—Es un virus que se asocia con el SFC y la encefalomielitis miálgica. Es fatiga con dolores y molestias, similar al SFC, pero con el Síndrome de Epstein-Barr, las personas tienen altas concentraciones de anticuerpos. El Dr. Sarno señala en su libro *The Mindbody Prescription* que estas concentraciones de anticuerpos se pueden reducir cuando a las personas se les da la oportunidad de expresar o de hablar acerca de sus sentimientos.* Hay gente que lucha para que a la "fatiga" se le considere una enfermedad. Esto sería un retroceso en la recuperación. Una vez que algo se le considera una enfermedad, habrá mucho din$ero que se invierte en ella, todo en una dirección equivocada. Busque las respuestas dentro de sí mismo primero.

Síndrome de fatiga crónica, SFC, (encefalomielitis miálgica)—Entre los síntomas de este síndrome se incluyen debilidad muscular, disfunción cognitiva (confusión mental) muchas veces acompañada por fatiga muscular,

---

* "En un artículo académico publicado en la revista *Journal of Consulting and Clinical Psychology* en 1994 se informaba que se dio una disminución en las concentraciones de anticuerpos a causa del virus Epstein-Barr en aquellas personas que tuvieron la oportunidad de escribir o hablar acerca de los sentimientos que habían reprimido hasta entonces… El síndrome parece ser una combinación de un funcionamiento deficiente del sistema inmunológico (el cual causa las altas concentraciones de anticuerpos) y los síntomas de TMS, los cuales se pueden atribuir al proceso emocional…" [*The Mindbody Prescription*, págs. 118-119]

dolor de articulaciones, disfunción respiratoria y depresión. El descanso no es beneficioso. Muchas veces empieza con una sensación de gripe y ocurre después de períodos prolongados de estrés (Fase 4 del TMS). Ocurre más en mujeres y en la mediana edad. El Dr. Sarno tuvo mucho éxito al tratar el SFC como TMS. Son uno y el mismo.

Síndrome de piernas inquietas (SPI)—Como sucede con los calambres en las piernas, esta sensación incómoda de intranquilidad en las piernas generalmente ocurre cuando se duerme o cuando se descansa. Es muy similar a la tinitus: cuanta más atención se le pone, más se la provoca. Los anuncios de televisión hoy en día tratan de que la gente le ponga atención por medio de una sugestión consciente y de la promesa de $olucione$ médicas. Yo me di cuenta de que, con la relajación de la parte de atrás de mi cuello, a la par de una respiración consciente, logré eliminar este síntoma.

Síndrome del colon irritable (conocido anteriormente como "colitis")—Cualquiera que sea su nombre es una mezcla esporádica de estreñimiento y diarrea acompañado muchas veces por dolor e hinchazón. Según el sitio web del Johns Hopkins, "El estrés podría ser un factor contribuyente… muchas veces se pueden aliviar los síntomas con una combinación de dieta y manejo del estrés."

Síndrome del corazón roto (cardiomiopatía por estrés)—Es frecuente que este síndrome se diagnostique equivocadamente como un ataque cardíaco masivo, pero es una condición reversible. Lo causa una sobrecarga emocional que "conmociona" el corazón hasta producir un estado que se asemeja a un ataque cardíaco. La pérdida de un ser querido literalmente le puede "romper" el corazón.

Síndrome del piriforme—Este síntoma surge cuando el TMS se vuelve más severo. En lo peor de mi TMS, la privación de oxígeno era tanta, que el músculo piriforme de mi cadera se me empezó a acalambrar a medida que se reducía el flujo de sangre en mi cadera. Pronto le siguió la sensación de cosquilleo. Estos síntomas desaparecen con la sanación del TMS. Claramente se trata de calambres musculares y no de un nervio pellizcado.

Síndrome del túnel carpiano—Con la aparición de las computadoras, adquirimos este fenómeno moderno, fabricado por el hombre, delirante, y replicado socialmente. Cuando la industria médica instituyó este término, sembró las semillas del dolor. Todos los que alcanzan el umbral emocional ahora cuentan con una salida física perfectamente legítima—un nuevo lugar donde sepultar las emociones indeseadas.

Síndrome posterior a la polio—El dolor que se siente en los músculos en los que ocurrió la polio; pero, como señala el Dr. Sarno en *The Divided Mind*, "no hay pruebas de que esta sea la verdadera causa".*

Sinusitis—Los niveles altos de tensión muchas veces se ocultan en los senos. Estas infecciones muchas veces empiezan durante la niñez. Se parecen a los catarros, que ocurren cuando llorar no es aceptable y las infecciones reemplazan la necesidad de llorar cuando la persona se siente abrumada. El doctor Martin Rossman, en su libro *La visualización dirigida para la autocuración* describe a un paciente, Ed, que sufría de sinusitis recurrentemente. El Dr. Rossman le dio las cintas de relajación y le pidió que las escuchara dos veces al día. Ed le informó que, en una semana, había mejorado en un 90 por ciento. Pronto después, su sinusitis desapareció por completo, y no ha vuelto a sufrirla en más de diez años.[326]

> *A Mary, de veinticuatro años, le dio sinusitis y tenía miedo de que empeorara... Mary le preguntó a Rose (su "Consejera Interna") sobre su enfermedad y pronto se dio cuenta de la tensión que había existido entre ella y su esposo en las dos semanas anteriores... Luego de la sesión de visualización, Mary se sintió muy aliviada, tanto emocional como físicamente. Luego, una noche en la que estaban tranquilos los dos, sostuvo una larga plática con su esposo y él se mostró comprensivo y receptivo. Tuvieron oportunidad de compartir sus inquietudes y sus expectativas nuevamente y, en dos días, se había recuperado por completo.*
>
> — Dr. Martin Rossman, La visualización dirigida para la autocuración[327]

Soriasis—Esta es una condición cutánea crónica en la que las células se multiplican demasiado rápido, lo cual ocasiona parches rojos o blancos en la piel. Existe una correlación extremadamente alta entre la soriasis y el dolor de espalda, lo cual es una prueba más del involucramiento autonómico. Del libro *Deadly Emotions:* "La soriasis es como un volcán que hace erupción como consecuencia de la presión de fuerzas ocultas que yacen cerca de la superficie de la vida de una persona. El cuerpo suelta el miedo, la frustración, la cólera y otras emociones tóxicas".[328]

SOT (Síndrome del Opérculo Torácico)—El dolor en los hombros y brazos a veces se confunde con el SOT. El "verdadero" SOT afecta los vasos sanguíneos que irrigan los brazos (por medio del opérculo torácico). Sin embargo, es extremadamente raro y, por lo tanto, el dolor de brazos y hombros por TMS se diagnostica erróneamente como SOT cuando realmente es TMS.

---

*Del libro *The Divided Mind*, "Existe una frase en latín que se cita comúnmente en los círculos científicos y que se refiere a una clase particular de diagnóstico errado: 'post hoc ergo propter hoc'. Significa 'luego de esto [Ej., polio] y, por lo tanto, a causa de esto', un error clásico en lógica que conduce a una conclusión peligrosa y poco científica". [pág. 17]

Sudoración (excesiva)—Un síntoma de la ansiedad por TMS es una sudoración profusa. Pero el SNA también puede regular insuficientemente sus procesos al igual que puede regularlos demasiado. Yo solía sudar muy poco, aún en un clima de 30 y pico grados. A medida que empecé a retar mi dolor de espalda antes y después del Dr. Sarno, empecé a sudar normalmente por primera vez, a medida que mi SNA se volvía a regular.

Taquicardia (ritmo cardíaco acelerado)—Al exgobernador de California, Arnold Schwarzenegger se le estaba presionando mucho para que le conmutara la pena de muerte a un exlíder de una pandilla y asesino convicto de un policía, Tookie Williams. Un poco antes de la ejecución, a Arnold le dio taquicardia e ingresó al hospital. El Exterminador lo atribuyó al remplazo de una válvula del corazón y a su historial familiar. Pero lo que no sabía el exgobernador es que no tenía nada que ver con los problemas cardíacos que había sufrido y que sí tenía todo que ver con la tremenda presión pública que se le imponía, tanto por parte de los que estaban a favor como los que estaban en contra de la pena de muerte. Aun el director médico del laboratorio de cateterización del Sutter Memorial Hospital en Sacramento, el Dr. Miller, dudaba de que el ritmo cardíaco acelerado tuviera algo que ver con el reemplazo de la válvula. Pero el Exterminador no puede mostrar emociones, así que algún día volverán los efectos en forma de síntomas corporales.

Telangiecstacia—Esta es una condición generalizada de enrojecimiento causado por los vasos sanguíneos que se dilatan, muchas veces aparecen en la cara o en la línea media del cuerpo. Si no se trata la telangiecstacia "en la cara", puede causar rinofima, un desfiguramiento severo de la nariz y el área central de la cara, con lo cual se eleva la importancia de "potencial" a un mayor grado. ¡Siempre hágase un chequeo médico!

Tendinitis (inflamación de los tendones de las rodillas, los hombros, los pies, etc.)—Yo tuve todos estos dolores y nunca fue por la hinchazón o lo que se llama tendinitis. Siempre fue por hipoxia inducida por tensión, también conocida como TMS.

Tics faciales—Vea fasciculación.

Tinitis—Puede que no haya una mejor analogía física para aliviar los síntomas del TMS que la tinitis. Si se centra en el zumbido de oídos, lo fortalece. Lo mismo ocurre con el dolor de espalda y cuello. Si les pone atención, los alimenta. Trate la tinitis como haría con el dolor de articulaciones e ignórelo. La tinitis es un símbolo de no querer escuchar algo. En la cúspide de mi dolor de espalda, fue cuando los oídos me zumbaban más. El zumbido desapareció cuando sané del TMS. La tinitis también ocasiona la liberación de adrenalina en el cuerpo, elevando los niveles de estrés… *ese círculo vicioso*….

TOC (**Trastorno obsesivo compulsivo**)—Un trastorno de ansiedad que se caracteriza por pensamientos invasivos que producen desasosiego, aprensión, miedo o preocupación. Los síntomas visibles pueden incluir conductas repetitivas que buscan reducir la ansiedad; el trastorno también puede producir una combinación de pensamientos (obsesiones) y conductas (compulsiones).

Tos crónica (**bronquitis**)—A mí me dio una tos crónica y continuo por meses. Luego supe, años después, que se debía a la cólera reprimida. Primero hágase un examen antes de probar la sanación de la tensión por algia. La tos podría ser un signo de una enfermedad pulmonar avanzada.

Trastorno de movimiento periódico de las extremidades (**PLMD en inglés**)— Sacudidas involuntarias de los brazos y las piernas durante el sueño que no es REM y que antes se conocían como mioclonía nocturna—nunca había escuchado sobre esta enfermedad hasta que un amigo mío con TMS y PLMD me la explicó. Visité un sitio sobre ese tema y leí de qué se trataba. Esa misma noche, mis manos y mis brazos empezaron a sacudirse, a medida que mi cuerpo empezó a integrar la idea. Me desperté varias noches seguidas, hasta que me di cuenta de que me había convertido en un anfitrión del meme. Lo traté como si fuera TMS e inmediatamente desapareció.

Trastornos alimentarios

Anorexia Nerviosa—Consiste en rehusarse a mantener un peso saludable para su estructura corporal y es un tipo de autocastigo combinado con una baja autoestima: no sentirse lo suficientemente bueno.

Bulimia—Atracones seguidos de vómitos autoinducidos. Muchas veces esta es una conducta de compensación para evitar subir de peso—es la preocupación psicológica autodestructiva de castigarse por los defectos que la persona percibe en sí misma, como la incapacidad de integrarse y de ser aceptada. Es una técnica distractora para mantener a la persona alejada de su base emocional, preocupándose con su peso y su imagen corporal. Es un equivalente del dolor por TMS.

Trastorno por atracón—Es una glotonería compulsiva para calmar la ansiedad e impedir el dolor emocional comiendo aun cuando no se tiene apetito. Luego sigue la culpa. La siguiente es una cita del libro *Make the Connection* (Descubra la conexión) escrito por Oprah Winfrey y Bob Greene (su entrenador personal). Greene escribe: "Todos tenemos diferentes formas de hacerle frente al dolor… La comida es, sencillamente, el mecanismo de afrontamiento más aceptable a nivel social… Oprah evidentemente usaba la comida como su principal mecanismo de afrontamiento. En el pasado, Oprah sencillamente iba al refrigerador y se comía su estrés y dolor hasta desaparecerlos. Pero cuando ya no usó la comida como una salida, empezó a sentir dolor físico. El dolor es parte de la vida. Me da gusto informar que Oprah ahora también sufre de dolores de espalda, espasmos musculares y calambres... las clases de problemas emocionales a los que me refiero generalmente provienen de experiencias o eventos traumáticos en la niñez".[329] Las palabras claves aquí son: "mecanismo de afrontamiento aceptado por la sociedad." La comida que se consume o la comida que se niega es, para algunas personas, su píldora para el dolor, su alcohol—su **distracción**.

Tricotilomanía—Consiste en enrollarse el pelo con los dedos y es un hábito nervioso. Se relaciona con el TOC y tiene el mismo propósito que el dolor—es una obsesión que distrae la mente, como sucede con todos los demás hábitos.

Úlceras—¿A dónde se han ido? Lo que una vez estuvo de moda ahora lo reemplazaron desórdenes nuevos, más jóvenes y más bellos.

Uretritis no gonocócica (UNG)—Aunque puede ser infecciosa (generalmente clamidiana), esta infección de la uretra puede ser el resultado de la culpa por sentir placer sexual. El Dr. Sopher me escribió: "He visto bastantes casos así", hablando de la culpa sexual y las infecciones de la uretra. Los síntomas desaparecen con la sanación del TMS.

Urticaria colinérgica—Esta es una erupción que aparece de repente cuando se sufre mucho estrés. Tiende a producir picazón y se forman ronchas como las que dejan las picaduras de zancudos. Esta afección la hizo famosa el personaje de Chris Elliot en la película "Loco por Mary".

Vejiga irritable—Esta es una contracción muscular involuntaria de la vejiga con una necesidad incontrolable de orinar. Los síntomas desaparecen al sanar del TMS.

Verrugas—Mucha gente cuenta que le han salido verrugas durante períodos de mucha tensión o después de ellos. También pueden desaparecer luego de relajarse. Son brotes de furia en la epidermis; su creación es emocional y su manifestación es física.

Vértigo (episodios rápidos de mareo, que muchas veces se conocen como vértigo posicional paroxístico benigno [VPPB])—Este podría ser uno de los síntomas del TMS más aterradores y primero se debe acudir al médico para asegurarse de que no es un trastorno más serio. Si todo está bien, entonces es el infierno del TMS.

Visión (cambios varios)—A medida que se eleva la tensión, la visión muchas veces cambia. La tensión puede llegar a cambiar la forma del ojo. En ocasiones, hay gente que ya no necesita lentes correctivos luego de sanar del TMS.

Y así como estas, hay muchas más... todo lo que controlan los sistemas autónomos e inmunológicos pueden verse afectados inconsciente y emocionalmente.

Apéndice B

TMS: Una lista de verificación para sanar

- ¿Está totalmente convencido de que sus síntomas provienen de un proceso psicológico que no siente?
- ¿Cree que tiene un temperamento oculto?
- ¿Está reflexionando sobre los eventos que pueden estar desencadenando su dolor?
- ¿Se ha impuesto metas físicas a corto plazo?
- ¿Ha perdonado toda ofensa pasada?
- ¿Ha dejado de tomar, en forma segura, todas las medicinas que pueden estar desencadenando su dolor por medio de la asociación?
- ¿Está disminuyendo su charla mental por medio de técnicas de relajación?
- ¿Está emocionado con la idea de sanar y estar en buena salud?
- ¿Se imagina a sí mismo activamente como libre de síntomas y feliz?
- ¿Lleva a cabo un acto transparente cada día por el solo hecho de hacerlo, sin otro propósito?
- ¿Ha cambiado su rutina diaria y sus hábitos?
- ¿Comprende que tiene un superego muy exigente?
- ¿Se mueve físicamente—oxigenando su sistema por medio del ejercicio saludable?
- ¿Come en forma saludable? ¿Se hidrata?
- ¿Se ríe todos los días de las cosas absurdas de la vida?
- ¿Se toma un momento cada noche para dar gracias por al menos tres cosas antes de dormirse?
- ¿Se toma un momento antes de dormirse para visualizarse como una persona sin síntomas para el día siguiente?
- ¿Está desviando su mente de su síntoma, conscientemente y con energía?
- ¿Amplía su capacidad pulmonar por medio de técnicas de respiración consciente?

- ¿Le hicieron ese examen físico para desechar toda duda sobre el proceso del TMS?
- ¿Ha ralentizado su lenguaje negativo interno?
- ¿Se mantiene activo socialmente?
- ¿Ha dejado de aplacar su dolor con cojines, sillones cómodos y aparatos que lo convierten en un lisiado?
- ¿Ha abandonado la calendarización exigente que se había impuesto y ha dejado de esforzarse tanto por sanar demasiado rápido?
- ¿Está apegándose a sus metas?
- ¿Quiere sanar?
- ¿Está poniendo en práctica toda la información contenida en este libro?
- ¿Practica la presencia a diario?
- ¿Abandonó sus intentos de sanar? Pues… ¡debería de hacerlo!

Apéndice C
Recursos para sanar

SteveOzanich.com/ (Sitio web de Steve Ozanich)

Organizaciones:

tmswiki.org/ (The Tension Myositis Syndrome Wiki, the Central-hub for TMS)

Doctores en medicina

www.johnesarnomd.com/ (Sitio web oficial del Dr. John Sarno)

www.gwozdzmd.com/ (Sitio web del Dr. Paul Gwozdz)

drmiller.com/ (Sitio web del Dr. Emmett Miller)

www.tms-mindbodymedicine.com/ (Sitio web del Dr. Marc Sopher)

www.mindbodymedicine.com/ (Sitio web del Dr. David Schechter)

www.thewellspring.com/ (Sitio web del Dr. John W. Travis)

unlearnyourpain.com/ (Sitio web del Dr. Howard Schubiner)

weillcornell.org/smann (Sitio web del Dr. Samuel J. Mann)

irarashbaummd.com/ (Sitio web del Dr. Ira Rashbaum)

healthy-mind-body.com/ (Sitio web del Dr. Roger Gietzen)

gwcim.com/people/dr-andrea-leonard-segal-md/
   (Sitio web de la Dra. Andrea Leonard-Segal)

Terapeutas y consejeros:

drmargaretchan.com/ (Sitio web de la Dra. Margaret Chan)

www.painpsychologycenter.com/ (Sitio web de Alan Gordon, LCSW en el
   Pain Psychology Center)

kirstenfliegler.com (Sitio web de la Dra. Kirsten Fliegler)

pathwaystopainrelief.com/about.html
   (Sitio web de la Dra. Frances Sommer Anderson y el Dr. Eric Sherman)

lizwallensteintherapy.com/ (Sitio web de Liz Wallenstein, LMHC)

laurelsteinberg.com/ (Sitio web del Dr. Laurel Steinberg)

www.thethingaboutchange.com/ (Sitio web de Andrew Miller, LMFT)

arnoldbloch.com (Sitio web de Arnold Bloch, LCSW)

www.colleenperry.com/ (Sitio web de Colleen Perry, MFT)

pamelabenison.com/ (Sitio web de Pamela Benison, MA)

www.wendynewmanlcsw.com (Sitio web de Wendy Newman, LCSW)

www.jillsolomonmft.com/ (Sitio web de Jill Solomon, MFT)

meaningoftruthbook.com/ (Sitio web de Nicole Sachs, LCSW)

www.backpaincounseling.com (Sitio web de Michele Lowenthal, MHC)

Entrenadores y especialistas:

louiselevy.co.uk/ (Sitio web de Louise Levy, MA, DipCAH)

georgieoldfield.com/ (Sitio web del fisioterapista, especialista en dolor Georgie Oldfield)

abigailmorgan.com/ (Sitio web de Abigail Morgan, entrenadora)

www.tmspainrelief.com/ (Sitio web de Andy Bayliss, entrenador)

Información:

healingfrominside.org/MystorywithTMS (La historia de Raquel)

psychologytoday.com/blog/crisis-knocks/201003/dealing-chronic-pain
    (Article in Psychology Today by Will Baum, LCSW)

www.tmshelp.com (Forum for TMS Help)

Bibliografía

Ali, Majid. *Seven Core Principles of Integrative Medicine.* Capital University of Integrative Medicine, Washington, D.C.

American Tinnitus Association, [ata.org].

Amir, Fred. *Rapid Recovery from Back and Neck Pain.* Bethesda, Maryland: Health Advisory Group Publishing, 1999.

Arenson, Gloria. *Five Simple Steps To Emotional Healing.* New York: Fireside, 2001.

Armstrong, Lance. *It's Not About the Bike, My Journey Back to Life.* New York: GP Putnam's Sons, 2000.

Aron, Elaine N. *The Highly Sensitive Person.* New York: Broadway Books, 1998.

Aversa, Jeannine. *Debt hurts your body, too.* AP IMPACT: AP-AOL poll (March 24 to April 3 by Abt SRBI Inc.).

Bly, Robert. *The Night Abraham Called to the Stars, The Eel in the Cave.* New York: Harper Collins, 2001.

Bourne, Edmund. *The Anxiety and Phobia Workshop.* New York: MJF, 1995.

Bresler, David E., and Richard Trubo. *Free Yourself from Pain.* New York: Simon & Schuster, 1986.

Buchman, Dian Dincin. *Natural Sleep.* New York: Gramercy, 1997.

Captured Light and Lord of the Wind Films, *What The Bleep Do We Know?* 2004.

Cassels, Alan, and Ray Moynihan. *Selling Sickness: How the World's Biggest Pharmaceutical Companies Are Turning Us All into Patients.* New York: Nation Books, 2006.

Chopra, Deepak. *Quantum Healing.* New York: Bantam Books, 1989.

Chopra, Deepak. *The Soul of Healing, Body Mind & Soul.* Deepak Chopra and Haft Entertainment, 2003.

Chopra, Deepak. *The Way of the Wizard: Twenty Spiritual Lessons for Creating the Life You Want.* New York: Harmony, 1995.

Colbert, Don. *Deadly Emotions, Understand The Mind-Body-Spirit Connection That Can Heal or Destroy You.* Nashville Tennessee: Thomas Nelson Publishers, 2003.

Coldren, Jeffrey T., Steve Ellyson, William Rick Fry, Jane Kestner, and Peter A. Beckett. *General Psychology.* Dubuque Iowa: Kendall/Hunt Publishing Company, 2001.

Cousins, Norman. *Anatomy of an Illness as Perceived by the Patient: Reflections on Healing and Regeneration.* New York: WW Norton & Company, 1981.

Creighton, James L., Simonton Carl O., and Simonton, Stephanie Matthews. Getting Well Again

Dawkins, Richard. *The Selfish Gene: 30th Anniversary Edition* 3rd ed. New York: Oxford University Press, 2006.

Eddy, Mary Baker. *Science and Health, with Key to the Scriptures:* Boston: The Christian Science Board of Directors, 1994.

Finley, Guy. *The Secret of Letting Go.* St. Paul: Llewellyn, 2003.

Fox, Michael J. *Lucky Man: a Memoir.* New York: Hyperion, 2003.

Freud, Sigmund, and Peter Gay. *Inhibitions, Symptoms and Anxiety (Standard Edition of the Complete Psychological Works of Sigmund Freud).* New York: W. W. Norton & Company, 1990.

Freud, Sigmund. *Dora: An Analysis of a Case of Hysteria (Collected Papers of Sigmund Freud).* New York: Touchstone, 1997.

Freud, Sigmund. *The Ego and the Id.* New York: WW Norton & Company, 1960.

Freud, Sigmund. *The Standard Edition of the Complete Psychological Works of Sigmund, Freud, Some Thoughts on Development and Regression—Aetiology.* trans. James Strachey, 24 vols. London: Hogarth, 1953-74.

Friedman, Meyer and Ray Rosenman. *Type A Behavior and Your Heart.* New York: Knopf, 1974.

Fulford, Robert. *Dr Fulford's Touch of Life: The Healing Power of the Natural Life Force.* New York: Pocket, 1997.

Gordon, Rochelle. *Body Talk.* New York: International Rights, 1997.

Groddeck, Georg. *The Book of The It.* New York: Random House, 1949.

Hall, Edward T. *The Hidden Dimension.* New York: Doubleday Anchor, 1990.

Hamblin, Henry T. *The Power of Thought.* Electronic edition: Cornerstone Publishing, 2001.

Hanh, Thich Nhat. *Anger, Wisdom for Cooling the Flames.* Boston: Riverhead Trade, 2002.

Hanh, Thich Nhat. *Going Home: Jesus and Buddha as Brothers.* New York: Riverhead Trade, 2000.

Hanh, Thich Nhat. *Living Buddha, Living Christ.* New York: Riverhead Books, 1995.

Hay, Louise L. *You Can Heal Your Life.* 21st ed. Carlsbad: Hay House, 2007.

Horney, Karen. *Neurosis and Human Growth: The Struggle Toward Self-Realization.* New York: WW Norton, 1970.

Horney, Karen. *Our Inner Conflicts: A Constructive Theory of Neurosis.* New York: WW Norton, 1945.

Horney, Karen. *Self-Analysis.* New York: WW Norton, 1968.

Horney, Karen. *The Neurotic Personality of Our Time.* New York: WW Norton, 1937.

Hurte, Marcellous. "Back in Shape," *Guideposts,* October, 2003. pp. 40-45.

Hutschnecker, Arnold A. *The Will to Live.* New York: Perma Books, 1956.

Jacobson, Edmund. *Progressive Relaxation.* Chicago: University of Chicago Press, 1938.

Jampolsky, Gerald G. *Love Is Letting Go of Fear.* Berkeley: Ten Speed Press, 1979.

Jung, Carl, and Campbell, Joseph. *The Portable Jung.* New York: Penguin Books, 1976.

Jung, Carl. *Analytical Psychology: Its Theory & Practice* (The Tavistock Lectures). New York: Vintage, 1970.

Jung, Carl. *Contributions to Analytical Psychology.* New Haven: Kegan Paul, 1948.

Jung, Carl. *Jung on Evil.* Princeton: Princeton University Press, 1995.

Jung, Carl. *Modern Man in Search of a Soul.* London: Kegan Paul, 1933.

Jung, Carl. *Psychiatric Studies.* Princeton: Princeton University Press, 1975.

Jung, Carl. *Psychological Reflections. A New Anthology of His Writings.* Princeton: Princeton University Press, 1973.

Jung, Carl. *Psychology and Alchemy.* New York: Routledge, 1980.

Jung, Carl. *Psychology and Religion.* New Haven: Yale University Press, 1960.

Kalb, Claudia. "End Your Back Pain," *Reader's Digest:* March 2005, 141-145.

Kalb, Claudia. "The Great Back Pain Debate," *Newsweek:* April 26, 2004.

Kaufman, Leslie. "A Superhighway Bliss," *New York Times:* May 25, 2008.

King, Kahili Serge. *Instant Healing.* New York: St. Martin's Press, 2000.

Kolata, Gina. "Cancer Society, in Shift, Has Concerns on Screenings," *New York Times:* October 21, 2009.

Kramer, Diane Dunaway and Jonathan Kramer. *Losing the Weight of the World: Spiritual Diet to Nourish the Soul.* New York: Newleaf, 1997.

Kushner, S Harold. *How Good Do We Have to Be? A New Understanding of Guilt and Forgiveness.* Boston: Back Bay Books, 1997.

Lee, John. *Facing the Fire: Experiencing and Expressing Anger Appropriately.* New York: Bantam, 1993.

Losier, Michael J. *Law of Attraction: The Science of Attracting More of What You Want and Less of What You Don't.* Victoria, BC Canada: Michael J Losier, 2003.

Marsden, Paul. Memetics and Social Contagion: Two Sides of the Same Coin? *Journal of Memetics—Evolutionary Models of Information Transmission,* Volume 2, 1998.

Miller J., L. Lewis and J. Bayse Sander, *Heavenly Miracles.* New York: Harper Collins, 2000.

Miller R. and R. Funk. *The Complete Gospels.* San Francisco: Harper Collins, 1994.

Miller, Emmett E. *Deep Healing, The Essence of Mind/Body Medicine.* Carlsbad, CA: Hay House, 1997.

Miller, Emmett E. *Easing into Sleep.* Hay House, 1996 (audio recording).

Miller, Emmett E. *I Am.* Hay House, 1996 (audio recording).

Miller, Emmett E. *The 10-Minute Stress Manager,* Hay House, 1997 (audio recording).

Murphy, Joseph. *The Power of Your Subconscious Mind.* London: Createspace, 2010.

Myss, Caroline. *Why People Don't Heal and How They Can.* New York: Three Rivers Press, 1998.

Napoli, Maryann. "Cholesterol Skeptics: Conference Report, Cholesterol Skeptics and the Bad News about Statins." [Originally posted on MedicalConsumers.org, June 2003].

Newman, Susan. *The Book of NO, 250 Ways to Say It—and Mean It and Stop People Pleasing Forever.* New York: McGraw-Hill, 2005.

Pennebaker, James W. *Opening Up: The Healing Power of Confiding in Others.* New York: Avon Books, 1991.

Pennebaker, James W. *Opening Up: The Healing Power of Expressing Emotions.* New York: The Guilford Press, 1997.

Popper, Karl. *The Logic of Scientific Discovery* (Routledge Classics). New York: Routledge, 2002.

Preeclampsia Foundation [preeclampsia.org/].

Pukui, Kawena Mary. *Nana I Ke Kumu. Look To The Source.* Honolulu: Hui Hanai, 1976.

Ratcheson, Robert A. Deposition of Robert A. Ratcheson (S. Ozanich, et. al., v. D. Bitonte, DO et. al.) Cleveland, Ohio: April 1987.

Rogers, Carl. *On Becoming a Person: A Therapist's View of Psychotherapy.* New York: Mariner Books, 1995.

Romano, Ray. *Face to Face with Ray Romano.* Reader's Digest. February 2004.

The National Rosacea Society, 2001. Retrieved from [www.rosacea.org/rr/2001/summer/article_3.html].

Rossman, Martin L. *Guided Imagery for Self-Healing.* 2nd ed. Novato, CA: HJ Kramer/New World Library, 2000.

Sapolsky, Robert M. *Why Zebras Don't Get Ulcers.* New York: WH Freeman, 1998.

Sapolsky, Robert. "Stress Is a Pain." Lecture at Ohio University Memorial Auditorium, *The Athens News:* April 24, 2003.

Sarno, John E. *Healing Back Pain: The Mind-Body Connection.* New York: Warner Brothers, 1991.

Sarno, John E. *Mind Over Back Pain: A Radically New Approach to the Diagnosis and Treatment of Back Pain.* New York: Berkley Pub Group, 1999.

Sarno, John E. *The Divided Mind: The Epidemic of Mindbody Disorders.* 1st ed. New York: Harper Collins, 2007.

Sarno, John E. *The Mindbody Prescription: Healing the Body, Healing the Pain.* New York: Warner Brothers, 1998.

Sarno, John. Larry King Live, CNN, aired 8/12/99.

Selye, Hans. *From Dream to Discovery: On Being a Scientist.* New York: McGraw-Hill, 1964.

Sha, Gang Zhi. *Power Healing.* San Francisco: Harper Collins, 2002.

Shook, Victoria E. Ho'oponopono: *Contemporary Use of a Hawaiian Problem-Solving Process.* Honolulu: University of Hawai'i Press, 2002.

Siegel, Bernie S. *Love Medicine and Miracles.* New York: Harper and Row, 1986.

Silverman, Linda, and Jeffrey N. Freed. "The Visual Spatial Learner." *The Dyslexic Reader.* Issue No. 4, Winter, 1996.

Simonton, Carl O., James L Creighton, and Stephanie Matthews Simonton, *Getting Well Again.* New York: Bantam, 1992.

Sopher, Marc D. *To Be or Not To Be... Pain-Free: The Mindbody Syndrome.* Boston: 1st Books Library, 2003.

Stossel, John. *Give Me A Break.* New York: Perennial Currents, 2004.

Tanner, Lindsey. "Despite Tests, Many Consumers Swear by Remedies," AP, February 2006.

Taylor, Sir Henry, David Lewis Schaefer, and Roberta Rubel Schaefer. *The Statesman,* Revised Edition. Westport, CT: Praeger Publishers, 1992.

Tolle, Eckhart. *A New Earth: Awakening to Your Life's Purpose.* New York: Penguin, 2008.

Tolle, Eckhart. *The Power of Now: A Guide to Spiritual Enlightenment.* Novato, CA: New World Library, 2004.

Churchwell, Gordon. *Pregnant Man: How Nature Makes Fathers Out of Men,* New York: Harper Paperbacks, 2001.

Walker, Eugene C. *Learn to Relax.* New York: John Wiley and Sons, 2001.

Warren, Rick. *The Purpose-Driven Life.* Grand Rapids MI: Zondervan, 2002.

Weil, Andrew. *Spontaneous Healing: How to Discover and Embrace Your Body's Natural Ability to Maintain and Heal Itself.* New York: Random House, 1995.

Zweig, Connie and Jeremiah Abrams. *Meeting the Shadow.* New York: Tarcher/Putnam, 1991.

Zweig, Connie and Steve Wolf. *Romancing the Shadow: Illuminating the Dark Side of the Soul.* Chicago: Ballantine Books, 1997.

Investigaciones

Al'abadie, M.S., G.G. Kent and D.J. Gawkrodger. "The relationship between stress and the onset and exacerbation of psoriasis and other skin conditions," *British Journal of Dermatology,* 1994; 199(130):199-203.

Arden, N.K., C. Price, I. Reading, J. Stubbing, J. Hazelgrove, C. Dunne, M. Michel, P. Rogers, C. Cooper. "A multicentre randomized controlled trial of epidural corticosteroid injections for sciatica: the WEST study," *Rheumatology,* 2005; 44: 1399-406.

Cherkin, D.C., R.A. Deyo, J.D. Loeser, T. Bush, G. Waddell. "An international comparison of back surgery rates," *Spine,* 1994; 19:1201-6.

Hackney, A.C. and A. Viru. "Twenty-four-hour cortisol response to multiple daily exercise sessions of moderate and high intensity," *Clinical Psychology,* 1999; 19(2):178.

Cohen, B.G.F., M.J. Colligan, W. Wester II, M.J. Smith. "An investigation of job satisfaction factors in an incident of mass psychogenic illness at the workplace," *Occupational Health Nursing,* 1978 January:10-16.

Colligan, M.J., J.W. Pennebaker, L.R. Murphy. "A review of mass psychogenic illness in work settings." In *Mass psychogenic illness: a social psychological analysis.* Hillsdale, NJ: L. Erlbaum Associates, 1982.

Eisenberg, D.M., R.C. Kessler, C. Foster, F.E. Norlock, D.R. Calkins, T.L. Delbanco. "Unconventional medicine in the United States—Prevalence, costs, and patterns of use," *New England Journal of Medicine,* 1993; 328:246-52.

Fassbender, H.G., K. Wegner. "Morphologie und pathogenese des weichteilrheumatismus," *Z Rheumaforsch,* 1973; 32:355-74.

Gatherer, D. "Identifying cases of social contagion using memetic isolation: comparison of the dynamics of a multisociety simulation with an ethnographic data set," *Journal of Artificial Societies and Social Stimulation,* 2002; 5(4).

Holmes, T.H., R.H. Rahe. "The social readjustment scale," *Journal of Psychosomatic Research,* 1967; 11:213-8.

Jensen, M.C., M.N. Brant-Zawadzki, Nancy Obuchowski, Michael T. Modic, Dennis Malkasian, and Jeffrey Ross. "Magnetic resonance imaging of the lumbar spine in people without back pain," *New England Journal of Medicine,* 1994; 331(2):69-73.

Kharabsheh, S., H. Al-Otoum, J. Clements, A. Abbas, N. Khuri-Bulos, A. Belbesi, T. Gaafar and N. Dellepiane. "Mass psychogenic illness following tetanus-diphtheria toxoid vaccination in Jordan," *Bull World Health Organization,* 2001; 79(8):764-70.

Langewitz, W., J. Izakovic, J. Wyler, C. Schindler, A. Kiss, A.J. Bircher. "Self-hypnosis on hay fever symptoms—a randomised controlled intervention study," *Psychotherapy and Psychosomatics,* 2005; 74(3).

Lund N., A. Bengtsson, and P. Thorborg. "Muscle tissue oxygen pressure in primary fibromyalgia," *Scandinavian Journal of Rheumatology,* 1986; 15(2):165-173.

Moseley, Bruce J., K. O'Malley, N.J. Petersen, T.J. Menke, B.A. Brody, D.H. Kuykendall, J.C. Hollingsworth, C.M. Ashton, and N.P. Wray. "A controlled trial of arthroscopic surgery for osteoarthritis of the knee," *New England Journal of Medicine,* 2002; 347(2):81-88.

Rahe, Richard H., M. Meyer, M. Smith, G. Kjaer, T.H. Holmes. "Social stress and illness onset," *Journal of Psychosomatic Research,* 1964; 8(1):35-44.

Surgical vs Nonoperative Treatment for Lumbar Disk Herniation, Vol. 296 No. 20, November 22/29, 2006. Acute Low Back Pain Problems. [Publication No. 95-0644 (Rockville, MD: December 1994.

Weinstein, J.N., T.D. Tosteson, J.D. Lurie, A.N. Tosteson, B. Hanscom, J.S. Skinner, W.A. Abdu, A.S. Hilibrand, S.D. Boden, R.A. Deyo. "Surgical vs nonoperative treatment for lumbar disk herniation: The Spine Patient Outcomes Research Trial (SPORT): a randomized trial," *JAMA,* 2006; 296:2441-2450.

Weinberger Daniel A., G.E. Schwartz, R.J. Davidson. "Low-anxious, high-anxious, and repressive coping styles: Psychometric patterns and behavioral and physiological responses to stress," *Journal of Abnormal Psychology,* 1979; 88(4):369-380.

Índice

Notas

[1] J. Sarno, *Healing Back Pain* (Libérese del dolor de espalda) (Nueva York: Warner Brothers, 1991), págs. 62-63.

[2] J. Sarno, *The Mindbody Prescription* (Curar el cuerpo, eliminar el dolor) (Nueva York: Warner Brothers, 1999), pág. 141.

[3] J. Sarno, *Dr. Sarno's Cure* (La cura del Dr. Sarno), ABC 20/20, 25/7/99.

[4] J. Sarno, *The Mindbody Prescription* (Curar el cuerpo, eliminar el dolor) (Nueva York: Warner Brothers, 1999), pág. 143.

[5] R. Rogers. New York Times, feb. 25, 1985.

[6] J. Sarno, *The Mindbody Prescription* (Curar el cuerpo, eliminar el dolor) (Nueva York: Warner Brothers, 1999), pág. 57.

[7] J. Sarno, *Healing Back Pain* (Libérese del dolor de espalda) (Nueva York: Warner Brothers, 1991), pág. 51.

[8] *Ibid.*, pág. 55.

[9] *Ibid.*, pág. 101.

[10] *Ibid.*

[11] A. Weil, *Spontaneous Healing* (La curación espontánea) (Nueva York: Random House, 1995), pág. 120.

[12] *Ibid.*, pág. 121.

[13] *Ibid.*, pág. 121.

[14] *Ibid.*, pág. 120.

[15] J. Sarno, *Healing Back Pain* (Libérese del dolor de espalda) (Nueva York: Warner Brothers, 1991), pág. 99.

[16] Hanscom, David. (18 de abril de 2018). "The Perils of Back Surgery: A Spine Surgeon's Roadmap" (Los peligros de la cirugía de columna: una hoja de ruta de un cirujano de columna) [Vídeo; en el minuto 33:10]. *Charlas en Google*. Tomado de [https://www.youtube.com/watch?v=B5cwZ2iu8jU]

[17] *Ibid.*, pág. 100.

[18] *Ibid.*, pág. 105.

[19] *Ibid.*, pág. 78.

[20] J. Pennebaker, *Opening Up: The Healing Power of Confiding in Others* (El arte de confiar en los demás) (Nueva York: Avon Books, 1991), págs. 41-47.

[21] *Ibid.*, pág. 49.

[22] J. Sarno, *Healing Back Pain* (Libérese del dolor de espalda) (Nueva York: Warner Brothers, 1991), pág. 130.

[23] *Ibid.*, pág. 4.

[24] *Ibid.*, pág. 5.

[25] *Ibid.*, pág. 77.

[26] *Ibid.*, pág. 79.

[27] *Ibid.*, pág. 52.

[28] F. Amir, *Rapid Recovery from Back and Neck Pain* (Rápida recuperación de la espalda y dolor de cuello) (Bethesda, Maryland: Health Advisory Group Publishing, 1999), pág. 102.

[29] H. Taylor, *The Statesman* (El estadista) (Westport, CT: Praeger Publishers, 1992), pág. 88.

[30] S. Freud, *The Standard Edition of the Complete Psychological Works of Sigmund Freud, Inhibitions, Symptoms, and Anxiety*, translated by James Strachey (Edición estándar de las

obras psicológicas completas de Sigmund Freud; Inhibiciones, síntomas y ansiedad, traducido del alemán al inglés por James Strachey) (Londres: Hogarth, 1953-74).

[31] *Ibid.*, pág. 9.

[32] J. Coldren et al., *General Psychology* (Psicología General) (Dubuque Iowa: Kendall/Hunt, 2001), pág. 563.

[33] C. Rogers, *On Becoming a Person* (El proceso de convertirse en persona) (Nueva York: Mariner Books, 1995), págs. 11-12.

[34] J. Coldren et al., *General Psychology* (Psicología General) (Dubuque Iowa: Kendall/Hunt, 2001), pág. 563.

[35] C. Zweig y J. Abrams, *Meeting The Shadow, The Hidden Power of the Dark Side of Human Nature* (Encuentro con la Sombra. El poder oculto del lado oscuro de la naturaleza humana) (Nueva York: Tarcher/Putnam, 1991), pág. XVII.

[36] *Ibid.*, pág. XVIII.

[37] *Ibid.*, pág. 4.

[38] K. Horney, *Our Inner Conflicts* (Nuestros conflictos interiores) Nueva York: WW Norton, 1945), pág. 103.

[39] J. Sarno, *Mind Over Back Pain: A Radically New Approach to the Diagnosis and Treatment of Back Pain* (Mente sobre el dolor de espalda: Un enfoque radicalmente nuevo al diagnóstico y tratamiento del dolor de espalda) (Nueva York: Berkley Pub Group, 1999), pág. 68.

[40] Tomado de [www.rosacea.org/rr/2001/summer/article_3.html].

[41] D. Colbert, *Deadly Emotions, Understand the Mind-Body-Spirit Connection That Can Heal or Destroy You* (Emociones letales. Comprenda la conexión entre mente-cuerpo-espíritu que lo puede curar o destruir.) (Nashville: Thomas Nelson Publishers, 2003), pág. 21.

[42] Tomado de [preeclampsia.org].

[43] *Ibid.*

[44] S. Ozanich Demandante, et. al. v. Dr. David Bitonte, et al., demandados, (declaración del Dr. Robert A. Ratcheson, 10 de abril, 1987), págs. 15-16.

[45] *Ibid.*, págs. 20-24.

[46] R. Traci, Abogado del Demandante, S. Ozanich, et al. v. D. Bitonte, et al., (Caso# 86 CV 73, marzo 17-19 1988), pág. 727.

[47] W. Shaffer, testimonio, S. Ozanich, et al. v. D. Bitonte, et al., (Caso# 86 CV 73, marzo 17-19 1988), pág. 634.

[48] R. Ratcheson, S. Ozanich et al., v. Dr. D. Bitonte et al., demandados (declaración del Dr. Robert A. Ratcheson, abril 10, 1987), pág. 13.

[49] J. Sarno, *Healing Back Pain* (Libérese del dolor de espalda) (Nueva York: Warner Brothers, 1991), pág. 55.

[50] S. Ozanich v. D. Bitonte, et al., Caso# 86 CV 73, marzo 17-19 1988), pág. 565.

[51] J. Sarno, *The Mindbody Prescription* (Curar el cuerpo, eliminar el dolor) (Nueva York: Warner Brothers, 1999), pág. 112.

[52] L. Haye, *You Can Heal Your Life* (Puede sanar su vida) (Carlsbad: Hay House, 2007), pág. 204.

[53] J. Sarno, *Mind Over Back Pain: A Radically New Approach to the Diagnosis and Treatment of Back Pain* (Nueva York: Berkley Pub Group, 1999), pág. 46.

[54] J. Sarno, *Healing Back Pain* (Libérese del dolor de espalda) (Nueva York: Warner Brothers, 1991), pág. 17-18.

[55] D. Chopra, "The Soul of Healing." (El alma de la sanación) Juego de DVD *Body, Mind & Soul* (Mente, cuerpo y alma).

[56] J. Lee, *Facing the Fire: Experiencing and Expressing Anger Appropriately* (De cara al fuego: Cómo experimentar y expresar la furia adecuadamente) (Estados Unidos y Canadá: Bantam, 1993), pág. 5.

[57] *Ibid.*, pág. 28.

[58] Alexitimia es la "incapacidad de hablar sobre los sentimientos debido a una falta de percepción emocional", pero no se considera un trastorno o una incapacidad. Tomado de [www.angelfire.com/al4/alexithymia/].

[59] Con alexitimia, *"Solo hay dolor, náuseas, y malestar"*. Tomado de [www.emotionallystunted.co.uk/alexithymia/isnt.html].

[60] J. Sarno, *Healing Back Pain* (Libérese del dolor de espalda) (Nueva York: Warner Brothers, 1991), pág. 51.

[61] *Ibid.*, pág. 83.

[62] *Ibid.*, pág. 81.

[63] *Ibid.*, pág. 42.

[64] *Ibid.*, pág. 79.

[65] *Ibid.*, pág. 15.

[66] *Ibid.*, pág. 100.

[67] C. Jung, *Modern Man in Search of a Soul* (El hombre moderno en busca de un alma) (Londres: Harvest Books, 1955), pág. 229.

[68] M. Sopher, *To Be or Not To Be... Pain-Free: The Mindbody Syndrome* (Ser o no ser... una persona sin dolor: el Síndrome de Mente-Cuerpo) (Boston: 1st Books Library, 2003), pág. 35.

[69] K. Horney, *Our Inner Conflicts* (Nuestros conflictos interiores) (Nueva York: WW Norton, 1945), pág. 102.

[70] J. Sarno, *Healing Back Pain* (Libérese del dolor de espalda) (Nueva York: Warner Brothers, 1991), pág. 81.

[71] *Ibid.*, pág. 15.

[72] *Ibid.*, pág. 126.

[73] *Ibid.*, pág. 80.

[74] *Ibid.*, pág. 83.

[75] *Ibid.*, pág. 21.

[76] J. Sarno, *Healing Back Pain* (Libérese del dolor de espalda) (Nueva York: Warner Brothers, 1991), pág. 79.

[77] M. Sopher, *The Divided Mind: The Epidemic of Mindbody Disorders* (La mente dividida: epidemia de trastornos psicosomáticos) (Nueva York: Harper Collins, 2007), pág. 341.

[78] J. Sarno, *Healing Back Pain* (Libérese del dolor de espalda) (Nueva York: Warner Brothers, 1991), pág. 138.

[79] J. Stossel, *Give Me a Break* (¡Déjame en paz!) (Nueva York: Harper Collins, 2004), pág. 230.

[80] K. Popper, *The Logic of Scientific Discovery* (La lógica del descubrimiento científico) (Nueva York: Routledge, 2002), pág. 281.

[81] M. Ali, *Seven Core Principles of Integrative Medicine* (Siete principios fundamentales de la medicina integral), *J Integrative Medicine 1998; 2:77-81.*

[82] D. Colbert, *Deadly Emotions, Understand The Mind-Body-Spirit Connection That Can Heal or Destroy You* (Emociones letales, comprenda la conexión mente-cuerpo-espíritu que lo puede sanar o destruir) (Nashville: Thomas Nelson Publishers, 2003), pág. 34.

[83] A. Hutschnecker, *The Will To Live* (La voluntad de vivir) (Nueva York: Permabooks, 1956), pág. 71.

[84] R. Sapolsky, *"Stress: Portrait of a Killer."* ("El estrés: Retrato de un asesino". Televisión National Geographic, 2008.

[85] A. Weil, *Health and Healing: The Philosophy of Integrative Medicine and Optimum Health* (Salud y sanación: La filosofía de la medicina integral y la salud óptima) (Nueva York: Houghton Mifflin, 2004), pág. 56.

[86] L. Creighton y O. Simonton y S. Simonton-Matthews, *Getting Well Again* (Cómo recuperar la salud) (Estados Unidos y Canadá: Bantam, 1992), pág. 67.

[87] N. Cousins, *Anatomy of an Illness* (Anatomía de una enfermedad) (Nueva York: WW Norton & Company, 1981), pág. 56.

[88] *Ibid.*, pág. 56.

[89] B. Moseley et al. "A Controlled Trial of Arthroscopic Surgery for Osteoarthritis of the Knee," (Un ensayo controlado de cirugía artroscópica para la osteoartritis de la rodilla). *New England Journal of Medicine* 2002; 347: 81-8.

[90] Tomado de [www.webmd.com/osteoarthritis/news/20020710/popular-knee-surgery-may-be-useless].

[91] *Ibíd.*

[92] Tomado de [naturalnews.com/023656_body_cancer_health.html], 7/11/2002.

[93] A. Kirkley et al., "A Randomized Trial of Arthroscopic Surgery for Osteoarthritis of the Knee," (Un ensayo controlado de cirugía artroscópica para la osteoartritis de la rodilla). *New England Journal of Medicine* 2008; 359:1097-1107.

[94] *Understanding Acute Low Back Pain Problems* (Cómo comprender los problemas del dolor agudo de la parte baja de la espalda). Publicación Núm. 95-0644 (Rockville, MD, diciembre 1994).

[95] G. Kolata, "Arthritis Surgery In Ailing Knees Is Cited as Sham," (La cirugía de la artritis en las rodillas adoloridas considerada una farsa.) New York Times, 7/11/2002.

[96] D.C. Cherkin et al., "An international comparison of back surgery rates," (Comparación internacional de tasas de cirugía de espalda). *Spine.* 1994; 19:1201-6].

[97] J. Sarno, *Healing Back Pain* Healing Back Pain (Libérese del dolor de espalda) (Nueva York: Warner Brothers, 1991), pág. 121.

[98] *Ibid.*, pág. 121.

[99] El Grupo WEST. "A multicentre randomized controlled trial of epidural corticosteroid injections for sciatica," ("Ensayo controlado aleatorio multicéntrico de las inyecciones epidurales de corticosteroides para la ciática") *Rheumatology* 2005; 44: 1399-406.

[100] J. Weinstein et al., "Surgical vs. Nonoperative Treatment for Lumbar Disk Herniation," ("Tratamiento quirúrgico vs. no quirúrgico para la herniación de los discos lumbares") *Journal of the American Medical Association* 2006; 296 2441-50.

[101] G. Groddeck, *The Book of The It* (El libro del ello) (Nueva York: Random House, 1949), capítulo 32, versión en alemán.

[102] J. Sarno, *Healing Back Pain* (Libérese del dolor de espalda) (Nueva York: Warner Brothers, 1991), pág. 120.

[103] J. Sarno, *The Divided Mind: The Epidemic of Mindbody Disorders* (La mente dividida: epidemia de trastornos psicosomáticos) (Nueva York: Harper Collins, 2007), pág. 31.

[104] M. Sopher, *To Be or Not To Be... Pain-Free: The Mindbody Syndrome* (Ser o no ser... una persona sin dolor: el Síndrome de Mente-Cuerpo) (Boston: 1st Books Library, 2003), pág. 117.

[105] *Ibid.*, pág. 113.

[106] *Ibid.*, pág. 114.

[107] *Ibid.*, pág. 113.

[108] Tomado de [naturalnews.com/023656_cancer_health_immune_system.html], 19 de julio de 2008.

[109] F. Amir, *Rapid Recovery from Back and Neck Pain* (Rápida recuperación de la espalda y dolor de cuello) (Bethesda, Maryland: Health Advisory Group Publishing, 1999), pág. 72.

[110] M. Sopher, *To Be or Not To Be… Pain-Free: The Mindbody Syndrome* (Ser o no ser… una persona sin dolor: el Síndrome de Mente-Cuerpo) (Boston: 1st Books Library, 2003), pág. 59.

[111] Tomado de [www.msnbc.msn.com/id/10242034/].

[112] F. Benedetti et al., "Neurobiological Mechanisms of the Placebo Effect," ("Mecanismos neurobiológicos del efecto de placebo") *The Journal of Neuroscience*, 2005; 25(45):10390-10402.

[113] Tomado de [www.msnbc.msn.com/id/10242034/].

[114] C. McRae et al., "Effects of Perceived Treatment on Quality of Life and Medical Outcomes in a Double-blind Placebo Surgery Trial," ("Efectos del tratamiento percibido en la calidad de vida y los resultados médicos en un ensayo doble ciego sobre cirugía placebo") *Arch Gen Psychiatry*. 2004; 61(4):412-420.

[115] Tomado de [www.medicalnewstoday.com]. Conexión mente-cuerpo en un ensayo de cirugía placebo realizado por un investigador de la University of Denver, 8 de abril, 2004.

[116] C. McRae. et al., "Effects of Perceived Treatment on Quality of Life and Medical Outcomes in a Double-blind Placebo Surgery Trial," ("Efectos del tratamiento percibido en la calidad de vida y los resultados médicos en un ensayo doble ciego sobre cirugía placebo") *Arch Gen Psychiatry*. 2004; 61(4):412-420.

[117] Kristen Dahlgren, NBC Today Show, "Acupuncture—Real or fake-best for back pain," (Acupuntura—Lo mejor para el dolor de espalda, verdad o falsedad"), AP, 7/24/07.

[118] J. Sarno, *Healing Back Pain* (Libérese del dolor de espalda) (Nueva York: Warner Brothers, 1991), pág. 29.

[119] Tomado de [pespmc1.vub.ac.be/memerep.html].

[120] P. Marsden, *"Memetics & Social Contagion: Two Sides of the Same Coin?"* (La Memética y el contagio social: ¿Dos lados de la misma moneda?) *Journal of Memetics* 1998; 2:2.

[121] *Ibid.*, pág. 4.

[122] R. Dawkins, *The Selfish Gene* (El gen egoísta) (Nueva York: Oxford University Press, 2006), pág. 200.

[123] *Ibid.*, pág. 196.

[124] Tomado de [www.pobox.com/~r/rsi].

[125] R. Cabot, *St. Louis Medical Review,* Editor Loeb, HW, Marzo 21, 1903, Volumen XLVII, pág. 208.

[126] Tomado de [naturalhealthperspective.com].

[127] C. Zweig y J. Abrams, *Meeting The Shadow, The Hidden Power of the Dark Side of Human Nature* (Encuentro con la Sombra. El poder oculto del lado oscuro de la naturaleza humana) (Nueva York: Tarcher/Putnam, 1991), pág. 110.

[128] *Ibid.*, pág. 110.

[129] [www.youtube.com/watch?v=lPMYdalCyA0].

[130] Tomado de [familydoctor.org/648.xml].

[131] S. Kharabsheh et al., *Bull World Health Organ.* 2001; 79(8):764-70.

[132] H. Gold, *Cornell Conferences on Therapy*, vol. 1 (Conferencias de Cornell sobre Terapia). Editado por H. Gold y otros. (Nueva York: Macmillan, 1946).

[133] R. Fulford, *Dr. Fulford's Touch of Life: The Healing Power of the Natural Life Force* (El toque de vida del Dr. Fulford: El poder sanador de la fuerza vital natural) (Nueva York: Pocket, 1997), pág. 88.

[134] F. Amir, *Rapid Recovery from Back and Neck Pain* (Rápida recuperación de la espalda y dolor de cuello) (Bethesda, Maryland: Health Advisory Group Publishing, 1999), pág.55.

[135] J. Sarno, *Healing Back Pain* (Libérese del dolor de espalda) (Nueva York: Warner Brothers, 1991), pág. 54.

[136] M. Rossman, *Guided Imagery for Self-Healing* (La visualización dirigida para la autocuración) (Novato, CA: HJ Kramer/New World Library, 2000), pág. 207.

[137] D. Eisenberg, et al., "Unconventional Medicine in the United States — Prevalence, Costs, and Patterns of Use," ("Medicina no convencional en los Estados Unidos—prevalencia, costos y patrones de uso"). *New England Journal of Medicine* 1993; 328:246-252.

[138] *Ibid.*

[139] F. Amir, *Rapid Recovery from Back and Neck Pain* (Rápida recuperación de la espalda y dolor de cuello) (Bethesda, Maryland: Health Advisory Group Publishing, 1999), pág.54.

[140] J. Sarno, *Healing Back Pain* (Libérese del dolor de espalda) (Nueva York: Warner Brothers, 1991), pág. 72.

[141] G. Kolata, "Cancer Society, in Shift, Has Concerns on Screenings," ("La Sociedad de Cáncer, en un cambio, tiene inquietudes sobre los exámenes") *The New York Times*, octubre 21, 2009.

[142] Otis Brawley, editorial, *Journal Of The National Cancer Institute Advance Access* que originalmente se publicó en línea el 31 de Agosto de 2009, *JNCI Journal of the National Cancer Institute* 2009 101(19):1295-1297.

[143] *Ibid.*, pág. 211.

[144] M. Losier, *Law of Attraction* (La ley de la Atracción) (Victoria, BC Canada: Michael J. Losier, 2003), pág. 8.

[145] R. Sapolsky, "Stress Is a Pain," ("El estrés es dolor") *The Athens News*, 4/24/2003.

[146] M. Losier, *Law of Attraction* (La ley de la Atracción) (Victoria, BC Canada: Michael J. Losier, 2003), pág. 18.

[147] M. Eddy, *Science and Health* (Ciencia y salud) Boston: The First Church of Christ, 1994), pág. 168.

[148] *Ibid.*, pág. 169.

[149] G. Jampolsky, *Love is Letting Go of Fear* (Amor es deshacerse del miedo) Berkeley, CA: Ten Speed Press, 1979), pág. 79.

[150] J. Sarno, *The Divided Mind: The Epidemic of Mindbody Disorders* (La mente dividida: epidemia de trastornos psicosomáticos) (Nueva York: Harper Collins, 2007), pág. 44.

[151] Tomado de [www.cbssports.com/golf/story/13368425/neck-problem-another-low-point-in-a-lousy-six-months-for-tiger].

[152] Tomado de [www.buzzle.com/editorials/11-25-2002-31037.asp].

[153] *Ibid.*

[154] Tomado de [www.thegolfchannel.com/core.aspx?page=15101&select=1445].

[155] G. Beratlis, *CNN*, 13/12/2004.

[156] R. Rahe, et al., "Social Stress and Illness Onset, Relationships of Environmental Variables to the Onset of Illness," ("Estrés social y aparición de los primeros síntomas de una enfermedad") *Journal of Psychosomatic Research*, 1964; 8:35-44.

[157] J. Smolowe, et al., "Dana Reeve Brave To The End" (Dana Reeve: Valiente hasta el final) (*People*: Marzo, 27 2006).

[158] S. Freud, *Standard Edition of the Collected Works of Sigmund Freud*, (Edición estándar de las obras completas de Sigmund Freud) traducción de James Strachey (Londres: Hogarth, 1953-74), pág. 357.

[159] M. Watts, "The Poets: Cat Stevens" in *The Melody Maker File* ("Los poetas: Cat Stevens" en el Archivo de creadores de melodías*)*, Especialista de IPC y Professional Press Ltd, 1974).

[160] G. Groddeck, *The Book of The It* (El libro del ello) (Nueva York: Random House, 1949), pág. 101.

[161] J. Lee, *Facing the Fire: Experiencing and Expressing Anger Appropriately* (Enfrentándose al fuego: Cómo experimentar y expresar la cólera adecuadamente) (Estados Unidos y Canadá: Bantam, 1993), pág. 91.

[162] F. Amir, *Rapid Recovery from Back and Neck Pain* (Rápida recuperación de la espalda y dolor de cuello) (Bethesda, Maryland: Health Advisory Group Publishing, 1999), pág.143.

[163] Tomado de [web.jet.es/lheglar/catharsis.pdf].

[164] J. Sarno, *Healing Back Pain* (Libérese del dolor de espalda) (Nueva York: Warner Brothers, 1991), pág. 166.

[165] J. Sarno, *The Mindbody Prescription* (Curar el cuerpo, eliminar el dolor) (Nueva York: Warner Brothers, 1999), pág. 184.

[166] R. Gordon, *Body Talk* (Lenguaje corporal) Nueva York: International Rights, 1997), pág. XVII-XVIII.

[167] A. Weil, *The Mindbody Prescription* (La receta mente-cuerpo) (Nueva York: Warner Brothers, 1999), reseña de la portada interior.

[168] M. Sopher, *To Be or Not To Be... Pain-Free: The Mindbody Syndrome* (Ser o no ser... una persona sin dolor: el Síndrome de Mente-Cuerpo) (Boston: 1st Books Library, 2003), págs. 106-107.

[169] J. Pennebaker, *Opening Up: The Healing Power of Confiding in Others* (El arte de confiar en los demás) (Nueva York: Avon Books, 1991), pág. 49.

[170] *Ibid., pág.* 49.

[171] J. Sarno, *The Divided Mind: The Epidemic of Mindbody Disorders* (La mente dividida: epidemia de trastornos psicosomáticos) (Nueva York: Harper Collins, 2007), pág. 112.

[172] E. Tolle, *The Power of Now: A Guide to Spiritual Enlightenment* (El poder del ahora: Una guía a la iluminación espiritual) (Namaste Publishing, 2004), pág. 4.

[173] J. Sarno, *Healing Back Pain* (Libérese del dolor de espalda) (Nueva York: Warner Brothers, 1991), págs. 22-23.

[174] Tomado de [http://www.dfwcfids.org/medical/limbcsys.repatterning.htm].

[175] J. Sarno, *Healing Back Pain* (Libérese del dolor de espalda) (Nueva York: Warner Brothers, 1991), pág. 22.

[176] R. Scaer, *The Trauma Spectrum: Hidden Wounds and Human Resiliency* (La gama del trauma: heridas ocultas y resiliencia humana) Nueva York: WW Norton, 2005), pág. 197.

[177] J. Sarno, *Healing Back Pain* (Libérese del dolor de espalda) (Nueva York: Warner Brothers, 1991), págs. 80-81.

[178] J. Sarno, *Mind Over Back Pain: A Radically New Approach to the Diagnosis and Treatment of Back Pain* (Mente sobre el dolor de espalda: Un enfoque radicalmente nuevo al diagnóstico y tratamiento del dolor de espalda) (Nueva York: Berkley Pub Group, 1999), pág. 51.

[179] *Ibid.*, pág. 24.

[180] J. Sarno, *Healing Back Pain* (Libérese del dolor de espalda) (Nueva York: Warner Brothers, 1991), pág. 126.

[181] *Ibid.*, pág. 130.

[182] J. Sarno, *Mind Over Back Pain: A Radically New Approach to the Diagnosis and Treatment of Back Pain* (Mente sobre el dolor de espalda: Un enfoque radicalmente nuevo al diagnóstico y tratamiento del dolor de espalda) (Nueva York: Berkley Pub Group, 1999), pág. 50.

[183] C. Jung, *Psychology and Religion* (Psicología y religión) New Haven y Londres: Yale University Press, 1960), pág. 93 y pág. 101.

[184] J. Sarno, *Mind Over Back Pain: A Radically New Approach to the Diagnosis and Treatment of Back Pain* (Mente sobre el dolor de espalda: Un enfoque radicalmente nuevo al diagnóstico y tratamiento del dolor de espalda) (Nueva York: Berkley Pub Group, 1999), pág. 53.

[185] C. Jung, *The Essential Jung* (Esenciales de Jung) (Princeton: Princeton University Press; Edición revisada, 1999), pág. 142.

[186] C. Jung, Psychological Reflections. *A New Anthology of His Writings* (Reflexiones psicológicas. Una nueva antología de sus escritos.) (Princeton: Princeton University Press, 1973), pág. 281.

[187] K. Horney, *Our Inner Conflicts* (Nuestros conflictos interiores) (Nueva York: WW Norton, 1945), pág. 91.

[188] *Ibid.*, págs. 50-52.

[189] J. Sarno, *Healing Back Pain* (Libérese del dolor de espalda) (Nueva York: Warner Brothers, 1991), pág. 142.

[190] K. Horney, *Our Inner Conflicts* (Nuestros conflictos interiores) (Nueva York: WW Norton, 1945), págs. 51-52.

[191] J. Sarno, *The Mindbody Prescription* (Curar el cuerpo, eliminar el dolor) (Nueva York: Warner Brothers, 1999), págs. 12-13.

[192] Tomado de [www.stress.org/topic-heart.htm?AIS=a7072510dea2b512fd2472011a1df4a9].

[193] Tomado de [www.stress.org/interview-TypeA_CoronaryDisease.htm].

[194] Tomado de J. Sarno, *Healing Back Pain* (Libérese del dolor de espalda) (Nueva York: Warner Brothers, 1991), pág. 151.

[195] *Ibid.*, pág. 152.

[196] Tomado de[www.stress.org].

[197] J. Sarno, *Mind Over Back Pain: A Radically New Approach to the Diagnosis and Treatment of Back Pain* (Mente sobre el dolor de espalda: Un enfoque radicalmente nuevo al diagnóstico y tratamiento del dolor de espalda) (Nueva York: Berkley Pub Group, 1999), pág. 54.

[198] Tomado de [www.webster.edu/~woolflm/horney.html].

[199] Tomado de[webspace.ship.edu/cgboer/jung.html].

[200] T. Hanh, *Going Home, Jesus and Buddha as Brothers* (Volviendo a casa. El camino común de Buda y Jesús) (Nueva York: Riverhead Trade, 2000), pág. 58.

[201] Tomado de [webspace.ship.edu/cgboer/jung.html].

[202] S. Freud, "Dora: An Analysis of a Case of Hysteria," *Collected Papers of Sigmund Freud* ("Dora: el análisis de un caso de histeria. Colección de Sigmund Freud) (Nueva York: Touchstone, 1997), pág. 37.

[203] C. Jung, "Analytical Psychology, It's Theory and Practice," *The Tavistock Lectures* ("Sobre la teoría y la práctica de la psicología analítica", Conferencias de Tavistock) (Nueva York: Vintage, 1970), pág. 188.

[204] Tomado de [www.webster.edu/~woolflm/horney.html].

[205] *Ibid.*

[206] *Ibid.*

[207] C. Jung, *Jung Portable* (Jung portátil) (Nueva York: Viking, 1971), pág. 209.

[208] J. Lee, *Facing the Fire: Experiencing and Expressing Anger Appropriately* (Enfrentándose al fuego: Cómo experimentar y expresar la cólera en forma apropiada) (Estados Unidos y Canadá: Bantam, 1993), pág. 28.

[209] E. Tolle, *The Power of Now: A Guide to Spiritual Enlightenment* (El poder del ahora: Una guía al esclarecimiento) (Novato, CA: New World Library, 2004), pág. 122.

[210] C. Jung, "Analytical Psychology, It's Theory and Practice," *The Tavistock Lectures* "Sobre la teoría y la práctica de la psicología analítica", Conferencias de Tavistock) (Nueva York: Penguin Books, 1976), pág. 20.

[211] Tomado de [golf.about.com/b/a/172831.htm].

[212] [http://staging.thegolfchannel.com/tour-insider/bad-forces-amiee-corning-16297/].

[213] K. Wilber, *Meeting The Shadow, The Hidden Power of the Dark Side of Human Nature* (Encuentro con la Sombra; el poder oculto del lado obscuro de la naturaleza humana) (Nueva York: Tarcher/Putnam, 1991), pág. 273.

[214] C. Jung, *The Portable Jung* (Jung portátil) (Nueva York: Viking, 1971), pág. xii.

[215] E. Aron, *The Highly Sensitive Person* (La persona sumamente sensible) (Broadway Books, 1997), pág. 120.

[216] *Ibid.*, pág. 126.

[217] M. Hurte, *Back In Shape* (De nuevo en forma) (Guideposts: October, 2003), pág. 45.

[218] E. Aron, *The Highly Sensitive Person* (La persona sumamente sensible) (Broadway Books, 1997), pág. 190.

[219] J. Sarno, *The Divided Mind: The Epidemic of Mindbody Disorders* (La mente dividida: epidemia de trastornos psicosomáticos) (Nueva York: Harper Collins, 2007), pág. 77.

[220] H. Stone y S. Winkleman, *Meeting The Shadow, The Hidden Power of the Dark Side of Human Nature* (Encuentro con la Sombra. El poder del lado oscuro de la naturaleza humana) (Nueva York: Tarcher/Putnam, 1991), pág. 286.

[221] S. Freud, *Sigmund Freud: The Ego and the ID* (El ego y el id) *(Nueva York*: WW Norton & Company, 1960), pág. 61.

[222] Tomado de [www.fact-index.com/s/sc/scenario_analysis.html].

[223] J. Aversa, "Debt hurts your body, too" ("Las deudas también dañan el cuerpo") Encuesta de salud de AP-AOL efectuada del 24 de marzo al 3 de abril por Abt SRBI Inc.

[224] E. Hall, *The Hidden Dimension* (La dimensión oculta) (Nueva York: Doubleday Anchor, 1990), pág. 5.

[225] D. Kadagian, *Portrait of a Radical: The Jesus Movement* (El retrato de un radical: el movimiento de Jesús), Four Seasons Productions, 2000.

[226] R. Moynihan and A. Cassels, *Selling Sickness: How the World's Biggest Pharmaceutical Companies Are Turning Us All Into Patients* (La venta de las enfermedades: cómo las compañías farmacéuticas más grandes del mundo nos están convirtiendo a todos en pacientes) (Nueva York: Nation Books, 2006), pág. 4

[227] *Ibid.*, pág. ix.

[228] M. Napoli, "Cholesterol Skeptics: Conference Report," *Cholesterol Skeptics and the Bad News About Statins*, 6/1/2003.

[229] *Ibid.*

[230] Tomado de [stress.org].

[231] P. Rosch, "An interview with Ray H. Rosenman," *Health and Stress* ("Una entrevista con Ray H. Rosenman" La salud y el estrés), junio 2004.

[232] F. Benedetti. et al., "Neurobiological Mechanisms of the Placebo Effect," ("Mecanismos neurobiológicos del efecto placebo") *The Journal of Neuroscience*, 2005, 25(45):10390-10402.

[233] J. Lee, *Facing the Fire: Experiencing and Expressing Anger Appropriately* (Enfrentándose al fuego: cómo sentir y expresar la cólera adecuadamente) (Estados Unidos y Canadá: Bantam, 1993), pág. 32.

[234] L. Tanner, Alternative remedies fail government tests (Las medicinas alternativas no pasan las pruebas del gobierno) Tomado de [www.azcentral.com/health/wellness/articles/0226altremedies.html], 2/26/2006.

[235] M. Rossman, *Guided Imagery for Self-Healing* (La visualización dirigida para la autocuración) (Novato, CA: HJ Kramer/New World Library, 2000), pág. 3.

[236] *Ibid.*, pág. 2.

[237] C. Jung, *The Portable Jung* (Jung portátil) (Nueva York: Viking, 1971), pág. 4.

[238] M. Fox, *Lucky Man* (Un hombre dichoso) (Nueva York: Hyperion, 2003), pág. 6.

[239] L. Creighton and O. Simonton and S. Simonton-Matthews, *Getting Well Again* (Recobrando la salud) (Estados Unidos y Canadá: Bantam, 1992), págs. 133-134.

[240] Tomado de [www.infinityinst.com/articles/cell_conscious.html].

[241] C. Jung, *Contributions to Analytical Psychology* (New Haven CT: Kegan Paul, 1948), pág. 193.

[242] M. Rossman, *Guided Imagery for Self-Healing* (La visualización dirigida para la autocuración) (Novato, CA: HJ Kramer/New World Library, 2000), pág. 122.

[243] *Ibid.*, pág. 122.

[244] *Ibid.*, pág. 123.

[245] *Ibid.*, pág. 122.

[246] T. Hanh, *Going Home, Jesus and Buddha as Brothers* (Volviendo a casa. El camino común de Buda y Jesús) (Nueva York: Riverhead Trade, 2000), pág. 124.

[247] T. Hanh, *Anger, Wisdom for Cooling the Flames* (La ira: Dominio del fuego interior) (Boston: Riverhead Trade, 2002), pág. 95.

[248] E. Tolle, *A New Earth: Awakening to Your Life's Purpose* (Una nueva tierra: Despierta al propósito de tu vida) (Nueva York: Penguin, 2008), pág. 102.

[249] J. Lee, *Facing the Fire: Experiencing and Expressing Anger Appropriately* (United States and Canada: Bantam, 1993), pág. 13.

[250] *Ibid.*, pág. 14.

[251] G. Groddeck, *The Book of The It* (El libro del ello) (Nueva York: Random House, 1949), *pág.* 101.

[252] J. Lee, *Facing the Fire: Experiencing and Expressing Anger Appropriately* (Enfrentándose al fuego: cómo sentir y expresar la cólera adecuadamente) (Estados Unidos y Canadá: Bantam, 1993), pág. 16.

[253] *Ibid.*, pág. 32.

[254] T. Hanh, *Anger, Wisdom for Cooling the Flames* (La ira: Dominio del fuego interior) (Boston: Riverhead Trade, 2002), pág. 44.

[255] *Ibid.*, pág. 115.

[256] J. Pennebaker, *Opening Up, The Healing Power of Expressing Emotions* (El arte de confiar en los demás) (Nueva York: The Guilford Press, 1997), pág. 116.

[257] *Ibid.*, pág. 49.

[258] B. Lipton, *The New Biology—Where Mind and Matter Meet* (La nueva biología—donde se encuentran la mente y la materia), Spirit, 2000, Inc. Tomado de [www.veoh.com/collection/AgriculturalNews/watch/v378751X35FGG5H].

[259] S. Newman, *The Book of NO, 250 Ways to Say It—and Mean It and Stop People Pleasing Forever* (El libro del NO, 250 formas de decirlo y sentirlo y detener para siempre su tendencia a agradar a la gente) (Nueva York: McGraw-Hill, 2005), pág. 2.

[260] *Ibid.*, págs. 5-6.

[261] J. Sarno, *Healing Back Pain* (Libérese del dolor de espalda) (Nueva York: Warner Brothers, 1991), pág. 80.

[262] *Ibid.*, pág. 79.

[263] D. Colbert, *Deadly Emotions, Understand The Mind-Body-Spirit Connection That Can Heal or Destroy You* (Emociones letales. Comprenda la conexión entre mente-cuerpo-espíritu que lo puede curar o destruir.) (Nashville: Thomas Nelson Publishers, 2003), pág. 168.

[264] *I Won't Grow Up: The Causes of Psychogenic Dwarfism* (No creceré: las causas del enanismo psicogénico). Biología 202, 2001.

[265] R. Romano, "Face to Face with Ray Romano," ("Cara a cara con Ray Romano") *Reader's Digest*, febrero, 2004, pág. 115.

[266] Tomado de [www.online.pacifica.edu/dissertations/stories/storyReader$183].

[267] Tomado de [www.worldwideschool.org/library/books/phil/psychology/FreudandHisSchoolNewPathsofPsychology/Chap1.html].

[268] Tomado de [www.anaturalcure.com/a-snapshot-of-fibromyalgia/].

[269] A. Weil, *Spontaneous Healing* (La curación espontánea) (Nueva York Random House, 1995), pág. 31.

[270] L. Creighton and O. Simonton and S. Simonton-Matthews, *Getting Well Again* (Cómo recuperar la salud) (Estados Unidos y Canadá: Bantam, 1992), pág. 186.

[271] F. Amir, *Rapid Recovery from Back and Neck Pain* (Rápida recuperación de la espalda y dolor de cuello) Bethesda, Maryland: Health Advisory Group Publishing, 1999), pág.195.

[272] C. Myss, *Why People Don't Heal and How They Can* (Por qué la gente no sana y cómo puede llegar a hacerlo) (Nueva York: Three Rivers Press, 1998), pág. 202.

[273] M. Rossman, *Guided Imagery for Self-Healing* (La visualización dirigida para la autocuración) (Novato, CA: HJ Kramer/New World Library, 2000), pág. 23.

[274] S. Rama, *Conscious Living: A Guidebook for Spiritual Transformation* (La vida consciente: una guía para la transformación espiritual) (Lotus Press, 2007), pág. 28.

[275] M. Rossman, *Guided Imagery for Self-Healing* (La visualización dirigida para la autocuración) (Novato, CA: HJ Kramer/New World Library, 2000), pág. 79.

[276] W. Langewitz, "Effect of self-hypnosis on hay fever symptoms: A Randomised controlled intervention study," (Efecto de la autohipnosis en síntomas de la fiebre del heno; un estudio aleatorio de intervención controlada) *Int. Arch Allergy Immunology*, 2004; 135(1):44-53.

[277] C. Reeve, *A Remembrance of actor Christopher Reeve* (Remembranza del actor Christopher Reeve), Charlie Rose, PBS, 10/2/02.

[278] M. Rossman, *Guided Imagery for Self-Healing* (La visualización dirigida para la autocuración) (Novato, CA: HJ Kramer/New World Library, 2000), pág. 35.

[279] J. Pennebaker, *Opening Up: The Healing Power of Confiding in Others* (El arte de confiar en los demás) (Nueva York: Avon Books, 1991), pág. 44.

[280] *Ibid.*, pág. 44.

[281] J. Sarno, *Healing Back Pain* (Libérese del dolor de espalda) (Nueva York: Warner Brothers, 1991), pág. 41.

[282] V. Shook, *Ho'oponopono* (Honolulu: University of Hawaii Press, 1986), pág. 6.

[283] *Ibid.*, pág. 11.

[284] *Ibid.*

[285] C. Jung, *Collected Works: Psychology and Alchemy*, Vol. 12 (Obras Completas: Psicología y Alquimia, Volumen 12) (Londres: Routledge, 1953), pág. 24.

[286] J. Murphy, *The Power of Your Subconscious Mind* (El poder de la mente subconsciente) Londres, Reino Unido: CreateSpace, 2010), pág. 18.

[287] L. Marsa, *Health Magazine*, marzo 2004, pág. 132.

[288] J. Sarno, *Healing Back Pain* (Libérese del dolor de espalda) (Nueva York: Warner Brothers, 1991), pág. 81.

[289] H. A. H. D'haenen, *Biological Psychiatry* (Psiquiatría biológica) (West Sussex, Inglaterra: John Wiley and Sons, Ltd, 2002), pág. 1318.

[290] C. Jung, *Psychology and Alchemy* (Obras Completas: Psicología y Alquimia, Volumen 12) (Londres: Routledge, 1980), pág. 51.

[291] M. Rossman, *Guided Imagery for Self-Healing* (La visualización dirigida para la autocuración) (Novato, CA: HJ Kramer/New World Library, 2000), pág. 18.

[292] *Ibid.*, págs. 18-20.

[293] *Ibid.*, pág. 19.

[294] *Ibid.*

[295] L. Silverman and J. Freed, *The Dyslexic Reader* (El lector disléxico) Edición No. 4, Invierno 1996.

[296] *Ibid.*

[297] C. Myss, *Why People Don't Heal and How They Can* (Por qué la gente no sana y cómo puede llegar a hacerlo) (Nueva York: Three Rivers Press, 1998), pág. ix.

[298] *Ibid.*, pág. 130.

[299] D. Bresler, *Free Yourself From Pain (Libérese del dolor)* (Nueva York: Simon & Schuster, 1986), pág. 102.

[300] B. Lipton, *The New Biology—Where Mind and Matter Meet* (La nueva biología—donde se encuentran la mente y la materia), Spirit, 2000, Inc. Tomado de [www.veoh.com/collection/AgriculturalNews/watch/v378751X35FGG5H].

[301] C. Myss, *Why People Don't Heal and How They Can* (Por qué la gente no sana y cómo puede llegar a hacerlo) (Nueva York: Three Rivers Press, 1998), pág. 80.

[302] *Ibid.*, pág. 81.

[303] *Ibid.*, pág. 81.

[304] *Ibid.*, pág. 39.

[305] *Ibid.*, pág. 12.

[306] *Ibid.*, pág. 12.

[307] *Ibid.*, pág. 13.

[308] C. Zweig, and S. Wolf, *Romancing The Shadow* (Cortejando a la Sombra) (Chicago: Ballantine Books, 1997), pág. 12.

[309] *Ibid.*, pág. 12.

[310] M. Losier, *Law of Attraction* (Ley de la Atracción) Victoria, BC Canadá: Michael J. Losier, 2003), pág. 69.

[311] A. Leonard-Segal, *The Divided Mind: The Epidemic of Mindbody Disorders* (La mente dividida: epidemia de trastornos psicosomáticos) (Nueva York: Harper Collins, 2007), pág. 270.

[312] G. Groddeck, *The Book of The It* (El libro del Ello) (Nueva York: Random House, 1949), pág. xii.

[313] *Ibid.*, pp. vi-vii.

[314] *Ibid.*, págs. xi-xii.

[315] D. Colbert, *Deadly Emotions, Understand The Mind-Body-Spirit Connection That Can Heal or Destroy You* (Emociones letales. Comprenda la conexión entre mente-cuerpo-espíritu que lo puede curar o destruir.) (Nashville: Thomas Nelson Publishers, 2003), pág. 118.

[316] *Ibid.*, pág. 119.

[317] *Ibid.*, pág. 118.

[318] G. Jampolsky, *Love is Letting Go of Fear* (Berkeley, CA: Ten Speed Press, 1979), págs. 73-74.

[319] M. Eddy, *Science and Health* (Ciencia y salud) (Boston: The First Church of Christ, 1994), pág. 400.

[320] J. Lee, *Facing the Fire: Experiencing and Expressing Anger Appropriately* (Enfrentándose al fuego: Cómo experimentar y expresar la cólera adecuadamente) (Estados Unidos y Canadá: Bantam, 1993), pág. 11.

[321] Tomado de [faculty.washington.edu/chudler/yawning.html].

[322] Tomado de [www.ichelp.com/whatisic/AnIntroductionToIC.html].

[323] J. Sarno, *Healing Back Pain* (Emociones letales. Comprenda la conexión entre mente-cuerpo-espíritu que lo puede curar o destruir.) (Nueva York: Warner Brothers, 1991), pág. 112.

[324] J. Sarno, *The Mindbody Prescription* (New York: Warner Brothers, 1999), p. 92.

[325] J. Sarno, *Healing Back Pain* (Libérese del dolor de espalda) (Nueva York: Warner Brothers, 1991), pág. 51.

[326] M. Rossman, *Guided Imagery for Self-Healing* (La visualización dirigida para la autocuración) (Novato, CA: HJ Kramer/New World Library, 2000), págs. 36-37.

[327] *Ibid.*, págs. 100-101.

[328] D. Colbert, *Deadly Emotions, Understand The Mind-Body-Spirit Connection That Can Heal or Destroy You* (Emociones letales. Comprenda la conexión entre mente-cuerpo-espíritu que lo puede curar o destruir.) (Nashville: Thomas Nelson Publishers, 2003), pág. 29.

[329] Bob Greene y Oprah Winfrey, *Make The Connection* (Descubra la conexión) (Nueva York: Hyperion, 1996), págs. 46-48.